改訂版

東醫生理學

전국한의과대학 생리학 교수 편저

集文堂

개정판 **동의생리학**

2008년 8월 27일 1판 1쇄
2022년 1월 20일 1판 6쇄

편저자 | 전국한의과대학 생리학 교수
발행인 | 임동규
발행처 | **(주)집문당**
등록 | 1971. 3. 23. 제2012-000069호
주소 | 03134 서울시 종로구 돈화문로 82, 5층
전화 | +82-1811-7567
이메일 | sale@jipmoon.com
홈페이지 | www.jipmoon.com

ISBN 978-89-303-1380-3

가격 43,000원

이 도서의 국립중앙도서관 출판시도서목록(CIP)은 e-CIP 홈페이지
(http://www.nl.go.kr/ecip)에서 이용하실 수 있습니다.(CIP제어번호: CIP2008002541)

(주)집문당 이순신돋움체B (저작권자 아산시, 무료글꼴)

개정판 동의생리학
집필진

경희대학교 한의과대학 생리학교실
신민규 교수

경희대학교 한의과대학 생리학교실
홍무창 교수

원광대학교 한의과대학 생리학교실
류도곤 교수

원광대학교 한의과대학 생리학교실
권강범 교수

대구한의대학교 한의과대학 생리학교실
김광중 교수

부산대학교 한의학전문대학원
권영규 교수

동국대학교 한의과대학 생리학교실
신흥묵 교수

대전대학교 한의과대학 생리학교실
강정수 교수

대전대학교 한의과대학 생리학교실
김병수 교수

동의대학교 한의과대학 생리학교실
이용태 교수

동의대학교 한의과대학 생리학교실
강경화 교수

상지대학교 한의과대학 생리학교실
김명동 교수

상지대학교 한의과대학 생리학교실
이수진 교수

우석대학교 한의과대학 생리학교실
유윤조 교수

가천대학교 한의과대학 생리학교실
이충열 교수

가천대학교 한의과대학 생리학교실
박왕용 교수

동신대학교 한의과대학 생리학교실
장경선 교수

동신대학교 한의과대학 생리학교실
최찬헌 교수

세명대학교 한의과대학 생리학교실
김호현 교수

부산대학교 한의학전문대학원
채한 교수

개정판 서문

15년의 세월이 흐른 후 20명의 집필진의 생각을 하나로 하는 데는 또 다른 시간이 필요하였다. 이 책은 한의과대학의 교과과정에서 교육하는 비중에 맞는 교과서로서의 역할을 목표로 집필되었다.

보편성을 갖는 고정 생리학의 이해는 올바른 한의학도 양성의 출발이며 동시에 한의과 임상에서 실용적으로 응용되는 지식이므로 소원하게 생각해서는 결코 안 될 것이다. 교재보다는 연구논문을 요구하는 시대에 우리들이 현존하고 있다. 그러나 『동의생리학』을 올바르게 이해하고 이를 임상의학에 연결할 때 한의학의 정체성은 유지될 것으로 확신한다. 물론 '근거중심의 한의학'을 요구하는 오늘날 많은 실험연구가 괄목할 만한 진전을 보이고 있어 이 또한 중요한 작업임에는 틀림없으나 한의학의 학문정신에 기여하는 실험연구가 동의생리학의 이론적 무장 없이는 불가능한 것이다.

그러므로 교재에서는 『황제내경』의 생리이론이 변함없이 중심일 수밖에 없으며, 『황제내경』의 난점을 보완한 『난경』의 인용이 많고, 역대 의가들의 많은 주장과 창조적 이론들을 수용함에 있어 조선시대의 『동의보감』을 간과할 수는 없다. 특히 편제에 있어서 『동의보감』의 체제를 근간으로 삼았으며, '동의생리학교실'을 만드신 현곡(玄谷) 윤길영(尹吉榮) 선생님의 「구조역학적 생리학」과 대학원 과정에서 후학양성에 매진하신 소천(笑泉) 김완희(金完熙) 선생님의 「유기능론」을 한의학의 특성이 반영된 대표적 연구로 소개하고 있다. '신형편'은 '장부생리'의 계통기관에서 다루었으며, '체질생리편'을 보완하며 「사상체질론」을 근간으로 근자에 한의학의 체질이론을 정리하여 소개함으로써 중의학 기초이론과 차별화에 힘썼다는 것이 이번 개정판의 특징이라고 말할 수 있다. 개정판은 초판본보다 좀 더 구체적이고 체계적으로 정리된 내용을 소개할 수 있게 되었다. 그동안 개정판을 미루어온 것은 초판본 이후 각 한의과대학이 별개의 교재를 사용하고 있었고, 근자에 대학은 강도 높은 논문 중심의 연구 실적을 요구하고 있어 공동교재 개정을 등한시한 경향 때문이었다. 이미 학회를 통해 마련된 학습목표 및 편제 등을 검토하여 2007년 3월부터 재집필하여 해를 넘기며 논의와 원고를 취합한 것이 늦은 감은 있으나 이제나마 출판하게 된 것을 다행으로 생각한다.

한문 세대가 아닌 오늘날의 한의학도들을 위하여 전문용어와 혼동하기 쉬운 어휘를 제외하고 한글로 표기함을 원칙으로 하였고, 인용된 참고문헌과 인용구를 각주를 통해 밝혀 학습에 도움이 되도록 집필하였다.

이번 개정판이 나오기까지 격려해 주시고 각 대학 생리학교실이 현존하는 데 초석을 마련해 주신 경희대학교 명예교수 김완희 선생님께 깊은 감사를 드리며, 끝으로 책의 출판을 맡아 주신 집문당 임경환 사장님께 고마운 마음을 전한다.

2008년 6월

編著者 謹識

서 문

음양은 태초에 혼돈에서 시작된다. 사물을 음양으로 규정한다고 해도 명확하지 않은 부분이 존재하고 또한 관찰자의 주견에 따라 그 뜻이 달리 해석되기도 한다. 원래 생명현상이란 이와 같은 것이다. 그래서 자연과학의 실험과 검증이 가능한 면이 있으나 이로써는 밝힐 수 없고 음양론적 해석만으로 가능한 면이 있는 것이 생명현상인 것이다. 그러므로 오늘날 우리는 자연과학의 발전이 없었던 시대의 선학들보다 더욱 혼란스러울 수밖에 없다.

동의생리학은「내경생리론」에 근거를 두고, 그 내용의 분석결과「유기능체계」를 이루고 있어, 이들 내용을「전일개념」에 입각하여 통합 사고하여야 생명현상을 온전하게 이해할 수 있다는 맥락에서 편집되었다. 총론편에서는 음양에 대한 구체적인 이해와 인체의 구성요소인 정신기혈 및 자연환경과 인체가 교감하는 六氣변화를 다루었고, 이에 따른 장부의 기능 활동과 계통기관의 특성을 장부생리편에서 논하였고, 장부의 기능 편차와 사시의 변화에 따라 기혈의 순행으로 반응하는 경락생리편을 논술하였으며, 인간의 육체와 정신을 전일생명체로 강조하면서도 소홀했던 정신생리편을 보완하였고, 한의학에서 강조되어 온 양생과 자연의 섭리대로 노화해 생리변화를 달리하는 노인생리를 추가하여 교재의 체계를 수립하였다.

현재 강의에 참여하는 생리학 교수 전원이 참여하여 각 부분을 책임 집필함으로써 각 대학에서 통일교재로 사용되도록 그 내용의 수준을 맞추었다. 따라서 다소 중복되는 내용도 없지 않고, 편집자들의 연구 특색이 다소 배제되어 독창성이 결여되었다는 평가를 면치 못할 부분도 없지 않겠으나 한의학 기초과정을 익혀가는 사람에게는 반복정리하는 데 오히려 효과적일 수 있을 것이다. 앞으로 개정판을 거듭하면서 학문연구의 특성이 추가 보완될 것을 기대해도 좋겠다.

오늘날 국경 없는 정보화시대에 살고 있는 우리는 한의학과 중의학의 독창성을 강조하는 것이 무의미하다는 것을 함께 인식해야 한다. 우리는 동양의 전통의학이 옳게 이해되어 실생활에서 어떻게 음양이치에 맞게 활용되고 임상실제에 정확하게 운용되어 질병치료와 건강증진을 제고시키는 데 얼마만큼 기여할 수 있으며, 서양의학 중심의 현실에서 동양의학으로 그 연구의 방향을 돌리는 연구자들에게 쉽게 접근할 수 있는 통로를 마련하는 데 노력을 기울여야 할 것이다. 그러므로 동의생리학을 근간으로 제3생리학의 연구는 우리들의 과업임을 인식하면서 후학들이 이미 언급한 혼란에서 정돈되고, 아직도 미진하여 이해되기 힘든 부분들은 심층적으로 연구하는 계기가 되어 스승의 또 다른 새로운 스승이 탄생되길 기대한다. 다시금 미안하고 자괴하는 마음을 안고서 머리말을 갈음한다.

단기 4326년 정월

편저자들

차 례

제 I 부 총 론

제Ⅱ부 각 론

제 I 부

총 론

제 1 장

생리학의 정의

제 1 장 생리학의 정의

이충열

제 1 절 생리학의 정의와 역할

1. '한의학'의 정의

韓醫學은 현재, 대한민국에서 국가로부터 면허를 받은 한의사들에 의해 한방병원과 한의원 등 한방 의료기관에서 시행되고, 국가 관리하의 한의과대학에서 교육되고 있는 우리 민족 고유의 전통의학을 말한다.

한의학은 비교 문화적 관점에서는 세계 여러 나라들에서 발전되어 나온 토착의학들(indigenous medicines)과 유사하며 국제보건기구(WHO)에 의해 전통의학(traditional medicine)으로 분류된다. 근 · 현대시기의 한의학은 '전통(traditional)' 의학이면서도 역설적으로 현대화(modernize),[1] 과학화(scientize),[2] 체계화(systematize),[3] 표준화(standardize)[4]

1) 한의학의 현대화는 20세기 접어들면서부터 시작되었다. 현대화 또는 근대화로도 번역되는 modernization은 합리주의, 실증주의, 역사의 진보에 대한 믿음을 핵심으로 하는 '근(현)대성(modernity)' 개념을 기초로 한 것이다. 한의학의 현대화는 한의학을 합리적인 지식체계로 규정하는 데서 시작된다. 그리고 이런 규정은 역으로 한의학을 합리적인 지식체계로 재구성하는 작용을 한다. 이 과정에서 과거 한의학 속에 포함되어 있었던 돌팔이들의 비정통 의술, 종교적, 주술적 치료법들은 퇴출되었고, 경전을 중심으로 하는 엘리트 의학만이 한의학으로 남았다. 지금 대부분의 한의사들이 공유하고 있는 '한의학은 음양오행설을 기초로 형성된 합리적인 지식체계다. 한의학은 주술과 같은 비합리적인(비과학적인) 종교적 치료기술이나 이론적 백그라운드가 없는 민간요법과는 구분된다'라는 인식은 한의학의 현대화와 함께 자연스럽게 생겨난 것이다(TJ Hinrichs, "New Geographies of Chinese Medicine" in Beyond Joseph Needham, Osiris 13, 1999).

2) 한의학의 과학화는 엄밀하게 말하자면 한의학의 현대화와 구분된다. 과학화는 현대화 보다 좁은 개념이다. 과학화의 핵심은 과학적 방법을 이용한 연구와 과학적 지식을 토대로 한 현상 설명에 있다. 한의학의 과학화는 이미 오래 전부터 시작되었다. 1930년대 동서의학 논쟁에서도 한의학의 과학성은 중요한 토론 주제였다. 그 이후 여러 한의학자들이 한의학이 과학이라는 것을 증명하는 것을 중요한 학문적 목표로 삼았다. 그리고

를 지향하고 있다.

한의학의 현대화, 과학화, 체계화, 표준화는 한의학의 학문 내적인 필요성과 시대적 변화에 부응하기 위해 시작되었으며 이미 수십 년 이상의 역사를 가지고 있고 또 지금도 계속 되고 있다. 따라서 오늘날 우리가 접하는 한의학은 과거 한의학이라는 이름 아래 포섭되어 있었던 모든 의학 이론과 치료기술들이 이들 과정을 거치면서 취사선택되고 체계적으로 정리된 것으로서 현대화, 과학화, 체계화, 표준화 결과로 얻어진 성과들을 상당 부분 포함하고 있다.

2. 현대 한의학과 전통시대 한의학

전통시대 한의학과 현대 한의학은 몇 가지 면에서 차이가 있다.

첫째는, 한의학을 둘러싼 환경 변화로 인한 차이이다. 전통시대 한의학은 이 땅에 존재했던 유일한 의학이었으며 동아시아 문화권 속에서 동아시아의 철학, 사상을 토양으로 우리 민족의 보건의료를 담당해 왔다. 그러나 지금의 현대 한의학은 근현대시기에 접어들어 급속도로 발전된 자연과학과 서양의학, 그리고 동양학 분야와 인접해 있으면서 서로 경계를 만들고 또 일정 영역을 공유하고 있다. 이것은 전통시대 한의학자들로서는 전혀 생각할 수 없었던 환경인 동시에 전통시대와 비교할 때 상당히 변화된 학문적 지형도다. 한의학과 과학, 한의학과 서양의학이나 보완대체의학, 한의학과 동양학 사이의 경계는 일부 지역에서는 첨예하게 또 다른 지역에서는 두루뭉술하게 형성되어 있으면서 서로 영향을 주고받고 있다. 한의학의 현대화나 과학화, 체계화, 표준화는 이런 학문적 지형도 속에서 추동, 진행되고 있는 것이다.

둘째는, 한의학 교육 방식의 변화에서 기인하는 차이이다. 과거 한의학은 『동의보감』, 『상한론』, 『의학입문』, 『동의수세보원』 등 주요 의학 텍스트들을 중심으로, 이러한 텍

1960년대 중반 한의학에 실험 연구가 도입되면서 한의학의 과학화는 본격화되었다. 지금의 EBM(evidence based medicine)에 기반한 한의 임상 연구도 과학화의 한 유형이라고 할 수 있다. 좁은 의미의 과학화는 주로 임상적인 효용성을 인정받고 있는 한약과 침구의 효능을 과학적인 방법을 사용해서 규명하는 것이 지금 가장 많이 이루어지고 있는 과학화의 한 형태다.

3) 한의학의 체계화는 현대화의 일종이다. 이것은 한의학이라는 학문을 세부 분과들로 나누고, 이 전문화된 분과들을 한의학의 핵심적인 원리들을 중심으로 내적 통일성을 갖게 조직함으로써 한의학이라는 학문 전체의 체계적 정합성을 높이는 작업을 말한다.

4) 한의학의 표준화는 1972년 한국표준질병사인분류(KCD) 1차 개정 때 한의 질병 분류가 처음으로 제정된 것을 시작으로, 이후 1984년 한방의료보험이 시범 실시되면서부터 본격화되었다. 한의학의 제도권 진입과 정착에는 표준화가 필수적이다. 한의학 용어 표준화, 한방의료행위 표준화, 한방의료정보 표준화, 약재 표준화, 교육과정 표준화 등이 진행되었거나 진행되고 있다.

스트를 저술한 의가의 의학이론과 임상기술을 도제식 교육을 통해 전수하고 임상에 적용하는 방식으로 이어져왔다. 하지만 오늘날의 한의학은 대학이 교육의 중심이 된다. 다양한 텍스트를 섭렵한 전문 연구자들에 의해 연구된 각 분과별 한의학 지식이 연구되고 이것이 다중을 대상으로 하는 개념 교육 방식으로 전수되며, 또 임상 기술은 병원 또는 한의원 내에서 이루어지는 임상실습과 수련 과정을 통해 전수되는 것이 특징이다.

그러므로 전통시대 한의학과 현대 한의학은 자연과학, 서양의학과의 교류 속에서 현대화, 과학화가 진행되고 있다는 점에서, 또 교육제도의 변화에 따른 교육 방식과 내용, 그리고 전수되는 기술의 다양성이라는 점에서는 서로 차이가 있다.

어떤 학문이든지 시대를 따라 변한다. 한의학도 마찬가지다. 그 동안 진행된 한의학의 현대화, 과학화, 체계화, 표준화는 기존 한의학의 모습을 상당히 바꾸어 놓았다. 따라서 마치 한의학이 그 동안 어떤 변화나 발전도 없었던 것처럼, 다시 말해 한국 한의학이 『동의보감』으로부터 한 걸음도 나아가지 못하고 정체되어 있는 과거의 문화유산 정도로 인식하는 것은 문제가 있다. 한의학은 전통 한의학에 뿌리를 두면서도 시대의 필요에 따라 변화, 발전하여 지금도 의료 현장에서 그 효용성을 발휘하고 있는 살아있는 학문이다.

3. 韓醫學, 中醫學(Traditional Chinese Medicine, TCM), 漢方醫學(Kampo Medicine)

1) 한국 한의학과 중국 중의학

전통시대 한국과 중국은 의학 분야에서 거의 대부분의 의학이론, 치료기술, 의학 텍스트를 공유했다. 비록 한국과 중국이 각기 지리적, 문화적 차이에 의해 고유한 의학이론과 치료기술을 발전시키기는 했지만 큰 틀에서 보면 두 나라 다 내경의학과 상한의학의 전통을 공유하고 있었다. 그러므로 전통시대 한의학과 중국의학에 대해서는 차이를 강조하느냐 아니면 공통점을 강조하느냐에 따라 동일한 것으로도 또 상이한 것으로도 볼 수 있다.

근현대시기에 접어들면서 두 나라가 처한 역사적 상황은 두 나라 전통의학에 많은 차이들을 만들어 내었다. 한국은 일제 강점기를 거치면서 일본에 의해 진행된 식민지 근대화의 영향을 받았고, 한의학 또한 일본 의학계의 동향에 어느 정도 영향을 받았으며 *漢醫學*, *漢方醫學* 등 일본식 이름을 가지게 되었다. 1948년 동양대학관이 개교하면서 1906년 同濟學校 설립 이래로 지지부진하게 이어졌던 한의학 학교 교육이 본격적으로 시작되었고, 1960년도를 전후하여 생리학, 병리학과 같은 서양의학의 분과체계를 한의학 교육에 도입하였다. 제도적인 면에서는 1951년 9월 25일 국민의료법이 제정되면서 漢醫師 제도가 만들어졌고, 1986년 5월 '漢醫'를 '韓醫'로 표기하는 자구변경법이 공포되어 지금에 이르고 있다. 기본적으로 현대 한국 한의학은『황제내경』,『상한론』,『의학입문』,『동의보감』,『동의수세보원』 등의 텍스트를 중시하고 있으며, 이 텍스트들의 내용을 중심으로 현대화, 과학화, 체계화, 표준화가 진행되고 있다. 그리고 서양의학과의 관계에서는 '제3의학의 창출', '동서의학 협진' 등이 동서의학의 협력 관계를 설명하는 주된 모델 개념이 되어 한의과대학 교육이나 임상에 적용되고 있다.[5)]

중국의 경우 1949년 중화인민공화국이 수립되면서 마르크스 레닌주의 유물론 철학에 입각하여 전통 중국의학의 이론을 재평가하고 정리하는 작업이 지속적으로 이루어졌으며, 이와 동시에 모택동에 의해 주도되었던 중국 정부의 중서의결합 정책의 성과들이 합쳐져 지금의 중의학(TCM)을 형성했다. 특히 중의학이 그 동안 이론 분야에서 발전시킨 핵심 개념과 이론에 대한 유물론적 재해석은 한국의 한의학과는 물론이고 중국 자신의 전통과도 많은 차이를 만들어 냈다. 한 예로 변증논치에 있어서도 한국과 중국 사이에는 차이가 있다. 변증논치는 서양의학과 구별되는 동아시아 의학의 중요한 특징 중 하나다. 그렇지만 중국의 중의학은 이데올로기적, 정치적 필요에 의해 변증논치를 서의의 변병에 대립하는 중의만의 특색으로 특별히 부각시킴으로써 마치 동아시아 의학이 변증논치만으로 모든 임상이 이루어졌던 것처럼 오해하게 만들었다. 하지만 중국은 물론이고 한국에서도 근대에 이르기까지 변증논치에서의 證(pattern)과 함께 症(증상, sign), 病(disease)에 대한 인식이 공존하고 있었고, 임상에서도 환자의 진단과 치료에 이 세 가지가 모두 활용되고 있었다. 아직까지 한국에서는 한의학적 병명, 증상명, 증명 이 세 가지 모두 임상에서 활용되고 있다.

또 중국의 중서의 결합은 서의 병명과 중의 변증을 결합하는 형태로 임상이 이루어지고 있으나 이 또한 논의 과정에서 중의 병명을 버리고 서의 병명을 채택하는 것에 대한 많은 논쟁이 있었다. 한국에서는 한의사들이 제도권 내에서의 공적인 한방 임상의 진단 표준으로 서양 병명을 사용하는 것에 대해 논의가 계속 진행 중이다.[6)]

---

5) 근현대시기 한국 한의학사의 대략적인 내용은 정우열, 한의학 100년 약사, 의사학 8(2), 대한의사학회, 1999를 참고할 것.

6) 1949년 중화인민공화국 성립 이후 중국 중의학(TCM)의 형성과 발전 과정은 아래 책들을 참고했다. Kim Taylor, Chinese Medicine in Early Communist China, 1945－1963, Routledge Curzon, 2005. Volker Scheid, Chinese Medicine in Contemporary China, Duke Univ, Press, 2002.

2) 한국 한의학과 일본 漢方醫學[7)]

일본은 동아시아 3국 중 가장 적극적으로 서양 문물을 받아들여 가장 일찍 서양식 근대화를 이룬 나라이다. 서양 의술은 16세기 중반 포르투갈 선교사에 의해 일본에 처음 소개되었으며, 1774년에는 네덜란드어로 쓰여진 해부학 서적이 마에노 료타쿠(前野良澤)와 스기토 겜파쿠(衫田玄白)에 의해 일본어로 번역되기까지 했다.

이런 영향을 받아 일본 전통의학은 임상에서 관념적인 이론보다는 눈에 보이는 徵驗을 중시하는 경향이 농후해졌다. 이에 따라 금원사대가 의학에서 탈피하여 『상한론』, 『금궤요략』 등 고방학으로 옮겨가자는 움직임이 있었으며, 음양오행론에 대해서도 비판적인 태도를 취하였다. 요시마스 냥아이(吉益南涯)에 의해 발전된 기혈수이론－인체의 모든 생명현상이 기, 혈, 수의 평형과 순환으로부터 기인하며, 기, 혈, 수의 평형과 순환장애가 모든 질병의 근원이 된다는 이론－이 대표적이다.

일본 한방의학이 근본적인 변화를 겪은 것은 1868년 메이지 유신이 단행된 후부터다. 메이지 정부는 전면적으로 서양의 보건의료를 국가의 유일한 공식적인 보건의료체계로 채택했고, 1874년에 공포된 醫制에는 서양의학 과목만으로 의사면허 시험을 보도록 규정했다. 이로써 일본에서는 의사와 침구사가 한방의료를 담당하게 되었다. 따라서 일본 한방의학에서는 의사들에 의한 서양의학 병명 진단과 이에 따른 한약투여, 즉 洋診漢治가 일반화되어 있고, 일본에서 발달한 腹診을 위시해서 맥진과 문진 결과를 처방－주로 『상한론』과 『금궤요략』의 처방－의 적응증과 직결시켜 임상에 활용하는 湯證論治가 일반화되어 있다. 이 점은 변증이 의료행위의 중심이 되고 변증이 이루어진 후에 치료방법과 처방을 결정하는 한국이나 중국의 임상 패턴과는 많이 다른 것이다.

4. 생리학의 정의와 역할

의학과 관련된 모든 것을 포괄하는 개념으로서 醫는 醫學(medical knowledge, medical science), 醫術(healing methods, techne), 醫療(medical care system) 세 부분으로 나눌 수 있으며[8)] 경우에 따라 여기에 의학윤리인 醫道 또는 醫德을 포함시킬 수도 있다.

의학은 학문으로서의 醫이며 醫의 지식체계를 말한다. 대체로 의학은 크게 기초의

---

7) 일본 근대시기 한방의학이 처한 대략적인 상황에 대해서는 신동원, 일본 보건의료의 근대화 과정, 제58차 제3의학회 월례연구모임 발표자료, 2000을 참고하였다.

8) 醫라는 용어와 개념, 그리고 醫를 의학, 의술, 의료로 나누고 그 내용을 설명한 부분은 이종찬, 한국에서 의를 논한다, 소나무, 2000에서 대부분의 내용을 인용하고 참고했다.

학과 임상의학으로 나누어지며 의사들은 의학지식을 근거로 환자들에게 의술을 실현한다. 의학은 인체를 대상으로 하며 인간 생명 현상을 다루고 있다.

의학은 질병을 치료하고 건강을 유지한다는 목표를 실현하기 위해 인간의 '몸'에 대해 관심을 갖는다. '몸'은 정신과 육체 그 어느 하나만으로 정의될 수 없고, 또 정신, 육체의 단순한 합도 아니다. 인간의 '몸'은 생물학적, 철학적, 문화적, 사회적 함축을 가지며 다양한 각도에서 접근될 수 있다. 그러나 의학은 '몸'의 모든 함의에 관심을 갖는 것은 아니고 건강과 질병과 관련해서만 관심을 갖는다.

의술은 의사들이 환자에 대해 사용하는 기술을 말한다. 의술은 진단 및 치료 기법, 수술 및 처치 수기, 의사와 환자 관계의 조정 등을 포괄한다. 기본적으로 의술은 의사와 환자의 인격적인 만남을 통해 이루어진다. 아무리 기계가 많은 부분을 대신한다 하더라도 궁극적으로 병은 기계가 고치는 것이 아니라 사람이 고치는 것이다. 의술에서의 인간(환자) 소외는 현대 의료의 중요한 문제 중 하나이다. 여기에 醫道(의료윤리)의 중요성이 있다.

의료는 醫의 사회적 실천을 의미한다. 의술은 그것이 현실사회 속에서 이루어진다는 점에서 의료의 그물망을 벗어날 수는 없다. 건강유지와 질병 치료는 의사가 수행하는 의술로만 담보될 수 없는 것이다. 따라서 국가 또는 사회적으로 의료 체계(health care system)가 구축되어 건강유지와 질병치료를 뒷받침한다. 의료는 의학에서의 건강과 질병관, 그리고 한 사회의 정치적 이데올로기, 경제적 지향성, 사회문화적 신념을 반영한다. 국가가 어느 정도까지 의료에 개입해야 하는지, 또는 어느 정도까지 시장경제에 맡겨 두어야 하는지에 대해 사회가 어떻게 동의하는가에 따라 의료체계의 양상은 사뭇 달라지게 된다. 이것은 한 사회가 건강을 개인의 권리로 보느냐 아니면 공공재화로 보느냐와 관련을 맺는다.

韓醫는 韓醫學, 韓醫術, 韓醫醫療를 포괄하는 개념이다. 한의 생리학은 한의의 지식체계로서 한의학, 그 중에서도 한의 기초의학에 속하는 분야다. 그리고 생리학은 한의학 교육과정 전체를 놓고 볼 때 한의학에 입문하는 학생들이 본격적으로 한의학을 배우기 위해 가장 먼저 접하는 한의학 전공 분야 중 하나다. 생리학은 인체를 대상으로, 인체가 표현하는 생명 현상의 발현기전을 한의학적 관점에서 연구하고 가르치는 본연의 임무를 가지고 있다. 그리고 이와 동시에 한의학을 본격적으로 공부하려는 학생들에게 한의학의 인체에 대한 관점과 주요 이론, 개념들을 폭넓게 소개해야 하는 책임도 있다. 즉 한의학과 서양의학이 동일한 인체를 대상으로 하면서도 서로 다른 이론과 개념틀로 인체에 접근하는 것이 사실인 만큼 이러한 차이들이 무엇으로부터 비롯되었으며, 구체적으로 어떤 차이가 있고, 또 이러한 차이들이 한의학 기초와 임상에서 함축하고 있는 의미가 무엇인지 학생들에게 충분하게 인식시킬 책임이 있다는 것이다. 이것은 곧 현재의 주류의학인 서양의학과 비교하여 상대적으로 한의학이 가지고 있는 장점과 한의학의 의학적 정체성을 학생들이 발견하도록 도움을 주어야 한다는 것을 의미한다.

제 2 절 한의학 생명현상 인식의 특징

1. 생명현상을 인식하는 관점들

생명현상이란 무엇을 말하는 것이고, 어떤 특징이 있을까? 생명현상과 비생명적 현상에는 어떤 차이가 있을까?

기본적으로 생명현상은 생명체가 환경에 대해 나타내는 여러 가지 현상들을 말한다. 서양에서는 생명현상에 대해 생명체가 비생명체와 구별되어 나타낸다고 생각되었던 대사(metabolism), 성장(growth), 자기 복제(생식)와 같은 것들에 초점을 맞추어 연구해 왔다.

또 어떤 학자들은 생명체의 특성을 세포의 특성으로 환원하여 생명현상을 인식하기도 했다. 즉 세포의 능동적 투과성, 세포의 자극 감응성, 세포의 동화와 호흡, 세포의 분열과 자기 복제 같은 특성들이 생명현상의 핵심이라고 생각했다.

그러나 생명체와 비생명체의 구분이 생각처럼 그렇게 명쾌하지 않다.

한때 생명물질이나 생기 같은 것들이 생명체와 비생명체를 가르는 기준이 되기도 했지만 대체로 현재는 생명체가 지닌 체계와 비생명체가 지닌 체계가 다르기 때문에 서로 구별되는 것으로 본다. 이처럼 초점이 생명물질로부터 특성, 특히 연관성과 체계화라는 범주로 옮겨 감에 따라 생기론과 유물론의 오래된 대립은 소멸되고 기계론과 유기체론(생체론)의 대립으로 전환되었다.

기계론과 유기체론은 존재론적 차원과 방법론적 차원에서 각각 서로 다른 의미를 함축하고 있다.

첫째, 존재론적 차원에서의 유기체론은 많은 구성요소들이 모여 어떤 하나의 시스템을 형성한다 하더라도 그 시스템에는 그 구성요소들의 단순한 집합을 넘어서는 그 이상의 존재론적 단계가 존재한다고 본다. 즉 유기체란 여러 기관과 세포들의 단순한 집합이 아니라 각 부분들이 전체적인 기능에 종속되는 하나의 조화로운 전체이다. 이것은 부분이 모여 전체를 이룰 때는 부분 차원에서는 관찰할 수 없었던 새로운 속성이 창발적으로 나타난다는 것을 의미한다. 즉 전체는 부분의 단순한 합이 아니라 전체에서만 볼 수 있는 고유한 존재론적 속성을 지니며, 유기체는 하나의 전체로서 스스로 형태를 유지하고, 동화하며, 자기 스스로를 보존해 나가는 자율적인 존재라는 것이다.

반면 기계론은 전체라고 하는 것은 구성요소들의 단순한 집합 그 이상의 의미는 없다고 본다. 생명체란 굉장히 복잡한 부분으로 만들어진 기계장치에 불과하며 오직 역학 법칙에 의해서만 설명이 가능한 것이다. 살아있는 것과 죽어 있는 것 사이의 차이는 가고 있는 시계와 서 있는 시계만큼의 차이밖에 없다.

둘째, 방법론적인 차원에서 기계론자들은 위와 같은 존재론에 근거해서 전체를 부분으로 환원해서 연구할 수 있다고 보며, 따라서 생체에 대해서도 주로 환원론적 방법을 사용해서 연구한다. 반면 유기체론자들은 전체에는 부분으로 환원될 수 없는 고유한 속성이 있기 때문에 전체는 절대 부분으로 환원될 수 없다고 보며 반환원론적 방법(전체론)으로 생명체에 대해 연구해야 한다고 생각한다. 그러나 대체로 이 두 종류의 방법론은 서로 배타적인 것이 아니고 상호보완적인 것으로 인식해야한다는 것이 요즈음의 추세다. 이는 생명체 연구에 있어 환원적 방법과 비환원적 방법이 모두 불완전하기 때문이다.[9]

2. 한의학에서의 생명현상 인식

동아시아 지역에서 생명인식은 서양과 비교해서 다른 특징이 있다. 『說文解字』에서는 生을 "나아가는 것이다. 초목이 땅위로 뚫고 나오는 것을 본뜬 것으로 무릇 살아있는 것들은 모두 생을 따른다."[10]고 했으며, 이는 생명체가 가지고 있는 생식이나 출생, 또는 생장의 활력을 생이라는 글자가 담고 있다고 생각한 것이다. 命은 '使'를 가리키는 것으로 하늘로부터 부여받은 命으로서 사람의 힘으로 어떻게 할 수 없는 자연규율을 말한다.[11]

이것은 생명에 대한 동아시아의 독특한 시각을 보여준다. 이 세상에 존재하는 생명체들은 각기 자신이 가지고 있는 생장의 활력을 발휘하여 발생, 성장, 성숙, 쇠퇴, 소멸하는 생명 주기(life cycle)를 실현하면서 그 자체로 외부환경에 대해 비교적 자율적이

9) 데이비드 헐 저, 하두봉 역, 생명과학철학, 민음사, 1994.
10) 進也, 象草木生出土上, 凡生之屬皆從生…….
11) 指'使', 天賦之命, 非人力所能爲者…….

고 독립적으로 존재한다. 하지만 큰 틀에서 보면 각 개체가 가진 생명에는 각 개체 생명들을 포괄하는 보다 큰 생명, 곧 우주(자연)가 실현하는 더 큰 생명 주기에 종속되며, 또한 이에 순응해야 자신의 생명을 영속시킬 수 있다는 제한이 있다. 생명이라는 글자 속에는 이런 생명의 양면성이 잘 드러나 있다. 한의학에서의 생명 인식도 이러한 동아시아의 생명관과 연결된다. 생명이 가지고 있는 개체적 자율성과 더 큰 전체 생명에 대한 종속성은 한의학에서의 생명관과 양생이론의 기초를 이룬다.

제 3 절 한의학적 對象觀

대상관은 사전적으로 '대상에 대한 체계화된 나름대로의 견해'라는 의미로 풀이된다. 따라서 한의학적 대상관[12]은 한의학에서 학문적 대상으로서 인체를 어떻게 규정하고 있으며 또 인체를 바라보는 주된 관점이 무엇인가를 체계적으로 정리해 놓은 것을 말한다.

한의학에서 대상관이라는 용어는 윤길영에 의해 처음 사용되었으며, 이는 '한의학에서의 대상관찰에 있어 이미 내포되어 있는 대상에 대한 규정성'이라는 의미를 가지고 있다.

윤길영은 대상 관찰을 통해 얻게 되는 경험들은 관찰자가 대상을 어떻게 규정하느냐에 따라 달라진다고 보았다. 그러므로 관찰에 앞서 대상을 어떻게 규정하느냐하는 것이 중요한 의미를 갖게 된다.

대상을 어떻게 규정하느냐에 따라 관찰경험이 달라질 수 있다는 생각은 현대 과학철학에서도 어렵지 않게 수용될 수 있는 것이다. 현대 과학철학에서 개별적인 현상들을 관찰로 얻어진 단칭언명에서 과학적 지식을 구성하는 보편언명을 이끌어낸다는 귀납주의는 이미 설 자리를 잃었다. 오히려 이론이 관찰을 유도한다는 관찰의 이론의존성이 폭넓게 지지되고 있다.[13]

한의학적 대상관은 음양론적 사고방식을 기초로 하고 있으며 이것은 윤길영이 한의학적 대상관이라는 용어를 음양론적 대상관이라는 용어와 동일시하여 사용하고 있는데

---

12) 한의학적 대상관은 윤길영, 한방생리학의 방법론연구, 대한한의학회보, 1966년 6월호-1967년 3월호(총 5회 연재)와 이충열, 한의학적 대상관의 특징과 성격, 대한한의학회지, 1995, 19(1), 505-530를 기초로 작성하였음. 더 자세한 내용은 이들 논문을 참고할 것.

13) 앨런 차머스 저, 신일철·신중섭 역, 현대의 과학철학, 서광사, 1985.

서도 잘 나타난다. 미셸 푸코의 인식틀(episteme) 개념을 제한적으로 적용한다면 음양론적 사고방식－세계를 음과 양이라는 상대적 패턴의 구조로 인식하는 것－은 동아시아인들의 세계에 대한 특징적인 사유형태로서 이들이 세계를 인식했던 중요하고도 유용한 인식틀이었다고 볼 수 있다. 그리고 이런 인식틀은 동아시아의 다양한 지식체계 속에 존재했던 구조적 동일성이었다.

한의학적 대상관은 윤길영에 의해 "생명을 대상으로 하고 생명현상을 연구하는 의학은 생명이 주체가 되므로 본체는 생명으로 경험되어지니 이에 따라 본체를 생명으로 규정할 수밖에 없다. 그러므로 생물의 전체를 집약할 수 있는 개념이 물질이 아니고 생명임을 알 수 있겠고, 기능과 구조는 생명의 양면성으로 기능은 양이고 구조는 음이라고 할 것이다. 그러므로 구조를 나타내는 물질적 육체는 음이고 기능의 정화인 정신은 양으로 육체와 정신은 二而一이요 一而二인 관계로 인식하게 되므로 '인간개체는 정신적 현상과 물질적 현상으로 관찰되어지는 전일생명현상인 생물'이라는 대상관을 수립하게 된다"라고 정의 된다.

한의학적 대상관은 동아시아에서 세계를 파악했던 인식틀로서 음양론적 사고방식에 기초하고 있다. 동아시아 세계관의 특징에 대해서는 여러 학자들이 다양하게 정리하고 있는데 대체로 세계의 전일성과 동태성, 세계를 구성하는 각 요소들의 관계를 중시하는 관점 등으로 요약될 수 있을 것이다. 이런 관점들은 한의학적 대상관이 기초로 하고 있는 음양론적 사고방식의 특징을 결정짓는 것으로서 음양론적 사고방식을 운용하는 대전제가 된다. 아니 더 정확하게 표현한다면 이런 관점들은 이미 음양론적 사고방식 속에 내재해 있는 것으로 볼 수 있다.

1) 대상의 全一性을 중시하는 관점(全一觀)

(1) 全一 槪念

윤길영은 '全一'이라는 개념을 현상세계의 일원성과 통일성을 표현하는 언표로 사용하였다. 이 전일개념의 상대는 부분이요, 한계는 부분이 아닌 전체성이다. 그러므로 상대성과 한계성을 갖는 부분의 개념으로 전일개념의 본질을 규정할 수는 없다.

또한 전일은 '道', '太極', '一氣'와 상통한다. 이것은 동아시아 철학의 본체론에 근거해서 이해한 것으로 전일을 생성변화하는 모든 현상을 낳는 일원적 본체로 본 것이다.

그러나 이러한 일원적 본체가 현실세계를 초월해 있는 '그 무엇'이라고 보기는 힘들다. 왜냐하면 동아시아에서 세계를 인식했던 사유체계로서 동아시아 세계관의 특징 중 하나가 그 중심을 현상세계의 배후에 있는 '그 무엇'에 두기 보다는 현상세계에 두는 것이라고 지적되기 때문이다. 이것은 서양에서의 세계에 대한 인식과는 뚜렷이 구별되는 특징이다. 서양 인식론의 목표는 변화하지 않는 본질 즉, 현상의 배후에 있는 '존재'에 대한 추구에 있다. 반면에 동아시아에서는 현상의 배후에 있는 '그 무엇'에는 관심을 가지지 않는다. 단지 생성 변화하는 현실세계가 가지는 규율성이나 법칙의 발견에 더 관심을 둔다. 따라서 '道', '太極', '一氣' 등으로 표현되는 全一은 현실세계를 초월해 있는 실질적인 '존재자'로서 우리의 탐구 대상이 되는 '그 무엇'이 아니고, 질서정연하게 변화하는 현상의 통일성과 일원성을 표현하는 형식적인 언표에 불과하다고 할 수 있다.

(2) 全一觀

'全一' 개념은 우주에 대해서는 모든 변화를 낳는 일원적 본체를 표현하는 개념이 되지만 작게는 하나의 개체에 대해서도 적용될 수 있는 개념이다. 한의학에서는 인체 또한 하나의 전일로 인식한다. 전일을 중심으로 하는 사고방식은 동아시아인들이 사물을 인식할 때 보편적으로 가졌던 관점이었으며 이를 전일관이라고 한다.

중의학에서는 이런 관점을 '整體觀'으로 표현하는데 整體는 통일성, 완전성, 관계성을 의미하며 정체관이란 사물의 관찰에 있어 사물자체의 통일성, 완전성과 관계성을 중시하는 관점을 말한다. 중의학에서의 정체관은 인체에 대한 다음 두 가지 관점으로 요약되는데, 첫째 인체는 그 자체로서 인체 각 臟腑器官 氣血津液이 통일성을 갖는 하나의 정체라는 것이고, 둘째 인간과 외계환경은 전체로서 통일성을 갖는 하나의 정체라는 것이다.[14)]

전통시대 동아시아인들은 이 세계를 하나의 전체로서 통일성을 가진 전일적 존재로 파악했으며 이런 관점을 구체적인 사물이나 현상에 대해서도 적용하려고 했다. 한의학에서도 이에 따라 인체를 하나의 全一生命體로 인식한다.

인체에 대한 전일관은 다음 몇 가지 의미를 함축한다.

첫째, 인체가 나타내는 다양한 생명현상을 전일생명체로서 일원적 본체가 발현하는 현상으로 보고 모두 전일 생명에 귀속시킨다. 따라서 비록 국소부위에 한정되어 나타나는 현상일지라도 이 현상은 전체의 상황을 반영하고 있는 것으로 간주된다. 한의학의 八綱－陰陽, 表裏, 寒熱, 虛實－은 인체가 나타내는 병리 현상들을 전일적 관점에서 귀납하는 도구다.

---

14) 何裕民 主編, 中醫學 導論, 상해, 상해중의학원출판사, 1987.

둘째, 전체와 부분의 관계에 있어 전체가 중심이 되고, 부분은 전체와의 유기적인 관계 속에서만 의미를 갖는다. 인체를 구성하는 장부, 기관, 조직, 기혈, 진액, 경락 등 각 부분은 전체 생명의 생존을 위해 유기적으로 조직되어 있으며 통일되어 있다.

셋째, 이 세계는 그 자체로 하나의 全一體이며 인간은 이 세계를 구성하는 한 부분으로서 이 세계가 전체로서 나타내는 자연 변화에 순응해서 살아가야 하는 존재로 인식한다. 즉, 인간은 스스로 자발적인 대사를 영위할 수 있는 기틀을 몸속에 가진 자율적인 존재(神機之物, 生)이기도 하지만 동시에 외부환경에 의존하여 살아가야 하는 존재(氣立之物, 命)이기도 하다. 인간을 둘러싸고 있는 외부환경은 시간과 공간적 차원에서 규정되며 인체의 생존과 기능발현에 지대한 영향을 미친다. 대체로 동아시아인들의 시간개념은 계절을 통해 나타나는 자연의 변화나 천체의 규칙적인 운동에 기초하고 있으며 이 결과 동아시아인들의 시간관은 순환적인 시간관이라는 특징을 갖는다. 따라서 시간은 주야(晝夜), 삭망(朔望), 춘하추동(春夏秋冬) 등 1일, 1월, 1년의 주기적 변화로 인식되며, 이 세계 속에 존재하는 개개의 사물들은 길고 짧은 차이는 있지만 자신에게 주어진 주기를 실현하면서 거대한 유기체로서 자연이 갖는 주기와 밀접하게 연결되고 또 의존하는 것으로 보았다.[15] 공간적으로도 동, 서, 남, 북, 중앙의 방위에 따라 기후, 지리, 풍속 등 생활환경의 차이가 있는 것으로 보고 이러한 차이가 인체의 생리기능과 질병 발생에 많은 영향을 미치는 것으로 보았다.[16] 이것은 인체와 자연을 하나의 전일체로서 상호 밀접한 영향을 주는 것으로 인식한 전일적 관점의 한 표현이다.

2) 생명의 동태성을 중시하는 관점(恒動觀)[17]

전통시대 동아시아인들은 이 세계가 끊임없이 움직이고 변화하는 동적인 존재로 인식했다(動而不息, 恒動). 서양에서는 실체와 현상을 이분하고 현상세계의 배후에 있는 변화하지 않는 '존재'에 상당한 가치를 부여하여 추구한 반면 동아시아에서는 '존재'에 관심을 가지지 않았으며 실체개념에 대해 서양적 유형의 명료한 인식을 갖지 않았다.[18] 그 결과 현실 세계를 있는 그대로 인정하였고 이 현실 세계의 특징으로 '동이불식'을 꼽았던 것이다. 이처럼 이 세계를 끊임없이 움직이고 변화를 낳는 '항동'적 존재로 인식하며 이런 관점에서 사물이나 현상을 파악하는 것을 항동관이라고 한다.

15) 네이산 써빈, in 김영식 편, 중국의 시간개념과 역법, 중국 전통문화와 과학, 창작사, 1986.
16) 『黃帝內經・素問・異法方宜論』, in 홍원식 교합편찬, 정교 황제내경소문, 동양의학연구원 출판부, 1985.
17) 항동관은 何裕民 主編, 中醫學 導論, 상해, 상해중의학원출판사, 1987을 많이 참고하였다.
18) 김용옥, 동양학 어떻게 할 것인가, 통나무, 1994.

이런 관점은 한의학에서의 인체에 대한 인식에서도 기본적으로 깔려 있다. 이것은 다음 몇 가지로 정리될 수 있다.

첫째는, 동태성을 생명의 중요한 징후로 인식하는 것이다. 인체는 살아있는 유기체로서 인체에서는 '生化極變'이나 '升降出入'과 같은 끊임없는 변화가 일어나고 있다. '動而不息'이란 이런 변화를 낳는 근원이자. 생명의 중요한 특징이다.

둘째는, 생명의 동태성을 氣의 작용을 중심으로 인식하고 있다. 인체에서 기는 끊임없이 일어나는 각종 현상을 낳는 근원이자 원동력이며, 인체에서 일어나는 물질과 현상의 轉化를 주도한다. 이런 전화 과정은 인체에서 '氣化'의 과정으로 인식된다.

셋째는, 한의학에서 인체 생명현상을 설명하는 중요한 이론으로서 음양과 오행학설이 동태성을 기본으로 하고 있다는 것이다. '陰平陽秘'나 오행의 '相生相克'이론은 생명의 동태성을 전제로 하는 평형이론이다. 즉 현상을 음과 양의 상대적 패턴으로 인식하든 아니면 오행의 패턴으로 인식하든 간에 모든 현상은 각 요소들이 끊임없이 유동하는 가운데 전체로서 하나의 생명 존속을 위해 동태적인 평형을 유지하려는 과정에서 발현되는 것으로 인식하는 것이다.

3) 調和와 平衡觀

전통시대 동아시아인들의 또 다른 특징적인 사고방식을 든다면 사물이나 현상 사이의 유기적인 관계에 관심을 집중하는 것을 말할 수 있을 것이다. 동아시아인들의 관심이 현실세계를 초월하는 '존재자'에 있지 않았고 현실세계 그 자체에 집중되어 있었다고 한다면 현실세계를 구성하는 각 요소들과 이들 사이의 관계, 그리고 이런 관계 속에서 각 요소들이 가지는 기능에 관심을 가지는 것은 지극히 자연스러운 것이다. 이런 관심에서 동아시아인들은 분류, 패턴 인식,[19] 상관적 사고(correlative thinking)와 같은 독특한 사고방식을 발전시켰다.

분류란 이 세계의 현상적인 다양성을 다양성 그대로 인식하는 방법 중 하나다. 동아시아인들은 자연 현상이나 사회제도에서부터 감정, 사상, 행위에 이르기까지 모든 것을 분류했다. 이것은 세계의 다양성을 손상시키지 않는 범위 내에서 세계를 체계적으로 파악하는 거의 유일한 방법이기도 했다.

그리고 또 패턴 인식은 동아시아인들이 이 세계 속에 존재하는 어떤 질서나 규칙을 찾아내는 중요한 방법이었다. 동아시아인들에게 이 세계 속의 모든 존재는 움직이지 않

19) 분류와 패턴 인식에 대해서는 야마다 게이지 저, 박성환 역, 중국과학의 사상적 풍토, 전파과학사, 1994를 참고할 것.

는 실체가 아니고 움직이며 변화하는 것이었다. 더군다나 이런 변화의 과정은 '기화'의 과정으로 인식되었다. 기의 운동은 파동의 이미지로 파악되었으며 그 기의 운동에서 가장 기본적인 패턴은 사계절의 변화 속에서 관찰되었다. 봄부터 여름까지는 양기가 신장하고 음기가 쇠퇴하는 과정이며, 가을부터 겨울까지는 양기가 쇠퇴하고 음기가 신장하는 과정이다. 이런 기의 운동 패턴은 1년을 주기로 순환하는 것이었으며, 또 하루의 주야 변화, 인간의 life cycle에서도 관찰되는 것이었다. 이런 패턴 인식은 더 발전되어 음양오행, 四象, 運氣이론이 되었고, 주역의 64괘로 정리되기도 했다.

상관적 사고는 관계에 대한 사고방식의 일종이다. 동아시아인들은 이 세계 속의 존재물들이 서로 유기적으로 연결되어 있다고 생각했다. 이 세계는 다양한 요소들이 공존하는 하나의 거대한 유기체이다. 부분들은 부분과 부분 사이, 부분과 전체 사이의 유기적인 관계 속에서 의미를 가지고 존재한다. 음양, 오행은 이러한 관계를 설명하는 도구 개념이다. 이 세계 속의 모든 사물과 현상들은 음양과 오행의 틀 속으로 분류된다. 그러나 음양과 오행의 틀 속으로 분류된 사물이나 현상들 사이의 관계는 인과의 사슬로 연결되는 수직적이고 종속적인 관계가 아니다. 동아시아인들은 이들이 하나의 패턴 속에 나란히 놓여 있는 수평적 관계 속에 있으며 감응이라고 하는 특수한 방식에 의해 서로 영향을 준다고 생각했다. 조셉 니담은 "그것은 미신이 아니며 그 자신의 규범에 의해 완전히 합리적인 하나의 사유형식으로 외적인 원인들을 강조하는 근대과학의 특징적인 사고방식과는 다른 것이다. 개념들은 종적인 관계로 분류되는 것이 아니라 하나의 패턴 속에 나란히 놓여진다. 사물들은 기계적인 인과율에 의해서가 아니라 일종의 유도효과(감응)에 의해 서로 영향을 준다"[20]고 했다.

분류, 패턴 인식, 상관적 사고는 결국 이 세계 속에 존재하는 사물이나 현상 사이의 관계를 파악하려는 시도에서 발전된 것이다. 이 세계는 다양하고 이질적인 요소들이 공존하는 하나의 유기체이다. 이 요소들은 각기 자신에게 주어진 길을 가면서도 또 전체로서 이 세계가 갖는 주기에 순응하면서 살아간다. 음양과 오행이론의 목표는 인과론적인 관점에서가 아니라 '평형'이나 '조화'의 관점에서 사물과 현상들 사이의 유기적인 관계를 설명하는 데 있으며 세계는 음양과 오행의 패턴으로 인식되는 관계들의 구조로 체계화된다. 그리고 동태적 평형이라는 관점에서 볼 때 하나의 현상은 현상을 구성하는 각 요소들이 평형을 유지하기 위해 끊임없이 유동하면서 변하고 있고 하나의 요소가 변동하면 다른 요소가 보상적으로 변동해야하는 역동적 현상으로 인식된다.

---

20) 조셉 니담 저, 이석호 외 역, 중국의 과학과 문명 2, 을유문화사, 1987. 상관적 사고에 대해서는 A. C. 그레이엄 저, 이창일 역, 음양과 상관적 사유, 청계, 2001을 참고할 것.

제 4 절 생리학의 전체 체계[21)]

한의학의 독특한 대상관은 동서의학의 생리학 분야가 같은 인체를 대상으로 하고 있고, 또 인체 생명 현상의 발현 기전 연구라는 동일한 목표를 가지고 있으면서도 서로 다른 이론과 개념으로 구성된 서로 다른 지식체계로 발전한 중요한 원인이 된다.

한의 생리학은 인체 생명현상을 유기체론적 관점에서 전체성을 중시해서 관찰한다. 그리고 운동과 변화를 생명현상의 가장 기본적이고 중요한 속성으로 인식한다. 이런 동태적 생명현상은 인체 전체 차원의 조화나 동태적 평형의 관점에서 해석된다. 음양오행론은 이런 관점에서의 생명현상 인식을 가능하게 하는 방법론적 도구다. 동시에 음양오행론은 인체 생명현상에 대한 반환원론적 방법을 담보하는 중요한 이론이다.

한의 생리학은 이렇게 관찰된 생명현상을 음양, 사상, 오운, 육기의 틀 속에서 정리하고 체계화하고 있다.

음양이란 사물이나 현상에 내재해 있는 상대적인 속성—특히 동정, 한열, 형기, 상하, 좌우, 전후 등이 주요 기준이 된다—으로 파악하여 이로써 현상 변화를 설명하는 이론적 틀이다. 음양은 일원적 본체의 동정분화상을 편차적으로 관찰하여 그 현상변화를 인식하는 도구개념으로서 有名而無形한 기호일 뿐이며 相關物에 따라 전용될 수 있는 것이다. 음양론적 관찰의 특징은 대상의 전체성을 손상시키지 않고 온전하게 관찰할 수 있다는 데 있다. 전일생명체인 인체에서는 음양론적 대상관에 입각하여 전일생명체의 양면으로서 형과 신, 육체와 정신, 물과 심, 구조와 기능 등 차원을 통해 인체 생명현상을 상대적으로 포착한다.

이 같은 음양론적 관찰은 사물에 대한 관찰을 더 세분화함에 따라 四要素(四象)的 관찰, 五要素(五運)的 관찰, 六要素(六氣)的 관찰로 세분화된다.

인체에서 사요소적 관찰은 精(음중지음, 구조형성의 단위, 내현구조), 血(음중지양, 성분, 외현구조), 神(양중지양, 불수형적 기능, 정신기능), 氣(양중지음, 수형적 기능, 육체기능)로 요약된다. 신, 기, 정, 혈은 생명체를 구성하는 四大 요소가 되며, 따라서 四大 구성요소적 관찰이라고도 한다.

육기는 생체를 중심으로 외부육기와 내부육기로 구분할 수 있으며 외부육기란 風寒

21) 한국 한의 생리학의 독특한 체계를 보여주는 정신기혈 사대 구성요소적 분석, 간심비폐신으로 대표되는 생명체의 오대 특성과 오종기능요소적 분석, 풍한서습조화의 육대 자극요소 내지 환경요소적 분석이라는 이른바 4－5－6 체계는 김완희 교수의 유기능이론, 유기능체계에서 제시된 것이다. 자세한 내용은 김완희 교수의 『신생리학 총론』과 『신판 장부생리학』을 참고할 것.

暑濕燥火로 요약된다. 외부육기란 생체의 생존에 영향을 주는 생체를 둘러싸고 있는 환경에 대한 분석으로서 주로 기후요소를 말한다. 내부육기는 생체의 내부 환경을 이루는 중요한 요소이다. 따라서 육기적 관찰은 육대 자극요소적 관찰, 또는 육대 환경요소적 관찰이라고도 한다. 이러한 내외부의 육기는 생체내외의 환경을 구성하는 동시에 생체의 항상성 유지를 위해 생체활동 즉, 신진대사를 촉진하는 자극요소이기도 하다.

생체는 정, 신, 기, 혈이라는 구성요소를 바탕으로 인체 내외부 육기 변화에 자극을 받아 자체 보호능을 발휘하게 되고 이에 따라 적응하여 나가게 되는데 이러한 적응기구의 계열적 표현이 운동, 성장, 영양, 호흡, 배설로 요약되는 생물의 오대 특성이다. 그리고 인체에 있어서는 간, 신, 비, 폐, 심이라는 기능 장기가 이를 주관한다.

사대 구성요소, 육대 자극요소, 오대 기능요소적 관찰은 발생(목), 추진(화), 통합(토), 억제(금), 침정(수)의 오종기능과 그 기능들의 대표장기인 간, 심, 비, 폐, 신의 오장을 중심으로 계열화할 수 있는데 이를 정리하면 血－肝－風, 神－心－暑熱, 氣－肺－燥, 精－腎－寒, 脾－濕의 계통이 성립된다.

그러므로 한의 생리학은 神, 精, 氣, 血의 생리적 특성을 연구하고 학습하는 精神氣血論, 간, 심, 비, 폐, 신 오장의 생리를 연구하고 학습하는 臟腑生理, 풍, 한, 열, 습, 조, 화 육기를 조절하는 삼음삼양 경락체계의 생리를 연구하고 학습하는 經絡生理로 크게 나누어지며, 여기에 소아와 노인, 부인의 고유한 생리적 특성을 각각 연구하고 학습하는 小兒, 老人, 婦人生理, 인체를 체질이라는 관점에서 설명하고 연구하는 體質生理, 인간의 정신활동 및 현상에 대해 연구하고 학습하는 精神生理 등으로 분화되어 있다.

▪ 참고문헌

김완희, 신생리학총론, 경희대 한의학과, 1972.
김완희, 신판 장부생리학, 경희대 한의학과, 1973.
김용옥, 동양학 어떻게 할 것인가, 통나무, 1994.
네이산 씨빈, in 김영식 편, 중국의 시간개념과 역법, 중국 전통문화와 과학, 창작사, 1986.
데이비드 헐 저, 하두봉 역, 생명과학철학, 민음사, 1994.
신동원, 일본 보건의료의 근대화 과정, 제58차 제3의학회 월례연구모임 발표자료, 2000.
앨런 차머스 저, 신일철 · 신중섭 역, 현대의 과학철학, 서광사, 1985.
야마다 게이지 저, 박성환 역, 중국과학의 사상적 풍토, 전파과학사, 1994.
윤길영, 한방생리학의 방법론연구, 대한한의학회보 1966년 6월호－1967년 3월호(총 5회 연재).
이종찬, 한국에서 의를 논한다, 소나무, 2000.

이충열, 한의학적 대상관의 특징과 성격, 대한한의학회지, 대한한의사협회, 1995, 19(1).
정우열, 한의학 100년 약사, 의사학, 대한의사학회, 1999, 8(2).
조셉 니담 저, 이석호 외 역, 중국의 과학과 문명 2, 을유문화사, 1987.
何裕民 主編, 中醫學 導論, 상해, 상해중의학원출판사, 1987.
A. C. 그레이엄 저, 이창일 역, 음양과 상관적 사유, 청계, 2001.
Kim Taylor, Chinese Medicine in Early Communist China, 1945－1963, Routledge Curzon, 2005.
T. J. Hinrichs, "New Geographies of Chinese Medicine" in Beyond Joseph Needham, Osiris, 1999.
Volker Scheid, Chinese Medicine in Contemporary China, Duke Univ. Press, 2002.

제 2 장

음양론 및 음양론적 생리체계

제 2 장 음양론 및 음양론적 생리체계

이용태 · 강경화

제 1 절 음양론

1. 음양의 기본 개념

음양이라는 글자는 후한의 許愼이 저술한 『說文解字』에 "陰은 闇이다, 陽은 高明이다" 하여, 변인 阝를 제외하고 음은 云 즉 구름이 빽빽하여 어두운 상태로 해석하고, 양은 日, 一, 勿 즉 해가 지평선 위에 높이 올라 햇살이 선명하게 보이는 상태로 해석하였는데, 변인 阝를 山으로 해석하면 음은 산의 응달쪽인 북쪽이 되고, 양은 산의 양지쪽인 남쪽이 된다고 하였다.

한나라 이후에는 일반적으로 음양(陰陽)을 음양(侌昜)의 의미로 사용하였기 때문에 음은 응달, 양은 양지가 되어 응달과 양지와 연관된 기후의 의미로 사용되었으며, 두 측면을 가리키는 말로 확대되어 하늘과 땅, 낮과 밤, 봄여름과 가을겨울, 더위와 추위, 남과 여 등을 지칭할 때도 사용하고 심지어 움직임과 고요함, 과잉과 부족, 외적인 것과 내적인 것을 표현하는 개념까지 발전하였다. 그리고 음양이라는 표현이 나오지는 않지만 —(양효)와 --(음효)를 사용하는 점서인 『주역』에 대하여 해석을 하면서 전국시대에 음양개념을 활용하였는데 이 또한 음양이라는 원 글자의 뜻을 추상적으로 발전시킨 개념을 사용하였다.

음양설은 동양철학의 근간이다.

『周易』에서 "태극인 하나에서 두 개의 유형으로 나뉜다"[1]고 하였으며, "한번 陰

1) 『周易 · 繫辭』, "太極生兩儀".

하고 한번 陽함을 道라고 한다"[2]라고 한 것은 음양의 상호 순환적, 대대적 작용을 말한 것이다.

그러므로 一과 兩은 별개의 실체가 아니다. 一은 兩의 圈外에 따로 존재하는 것이 아니라 兩으로서 성립된다. 또한 兩은 사물의 양변작용으로 一을 떠나서 別物로 존재하는 것이 아니므로 이것을 '一而二, 二而一'이라고 한다.

다시 말하면 一이라는 것은 一元體를 명명하는 것이며, 二라는 것은 생과 극의 대치작용을 말하는 것이다. 따라서 太虛는 통일과 분화의 대립－일은 이, 이는 일의 작용－이 있음을 말한다.

『莊子』에서는 음양론이 단순한 이원론이 아니라 상대성, 대립성, 일원성, 역동성의 원리가 작용함을 명시하였다. 음양이 기의 변동인 동시에 相助, 相害, 相治의 작용이 있으며, 사시의 기후는 서로 交代, 生成, 殺滅함을 언명한 것이다.[3]

음양은 따라서 相對가 아니고 對待의 관계이며, 이원론이 아니고 일원론이다. 對待에서 對는 相反, 相敵을 의미하고, 待는 相合, 相需를 의미한다. 兩儀란 밖으로 드러난 모양 즉 成形된 사실을 이야기하는 것이고, 陰陽이란 숨어서 드러나지 않는 조직의 변화를 말한다.

우주 자연의 모든 현상은 서로가 대립적으로 되지 않는 것이 없다. 그리고 모든 물질은 유기, 무기를 막론하고 형과 상에 따라 반드시 正負가 있다. 구체적으로 음은 물질을 가리킨 것이고, 양은 변화의 현상을 가리킨 것이다.

그러므로 『黃帝內經』에서는 "陰陽은 자연계의 규율이고, 만물의 강령이며, 변화의 근원이고, 生死의 근본으로서, 神明이 모이는 곳이다. 따라서 병을 치료할 때에는 반드시 근본을 찾아야 한다"[4]라 하였다. 이는 음양이 陰陽으로 相對屬性과 消長變化를 이해하고, 자연 현상계를 인식하고 해석하며, 자연법칙을 탐구하는 일종의 우주관이며 방법론임을 설명하고 있다.

음양의 범주는 대개 세 가지의 含意를 지닌다.

첫째는 객관존재(만물)의 質料 또는 요소이다. 그렇다고 형체가 있어서 볼 수 있는 것은 아니며 만물을 구성하는 氣 혹은 細微物質 등의 질료적 성질을 갖는다.

둘째는 대대, 통일, 변화의 능력을 갖는 객관적 실체이다. 이 세 능력은 음양의 존재

---

2) 『周易 · 繫辭』, "一陰一陽之謂道".

3) 『莊子』, "天地者 形之大者也 陰陽者 氣之大者也…… 陰陽 相照 相沖 相蓋 相治 四時相代 相生 相殺".

4) 『黃帝內經 · 素問 · 陰陽應象大論』, "陰陽者 天地之道也 萬物之綱紀 變化之父母 生殺之本始 神明之府也, 治病必求於本".

방식(본질)인데, 對待性은 자연, 사회, 인간(天地人)을 관통하여 하나로 엮으며, 統一性은 合德, 평형, 互涵, 互補, 互滲, 互轉性을 나타낸다. 이러한 對待와 統一에 의해 비로소 사물의 운동변화가 이루어질 수 있게 된다.

셋째는 만물이 지니고 있는 속성이다. 이는 음양 자체의 속성으로 자연, 사회, 정치, 도덕 등의 여러 현상에서 나타나는 속성들을 포괄하여 음양개념을 보편화시킨 것으로, 이로써 실체 범주와 속성 범주가 혼동하여 쓰여지게 되었지만 어느 쪽을 중시하느냐에 따라 그 작용과 기능이 달라진다.

음양의 서지학적 최초기록과 관계없이 의미상 유래는 명확히 알 수 없지만, 사물판단의 초보적인 근거에서 출발하여 그 추상적 의미가 사회 전 분야에 활용되면서 의학에서도 이를 수용하게 되었다고 보인다. 역사적 기록이나 철학적 검토에 근거하지 않더라도 자신과 자신을 제외한 외부세계, 빈 공간인 하늘과 단단한 실체를 가진 땅, 자신을 낳아준 부모인 남자와 여자라는 식으로 세상을 인식하는 방식은 예나 지금이나 보편적인 판단기준이 될 수 있으며 동시에 사물을 짝 지워 판단할 때 그 속성으로 인식할 수 있다.

2. 음양의 정의

1) 음양은 一物의 양면성으로 對待작용을 한다

일반적으로 一物의 양면성을 음양이라 한다. 또 상반된 모순이 對待를 이룬 것을 음양이라고 한다. 낮과 밤, 남녀, 천지 등을 가리켜 음양의 상대성 원리라고 말하는데 이것은 一物의 양면성을 말하는 것이다. 상대라는 말은 절대적인 것에 대해서 어떤 규정이 타와의 관계에 의해서 부여된다. 상대적 개념은 보편성을 갖지 못하고 특정 관계에 의해서 나타난다. 그러므로 한의학은 상대성 원리가 아니다. 여자는 사람이 陰化되고, 남자는 사람이 陽化되었기 때문에 一物의 양면성으로 본다.

2) 음양은 對待작용을 하며 體用관계를 형성한다

음양은 對待개념을 뜻한다. 對待란 體와 用이 일면으로는 상반하고 일면으로는 상합하는 작용을 말한다. 음양은 상반적이나 對待작용을 하며 體用관계를 형성한다. 兩物이 상반적으로 구성되어 어긋나 있기 때문에 변화하고 돌아가고 연화될 수 있다.

모든 생물이 陰性은 體이고 陽性은 用이다. 사람과 사람과의 사이에도 각기 자기를 중심으로 동작하고 배타성을 가지고 있음은 對이요, 공동생활체의 속에서 서로 의존하고 서로 부조하고 있음은 待이다.

신체에서도 육체는 수렴작용을 행하여 體가 되고, 氣는 流行作用을 행하여 用이 되므로, 두 작용이 상반함은 對요, 양자가 상반하되 일체가 되어 생존 작용을 수행함은 待이다.

예를 들어 耳目의 체가 되는 陰血이 부족하면 작용이 원활하게 이루어지지 않으며. 또한 陽氣가 부족하면 陰血이 펼쳐지지 못해서 耳目의 작용에 문제가 생긴다.

3) 음양은 表裏를 전제로 하며, 順逆, 男女, 虛實을 형성한다

음양은 상반된 모순이 乖離를 이루는 것으로, 표리를 전제로 하고 있다. 표리란 말은 順逆이 있기 때문에 형성되는 관계를 말한다. 女子와 男子가 순역으로 이루어지지 않았다면 표리가 형성되지 않는다.

순역이 있기 때문에 표리가 형성되며, 표리가 형성되므로 허실이 생길 수밖에 없어 그 자체가 괴리가 되는 것이다. 괴리란 合一되었다가 分裂되는 것의 反復으로, 항상 똑같다면 乖離가 생기지 않는다. 즉 표리허실의 合一을 구하는 것이 음양이란 개념이고, 合一이란 안팎이 딱 맞아야 되는 것이다.

표리 · 음양을 인체에 적용시키면 表證이냐? 裏證이냐? 陰證이냐? 陽證이냐? 4가지로 나누어진다. 감기가 오더라도 음양 · 표리를 구분해야 하므로 상한에 양증 · 음증 · 표증 · 이증의 경우를 밝혔다.

요약하면 음양을 표리 · 허실 · 순역 · 남녀로 본다. 기의 방향성을 의미하는 순역을 전제로 표리가 생기며, 표리가 형성되어 기의 허실이 생기며 이를 전제로 음양이 이루어진다.

4) 음양은 조직과 운행을 의미한다

동양학에서는 '太極而陰陽'이라고 했다. 존재물에는 조직과 운행이 있음을 이야기한 것이다. 예를 들면 달리는 기차가 있는데 기차 자체는 조직이요, 달리게 하는 것은 운행이다. 따라서 음양은 一物의 양면성으로 존재의 조직과 운행이다.

이상으로 음양을 정의하면, 음양은 一物의 양면성으로, 상반된 모순이 괴리를 이루는 것으로, 對待작용을 하는 것이다. 표리 · 허실 · 순역 · 남녀는 음양의 발현 양상에 관한 용어이다. 또한 음양은 조직과 운행을 의미하기도 한다.

3. 음양의 속성

1) 음양은 사물의 두 가지 속성

한의학에서는 음양으로 사물을 양분하는 관점에 기초하여 인체의 부위, 조직, 구조와 생리활동 등을 음과 양의 양대 속성으로 관찰한다. 예를 들면, 등(背)은 양이고 배(腹)는 음이며, 육부는 양이고 오장은 음이다.

따라서 한의학에서는 어떤 사물이든지 음양의 두 가지 속성으로 구분할 수 있고, 그 사물의 내부 또한 다시 대립되는 두 방면으로 구분할 수 있다고 생각한다. 즉 음 중에서 다시 음양으로 구분할 수 있고 양 중에서 다시 음양으로 구분할 수 있다.

뿐만 아니라 한 사물 가운데의 음 또는 양의 어느 쪽도 다시 음양으로 구분할 수 있어서 이렇게 구분하면 끝이 없다. 그러므로 『黃帝內經』에서는 "陰陽이란 헤아리면 십에 이르고, 추연하면 만에 이르러 이루 헤아릴 수 없이 많지만, 그 대체적인 원리는 음양의 상대와 통일 즉, 현상은 둘이고 본질은 하나이며 따라서 나눌 수 없다"[5]고 하였다. 즉 음양이 합일될 때 그 본체는 완전한 상태를 이루는 全一의 속성을 갖는다.

이 같은 음양분류의 관점은 인체의 조직구조, 생리기능, 병리변화 및 치료 등 많은 방면에 광범위하게 응용되고 있다.

2) 음양은 상대적인 평형을 유지하고 있다

음양은 流動을 통해 평형, 조화를 유지하려 한다. 이러한 평형은 고정된 것이 아니라 유동적이며 동태적인 평형이다. 만약 이 같은 정상적인 음양의 消長이 파괴당하여 상대적인 평형을 유지하지 못하면 반드시 음양의 어느 한쪽이 盛하거나 衰하는 음양의 평형실조현상이 나타난다.

따라서 사물은 절대적 운동과 상대적 정지, 절대적 소장과 상대적 평형 가운데서 생화 불식하여 발생과 발전을 이루고 있다.

음양의 소장이 비록 절대적이고 평형은 상대적인 것이지만 상대평형의 중요성과 필요성을 결코 소홀히 할 수 없다. 왜냐하면 부단한 소장과 평형이 있어야만 사물의 정상적인 발전을 유지시킬 수 있으며 인체에 대해서 말하면 정상적인 생명활동을 유지할 수가 있다. 만약 陰消陽長만 있고 陽消陰長이 없다면 음양의 상대평형은 파괴되어 음 또는 양의 편성, 편쇠를 야기하여 음양의 소장에 실조를 초래하게 된다. 인체로 말하면

---

5) 『黃帝內經・素問・陰陽離合論』, "陰陽者 數之可十 推之可百 數之可千 推之可萬 萬之大不可勝數 然其要一也".

병리상태가 될 것이다.

3) 음과 양은 서로 대립하고 제약하며 또 서로 의존하고 필요로 한다

음양은 일원적 존재의 양면성이기에 일원적 존재의 평형을 유지하기 위하여 陰陽互根, 陰陽制約의 활동을 나타낸다. 즉 상호대립과 상호통일의 상반되는 양면을 가진다. 예를 들어보면 上下・左右・天地・動靜・出入・升降・晝夜・明暗・寒熱・水火 등의 관계이다.

음양은 대립적이면서도 또 통일적인 균형관계를 유지하고 있는데 통일(균형)은 대립의 결과에서 나온다. 이 상대성의 관계가 연속되면서 대비되는 상대에 따라 상태가 바뀌는 것이 對待의 속성이다.

바꾸어 말하면 대립은 둘 사이의 상반적인 일면이고, 통일(균형)은 둘 사이의 相成的인 일면이다. 대립이 없다면 통일(균형)이 있을 수 없고, 상반적인 면이 없다면 상성의 관계를 이룰 수 없다. 이는 자연 현상, 사물에 보편적으로 존재하여 물질 생성원리가 되며 일체를 포괄하면서 영향을 미칠 수 있고 온갖 사물을 개괄하며 통일을 가능케 한다.

만일 陰은 있는데 陽이 없고 陽은 있는데 陰이 없으면 모든 것이 다 정지하여 멸망으로 돌아갈 것이다. 그러므로 "陽은 陰에 뿌리를 두고 있고, 陰은 陽에 뿌리를 두고 있다", "陰이 없으면 陽이 化할 수 없고, 陽이 없으면 陰이 生할 수 없다", "음이 홀로 생존할 수 없고, 양 또한 홀로 성장 할 수 없다", "陰陽은 나눌 수 있으나 떨어질 수 없다"[6]고 古人들이 말한 것이다. 즉 음양 양쪽의 대립은 두 가지 속성의 사물이 서로 조정하는 관계를 갖고 있음을 말한다. 요컨대 음양의 상대성은 그들 사이에 相互資生, 相互依存의 관계가 있으며, 어느 한 면만으로는 독립하여 존재할 수 없음을 의미한다. 예를 들어 위쪽은 양, 아래쪽은 음이라고 할 때 上이 없다면 下라는 것도 있을 수 없으며 역시 下가 없다면 上이라는 것도 있을 수가 없다. 왼쪽을 양, 오른쪽을 음이라고 할 때 左가 없으면 右가 없고 右가 없으면 左가 없으며, 熱을 양, 寒을 음이라고 할 때 열이 없으면 한도 있을 수 없고 한이 없으면 열도 있을 수 없는 것과 같은 이치이다. 따라서 양은 음에 의존하고 음은 양에 의존하여 매 한쪽은 모두 상대방의 존재를 자기존재의 조건으로 삼고 있는 것이다. 음과 양사이의 이러한 상호의존관계를 음양의 互根과 互用이라고 부른다.

---

6) 『黃帝內經・素問・陰陽應象大論』, "陽根于陰 陰根于陽". 『醫貫・陰陽論』, "無陰卽陽無以化 無陽卽陰無以生". 『類經』, "孤陰不生 獨陽不長". "陰陽可分而不可離".

음과 양 사이의 호근과 호용관계는 첫째로 물질 사이의 상호 의존관계가 구체적으로 나타나고, 둘째로 개체의 기능 사이에서 또한 상호 의존관계가 성립하고, 셋째로 물질과 기능 사이에도 상호 의존의 관계가 성립한다. 그러므로 음양의 상호관계를 고찰하면 음양은 相互同根인 하나의 통일체라 할 수 있다.

따라서 인체의 음양도 서로 제약한다. 예컨대 음 또는 양의 어느 한쪽이 편쇠하면 다른 한쪽의 상대적인 亢盛을 초래한다. 음 또는 양의 어느 한쪽의 偏盛은 다른 한쪽의 虛衰를 초래하여 음양이 정상적인 상호제약의 관계를 잃어 질병이 일어난다. 이와 같은 음양제약의 관점은 한의학이론 가운데서 생리, 병리, 병사와 인체의 관계를 해석하며 치료를 이끌어 나가는 등 각 방면에서 광범위하게 응용되고 있다.

4) 음과 양은 서로 소멸하고 생장하고 부단히 운동변화하며 일정한 조건하에서 서로 전화한다

음양의 상대적 관계는 정지한 것이 아니라 계속하여 相互拮亢, 相互作用하며 進退消長의 현상을 나타내며, 즉 陰消陽長과 陽消陰長과정으로써 사물의 생성활동의 발전과 변화과정을 설명하는 것이다.

양은 음에 의해 과도하게 왕성해지지 않고, 또 음은 양의 조화를 얻어서 과도하게 沈衰되지 않는다. 그러므로 음양은 消長의 변화가 있지만 일정한 범위를 벗어나지 않고 상대적 동적 평형을 유지한다.

음양의 轉化란 음양의 대립하는 양쪽에서 일정한 조건 아래에서 반대방향으로 전화하는 것을 말하는 것으로, 음양의 상호전화는 일반적으로 사물의 변화과정 중 物極에서 나타나는데 이를 '物極必反'이라 한다. 음양이 전화하려면 반드시 일정한 조건이 구비되어야만 한다. 즉 음에 重이라는 조건이 있어야만 양으로 전화할 수 있고, 양에 重이라는 조건이 있어야만 음으로 전화할 수 있다. 또한 寒은 極의 조건아래에서 熱로 전화할 수 있고 熱은 極의 조건 아래에서 寒으로 전화할 수 있다. 여기에서 조건이 중요한 의미가 있는데 만약 일정한 조건이 없다면 상대방으로 전화할 수가 없다. 가장 일반적인 현상은 하루 중 아침, 낮과 오후, 밤의 변화와, 일 년 중 봄, 여름과 가을, 겨울의 변화이다.

또 병리상에서 陰性은 陽性을 초래하고, 陽虛는 陰盛을 초래한다. 음양의 성쇠는 일정한 단계로 발전하면 음은 양으로 전화할 수 있고 양도 음으로 전화할 수 있다. 임상경험에 결부시켜 보면 증후의 전화가 많이 일어남을 알 수 있다. 즉 일정한 조건하에서 陽症은 陰症으로 전화될 수 있고 陰症도 陽症으로 전화될 수 있으며, 寒症은 熱症

으로 熱症도 寒症으로 전화될 수 있는 것이다.

4. 음양의 제법칙

1) 양을 알면 음을 알 수 있고, 음을 알면 양을 알 수 있다[7]

동일 본체의 양면성으로 모든 인식은 모든 현상의 陰陽相對的 인식이다. 主와 客이 合하고 나뉘어 진다(인식과 개념의 완성).

『黃帝內經・素問・陰陽別論』에서 "맥에는 음맥과 양맥이 있는데, 양맥을 알면 음맥을 알 수 있고, 음맥을 알면 양맥을 알 수 있다. 이른바 음맥이란 진장맥을 말하는데 진장맥만 나타나면 오장의 진기가 손상된 것이며, 오장의 진기가 손상되면 반드시 죽는다. 이른바 양맥이란 위완의 양을 말한다. 양맥을 변별할 수 있으면 병변이 있는 곳을 알 수 있고, 음맥을 변별할 수 있으면 죽는 시기를 알 수 있다"[8]라고 하였다.

2) 음양의 이치가 어느 것이 많고 어느 것이 적다고 할 수 있겠는가[9]

본체 운동의 陰陽 편차가 일체의 현상을 이루며, 인체 陰陽 분석의 편차적 분석이 된다. 恒動觀은 陰陽의 消長 변화에 의해 이루어지는 것으로 陰陽之道 孰少孰多는 陰陽 消長 변화이다.

3) 양 중에 음이 있고 음 중에 양이 있으며, 음 중에 음이 있고 양 중에 양이 있다[10]

『黃帝內經・素問・天元紀大論』에서 陰陽의 분화에 대한 설명하였으며, 『黃帝內經・素問・金匱眞言論』에서는 "등은 양인데 양 중의 양은 심이고 등은 양인데 양 중의 음은 폐이며 배는 음인데 음 중의 음은 신이고, 배는 음인데 음 중의 양은 간이며, 배는 음인데 음 중의 지음은 비이다. 陰 중에도 陰이 있고, 陽 중에도 陽이 있다. 새벽에서부터 정오까지는 하늘의 양으로서 양 중의 陽이고, 정오에서부터 황혼까지는 하늘의 陽으로서 陽 중의 陰이며, 저녁부터 자정까지는 하늘의 陰으로서 陰 중의 陰이고, 자정부터 새벽까지는 하늘의 陰으로서 陰 중의 陽이다"[11]이라고 하였다.

---

7) 『黃帝內經・素問・陰陽別論』, "知陽者知陰 知陰者知陽".

8) 『黃帝內經・素問・陰陽別論』, "脈有陰陽 知陽者知陰 知陰者知陽 所謂陰者 眞臟也 見則爲敗 敗必死也. 所謂陽者, 胃脘之陽也 別於陽者 知病之處也 別於陰者 知死生之期 別於陽者 知病忌時 別於陰者 知死生之期".

9) 『黃帝內經・靈樞・根結』, "陰陽之道 孰少孰多".

10) 『黃帝內經・素問・天元紀大論』, "陽中有陰 陰中有陽 陰中有陰 陽中有陽".

4) 음의 도는 짝수이고, 양의 도는 홀수이다[12)]

- 現象 事物의 本體 → 一元的 本體의 無限 變化
- 全一 → 對立 → 統一 → 分化
- 奇(陽) → 全一 統一의 원리를 가짐
- 偶(陰) → 分化 對立의 원리를 가짐

5) 陽道는 실하고 陰道는 허하다[13)] 陽은 正氣를 베풀고, 陰은 主持한다[14)]

6) 음경으로부터 양경에 있는 邪氣를 끌어내고, 양경으로부터 음경에 있는 邪氣를 끌어낸다[15)]

외부자극이 내부에 반응, 내부 변화가 외부에 발현; 巨刺法(左 → 右, 右 → 左, 上 → 下, 下 → 上).

7) 양으로써 양을 도우면 양기가 흩어지고 음도 곧 끊겨 없어진다[16)]

5. 음양론의 형성 및 발전과정

음양은 오행과 함께 합쳐서 음양오행이라고 함께 사용되지만 이들이 처음 사용되었던 의미를 비롯하여 함께 합쳐진 배경에 대한 이해가 어느 정도 필요하다. 또한 음양오행은 동양의 점성술, 천문역법, 정치, 음악, 의학에 이르기까지 문화 전반에 걸쳐 광범위하게 영향을 미쳐 연구 분야가 광범위하다.

흔히 한의학에서 사용하는 음양이라는 용어 때문에 한의학을 철학적이라고 말하는 경우가 있는데 이는 음양이라는 분야가 중국철학의 한 분야로 다루어졌기 때문으로 보인다.

陰陽家는 司馬遷의 『史記』에서 분류한 六家에 포함되어 있었고, 이들이 우주는 음

11) 『黃帝內經·素問·金匱眞言論』, "故背爲陽 陽中之陽心也 背爲陽 陽中之陰肺也 腹爲陰 陰中之陰腎也, 腹爲陰, 陰中之陽肝也 陰中之至陰脾也 陰中有陰 陽中有陽 平旦至日中 天之陽 陽中之陽也 日中之黃昏 天之陽 陽中之陰也 合夜之鷄鳴 天之陰 陰中之陰也 鷄鳴之平旦 天之陰 陰中之陽也".

12) 『黃帝內經·靈樞·根結』, "陰道偶 陽道奇".

13) 『黃帝內經·素問·太陰陽明論』, "陽道實 陰道虛".

14) 『黃帝內經·素問·陰陽離合論』, "陽予之正 陰爲之主".

15) 『黃帝內經·素問·陰陽應象大論』, "從陰引陽 從陽引陰".

16) 『黃帝內經·素問·陰陽別論』, "剛與剛 陽氣破散 陰氣乃消亡 淖則剛柔不和 經氣乃絶" 注: 剛則陽 淖則陰與陰 卽陰氣太過.

과 양이라는 두 가지 원리가 화합과 상호작용을 하면서 만물을 생성한다고 믿는데서 그 명칭이 유래되었고, 이후 劉歆이 분류한 제자백가에도 포함되었는데 이들 학파는 대부분 상고시대 天地四時를 관리하던 관리출신들이었고 이들은 하늘을 존중하고 日月星宿의 운행을 추산하여 天文을 보고 농사철을 알려주는 역할을 하였다.

음양이 비록 오행과 함께 중국 철학사상의 자연관에서 주로 다루어 졌지만 중국문화의 다양한 분야에서 사용되는 용어 혹은 도구개념으로 사용된 경우가 많으며, 한의학에서도 음양은 구체적 실체를 뜻하는 경우보다 어떠한 개념을 설명하기 위한 수단, 기준 등의 의미로 쓰이는 경우가 많다. 동일한 사물의 상반된 두 가지 성질을 설명하거나, 짝이 되어 대비되는 두 사물을 설명하는 경우에 음양은 성질이나 사물의 특징을 나타낼 때 사용된다. 예를 들어 팔의 안쪽을 음, 바깥쪽은 양으로 분류하고 여기에 경락의 陰經과 陽經을 각각 배치시키거나, 음이 부족하면 양이 많아지고 양이 부족하면 음이 많아지는 방식으로 생리와 병리를 설명한다.

물론 한의학에서 질병의 예방이나 양생에 있어서 자연에 순응하는 것이 가장 중요하다고 보기 때문에 흔히 자연관이나 우주관의 음양개념을 그대로 사용하기도 하며, 曆法을 추산하여 자연기후를 파악하는 운기에서도 음양이나 오행을 사용한다.

한의학에서 사용되는 음양은 구체적이고, 실용적인 개념으로 사용되고 있다. 한의학에서 사용하는 음양의 의미는 음양의 최초 의미와는 차이가 있으며, 특히 음양이라는 단어는 시대에 따라 개념이 변하고 점차 개념이 확장되어 왔기 때문에 한의학에서 활용하는 경우 그 의미를 한정시켜 정확하게 사용하는 것이 중요하다. 예를 들어 음양은 철학을 비롯하여 다양한 분야에서 사용되어 왔기 때문에 의학서적에서 사용된 음양의 의미를 정확하게 파악하기 위해서는 당시의 철학사상에서 사용되었던 개념과 상관관계를 파악하면서 시대별, 학자별 차이를 혼돈하지 않게 그 뜻을 파악해야 한다.

음양은 음과 양이라는 두 글자가 합쳐서 이루어진 것으로, 음양이라는 글자는 『詩經』에 음, 양, 음양이라는 단어가 각각 나오는데 陰 자는 날씨, 어두움의 의미로 사용되고, 陽 자는 산수의 방위, 햇빛, 따뜻함, 날씨가 맑아서 기분이 좋은 등의 뜻으로 사용되고, 유일하게 陰陽이라는 한 단어로 사용된 경우는 그 뜻이 '남북'의 의미로 사용되었다.

춘추시대에는 음양은 춥고, 따뜻한 감각적으로 알 수 있는 실물의 기를 의미하게 되었는데, 『春秋左氏傳』에서 하늘의 여섯 가지 기후인 음(陰), 양(陽), 풍(風), 우(雨), 회(晦), 명(明)을 六氣라 하여 날씨와 관련된 개념으로 사용되었으나, 西周 말 무렵 음양은 추상적이므로 감각적인 개념들과 분리되고 사물 또는 현상 등과 연관을 짓게 되고, 전국시대에는 하늘과 인간, 우주를 구성하는 두 가지 기본요소로 상정되었으며, 이후

『주역』과 연결되면서 음양의 개념이 확대되었는데 『周易・繫辭傳』의 "一陰一陽之謂道"라는 구절에서 음양은 만물을 구성하는 서로 다른 두 가지 원소 또는 그 원소로서 우주창생의 현상변화를 설명하는 추상적 개념으로 사용되었다.

1) 商周시대 이전(『詩經』, 『書經』, 『周易・卦辭, 爻辭』)

陰: ① 구름이 태양을 가리다, 뒤덮다
② 어둡다
③ 산의 남쪽과 강의 북쪽(집이나 성을 중심으로 볼 때)
④ 背面, 속, 북쪽

陽: ① 해가 지상에 떠오르다(勿의 해석에 따라 햇살 또는 깃발이 펄럭거리는 것을 의미)
② 햇빛
③ 따뜻함
④ 햇빛을 향하는 정면, 표면, 남쪽

2) 춘추전국시대 이전의 陰陽

최초의 陰陽 개념은 햇빛의 향배를 의미하였다. 즉 햇빛을 받아서 양광이 충만한 곳을 양이라고, 햇빛을 등져서 일광이 적은 곳을 음이라고 했다. 즉 음양은 자연계에 보편적으로 존재하는 대립적 양면, 상대적 특성을 나타내는 개념으로 日光과 暗黑의 雲을 대립시킨 것이며, 古代 天文觀으로 착안하여 우주사물관에 이르기까지 일관된 대립성을 표시하게 된 개념을 포함한 것이다.

3) 춘추전국시대 이후의 음양

춘추전국시대 특히 전국시대에 이르면 음양의 인식에 대단한 발전이 있었다. 내용은 더욱 풍부해지고, 概括性이 더욱 강해졌으며 운용은 매우 광범위해져서 고대의 소박한 對立統一觀의 기본을 형성하였다. 이 시대의 저술 중에 이미 음양을 이용하여 운석, 지진의 발생과 日月星辰의 운행 등을 서술하였다. 특히 태양이 가장 높이 올라가면 곧 하강하기 시작하고, 달이 만월이 되면 곧 이지러지기 시작한다고 여김으로써, 음양이 極點에 도달하면 곧 그 반대방면으로 전화한다고 보았다. 이는 음양학설의 내용을 더욱 풍부하게 한 것으로 비로소 음양을 모든 자연현상의 발전과 변화의 근원으로 생각했다. 이전의 구체적인 현상사물 및 그 속성을 중심으로 따로 이해되던 개념이 마침내 음양으로 운용되어 無形 無象의 對待的인 兩性質로서 대체되었다. 그것은 주로 老子, 莊子 등의 書와 특히 孔子의 제자들의 기록으로 보이는 『易傳』에서 나타난다. 그러나 『易傳』에서의 음양은 우주간의 兩種力을 표시하기 위한 한 개념일 뿐인데 즉 우주간의 두 힘이 서로 對待하고 서로 磨琢하여 만물을 創生하는데 이 힘을 정확하게 표현하기 어려우므로 剛柔, 動靜, 屈伸, 消息, 往來, 進退, 陰陽 등의 對待的 명사로서 형용한 것이며 어떤 신비적 의미나 術數的 의미는 없었다.

4) 노자의 음양

노자가 말한 道는 언어나 문자로 표현할 수 없는 無規定性의 本體로서 이는 음양으로 분화하여 有와 無의 상대성 대립현상을 발현한다. 이 상대성적 음양대립의 분화 속에서 즉 통일, 분화의 끊임없는 운동으로 변화를 일으켜 모든 현상이 발현되며 현상세계가 전개된다고 봄으로써 無規定性인 본질로부터 출발하여 規定性의 현상세계로 논리를 전개시켰다.

5) 한대의 음양

漢代에는 陰陽說이 성행하여 이에 관한 문헌이 많이 있다. 그 중 대표적인 문헌 중 하나인 『淮南子』를 보면 『周易』이나 『老子』와 같이 本體를 全一로 보면서 이에서 분화된 것이 陰陽이고 모든 현상은 陰陽 두 氣가 相錯하여 우주의 虛에서 서로 이기려는 경쟁운동에서 발현한다고 보았다.

6) 송대의 음양

송대에 이르면 성리학이 완성됨에 따라 기존의 人事에만 그치지 않고 人性과 宇宙의 관계를 논하여 理氣心性說이 형성되었고, 그 실천을 가르치며 원리를 추구하였다. 이로 인해 陰陽說은 예전의 것과는 다른 관념적인 성향을 지니게 되었다.

이후 점차 그 뜻을 넓혀서 天地, 日月, 晝夜, 寒暑, 水火, 雌雄 등 상반된 자연현상과 上下, 左右, 內外, 南北, 東西 등 상반된 방위공간과 動靜, 進退, 升降, 出入 등 상반된 운동 상태와 剛健, 柔順 등 상반된 성질을 음양으로 그 속성을 확정하였다. 그래서 『局方發揮』에서는 "음양은 진실로 對待로써 말한 것이지 정해진 것을 지칭하는 것은 아니다"라고 하였다.

제 2 절　음양론적 생리체계

1. 음양론적 대상관

우리가 한 대상을 경험할 때 대상에 대한 다양한 경험의 집약은 전일개념을 형성하고, 대상 개개의 관계에 대한 경험에서 얻어진 개별적 인식은 특수성을 형성 한다. 대상에 대한 공통적 인식인 일반성은 種과 類의 개념으로 집약되며 이 집약이 상승하여 즉 특수성과 일반성이 합하여 또 다시 전일개념으로 집약된다.

이 전일개념은 일체의 개념으로 부분개념과 상대가 되며 전체성을 갖게 된다. 이 전일개념이 조회하는 경험 세계는 유와 무에서 변화를 관찰하고, 시간과 공간에서 존재를 인식하며, 장과 에너지에서 운동이 발현하고, 결합과 분리에서 물질이 화생하며 盈과 虛에서 量이 나타나고, 과거와 미래에서 현재가 움직이며, 自와 他에서 의식이 발생하는 일체를 통합한 전일로서의 현실의 우주다.

이 전일로서의 우주의 본체가 무엇이냐 하는 문제가 제기된다.

이에 대하여 『周易・繫辭』에서 “한번 음(이 주장)하고 한번 양(이 주장)하는 것을 도라고 일컫는다”[17]라고 하였고, 『老子』에서는 “도는 영원히 이름이 없다. 노는 하나를 낳고 하나는 둘을 낳는다. 만물은 음을 등지고 양을 껴안아 기를 서로 합하여 조화를 이룬다”[18] 등으로 도를 설명하였으며, 『淮南子』에서는 “법이 하나에서 시작하나 하나는 生할 수 없는 까닭에 陰陽으로 나뉘고 陰陽이 合하고 조화되어 만물이 생겨난다. 그러므로 하나는 둘을 낳고 둘은 셋을 낳고 셋이 만물을 낳는다”[19]라고 하였다. 또 節薺蔡氏는 “태극을 주로 말하면 태극은 음양에 선해 있고 음양을 주로 말하면 태극은 음양의 내에 있다”고 하였으며, 程子(程顥)는 “음양을 떠나서 도가 없으나 음양은 氣니 形以下요 도는 태허니 形而上이다”라고 하였고, 朱子는 “태극과 음양은 하나면서 둘이요 둘이면서 하나이다”라고 하였다. 이상은 동양철학상에서 우주의 본체를 논한 것으로 도가 본체를 표현한 것이라면 음양은 현상세계를 표현한 것이다.

한편 『黃帝內經・素問・氣交變大論』에서 “氣에 근거하여 위치를 정한 것이다. 하늘의 위치를 정하는 것은 천문이고 땅의 위치를 정하는 것은 지리이며, 인체의 기의

17) 『周易・繫辭』, 一陰一陽之謂道.

18) 『老子・二十四障』, “道常無名”, “有物混成 先天地而 寂兮廖兮 輿獨立而不改 周行而不殆 可以爲天下母 吾不知其名 字之曰道”, “有無者 同出而異名”, “道可道 非常道 名可名 非常名”, “道生一 一生二 二生三 三生萬物 萬物 負陰而抱陽 冲氣以化”.

19) 『淮南子』, “規始於一 一不生故 分爲陰陽 陰陽合化 而萬物生 故一生二 二生三 三生萬物”.

변화에 통달하는 것은 인사이다",[20]『黃帝內經·素問·天元紀大論』에서 "끝없이 넓은 우주는 生化의 本源이 시작되는 토대로서, 만물은 이것에 의지하여 시작된다. 五運은 하늘에서 끝없이 운행하면서 眞靈의 기를 산포하여 坤元을 다스린다. 九星이 매달려서 빛나고, 七曜가 일정한 궤도를 따라 돌므로 陰陽과 柔剛이 생기고 어두움과 밝음이 이미 자리를 잡으며 한서가 왕래하니, 끊임없이 생장하고 변화하여 만물의 형상이 모두 나타난다",[21]『黃帝內經·素問·五常正大論』에서 "내부에서 근원하는 것을 神機라고 한다…… 외부에서 근원하는 것을 氣立이라고 한다",[22]『黃帝內經·素問·邪氣臟腑病形』에서 "음경과 양경은 명칭이 다르기는 하나 실제로는 같은 경락계통에 속하여 상하에서 만난다",[23]『黃帝內經·素問·陰陽應象大論』에서 "陽은 氣로 변하고 陰은 形을 이룬다".[24]『黃帝內經·素問·寶命全形論』에서 "사람이 태어나 형체가 있게 되면 음양을 벗어나지 않는다"[25] 등으로 본체를 말하고 인체의 생성을 말하였다.

『黃帝內經』에서 "本氣位也"라고 한 것은 본체는 기와 위로 관찰되고 그 본체를 규정함에 있어서 본체의 氣가 어느 位에 있느냐에 따라 규정한다는 뜻이다. 기가 하늘에 있으면 천문으로 규정하고, 땅에 있으면 지리로 규정하며, 사람에게 있으면 인사로 규정한다는 것이다.

또 기와 위는 본체의 음양으로, 기는 양이고 위는 음이다. 본체의 운동 상태에 따라 기가 관찰되면 陽化氣이고 形(位)이 관찰되면 陰成形이라고 한다. 따라서 기는 본체의 기능이요, 위는 구조인 것이다. 이와 같이 음양은 본체의 양면으로 음양은 異名이나 본체의 同類로서 一而二 二而一인 것을 알 수 있다.

이상을 살펴보면 본체는 전일개념으로 경험하는 대상으로서, 본체를 규정할 수 없지만 관찰 대상이 될 때는 반드시 규정하여야 하니 이 규정은 본체가 드러내는 현상—예컨대 음양 또는 오행—을 자기 경험의 집약으로 규정됨을 알 수 있다.

이러한 본체는 관찰 방법이나, 관찰 조건에 따라 다르게 규정되니 우주의 본체를 기하학적으로 규정하면 공간이고, 물리화학적으로 규정하면 에너지가 되며, 동양철학적으로 규정하면 도가 되고, 생물학적으로 규정하면 생명이 된다.

그러면 생명을 대상으로 하고 생명현상을 연구하는 의학은 그 대상의 본체를 생명으

---

20)『黃帝內經·素問·氣交變大論』, "本氣位也 位天者 天文也 位地者 地理也 通於人氣之變化者 人事也".

21)『黃帝內經·素問·天元紀大論』, "太虛寥廓 肇基化元 萬物資始 五運終天 布氣眞靈 總統坤元 九理懸朗 七曜周施 日陰日陽日柔日剛 幽懸旣位 寒暑弛張 生生化化 品物咸章".

22)『黃帝內經·素問·五常正大論』, "根于中者 命日神機…… 根于外者 命日氣立".

23)『黃帝內經·素問·邪氣臟腑病形』, "陰之與陽也 異名同類 上下相會".

24)『黃帝內經·素問·陰陽應象大論』, "陽化氣 陰成形".

25)『黃帝內經·素問·寶命全形論』, "人生有形 不離陰陽".

로 규정하여야 한다. 그러므로 생물의 전체를 집약할 수 있는 개념은 물질이 아니요 생명임을 알 수 있고, 기능과 구조는 생명의 양면성으로 기능은 양으로, 구조는 음으로 나타나는 것이다. 따라서 구조로 드러나는 물질적 육체는 음이고, 기능의 정화로 나타나는 정신은 양으로서, 육체와 정신은 생명의 양면성이며 一而二이요 二而一인 관계로 인식하게 되므로 '인간 개체는 정신적 현상과 육체적 현상으로 관찰되어지는 전일생명현상인 생물'이라는 대상관을 수립하게 된다. 그러므로 한의학은 본체인 생명이 나타내는 생명현상인 음양 양면의 현상—기능과 구조—을 관찰하는 대상관을 갖게 된다.

2. 대상의 규정과 음양

모든 학문은 그 대상이 정해져 있다. 즉 수학은 수리가 대상이고, 한의학은 인간이 대상이다. 하지만 한의학은 인간이 살아가는 생활 방식을 연구하고, 그 생활의 차질에 따른 질병을 치료하는 학문이기에, 인간이 타고난 내적 조건(체질)과 인간을 돕기도 하고 해치기도 하는 외적 조건(환경－시공)을 살피지 않을 수 없어서 외적 조건에 해당되는 자연 환경—공간, 시간, 장소, 방위—을 그 관찰 대상에 포함시킨다.

한의학에서 말하는 '天' 또는 '天地'는 자연계로서, 끊임없이 운동 변화하는 물질세계를 가리키며, 인간도 만물 중의 하나로서 자연계와 함께 생활한다.

사람과 만물의 생성에 대하여『黃帝內經・素問・天元紀大論』에서 "하늘에 있어서는 氣가 되고 땅에 있어서는 形이 되는데 形과 氣가 서로 감응하여 萬物을 化生한다",[26)]『黃帝內經・靈樞・天年』에서 "사람의 生成은 天地父母의 交合으로 이루어진다"[27)]고 구체적으로 설명하고 있다. 한편『黃帝內經・素問・五運行大論』에서 "天은 象으로서 地는 形으로서 나타난다"[28)]고 하였으므로 '形'은 땅의 이치에 따라 나타난 大小, 肥瘦, 長短 등 유형한 형체를 뜻하고, '象'이란 하늘의 이치에 따라 나타난 氣勢, 色, 脈象, 症狀 등 무형한 징조를 뜻한다. 따라서『東醫寶鑑・身形臟腑論』에서는 大宇宙의 形象에 상응하여 小宇宙인 사람의 形象이 구성된다고 보고 있다.[29)]

---

26)『黃帝內經・素問・天元紀大論』, "在天爲氣 在地成形 形氣相感 而化生萬物矣".

27)『黃帝內經・靈樞・天年』, "願聞人之始生 何氣築爲基 何立而爲楯 何失而死 何得而生? 歧伯曰 以母爲基, 以父爲楯, 失神者死 得神者生也".

28)『黃帝內經・素問・五運行大論』, "天垂象地成形".

29)『東醫寶鑑・身形臟腑論』, "頭圓象天 足方象地 天有四時 人有四肢 天有五行 人有五臟 天有六極 人有六腑 天有八風 人有八節 天有九星 人有九竅 天有十二時 人有十二經脈 天有二十四氣 人有二十四兪 天有三百六十五度 人有三百六十五骨節 天有日月 人有眼目 天有晝夜 人有寤寐 天有雷電 人有喜怒 天有雨露 人有涕泣 天有陰陽 人有寒熱 地有泉水 人有血脈 地有草木 人有毛髮 地有金石 人有牙齒".

形	←→	神
物 質		運 動
生命體		生命機能
肉 體		精 神

<그림 2-1> 形과 神의 의미

한의학에서는 우주를 평면적으로 파악하지 않고 입체적으로 파악했으며, 땅 자체만을 자연으로 본 것이 아니라 하늘을 포괄해서 업고 덮는 양면을 갖추어 우주라는 전체를 구상하였다.

세계가 형성되기 이전의 원초적인 물질인 氣는 혼돈 상태에서 존재하였으며, 이 氣는 맑고 가벼운 氣(陽)와 탁하고 무거운 氣(陰)로 나누어지고 前者는 위로 올라가서 하늘이 되고 後者는 밑으로 가라앉아서 땅이 되었다.

그러면서 우주는 하나의 생명체로서 생성의 계기를 만들어 주며, 생성은 하늘과 땅 자체의 교감이라고 본 것이다. 즉 천지는 氣로 이루어지고 두 氣의 교감에 의하여 만물이 생긴다는 것이다. 따라서 변화하는 현상의 근원 작용을 陰陽의 어느 한 면에서 구하지 않고 양자 사이의 교감에서 구한 것이다. 그러므로 동양인의 자연에 대한 인식은 세상 만물이 생명체이며, 우주의 본질을 氣로 인식하고, 우주의 변화는 氣化에 의하여 이루어진다고 보았다.

또 본질이 곧 氣라는 사실을 알게 되면 有와 無, 隱과 顯, 神과 化, 性과 命이 모두 하나로 통하는 것이며, 모임과 흩어짐, 나옴과 들어감, 무형과 유형의 양면 현상이 나타나게 되는 본래성을 잘 살피면 곧 세상 변화의 이치에 깊이 통달하게 되는 것이다.

이와 같이 한의학에서는 우주와 사람을 모두 생명으로 규정하고 그 대상을 인식하는 방법으로 음양론적 대상관을 통해 形神觀을 세웠다.

形과 神에는 세 가지의 의미가 있다. 가장 광범위한 의미의 형은 물질, 신은 운동으로 보아 형신관계는 물질과 운동의 관계임을 말하고, 그 다음으로 형은 형체를, 신은 생명기능을 의미하여 형신 관계는 생명체와 생명기능과의 관계를 뜻한다. 마지막 의미로 형은 육체, 신은 정신으로 보아 형신 관계는 육체와 정신관계라고 말하는 견해이다.

1) 形이 갖추어지면 神이 생한다

『黃帝內經·靈樞·經脈』에서 "사람이 태어날 때는 먼저 精이 형성되고 精이 형성되면 腦髓가 생성된다"[30]고 하였고, 『類經』에서 "神은 形에 의지하여 생선된다. 形이 없으면 神이 생성되지 못한다. 血脈이 조화로우면 精神이 居한다"[31)]라 하였고, 『荀子・天論』에서 "형체가 갖추어지면 정신이 생성된다. 좋고 싫고, 기쁘고 화가 나며, 슬프고 즐거운 것이 깃들게 된다"[32)]라고 하였다. 이러한 인식은 정신이 형체물질 및 기능 활동으로부터 이루어지며, 형신간의 선후주차관계를 통하여 형신일원론을 나타낸 것이다.

2) 形과 神이 합하여 하나가 된다

『黃帝內經・靈樞・天年』에서 "氣血이 조화롭고 榮衛의 운행이 원활하며, 五臟이 모두 형성된 후 神氣가 心에 저장되고 魂魄이 갖춰져야 비로소 완전한 인체가 형성된다"[33)]라고 하였고 『黃帝內經・素問・上古天眞論』에서 "상고시대 사람들은 양생의 법도를 아는 사람들로서 陰陽을 본받고 양생의 방법에 화합하였으며 음식물의 섭취에 절제가 있고 기거에도 일정함이 있었으며 함부로 과로하지 않았으므로 신체와 정신이 고루 갖추어져 있었다", "形體가 쇠약해지지 않고 精神이 흩어지지 않는다"[34)]라 하여 "形與神具"를 강조하였고, 姚止庵은 "형체는 신이 의지하는 것이고, 정신은 형체의 뿌리이다. 형체와 정신이 분리되면 걸어 다니는 시체일 뿐이다"[35)]라고 하였으며, 張介賓은 "사람의 몸은 혈기가 근본이고, 정신이 생명 현상이다. 이 넷이 합동하여 생명을 받들면 성명이 온전해진다"[36)]라 하여 "形神相卽" 즉 形과 神의 상호 불가분리성을 강조하여 이는 사람의 생명활동이 藏府氣血과 精神情感의 연계성에 의하여 이루어짐을 말한 것이다.

3) 形은 물질이고 神은 기능이며 神이 形을 보호한다

『黃帝內經・素問・脈要精微論』에서 "오장이 평안하면 정신을 지키고, 정신을 지키면 몸이 튼튼해 진다",[37)] 『黃帝內經・素問・八正神明論』에서 "대저 神氣를 調養하는 사람은 반드시 형체가 살찌고 야윔, 榮衛血氣의 성쇠를 파악해야 한다. 血氣는 인체의 神氣이므로 신중히 調養하지 않으면 안된다"[38)]라 하였고, 張介賓[39)]은 이에 대해 "형

---

30) 『黃帝內經・靈樞・經脈』, "人始生 先成精 精成而腦髓生".
31) 『類經』, "神依形生", "無形卽神無以生", "血脈和則精神乃居".
32) 『荀子・天論』, "形具則神生 好惡喜怒哀樂藏焉".
33) 『黃帝內經・靈樞・天年』, 血氣已和 榮衛已通 五臟已成 神氣舍心 魂魄畢具 乃成爲人.
34) 『黃帝內經・素問・上古天眞論』, 上古之人 其知道者 法於陰陽 和於術數 食飮有節 起居有常 不妄作勞, 故形與神俱", "形體不敝 精神不散.
35) 姚止庵, "形者神所依 神者形所根 形神相離 行尸而已.
36) 張介賓, "人身血氣爲本 精神爲用 合是四者以奉生 而性命周全矣".
37) 『黃帝內經・素問・脈要精微論』, 藏安則神守 神守則身强.
38) 『黃帝內經・素問・八正神明論』, 故養神者 必知形之肥瘦 營衛血氣之盛衰 血氣者 人之神 不可不謹養.

체는 정신의 체요, 정신은 형체의 용이다. 정신이 없으면 형체가 살아갈 수 없고, 형체가 없으면 정신이 의지할 바가 없다. 그러므로 형체의 비수와 영위혈기의 성쇠를 아는 것이다. 모두 사람 정신의 상태에 따라 나타나는 현상이니 정신을 기르고자 하면 형체를 길러야 한다"고 하여 形과 神의 관계를 體用의 관계로 설명하고, "형기가 쇠하고 정신이 왕성한 경우가 없고, 정신이 이미 흩어지고 형체만 홀로 남는 경우가 없다"고 강조하였으며 劉守眞은 "形質神用"이라 하였다. 이는 형체는 정신활동의 물질적 기초이고 정신활동은 형체의 기능표현임을 강조한 것이다.

3. 대사의 양 세력으로서의 음양 및 생명현상 관찰 지표로서의 음양

음양론적 생리체계에 대하여 윤길영은『黃帝內經』에서 생리학에 기본원리로 사용될 만한 음양과 관련된 구절들을 모아서「한방생리학의 방법론 연구」라는 논문에 정리하였다.

문제는 큰 문장 안에서의 특수한 구절을 보편적인 것으로 해석을 했기 때문에 본래의『黃帝內經』문장과 전혀 안 맞는 내용이 될 수 있고, 어떤 문장들은 앞뒤를『黃帝內經』의 다른 편에서 따 와서 붙인 것도 있어서 보편적인 이론으로서의 한계가 있다. 하지만 한의학에서 음양이라고 하는 것이 특히 생리이론과 관련해서 어떻게 활용되고 있는가, 적용되고 있는가라고 하는 것을 아는 데 도움이 될 것이다.

1) 陰陽 생리현상

① 陰은 陽에 근원하고 陽은 陰에 근원한다(陰陽 相互의 존재 원리).[40]

② 음은 양에서 생하고 양은 음에서 생하며 양이 없으면 음이 생하지 못하고 음이 없으면 양이 화하지 못한다.[41]

③ 陽은 동지에 始生하고 陰은 하지에 始生한다.[42]

- 陰精 化生은 陽氣의 힘인 氣化에 의해서 攝取되며 誕生된다. 氣化는 陰精에서 化生한다.

④ 음이 홀로 생존할 수 없고, 양 또한 홀로 성장할 수 없다.[43]

---

39) 張介賓, "形者神之體 神者形之用 無神則形不可活 無形則神無以生 故形之肥瘦 營衛血氣之盛衰 皆人神之所賴也, 故養神者 不可不謹養其形", "未有形氣衰而神能旺者 亦未有神旣散而形獨存者".

40) 陰根於陽 陽根於陰.

41)『淮南子』, "陰生於陽 陽生於陰 無陽則陰不生 無陰則陽不化".

42) 陽始生於冬至, 陰始生於夏至.

⑤ 陽은 氣로 변하고, 陰은 형체를 이룬다.[44]

- 氣化—形化.
- 陽動而散 故化氣(分化) 陰靜而凝 故成形(合成).
- 陰陽 出入: 신진대사, 총대사, 출납대사로 生長壯老死의 形體代謝가 실현.

參考『黃帝內經・靈樞・邪客篇』

⑥ 陰은 정적이고 陽은 동적이다.[45]

⑦ 陰主安靜, 陽主躁動. 陽主萬物之氣化, 陰主萬物之成形.[46]

- 인체 현상을 분석하는데 躁動하고 機能亢進된 것은 陽이요, 安靜하고 기능이 抑制되는 것은 陰이다.

⑧ 陰之所生 和本曰味(太素); 陰之所生 和本曰和(王冰)[47]

- 陰陽이 있을 때, 陰陽속에 陰陽이 교차함으로써 기능이 발휘되는데 이것이 조화된 상태에 있어야만 물질의 형태로 나타날 수 있다. 즉 陰陽中和體로서 기능을 발휘할 때 물질형태가 나타날 수 있다.
- 陰의 生한 바는 和陽(=和本)임.
- 味는 物質을 의미.
- 물질은 陰陽 中 和體이다.

⑨ 陰은 精氣를 저장하고 陽氣를 일으키며, 陽은 외부를 호위하여 견고하게 한다.[48]

⑩ 陰은 안에 있으면서 陽의 보호를 받고, 陽은 밖에 있으면서 陰의 부림을 받는나.[49]

- 內臟의 陰은 外表의 陽이 守護 – 守 = 供給者, 外表의 陽은 內臟活動에 의해 결정됨.

⑪ 음양의 요체는 음기가 치밀하고 양기가 견고한가에 달려 있다.[50]

- 妄溢 妄泄하지 않으면 精이 固密하게 되어 傷하지 않음.
- 陰陽之要: 男女交媾.
- 陽密乃固: 陽氣秘密而不妄用則精自固而不至于傷矣. 陽爲陰之衛 陰爲陽之守 必

---

43) 『周易』, "孤陰不生, 獨陽不長".
44) 『黃帝內經・素問・陰陽應象大論』, "陽化氣 陰成形".
45) 『黃帝內經・素問・陰陽應象大論』, "陰靜陽躁".
46) 陰主安靜, 陽主躁動, 陽主萬物之氣化, 陰主萬物之成形.
47) 陰之所生 和本曰味(太素); 陰之所生 和本曰和(王氷).
48) 『黃帝內經・素問・生氣通天論』, "陰者藏精而起極也, 陽者衛外而爲固也".
49) 『黃帝內經・素問・陰陽應象大論』, "陰在內 陽之守也 陽在外 陰之使也".
50) 『黃帝內經・素問・生氣通天論』, "陰陽之要 陽密乃固".

陽氣閉密於外 無所妄耗則 邪不能害而陰氣完固於內.

⑫ 양기의 온화함이 散布되고 음기가 이를 따른다. 음기가 내부에서 化育하고 양기가 외부에서 번성한다.[51]

- 物質이 氣化하여 外表에 到達하면 陽氣가 外盛, 陽氣가 生化하면 物質이 이를 따라 튼튼해진다.
- 陽和布化: 陽氣가 調和하여 生化가 이루어짐(異化).
- 陰氣乃隨: 陰氣는 이에 따라 成形한다(同化).

⑬ 陰氣가 平順하고 陽氣가 固密하면 정신이 곧 다스려진다.[52]

- 陰陽의 調和에 의해 精神 安靜, 陰氣가 平順하고 陽氣가 단단하면 調和를 이루어 平穩해짐.
- 陰의 消耗와 陽의 消散을 막아서 健康을 維持.

⑭ 陽은 熱을 주관하고 陰은 寒을 주관한다.[53]

- 陽: 氣化, 機能 分化.
- 陰: 形化, 凝固.

2) 陰陽蹉跌의 현상

① 陰氣는 靜(원문)하면 神이 藏하나 躁하면 消亡한다.[54] 陽氣는 정미로움으로써 精神을 자양하고 부드러움으로써 근맥을 자양한다. 양기는 과로하면 亢盛해진다.[55]

- 精: 精明, 精華, 煩勞: 勞力과 關係됨 陰虛生內熱, 張: 乖戾, 精絶, 傷하다, 陰陽의 不和 失調.
- 陰氣는 精明하면 神을 藏하고 날뛰면 消亡한다. 陽氣는 精明하면 神을 養하고 柔하면 筋을 養하나 煩勞하면 失調한다.

② 陰氣는 내부에서 다투고, 陽氣는 외부에서 요동한다.[56]

- 물질이 체내에서 相爭하면 陽氣가 外表로 뛰어 搖動함으로써 기능이 疏通되지 않아 外竅가 不通하게 된다.

③ 陽氣가 陰分에 幷入하면 陽은 虛하고 陽은 盛하며 陽氣가 陰分에 幷하면 陽은 虛

---

51) 『黃帝內經・素問・五常正大論』, "陽和布化 陰氣乃隨, 陰氣內化 陽氣外榮".

52) 『黃帝內經・素問・生氣通天論』, "陰平陽秘 精神乃治".

53) 陽主熱 陰主寒.

54) 『黃帝內經・靈樞・痺論』, "陰氣者 精則神藏 躁則消亡".

55) 『黃帝內經・素問・生氣通天論』, "陽氣者 精則養神 柔則養筋 煩勞則張".

56) 『黃帝內經・素問・陰陽別論』, "陰爭於內 陽擾於外".

하고 陽은 盛한다.[57)]

- 질병에 의해 陰陽이 蹉跌이 생겨 陽勢力이 될 것이 陰勢力과 어울리면 자연히 陽은 虛해지고 陰은 盛하게 된다. 陰勢力이 될 것이 陽勢力과 어울리면 자연히 陰은 虛해지고 陽은 盛하게 된다.

④ 寒이 극에 달하면 熱象이 나타나고, 熱이 극에 달하면 寒象이 나타난다.[58)]

- 대사기능의 이상항진은 熱을 초래하며, 氣化될 것이 그대로 머물러 있게 되면, 즉 形化가 亢進하면 寒象이 나타난다.

⑤ 음기가 지나치게 盛하면 양기가 손상되어 병들고, 양기가 지나치게 盛하면 음기가 손상되어 병든다.[59)]

- 陰勝則陽氣; 外感寒邪는 陽氣의 활동을 제약하고 內寒의 경우도 陽氣에 영향을 끼친다. 陰寒이 盛하여 陽氣에 영향을 끼치는 것.
- 陽勝則陰病: 陽熱 陰液; 陽熱이 亢盛하거나 陰液이 枯竭하는 경우 陽熱이 盛하여 陰液에 영향을 끼침.
- 陽勝; 氣가 亢盛하여 津液 不足 / 陰勝; 內陰이 多, 陽氣 虛.

⑥ 음이 極에 달하면 반드시 양이 생하고 양이 極에 달하면 반드시 음이 생한다.[60)]

- 物極必反, 必極反化의 陰陽에서의 현상.
- 重陰: 感冒風寒－寒邪가 熱化하여 入裏한다. 發熱, 重陽; 여름철 더위－虛熱이 津液을 傷하게 하여 虛脫한 상태.
- 重陰必陽: 陰氣의 偏盛이 한도에 달하면 陽의 방향으로 전환된다. 冬 寒邪感受 寒邪入裏 化熱 病熱.
- 重陽必陰: 陽熱의 偏盛이 한도에 달하면 陰의 방향으로 轉換된다. 暑熱이 盛하여 陰液을 枯竭시켜 虛한 상태가 된다.
- 寒極生熱 熱極生寒, 陰極生陽 陽極生陰, 眞寒假熱 眞熱假寒, 陰極似陽 陽極似陰.

⑦ 陰陽이 떨어져 교류하지 않으면 精氣가 곧 끊어진다.[61)]

⑧ 陽氣가 강하기만 하고 固密하지 못하면 陰氣가 곧 끊어진다.[62)]

⑨ 陽氣가 강하기만 하고 閉密하지 못하면 陰氣가 泄瀉하여 精氣가 끊어진다. 强은 亢

57) 『黃帝內經・素問・瘧論』, “陽氣幷于陰 陽虛而陰盛 陰氣幷于陽 陰虛而陽盛”.
58) 『黃帝內經・素問・陰陽應象大論』, “陽勝則熱 陰勝則寒”.
59) 『黃帝內經・素問・陰陽應象大論』, “陰勝則陽病 陽勝則陰病”.
60) 『黃帝內經・素問・陰陽應象大論』, “重陰必陽, 重陽必陰”.
61) 『黃帝內經・素問・生氣通天論』, “陰陽離決 精氣乃絶”.
62) 『黃帝內經・素問・生氣通天論』, “陽强不能密 陰氣乃絶”.

이다. 陽氣만 홀로 쓰이고 固密하지 못하면 陽氣가 소모되어 끊어진다.[63]

⑩ 陰陽의 법칙에 따르면 살고, 陰陽의 법칙을 위반하면 죽으며, 이를 따르면 다스려지고, 이를 거스르면 문란해진다.[64]

⑪ 양이 허하면 外寒이 발생하고 陰이 허하면 內熱이 발생하며, 양이 성하면 外熱이 발생하고 음이 허하면 內寒이 발생한다.[65]

- 陽虛則外寒: 陽受氣於上焦, 以溫皮膚分肉之間, 令寒氣在外, 則上焦不通, 上焦不通則寒氣獨留於外, 故寒慄.
- 陰虛則內熱: 有所勞倦, 形氣衰少, 穀氣不盛, 上焦不行, 下脘不通, 胃氣熱, 熱氣熏胸中, 故內熱.
- 陽盛則外熱: 上焦不通利, 則皮膚致密, 腠理閉塞, 玄府不通, 衛氣不得泄越, 故外熱.
- 陰盛則內寒: 厥氣上逆, 寒氣積於胸中而不瀉, 不瀉則溫氣去寒獨留, 則血凝泣, 凝則脈不通, 其脈盛大以濇, 故中寒.

參考『黃帝內經・素問・調經論』

양이 허하면 外寒이 발생하고 陰이 허하면 內熱이 발생하며, 양이 성하면 外熱이 발생하고 음이 허하면 內寒이 발생한다. 양은 상초로부터 기를 받아서 피부와 분육사이를 온조하는데, 만약 寒氣가 외부에 있으면 상초가 통하지 않고, 상초가 통하지 않으면 寒氣가 홀로 외부에 머무르므로 惡寒으로 몸을 떨게 된다.

과로한 바가 있으면 형체와 기력이 부족해지고 곡기도 충만하지 않으며, 상초가 운행되지 않으면 下脘 역시 소통되지 않아 胃氣가 울결되어 열이 나는데, 熱氣가 흉중을 훈증하므로 내열이 발생한다.

상초가 잘 통하지 않으면 피부가 조밀해져 주리가 막히고 땀구멍이 소통되지 않으며, 위기가 외부로 발설하지 못하므로 외열이 발생한다.

『黃帝內經・素問・調經論』에서는 "陰寒의 氣가 상역하여 寒氣가 흉중에 쌓여서 제거되지 않는데, 제거되지 않으면 온기가 흩어지며, 寒氣만 홀로 머물러 있으면 血이 응체되고 응체되면 경맥이 소통되지 않아 그 맥이 성대하면서 澁하므로 內寒이 발생한다"[66]고 하였다.

---

63) 『黃帝內經・素問・生氣通天論』, "陽自强而不能閉密 則陰泄瀉而精氣竭絶矣 强亢也 孤陽獨用 不能固密 則陰氣耗而竭絶矣".

64) 『黃帝內經・素問・四氣調神大論』, "從陰陽則生 逆之則死 從之則治 逆之則亂".

65) 『黃帝內經・素問・調經論』, "陽虛則外寒, 陰虛則內熱, 陽盛則外熱, 陰盛則內寒".

66) 『黃帝內經・素問・調經論』, "陽虛則外寒, 陰虛則內熱, 陽盛則外熱, 陰盛則內寒. 陽受氣於上焦, 以溫皮膚

4. 생명의 근원에 대한 음양적 인식

원음과 원양은 명문학설이 발전되면서 이에 대한 인식 자체가 이루어졌다, 명청대 이후에 우리 몸에서의 태극에 대한 의문을 풀기 위하여 易의 사상을 도입하여, 인신의 태극이 곧 명문이고, 태극에서 음양이 나오므로 그 때의 음양을 원음・원양이라고 한다.

이는 우리 몸의 음과 양의 근원을 말하는 것으로 다른 말로 腎陰・腎陽 또는 眞陰・眞陽이라고도 한다.

『黃帝內經・靈樞・本輸』에 "신은 방광과 합한다…… 소양(<태소>에서는 소음)은 신에 속하며 폐로 연결되니 兩藏이 된다"[67]고 하였다. 이를 근거로 하여 윤길영은 신은 양신이 모두 방광과 합하여 主水하며, 한편으로는 선천의 기를 간직하고 발현하는 장이 되어 좌신은 수를 주관하는 신이 되고, 우신은 화를 주관하는 명문이 된다고 보았다. 또한 좌신은 원음의 장이고 우신은 원양의 장이다. 원음은 신수, 진음이라고 하는데 정의 생성과 생체 물질의 원천이 되는 진액 즉 源液을 생성하는 것으로, 각 장기의 진액과 혈액 생성, 뇌수, 골수 및 생식활동에 공급될 정수를 생성한다. 원양은 腎火 또는 명문화, 삼초화, 상화, 진양 등으로 말하는데 생명 존속의 핵심이 되는 것으로 체외적 활동은 자손 번식을 위한 생식활동이고, 체내적 활동은 자기 보존을 위한 재생, 회복 등의 활동과 각 장기 활동을 협조하는 활동을 한다고 하였다.

구분해서 보면 眞陰眞陽이란 精氣를 뜻하고 元陰元陽이란 五臟六腑의 陰陽을 말하는 것이다. 元氣란 中氣의 운동을 말하는 것이고 眞氣란 精氣神血의 기의 운동을 뜻하는 것이다.

즉 원음과 원양, 신음과 신양은 모든 음양의 뿌리가 되기 때문에, 인체 기혈음양의 뿌리가 되는 것이다. 여기에서 陰陽은 장부론을, 氣血은 경락이론을 뜻한다. 따라서 陰陽이 나쁘다는 말은 장부가 나쁜 것을, 氣血이 나쁘다는 말은 경락이 나쁜 것을 의미한다.

그러므로 생명이 시작될 때 생명을 가능하게 하는 그런 존재이기도 하고 그 다음에 생명이 경각에 달렸을 때 활동하는 것이기도 하다.

分肉之間, 令寒氣在外, 則上焦不通, 上焦不通則寒氣獨留於外, 故寒慄.有所勞倦, 形氣衰少, 穀氣不盛, 上焦不行, 下脘不通, 胃氣熱, 熱氣熏胸中, 故內熱. 上焦不通利, 則皮膚致密, 腠理閉塞, 玄府不通, 衛氣不得泄越, 故外熱. 厥氣上逆, 寒氣積於胸中而不瀉, 不瀉則溫氣去寒獨留, 則血凝泣, 凝則脈不通, 其脈盛大以澁, 故中寒".

67) 『黃帝內經・靈樞・本輸』, "腎合膀胱…… 少陽(陰)屬腎 腎上連肺 故將兩臟".

5. 생명현상의 음양적 인식

1) 인체구조의 설명

한의학에서는 인체의 구조를 관찰하면서도 자연계의 사물과 마찬가지로 신체 내 모든 구조들도 상대가 되는 구조가 있다는 관점에서 신체를 관찰한다. 마치 하늘과 땅이 상하로 나누어지듯이 이에 대응하여 신체의 위쪽은 양이 되고, 아래쪽은 음이 된다. 물론 이때도 머리는 양이고 팔다리를 포함한 몸통은 음, 횡격막 위쪽은 양이고 그 아래쪽은 음, 단전(丹田) 위쪽은 양이고 그 아래쪽은 음 등으로 무엇을 기준으로 하느냐에 따라 상하에 따른 음양은 달라 질 수 있음은 당연하다. 신체구조를 움직임에 따라 관찰하면 팔다리를 비롯한 머리는 양이고 몸통은 음이 될 수 있다.

신체를 외부에서 관찰할 때 빛이 비치는 쪽은 양, 빛이 비치지 않는 그늘진 쪽은 음이 되어 팔다리 안쪽은 음이 되고, 바깥쪽은 양이 된다. 그리고 신체를 해부할 경우 속에 해당하는 부위는 음, 겉에 해당하는 부위는 양이 되므로 흉복강은 속(裏)이 되어 음, 머리를 비롯한 팔다리는 겉(表)이 되어 양이 될 수 있다. 태아는 뱃속에서 웅크린 자세로 있기 때문에 등(背)은 단단한 척추들로 겉이 되어 양, 배(腹)는 부드러운 살로 속이 되어 음으로 볼 수 있다.

2) 생리기능의 설명

생리기능은 생명을 유지하는 관건이 되는데, 한의학에서 생리기능은 마치 서양의학의 항상성 개념과 유사하게 음과 양이라는 상대적인 기운이 스스로 서로간의 평형을 유지하는 것으로 본다. 즉 생리기능이 유지된다는 것은 음과 양의 상대적 평형이 유지되는 것을 뜻한다. 음의 기운이나 양의 기운이 부족하거나 지나치지 않고 상대적 평형을 유지함으로써 외부적으로 음이나 양의 기운이 한쪽으로 치우치는 현상, 예를 들어 병리적인 陰證이나 陽證이 나타나지 않는 상태가 된다고 본다.

음과 양의 양적인 평형유지와 달리 음양이 고유하게 담당하는 기능부위에 따른 생리기능도 음양의 평형유지에 중요한 관건으로 본다. 예를 들어 머리는 차게, 팔다리는 따뜻하게 혹은 가슴은 서늘하게 아랫배는 따뜻하게 하라는 표현이 바로 음과 양이 생리적인 기능을 유지하기 위해서는 뜨거운 기운인 양은 아래로, 찬 기운인 음은 위로 작용해야 한다고 보았으며 이를 일반적으로 水昇火降이라 표현한다.

인체를 구성하는 정기신혈도 음양으로 분석 할 수 있다. 생존을 위하여 섭취하는 음식과 공기는 각각 음, 양으로서 인체에 들어와 합하여 진액으로 변화되고, 이 진액은 일부는 생활을 위한 영양으로 사용되며, 일부는 인체의 성장과 신체 보존을 위하여 축적된다. 이 축적된 것을 한의학에서는 精氣神血이라고 하며, 精血은 보다 물질적인 측면이 많아 陰으로, 氣神은 보다 기능적인 측면이 많아서 陽으로 구분한다.

신체기능을 유지하는 주요한 기관으로 상정되는 장부와 경락도 음양으로 역할을 구분한다. 바로 흉복강 안에 있는 장부는 음이 되어 우리 몸에 필요한 精氣를 음식물로부터 만들어 저장하고, 경락은 흉복강 밖에 있는 팔다리 머리에 있으면서 장부에 저장하고 있는 정기를 받아 전신에 소통시키는 기능을 함으로써 장부와 경락은 각각 저장과 소통이라는 기능을 담당하므로 장부를 음, 경락을 양으로 구분한다.

장부와 경락도 다시 기능에 따라 더 세부적으로 구분할 수 있다. 예를 들어 장부는 다시 장과 부로 구분하여 장은 음식물로부터 만들어진 정기와 정신을 저장하므로 음이 되고, 부는 창고에 곡식을 넣었다 뺐다 하는 것처럼 음식물을 소화시키는 과정에서 통로가 되므로 양이 된다. 또한 경락도 장에 짝이 되는 음경, 부에 짝이 되는 양경으로 다시 세분되는데 예를 들어 폐에는 수태음경, 대장에는 수양명경이 짝이 된다.

3) 병리변화의 설명

병의 발생원인은 內因, 外因으로 크게 구분하지만 신체에 발생하는 병리변화는 생리적인 음양의 평형이 상실하게 되면 병이 된다고 본다. 음양의 평형은 신체 내부의 정상적인 음이나 양이 부족해짐으로써 평형이 깨어지는 경우와 신체 외부에서 비정상적인 음이나 양이 침범함으로써 음이나 양이 지나치게 되어 평형이 깨어지는 경우가 있을 수 있다. 내부에서 음양의 평형이 상실되는 경우는 대부분 正氣가 부족해져서 생기는 虛證이 많고, 외부에서 비정상적인 기운인 邪氣가 지나쳐서 신체를 침범하여 생기는 경우는 대부분 實證이 많다. 어떠한 원인이나 조건에 따라 발생하더라도 궁극적인 병리변화를 음양의 평형상실로 파악하는 것이다.

신체 내 평형상실의 다른 기전으로 수승화강의 생리기능이 제대로 이루어지지 않을 경우에 위로는 열이 오르고 밑으로는 찬 기운이 몰리는 水火不交로 인한 음양평형 상실도 있다. 이는 양적인 부족이나 지나침이라는 관점보다 기운이 제대로 기능하는 부위에 작용하지 않음으로써 병이 발생한다는 관점에서 병리변화를 설명하는 것이다.

6. 진단과 치료의 기초개념으로서의 음양

1) 진단과 치료

진단은 병을 알기 위하여 관련된 정보를 수집하고 판단하는 것이므로, 신체의 음양을 살피는 것이다. 신체내의 생리적 음이나 양이 부족(虛)한지, 병리적 원인인 음이나 양이 외부에서 침범(實)하였는지, 병의 부위가 겉(表)인지 속(裏)인지, 병의 성질이 熱인지 寒인지를 판단하기 위하여 관련 정보를 수집하는 것이다. 이때 부위에 따라, 表는 양, 裏는 음, 성질에 따라 열은 양, 한은 음, 정기와 사기에 따라 허는 음, 실은 양 등으로 구분하게 된다. 따라서 裏, 寒, 虛症은 흔히 음증으로 보고, 表, 熱, 實症은 흔히 양증으로 본다.

신체의 寒熱은 음양의 평형이 유지되는지를 판단하는 개괄적 기준이 되는데, 小便, 大便, 舌苔, 脈의 상태를 각각 淸長과 短赤, 泄瀉와 便秘, 白苔와 黃苔, 沈遲와 浮數으로 한열을 판단하는 것은 신체의 음양평형 상태가 반영되었다고 보기 때문이다.

치료법은 일반적으로 음양의 평형회복을 목적으로 하므로 반대의 성질을 보충하는 것이 기본이 된다. 예를 들어 음증에는 양, 양증에는 음을 보충하게 된다. 흔히 氣藥은 양, 血藥은 음의 성질이 많고, 약의 성질에 따라 寒凉藥, 溫熱藥으로 구분하며 맛에 따라서 몸을 차게 하는 맛과 몸을 따뜻하게 혹은 열을 내게 하는 약을 각각 찬 약, 따뜻한 약으로 구분하여 병의 성질과 반대되는 약으로 치료를 하게 된다.

鍼灸치료를 상대적으로 보면 鍼은 熱證에, 灸는 寒證에 적합한 치료법이라고 본다. 침 치료에서도 열증을 치료할 수 있는 경락과 한증을 치료할 수 있는 경락은 구분될 수 있다.

치료방법인 補法과 瀉法, 淸法과 溫法, 吐法과 下法도 음양에 따른 상대적인 치료원칙이라 할 수 있다. 음양원칙에 맞으면 약이 되는 것이다. 정기가 부족하면 보충하고, 사기가 있으면 사법으로 내몰고, 열이 있으면 서늘하게 차면 따뜻하게, 위로 혹은 아래로 배설시키는 것이 치료원칙이 된다.

2) 예방과 양생

한의학에서는 치료도 중요하지만 병을 미리 막기 위한 예방이나 더 나아가 양생을 통하여 생기를 제대로 유지하거나 무한히 만드는 것이 더욱 중요하다고 인식하였다. 도인법이나 수련법이 중요하게 취급되는 것이 바로 이러한 이유 때문이다. 생리기능의 큰 원칙이 되는 음양의 평형유지와 수승화강의 원칙은 생기를 기르는 양생의 기본원리가 된다. 머리는 차게 하고, 손과 발은 따뜻하게 하는 것, 가슴은 서늘하게 하고, 아랫배는 따뜻하게 하는 것, 여름에도 배는 이불을 덮어주었던 것이 바로 이러한 양생의 원리를 적용한 것이다.

수승화강의 양생원칙은 자연과 신체를 동일한 원리로 보았기 때문에 자연계의 물과 같이 찬 기운과 불과 같이 뜨거운 기운으로 기의 흐름을 설명하면서, 뜨거운 기운은 불꽃처럼 위로 치솟지만 자연의 변화를 유지하거나 신체의 생명을 유지하기 위해서는 아래쪽으로 내려가야 되고, 물과 같이 찬 기운은 위로 올라가야 기운의 순환이 이루어져 변화와 생명유지가 가능하다고 보았던 것이다. 기공수련의 小周天, 大周天은 바로 따뜻한 기운을 내려주고 찬 기운을 올려주는 원리에 따라서 전신의 기운을 순환시키는 형식이다. 또한 한복이나 한옥의 설계도 이러한 원리를 반영하여 건강을 유지하도록 하였다.

음식을 통한 양생은 음양의 기운이 서로 균형을 유지하는 것을 원칙으로 삼았다. 예를 들어 찬 성질이나 열이 많은 음식은 가끔씩은 먹을 수 있지만 상복하게 되면 음양의 평형을 깨뜨릴 수 있다고 보므로, 요리는 반드시 찬 성질이 있는 재료와 열이 많은 재료를 함께 사용하도록 하여 음양의 균형을 유지하도록 하였다. 음양의 균형이 어느 한쪽으로 치우치면 음식이 아니라 약이 되는 것이다.

■ 참고문헌

김완희, 신생리학총론, 서울, 경희대학교 한의과대학.
김완희 편, 한의학원론, 서울, 성보사.
김완희 · 김광중 편저, 한의학의 형성과 체계, 대구, 중문출판사.
대한동의생리학회 편, 동의생리학, 서울, 일중사.
윤길영, 동의학의 방법론 연구, 서울, 성보사.
홍원식 편, 정교 황제내경 소문 영추, 서울, 동양의학연구원.

제 3 장

오행론 및 오행론적 생리체계

제 3 장 오행론 및 오행론적 생리체계

김광중

제 1 절 오행론

일찍이 殷代의 갑골문자인 卜辭 가운데 東 · 西 · 南 · 北 · 中의 五方개념이 있으며 『尙書』에서는 五行의 추상적 특성을 더욱 명확히 얘기하고 또한 그것을 五味와 연관시켜 기재하였다.[1] 한편 『黃帝內經』에서는 더 발전하여 자연계에 존재하는 물질의 온갖 변화는 모두 木, 火, 土, 金, 水의 다섯 종류의 물질관계와 마찬가지로 그들 사이에 상호연계 상호작용이라는 통일적 관계가 있다는 이론을 정립하였다.[2] 이러한 기술은 五行의 추상적인 개념을 설명한 것이며, 또한 그 개념에 따라 모든 것을 유사한 사물로써 분류배당할 수 있다는 의미인 것이다. 따라서 五行은 五種의 구성요소가 만물의 구성요소일 뿐만 아니라 이들간의 相生, 相克의 관계로서 만물의 내부구성관계를 설명하여 만물의 본질과 운동변화의 규율로 삼는 것이다. 이것이 한편 근세의 五行은 『易經』에서는 五位, 史書에서는 五材, 年代記와 論文에서는 五物, 醫書에서는 五運이라 名稱하였음[3]을 알 수 있다.

1. 오행의 기본 개념

五行에 대한 상세한 것은 『書經 · 洪範』에 있다. 『書經 · 洪範』은 夏殷周三代사상의

1) 『書經 · 洪範』, "水曰潤下 火曰炎上 木曰曲直 金曰從革 土曰稼穡 潤下作鹹, 炎上作苦 曲直作酸 從革作辛 稼穡作甘".

2) 「素問 · 寶命全形論」, "木得金而伐 火得水而達 金得火而缺 水得土而絶 萬物盡然 不可勝竭".

3) 章潢, 圖書編 · 卷二十二 五行總論, "易曰五位 史曰五材 志曰五物 醫曰五運".

총괄로서 통설에 따르면, 周의 武王이 천하를 통일한 후 殷의 賢公子였던 箕子에게 道를 물음에 그는 大禹로부터 전해 온 洪範九疇로써 대답하였다고 한다. 九疇란 天道, 地道, 人道의 三才之道를 9개의 범주로 요약한 것인바, 그 중에 五行으로서 水火木金土의 다섯을 말한 것이 있다. 그런데 五行을 『書經 · 虞書 大禹謨』에서와 같이 六府로서 본다면 그 중의 穀은 사람의 삶에 필수물이 되고, 水火木金土 五行의 다섯 가지는 穀과 마찬가지로 삶에 필수적인 것이므로 六府를 사람의 삶에 行用하는 기본적인 것이란 뜻으로 行字를 썼다는 학설과 또 五行을 만물 구성의 요소로 보아 五行을 5원소로 보는 학설이 있다. 그러나 중국사상에 있어서는 인도나 서구와 같은 미시적, 분석적, 궁극적 의미의 사상이 없으니 五行을 5원소로 볼 수는 없을 것이라 생각된다. 중국의 우주론은 天道가 流行하여 陰陽이 變易한다는 사상을 토대로 하므로 陰陽五行을 합칭할 때는 五行의 行은 流行이나 運行의 行으로서 보아야 할 것이다. 이 오행사상의 발달과정을 보면 上古에는 일반 생활의 필수 材具로서 열거하였던 五行을 다음에는 有形無形의 모든 사물의 근본으로 취급하여 때로는 물질 구성의 궁극적 요소로 보게 되었다. 결국 五行說은 중국의 고유한 풍토에서 발생한 이론으로 四方과 四季에서 발생한 것이다. 즉 자연계의 객관적 존재로서 木, 火, 土, 金, 水의 五種속성으로 나타나는데 이들이 부단히 운동하면서 변화 발전하므로 이를 五行이라 하였다.

1) 木

木은 방위로는 東에서 작용하고 계절로는 봄에서 작용하는 것으로 생명을 용출하는 기운에 따라 힘이 집중 통일되어 강력한 힘을 내고 그 기운은 순수하며 生發, 柔和한다.

(1) 木의 의미

木을 상징하는 용어인 木, 春, 生, 東, 平丹, 角, 青 등을 『說文解字』, 『玉篇』, 『白虎通義』에 근거하여 찾아보면 그 의미는 다음과 같다.

'木'은 冒의 의미로서 만물이 땅으로부터 나와 비로소 싹이 트고 만물이 始發한다는 의미이며, '春'은 蠢의 의미로 만물이 나와 운동한다는 뜻이다.

'生'은 進의 뜻으로 만물이 생하여 그 形象이 움직인다는 것이며 '風'은 陽이 動하여 생기는 것으로 만물을 생장하게 한다.

'東'은 動과 같아서 陽氣가 動하는 것이고 '平旦'은 날이 장차 밝아지려 한다는 의미로써 陰이 다하고 陽이 그 氣를 받는 것이다.

'角'은 觸으로 만물이 땅에서 앞으로 내놓는다는 뜻이며 '青'은 生으로 만물이 생장하는 상태를 의미한다.

(2) 木의 특성

① 曲直: 나무는 外力이 작용하면 굽거나 펴진다. 자연계의 온갖 사물이나 현상은 그것이 굽거나 곧게 펴지는 특성이 있으면 木의 부류에 든다. 예를 들면 手足이 굴신함은 木의 작용에 속한다.

② 易動: 나무는 쉽게 변동되는 성질이 있다. 변동하기 쉬운 특징이 있는 사물이나 현상은 모두 木에 속한다. 어떤 병인으로 四肢가 변동하는 경우는 일반적으로 木病에 속한다.

③ 伸張: 나무는 잘 伸張한다. 나무는 外力이 작용하여 정상적인 伸張이 안되면 구부러지거나 위축되는데 이는 伸張하려는 木의 特性이 있기 때문이다. 伸張하려는 특성이 있는 사물이나 현상은 모두 木에 속한다. 예를 들면 怒하기 쉽고 脇肋部에 疼痛, 脹滿이 있는 경우 이를 伸張할 수 없기 때문이라 하여 木의 鬱積이라 한다.

2) 火

火는 방위로는 南에서 작용하고 계절로는 여름에서 작용하는 의미로 전반적 면에서 드러나는 기반에 따라 전체에 통하는 힘을 내고 그 기운은 가벼우며 陽熱, 上炎한다.

(1) 火의 의미

火를 상징하는 용어인 火, 夏, 長, 暑, 南, 日中, 徵, 赤 등을『說文解字』,『玉篇』,『白虎通義』에 근거하여 찾아보면 그 의미는 다음과 같다.

'火'는 化로서 陽氣가 만물에 드러나는 뜻이며 '夏'는 假로서 만물을 느슨하게 늦추어 줌으로써 生長하게 한다는 뜻이다.

'長'은 生長한다는 의미로 만물이 무성하게 큰다는 것이며 '暑'란 熱 혹은 煮의 뜻으로 사물을 활발하게 하는 의미이다.

'南'은 枝가 任하는 곳으로 陽氣가 만물을 기르는 것이며 '日中'은 태양이 中天에 걸려서 陽氣가 극대화하여 重陽이 된다.

'徵'은 祉의 뜻으로서 物이 성대하여 펼쳐지는 의미이며 '赤'은 朱色으로 만물이 성장하여 陽이 무성한 것이다.

(2) 火의 특성

火의 의미를 가지고 자연계에 나타나는 그 특성은 다음과 같다.

① 炎上: 불이 타오르면 불꽃이 왕성하게 치솟는다. 불꽃에는 왕성의 의미가 있다. 자연계의 사물이나 현상은 모두 과도하게 왕성하다는 특징만 있으면 火의 부류에 든다. 예를 들면 평소 얼굴이 붉은 사람을 흔히 火氣가 많다고 하는데 이는 火의 특성처럼 지나치게 긴장하기 때문이다.

② 溫熱: 불의 성질은 熱이다. 熱한 특성이 있는 사물이나 현상은 모두 火의 부류에 든다. 예를 들면 南과 夏가 모두 火에 속함은 모두 溫熱의 특성이 있기 때문이다.

③ 赤明: 불은 붉고 밝게 빛난다. 붉고 밝은 특징이 있는 사물이나 현상도 모두 火에 속한다. 예를 들면 瘡瘍赤腫은 빛나고 熱이 있으므로 보통 그것을 火가 있다고 한다.

④ 化物: 불은 물체를 溶化한다. 물체를 녹이는 특징이 있는 사물이나 현상도 모두 火에 속한다. 예를 들면 易飢, 食해도 飢不止하고, 飮해도 渴不止함은 物을 녹이는 특징이 있으므로 火의 부류에 속한다.

3) 土

土氣는 방위로는 중앙에서 작용하고 계절로는 長夏에서 작용하는 의미로 전반적인 면의 변화를 조정하는 기반에 따라 모든 곳에 生化시키는 과정으로 전체에 적시게 하는 힘을 내고 그 기운은 平하며 長養變化한다.

(1) 土의 의미

土를 상징하는 용어인 土, 長夏, 化, 濕, 中, 日西, 宮, 黃 등을『說文解字』,『玉篇』,『白虎通義』에 근거하여 찾아보면 그 의미는 다음과 같다.

'土'는 땅에서 生物을 吐하는 의미이며 '長夏'는 夏를 生長시킨다는 의미이다.

'化'는 변화로서 만물이 化生하는 것이며 '濕'은 幽濕으로서 만물을 濡養한다는 뜻이다.

'中'은 中央으로 四方을 끌어안는 것이며 '日西'는 日이 西쪽으로 기울어 陽氣가 衰하는 것이다.

'宮'은 中의 뜻으로 中央에 居하여 四方으로 通暢하는 것이며 '黃'은 中으로 만물을 化生하는 것이다.

(2) 土의 특성

① 載物: 자연계의 모든 물질은 땅에서 받아지고 실린다. 무릇 물체를 실리는 특성이 있는 사물이나 현상은 모두 土의 부류에 속한다. 예를 들면 長夏가 土에 속함은 長夏는 만물의 성장이 가장 성한 때이고, 대지에 실려 있는 것이 가장 많기 때문이다. 金, 木, 水, 火는 모두 土에 실려 있음을 기본으로 하는 것이므로 土는 다른 四行을 끌어안은 것이라 한다든지 土는 만물의 母라고 한다.

② 生化(變化生長): 자연계에서 식물은 땅속에서 변화 생장한다. 變化生長이라는 특성이 있는 사물이나 현상은 모두 土에 속한다. 예를 들면 脾胃는 섭취한 음식물을 새로운 물질로 변화시켜 인체의 각 부분에 공급한다. 즉 變化生長시키는 특성이 있으므로 脾胃는 土에 배속된다.

4) 金

金은 방위로는 西에서 작용하고 계절로는 가을에서 작용하는 의미로 생명력을 조정하는 기반에 따라 힘이 분산되어 부드러운 힘을 내고 그 기운은 예리하며 淸肅, 堅勁한다.

(1) 金의 의미

金을 상징하는 용어인 金, 秋, 收, 燥, 西, 日入, 商, 白 등을『說文解字』,『玉篇』,『白虎通義』에 근거하여 찾아보면 그 의미는 다음과 같다.

'金'은 更改의 뜻으로 從革하는 데는 근본이 변하지 않는다는 뜻이며 '秋'는 就의 뜻으로 만물이 마무리되는 의미이기도 하고 또 秋는 斂의 뜻도 되어 嚴殺의 모습을 의미한다.

'收'는 聚, 取의 뜻으로 만물이 마무리를 위해 取이면서 聚하는 것이며 '燥'는 爍의 뜻으로 火에 따라 燥하여 乾의 의미가 된다.

'西'는 遷의 뜻으로 陰氣가 物에 이동되는 것이며 '日入'은 天이 장차 昏하려는 것으로 陽盡하고 陰이 氣를 받는 것이다.

'商'은 章의 뜻으로 物이 성숙하여 틀을 갖추는 것이며 '白'은 素, 潔의 뜻으로 收藏한다는 의미이다.

(2) 金의 특성

① 音聲을 發함: 금속의 특성이나 자연계의 온갖 사물이나 현상은 그것이 소리를 내는 특징이 있기만 하면 金의 부류에 든다. 예를 들면 音聲이 낮거나 목소리가 쉬

고 잠기거나 기침이 나는 것은 金에 병변이 있는 것으로 본다.

② 肅殺: 일반적으로 금속은 견고하고 銳利하여 불필요한 물체는 肅淸殺滅할 수 있다. 肅殺의 특징이 있는 사물이나 현상은 모두 金에 속한다. 예를 들면 가을이 金에 배속된 것은 가을에 초목이 말라 떨어짐에 肅殺의 氣가 있기 때문이다.

5) 水

水는 방위로는 北에서 작용하고 계절로는 겨울에서 작용하는 의미로 재창출하는 기반에 따라 힘이 집중되어 강한 힘을 담고 그 기운은 둔하며 寒潤下行한다.

(1) 水의 의미

水를 상징하는 용어인 水, 冬, 藏, 寒, 北, 夜半, 羽, 黑 등을『說文解字』,『玉篇』,『白虎通義』에 근거하여 찾아보면 그 의미 다음과 같다.

'水'는 位가 북방에 있으며 북방은 陰氣가 黃泉의 下에 있어 만물을 기르고 모든 기운을 모으는 象인 동시에 그 가운데 微陽의 氣가 존재한다는 뜻이고 '冬'은 藏으로 만물이 閉藏함을 말하는 것이다.

'藏'은 匿, 蓄의 뜻으로 만물이 潛藏하여 匿蓄하는 것이고 '寒'은 凍의 뜻이므로 움츠려져 物象을 형성시킨다.

'北'은 相背하는 것으로 陽氣가 下에서 伏하며 '夜半'은 合夜로 陰氣가 극대화되면 重陰이 된다.

'羽'는 宇로서 만물이 덮여 있는 것이며 '黑'은 晦로서 月終하는 것으로 만물이 閉藏하고 陽氣가 下에서 모여 있는 것이다.

(2) 水의 특성

水의 의미를 가지고 자연계에 나타나는 특성은 다음과 같다.

① 寒冷: 물은 寒冷하다. 자연계의 온갖 사물과 현상은 그것이 寒冷하다는 특성이 있으면 水의 部類에 속한다. 冬이 水에 속함은 寒冷한 특성이 있기 때문이다.

② 就下: 물은 아래로 흐르는 성질이 있다. 下向의 특징이 있는 사물이나 현상도 모두 水의 부류에 속한다.

③ 滋潤: 물은 潤하게 한다. 潤하는 기능이 있는 사물이나 현상도 모두 水의 부류에 속한다.

④ 閉藏: 땅속에 貯藏되었던 것처럼 물은 땅속에서 나온다. 그러므로 水에는 저장

의 성질이 있다. 저장하는 성질이 있는 사물이나 현상도 모두 水의 부류에 든다. 冬이 水에 속함은 寒冷·저장과 관계가 있기 때문이다.

2. 오행의 기본 법칙

五行에는 각각 특성이 있는데 이들 사이에는 불가분의 상호의존적 관계가 있다. 五行 사이의 이 관계는 중국 고대음악에 있어서의 角, 徵, 宮, 商, 羽의 五音階에 비유할 수 있다. 어느 음계가 단독으로 曲을 이룰 수 없지만, 오음계가 상호연계를 맺으면 곧 수많은 曲이 형성된다. 五行의 상호관계가 얼마나 중요한지 이로써 알 수 있을 것이다. 이러한 五行의 상호관계는 相生, 相克이라는 두 가지 면으로 나타난다. 五行 중 어느 것이나 다른 四行과의 사이에 我를 生하느냐, 我가 生하느냐, 我를 克하느냐, 我가 克하느냐 하는 相生·相克 관계에 따라 오행의 상호간 상태가 설정되는 것이다.

1) 상생상극

오행의 상생상극형성인 전국 말기 鄒衍의 五行相克說과 漢初 劉向의 五行相生說은 五氣運行說에 입각한 것으로 木火土金水의 순서는 五行相生 순서이고, 水火金木土의 五行相克의 순서이다. 이것은 五行간의 상호관계로서, 즉 相生과 相勝(相克)의 관계이다. 五行相勝說은 기원이 매우 오래되어 『春秋左氏傳·哀公九年』의 "水適火…… 史墨曰…… 水勝火…… 伐姜則可", 『墨子』의 "五行無常勝"이란 말이 있다. 그러나 모두 五行相勝의 次序를 완전하게 배열하지는 않았다. 현존하는 문헌자료에 있는 火勝金, 木勝土, 土勝水, 水勝火의 순서는 戰國時代 鄒衍의 作이다. 五行의 相生說은 선진 제가 중에서 명확한 기재를 발견할 수는 없으나, 이는 五行 혹은 四時(혹 五時)의 배열순서에 따라, 『管子』, 『呂氏春秋』, 『禮記』 등에서 木生火, 火生土, 土生金, 金生水, 水生木의 說을 볼 수 있는데 戰國시대에 이미 형성된 것이다. 이러한 학설의 형성이 최초에는 水로 火를 滅하고 金으로 木을 伐하고 火로 金을 鍛하고 木으로 火를 生하는 등의 일부 자연의 물리를 근거로 五行 相生相勝說이 고인들의 사물간이나 사물내부의 서로 다른 인소 사이의 相互制約관계를 인식하는 데 어느 정도 반영되었다.

또한 五行배당은 『春秋左氏傳』에서 이미 五行을 五聲(宮商角徵羽의 五音), 五色(青黃赤白黑), 五味(辛酸鹹苦甘)와 관련시키고 있다. 그러나 그 당시에는 우주만유를 五行의 범주에 요약한 정도에 머물렀을 뿐이고, 실제적으로 五行배당의 사상은 전국시대의 鄒衍에서 시작된다. 그의 「五德終始編」은 역대 제왕의 변천을 오행상극으로써 설명한다. 夏, 殷, 周를 각기 木德, 金德, 火德의 순으로 보고, 金克木, 火克金의 원리로서 앞 조정을 뒷 조정이 克함으로써 歷朝變遷이 되므로 周(火德)를 克하는 것은 水德의 왕이 될 것이라고 예언하였던 것이다. 그리고 이 五行사상은 秦漢代에 이르러서는 甲乙 등 十干과 子丑 등 十二支를 또 결합시킴으로써 복잡한 讖緯說의 기초이론이 되었고 또한 天文, 地理, 歷譜 등 術數學의 기초이론으로도 되었다.

2) 勝復, 不生, 乘侮

五行은 각각이 독립적인 것이 아니고 전체적인 상태에서 계속해서 운동하면서 변화하고 있다. 이는 「素問・五常政大論」에서 "太虛는 寥廓하며 五運은 回薄(循環)하고 盛衰는 不同하며 損益은 相從한다"[4]고 하였으며 「素問・六微旨大論」에서는 "成敗의 倚伏은 動에서 生함"[5]이라 하였고, 「素問・天元紀大論」에서는 "氣에 多少가 있고 形에 盛衰가 있으며 上下는 相召하여 損益에 彰(뚜렷)하다",[6] "形에 盛衰가 있음은 五行의 治에 각 太過, 不及이 있음을 말한다"[7]라고 하였는데 이들은 모두 五行에는 盈虛盛衰가 있어서 끊임없이 운동이 있음을 말한 것이다. 여기에는 오행간의 조화가 이끌어내는 기본 틀인 상생상극으로서 조화를 이끌어내는 움직임인 勝復현상과 조화가 무너진 不生, 乘侮현상이 있게 된다. 결국 相生의 관계가 정상인 경우는 상호 資生하는 관계이나 이상한 경우에는 不生이 되는 것이며 相克의 관계가 정상인 경우에는 制하면 生化하는 관계이나, 이상인 경우에는 相乘・相侮가 되는 것이다.

(1) 勝復

五行이 制(control)를 잃고 일방을 손해케 한 경우, 그것이 일정한 과정에 달하면 손해를 받은 쪽에서 상응한 반응이 나타나 새로운 균형관계를 얻으려고 하게 된다. 자연계에서 예를 들면 장마가 계속되면 기후가 한랭해지는데, 어느 정도까지 계속되면 반대로 바뀌어 이번에는 맑은 하늘이 계속되어 기후가 온열해진다. 이러한 현상은 五行에서의 勝復이 된다. 勝復의 勝은 相乘이란 뜻이고 復은 報復을 말한다. 현실에서는 기후의 자연스러운 self control의 표현이기도 하지만, 이러한 변화가 생기는 것도 五行이 끊임없이 운동하고 있는 결과이다. 예를 들면 「素問・六微旨大論」에서 "무릇 物이 生

---

4) 「素問・五常政大論」, "太虛寥廓 五運回薄 盛衰不同 損益相從".
5) 「素問・六微旨大論」, "成敗倚伏 生於動".
6) 「素問・天元紀大論」, "氣有多少 形有盛衰 上下相召而 損益彰矣".
7) 「素問・天元紀大論」, "形有盛衰 謂五行之治 各有太過不及也".

함은 化에 從하며 物이 極함은 變에 依하며 變化의 相薄은 成敗의 原因이다"[8]라든지 「素問·至眞要大論」에서 "勝이 있으면 復이 있고 勝이 없으면 復이 없다"[9]라든지 「素問·氣交變大論」에서 "五運의 바른 운행은 權衡과 같다. 정상적인 변화에 대하여 이 반하는 반응이 있는 것이 자연의 道理, 보편적 법칙이며 이것이 잘못되면 자연계의 이상이 나타난다"[10]라고 하였는데, 이들은 모두 相生相克의 작용을 정상적인 현상으로 보는 것이다.

(2) 不生

오행의 상생관계에 있어서 母子관계로 제대로 연계되어짐이란 오행 사이에 상호자생이 작용함을 뜻하며 오행이 균형 있게 이루어짐을 말한다. 정상적인 경우는 母에서 子로 생하는 것이다. 여기서 母의 不足으로 子가 不生하게 됨은 오행의 相生에 이상적인 현상이다. 예를 들면 腎虛로 인하여 간장에 영향을 미치는 경우를 水不生木이라 하는데 이 경우에는 滋腎을 위주로 치료한다. 이를 '虛則補其母'라고 한다.

(3) 乘侮

오행의 상극관계에 있어서 承하여 곧 制함이란 五行 사이에 상호制約이 작용함을 뜻하며 五行이 균형 있게 이루어짐을 말한다. 여기서 亢하여 害하게 됨은 五行의 相克에 이상적인 현상이다. 이를 「素問·六微旨大論」에서 "무엇이 亢하면 곧 害를 끼치며 承하여 곧 制한다. 制하면 곧 萬物이 五常으로 生化한다"[11]라 하였다. 相克의 상대적인 균형은 五行의 상호제약에 의한 것이며 그 요점은 制에 있다. 이와 반대로 亢하여 制를 失한 경우 이는 相勝相侮가 된다. 즉 五行의 상극간 불급태과의 기운 균형상태에 따라 「素問·五運行大論」에서 "氣가 有餘하면 내가 勝하는 곳을 制하고 또 不勝하는 곳은 侮한다. 氣가 不及이면 내가 不勝하는 곳이 侮하게 된다"[12]라고 하였는데 侮는 制約이 상실되었음을 가리키며 이의 이상 현상이다. 乘侮는 相乘, 相侮의 관계를 말하며 乘은 상대의 虛를 틈타 들어가는 것이며 侮는 상대를 반대로 克하는 것이다.

---

8) 「素問·六微旨大論」, "夫物之生從于化 物之極由乎變 變化之相薄 成敗之所由也".

9) 「素問·至眞要大論」, "有勝則復 無勝則否".

10) 「素問·氣交變大論」, "夫五運之政 猶權衡也 高者抑之 下者擧之 化者應之 変者復之 此生長化收藏之理 氣之常也 失常則天地四塞矣".

11) 「素問·六微旨大論」, "亢則害 承乃制 制則生化".

12) 「素問·五運行大論」, "氣有餘則制己所勝而侮所不勝 其不及則已所不勝侮而乘之 已所勝輕而侮之".

3) 休旺論

休旺論은 오행 상호간에 있어서 생성, 발전, 안정, 정체, 쇠퇴작용을 이해하기 쉽게 나타낸 것이다. 五氣간의 성쇠를 설명하고 있는 부호이다. 木氣를 예를 들면, 春氣, 夏氣, 土氣, 秋氣, 冬氣의 五氣에 대한 木氣작용의 성쇠상태를 나타낸 것이다. 이것은 또한 天道에 의해 성립되어 있는 人道에 있어서도 동일하다. 이 이치를 생체의 생리상태에 적용해 보면, 春氣의 肝 생리상태, 夏氣의 肝 생리상태, 土氣의 肝 생리상태, 秋氣의 肝 생리상태, 冬氣의 肝 생리상태는 각각 다르다. 이처럼 계절에 따라 또한 시각에 따라 五臟을 비롯한 경락 등이 제각기 다른 작용을 하고 있다. 이 성쇠작용을 旺相死囚休로 나타내고자 한 것이다. 이 이론은 인체에는 물론이고 사회의 모든 면에 적용할 수 있다. 계절이나 시간에 따른 몸의 생리상태도 알 수 있고 양생학의 기초가 되기도 하며 활용에 있어서는 약물침구치료를 하는 중요한 이론이 된다.

(1) 旺

旺은 왕처럼 세력이 왕성함을 의미하며, 즉 木氣는 봄에 왕성해지고(木氣 = 春氣), 火氣는 여름에 왕성해지고(火氣 = 夏氣), 土氣는 四季에 왕성해지고(土氣 = 四季氣), 金氣는 가을에 왕성해지고(金氣 = 秋氣), 水氣는 겨울에 왕성해지는(水氣 = 冬氣) 것에 해당한다.

사람의 생활상태를 예를 들면, 부엌에서는 여성이 제왕처럼 중심자가 되어 그 가지고 있는 능력을 발휘하며, 선상에서는 선장이 그 제왕이며 기관장이 재상이고 그 나머지가 死 囚 休의 역할을 하여 배가 바다를 항해한다. 또한 비행중인 기내에서 말하면 기장이 제왕이며, pilot이 재상이며, 스튜어디어스가 囚, 손님이 死이며, 정비사가 休이다. 이처럼 旺氣에 해당되는 때는, 다른 것으로부터 억제되어지는 오행관계에 있어도 그 剋期의 제어를 받지 않는다. 예를 들어 火와 水의 경우, 같은 조건에서는 火가 水에 克되어져 水의 지배를 받지만, 火의 세력이 왕성할 때는 쇠한 상태에 있는 약한 水의 힘으로는 旺火의 大火를 克制할 수 없다. 이처럼 때를 얻어서 왕성한 상태를 旺이라고 하는 것이다.

(2) 相

相은 왕의 등용으로 힘을 발휘하며 또한 왕을 도와서 왕의 다음으로 세력이 큰 것을 의미하며, 즉 春에는 火가 相이 된다(木生火의 관계), 夏에는 土가 相이 된다(火生土의 관계), 四季에는 金이 相이 된다(土生金의 관계), 秋에는 水가 相이 된다(金生水의 관계), 冬에는 木이 相이 된다(水生木의 관계)에 해당한다.

相은 '돕는다'는 뜻으로 그 시대의 왕을 도와서 그 몸을 펴는 것이다. 木氣는 冬期에 싹이 나며 또한 冬의 진행을 도우며 冬의 진행에 힘입어 몸을 펴는 것과 같다. 예를 들어 봄에 의해 여름이 양육되어지며 여름은 봄의 相이다, 여름에 의해 土氣가 양육되어지며 土氣는 여름의 相이다, 土氣에 의해 가을이 양육되어지며 가을은 土氣의 相이다, 가을에 의해 겨울이 양육되어지며 겨울은 가을의 相이다, 겨울에 의해 봄이 양육되어지며 봄은 겨울의 相이라고 하는 것이다.

(3) 死

死는 정지의 '止'라는 것으로 그 시기의 왕에게 克制를 받아서 止(死)상태로 머물게 하여 왕에게 따르도록 하는 상태를 말한다. 木氣를 예로 들면 초목이 가을 凉氣의 응고작용과 만나면 그 왕성한 세력을 잃어버리고 초목의 생기가 뿌리로 내려가 내재되며 신장하고자 하는 자아를 버리고 金氣의 지배를 받는 상태가 되는 것을 말한다. 즉 가을에는 木氣가 死한다(金克木의 관계), 겨울에는 火氣가 死한다(水克火의 관계), 봄에는 土氣가 死한다(木克土의 관계), 여름에는 金氣가 死한다(火克金의 관계), 土氣에는 水氣가 死한다(土克水의 관계)에 해당한다.

(4) 囚

囚는 그 시기의 왕으로부터 克制를 받아서 囚의 몸이 되어 왕을 따르는 형태이다. 초목을 예로 들면, 土氣의 陰循(初秋의 凉氣)을 만나 응고작용을 받는다. 이 경우 四季보다는 凉氣가 적고 다소의 자유, 여유가 있다. 囚 자의 뜻에서 알 수 있듯이 口+人으로 되어 陰凉의 氣로서 그 작용에 의해 囚人의 몸이 되어 자유를 잃고 있는 것이 囚 자인 것이다. 예를 들면 土用에는 木氣가 囚가 된다(평소에는 木克土할 수 있으나 土氣가 지배하는 土用일 때의 木의 상태), 秋에는 火氣가 囚가 된다(평소에는 火克金할 수 있으나 金氣가 지배하는 秋일 때의 火의 상태), 冬에는 土氣가 囚가 된다(평소에는 土克水할 수 있으나 水氣가 지배하는 冬일 때의 土의 상태), 春에는 金氣가 囚가 된다(평소에는 金克木할 수 있으나 木氣가 지배하는 春일 때의 金의 상태), 夏에는 水氣가 囚가 된다(평소에는 水克火할 수 있으나 火氣가 지배하는 夏일 때의 水의 상태)에 해당한다.

(5) 休

休는 어린이를 한몫 할 수 있는 사람으로 키워서 세상이 내놓은 부모처럼 쉬는 상태를 말하며 또한 이 시기에 왕을 지키는 성벽과 같은 역할을 갖고 배후로부터 지키고 있다. 즉 木이 왕성하기 위해서는 水氣가 모태가 되어 木을 성장시켜 혼자서 걸을 수 있도록 하고, 손을 뗄 수 있게 되면(돌보지 않아도 되게 되어) 한 숨 돌리게 된다. 이것을 休하고 부르고 있다. 여름의 초목처럼 지엽을 많이 내어 여력을 형성하여 다음 시대를 위하여 싹을 만들고자 하여 결실하고자 하는 휴양 상태를 말한다. 이 시기에 치료하면 가장 유리하다. 예를 들면 夏에는 木氣가 休한다(木生火의 관계), 土用에는 火氣가 休한다(火生土의 관계), 秋에는 土氣가 休한다(土生金의 관계), 冬에는 金氣가 休한다(金生水의 관계), 春에는 水氣가 休한다(水生木의 관계)에 해당한다.

3. 오행론의 형성 및 발전과정

五行은 고대로부터 존재하였는데 이는『書經』,『周禮』,『禮記』등을 통해 찾아볼 수 있다.『春秋左氏傳』에 이르러 본체의 발전 변화하는 현상과정의 추구로 미래를 예견분석하고 모든 사물을 해석하는 데 五行의 消長원리를 사용하였으며, 鄒衍은 五行의 변증적 방법을 철학의 방법론으로 활용하였고,『黃帝內經』이나『淮南子』에서는 全一의 방법론 또는 만물의 구성요소에 대한 분석방법으로 五行을 사용하였음을 볼 수 있다.

1) 春秋戰國시대 이전의 五行

春秋戰國시대 이전의 五行은『書經 · 虞書 大禹謨』에서 "禹가 말하기를, 帝여! 생각하라. 德은 善政하고 政은 養民하는 데 水火木金土穀(六府)을 잘 다스리고 德을 바르게 하고 쓰임을 이롭게 한다"[13]와 같이 인체에 필요한 요소로 주어졌다. 또한『書經 · 洪範』에서 "五行 하나는 水이고 둘은 火이고 셋은 木이고 넷은 金이고 다섯은 土이며 水는 潤下하고 火는 炎上하고 木은 曲直하고 金은 從革하고 土는 稼穡하고 潤下는 鹹을 만들고 炎上은 苦를 만들고 曲直은 酸을 만들고 從革은 辛을 만들고 稼穡은 甘을 만든다"[14]의 五行 중 주목할 것은 五行의 기원이 四時에 상응하는 형이상학적 용어로서, 四時는 五行의 회전결과로부터 비롯된다고 보았는데 특히 五行의 배속순서가 후대의 것과 달리 水, 火, 木, 金, 土라는 점과 五味의 배당이 이미 확립되어 있다는 점이다.『周禮』의 "卷一(天官家宰第一) 卷九(地官司徒第二) 卷十七(春官宗伯第三) 卷二十八(夏官可馬

13)『書經 · 虞書 大禹謨』, "禹曰 於帝念哉 德惟善政 政在養民 水火木金土穀(六府)惟修 正德利用厚生".

14)『書經 · 洪範』, "五行 一曰水 二曰火 三曰木 四曰金 五曰土 水曰潤下 火曰炎上 木曰曲直 金曰從革 土爰稼穡 潤下作鹹 炎上作苦 曲直作酸 從革作辛 稼穡作甘".

第四) 卷三十五(秋官可冠第五) 卷三十九(冬官考紀第六)"를 통하여서는 서기전 12세기 周代의 초기에 天地四時와 六鄉과의 사이에 적어도 어떤 유사한 것을 발견할 수 있다.

이상의 『書經』과 『周禮』를 통해서 볼 때 五行이 周 이전부터 활용된 것을 말하는 동시에 五行說에 부가된 이론의 기초가 되었다. 또한 『禮記 · 禮運篇 第九』에서 "사람은 天地의 德을 지니고 陰陽의 交 속에 鬼神의 會이고 五行의 秀氣이다"[15]라 하여 사람을 陰陽, 天地, 五行에 연결지웠으며, 『禮記』에서의 五臟은 『古尚書說』에 따라 木(脾), 火(肺), 土(心), 金(肝), 水(腎)로 되어 있다.

2) 『春秋左氏傳』의 五行

五行은 五味, 五色, 五官과 관련되는 동시에 六氣, 六志와도 관련되어 있다. 六氣는 陰, 陽, 風, 雨, 晦, 明이다. 이는 『書經』의 五行과 多少 다름을 알 수 있다. 五行元素의 相克說은 『春秋左氏傳』에 '火勝金', '水는 火의 牝', '火는 水의 妃'라 하여 원소의 合은 결혼에 비유하여 강한 원소는 夫로, 약한 元素는 妻로 보았다. 결국 五行은 十干, 十二支의 회귀적 기호와 관계가 있다. 예를 들면 丙은 火에, 子는 水에 상응시켜서 日에 水와 火가 會合되어 丙子에는 재해가 있다고 예언하였다.

3) 鄒衍의 五行

鄒衍은 陰陽家의 대표인물로서, 그의 학문적 방법론을 주로 지리와 역사 방면에 응용하였다. 이는 『呂氏春秋』에 잘 다루어져 있다. 鄒衍의 學說이 天帝는 다섯이 있어 순환한다고 인정하고, 이것을 四方과 五色, 四時와 五行에 배합하여 모든 人事와 物理 그리고 天象은 모두 金木水火土의 五行相克의 원리로 해석하였다. 즉 종교와 자연과학 그리고 인문역사를 모두 혼용하였다. 이와 같이 이 학설이 후대 중국철학사상에 미친 잠재력과 악영향은 막대하였다. 가장 중요한 것은 그의 尊神說, 尊君論 그리고 配合附會의 사고방식이다.

4) 『黃帝內經』의 五行

『今尚書說』에서는 木(肝), 火(心), 土(脾), 金(肺), 水(腎)로 되어 있다. 『黃帝內經 · 素問』의 記錄은 『今尚書說』에서 인용되고 있고, 『黃帝內經』 사상이 秦漢시대의 것임을 알 수 있다. 이것을 許愼의 『五經異義』에서는 歐陽生의 『尚書夏侯』에 나타나 있

---

15) 『禮記 · 禮運篇 第九』, "故人者 其天地之德 陰陽之交 鬼神之會 五行之秀氣也".

다고 하였다.

•『黃帝內經 · 素問』의 五行 일부(「陰陽應象大論」)

木	火	土	金	水	
春	夏	長夏	秋	冬	天地
東	南	中央	西	北	
風	暑	濕	燥	寒	
肝	心	脾	肺	腎	人
筋	脈	肉	皮	骨	
目	舌	脣	鼻	二陰	

「素問」은 五行을 天地人으로 구분하고 있으며, 또 『禮記』와 다른 散, 明, 謐, 勁, 靜의 五政과 怒, 喜, 思, 憂, 恐의 五志 그리고 筋, 脈, 肉, 皮, 骨의 五行이 부가되어 있음은 五行사상에 후대인들이 첨가한 것이다. 또한 「素問」, 「靈樞」의 陰陽五行說은 相勝관계에만 주로 국한되어 있으나, 相生관계는 「素問」 중 가장 후대에 만들어진 것으로 추측이 되는 「陰陽應象大論」과 「藏氣法時論」에서 약간 논술되어 있다.

5) 漢代의 五行

漢代 五行 土에 季夏를 배당한 것은 『淮南子』로부터 시작된 것으로 생각되며 五行의 臟器배열은 木(脾), 火(肺), 土(心), 金(肝), 水(腎)로 『古尙書說』에 의해 이루어졌다.

木	火	土	金	水
春	夏	季夏	秋	冬
東	南	中央	西	北
脾	肺	心	肝	腎
	目		耳	鼻
酸	苦	甘	辛	鹹
筋氣	血脈	膚肉	皮革	骨幹

이러한 오행간의 배열에 있어서 班固의 『白虎通義 · 卷三』은 '金, 木, 水, 火, 土'인데 이것은 金과 木이 火로 변형되고, 水와 火는 다시 土 즉 근간으로 변화하는 것을

말하고 있다. 또한 漢의 劉安(『淮南子』의 저자), 董仲舒 등은 相生之序를 주장하였으며 各 元素에 母 혹은 父 그리고 子의 명칭을 이용하여 원소의 관계를 도덕적·가족적 법칙에 비유하였다. 이러한 서기전 2세기 漢代의 학자 劉安과 董仲舒, 서기전 1세기의 劉向, 서기후 1세기의 班固 등은 자연의 2대 원리인 陰陽과 五行을 관계지우고, 陰陽으로부터 五行을 설정하여 五行說에 관한 체계적 연구의 공적은 놀랄 만한 것이며, 이는 宋代 철학자에게 중요한 역할이 되었다.

6) 宋代의 五行

漢代에서 陰陽으로부터 五行을 설정하고 五行說에 관한 체계를 연구함이 宋代에는 더욱 상세하다. 따라서 宋代의 朱子는 "天一生水, 地二生火, 天三生木, 地四生金"이라 하여 五行은 陰陽을 대신하는 천지에 傳하여 창조된다고 주장하였다. 이에 따라 理氣論(氣質)을 바탕으로 운기론을 주장하였다.

4. 五行歸類

사물의 개념을 抽象하는 데 있어서 그 본질속성의 象을 파악하여 그들 사이의 본질속성의 동일성을 찾는 방법을 抽象法이라 한다. 이와 같은 방법론을 이용하여 인체의 모든 현상들이 귀납적으로는 객관적 존재로서 木, 火, 土, 金, 水 오종의 속성으로 나타나며, 天人相應, 天地人一體의 관점에서 연역적으로 五行속성에 따른 歸類表가 형성된다.

즉 인체 내의 환경과 외적 환경의 통일적 관계로 자연계의 五味, 五色, 五化, 五氣, 五方, 五季와 인체의 臟腑, 器官, 조직 등 사이의 복잡한 관계가 성립되며, 생리적, 병리적 증상이나 기능변화가 이루어지게 된다. 이러한 유추과정을 세밀하게 분석해 보면 다음과 같은 세 종류의 방법이 있음을 알 수 있다.

자연계						五行	인체				
五味	五色	五化	五氣	五方	五季		五臟	六腑	五官	五體	情志
酸	靑	生	風	東	春	**木**	肝	膽	目	筋	怒
苦	赤	長	暑	南	夏	**火**	心	小腸	舌	脈	喜
甘	黃	化	濕	中央	長夏	**土**	脾	胃	口	肉	思
辛	白	收	燥	西	秋	**金**	肺	大腸	鼻	皮毛	悲
鹹	黑	藏	寒	北	冬	**水**	腎	膀胱	耳	骨	恐

첫째는 同位聯系法으로 이는 동일한 개념에 의한 관계이다. 즉 오행 중 木의 개념에 속하는 東方, 風氣, 酸味, 肝臟, 筋, 木 등은 모두 공통적인 木의 主象과 徵型이 있으므로 東方生風, 風生木, 木生酸 등의 관계가 이루어지는 것이다. 이와 같이 동일 개념에 의한 방법이 바로 同位聯系法인 것이다.

둘째는 生克聯系法으로 이는 五行相生과 相克의 원칙에 따라 연관되는 방법이다. 즉 燥勝風, 辛勝酸, 悲勝怒 등은 모두 金克木의 이론에 의한 연관이며 筋生心은 木生火의 이론에 의한 연관인 것이다.

셋째는 亢害聯系法이다. 亢이란 過盛의 의미로서 過盛하게 되면 도리어 서로 害를 미치게 되는[16] 이론인 것이다. 즉 風傷筋, 酸傷筋, 怒傷筋 등의 관계에 있어서 風, 酸, 肝, 筋, 怒 등은 모두 木의 동일한 개념에 속하며 不應하게 되면 서로 傷함을 받게 된다. 동일한 大氣에 있어서도 過하게 되면 害를 받게 되는데 즉 酸味는 肝을 길러 筋이 유연하게 되는데 酸味가 過하게 되면 오히려 '損肝傷筋'의 관계가 나타나게 된다. 그러므로 이러한 연계방법은 亢害關係가 기본이 되는 것이다.

이를 肝을 예로 들어 나타내면 다음과 같다. 「素問 · 陰陽應象大論」에서 "東方이 風을 생하고 風이 木을 생하고 木이 酸을 생하고 酸이 肝을 생하고 肝이 筋을 생하고 筋이 心을 생하고 肝이 目을 주관한다. …… 天에 風이 있고 地에 木이 있고 體에 筋이 있고 臟에 肝이 있고 肝이 木을 주관하고 音에 있어서 角을 가지고 聲에 있어서 呼를 가지고 變動에 있어서 握을 가지고 竅에 있어서 目을 가지고 味에 있어서 酸을 가지고 志에 있어서 怒를 가지고 怒는 肝을 傷하며 悲는 怒를 勝하고 風은 筋을 傷하며 燥는 風을 勝하고 酸은 筋을 傷하고 辛이 酸을 勝한다"[17]고 했는데 이를 도식화하면 아래와 같다.

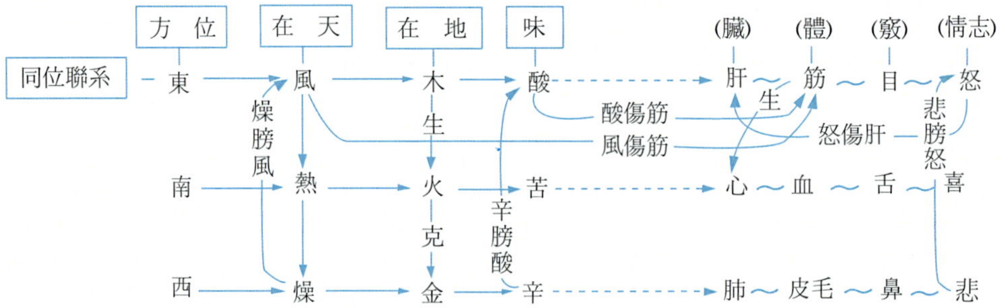

16) 「素問 · 六微旨大論」, "亢則害".

17) 「素問 · 陰陽應象大論」, "東方生風 風生木 木生酸 酸生肝 肝生筋 筋生心 肝主目…… 在天爲風 在地爲木 在體爲筋 在臟爲肝 肝主木 在音爲角 在聲爲呼 在變動爲握 在竅爲目 在味爲酸 在志爲怒 怒傷肝 悲勝怒 風傷筋 燥勝風 酸傷筋 辛勝酸".

5. 음양과 오행의 관계(陰陽五行說)

陰陽說과 五行說은 중국 본토에서 발생한 것으로 그 기원은 上古 전설시대에서부터 유래된 것이며 서기전 1000여 년경에 이미 음양설과 오행설의 상세한 이론이 세워졌으며, 周代에 이르러 유명한 『周易』을 완성시켰으며 老子哲學의 방법론이 되었고 천문학에 도입되었다. 戰國時代에는 음양설과 오행설이 결합된 상태에서 학문의 방법론으로 의학에까지 도입되어 『黃帝內經』이 완성되었으며, 『黃帝內經』에서 음양오행론은 객관성을 띠게 되었다. 이러한 음양오행설은 漢代에 주류를 이루고, 宋代에 더욱 융성하다가 관념으로 떨어지고 말았지만 반면에 『黃帝內經』의 음양오행론은 한의학과 더불어 생명현상의 분석개념으로서 발전하여 서로 그 성격이 다르게 변모되어 현재에 이르게 되었다.

陰陽의 원의는 日光에 관련된 의미로 자연계의 형성과 변화를 나타내는 消長의 개념을 함유하며 五行의 원의는 인간이 일상생활에 필요한 5가지로 자연계의 구성을 나타내는 요소의 개념이 함유되어 있다. 원래 陰陽五行은 서로 관계가 없는 이름으로 음양의 의미는 끊임없이 나오고 끊임없이 변화하였으나 五行의 의미는 고정되어 변화하지 않다가 전국시대 말기에 五行의 의미에 음양의 의미가 들어간 후 순환의 의미로 鄒衍의 五德終始說이 나오면서부터 음양오행의 함유된 의미가 나타났다. 그 후 陰陽五行說의 의미는 우주간 각종 현상의 변화법칙과 그 근원을 나타냈다.

1) 음양오행설의 의의

동양학의 목표는 天의 사상을 바탕으로 한 太極, 道, 無의 의미를 나타내는 全一의 개념을 담은 자연현상의 節律이었다. 이는 자연현상을 나타내는 四時와 六氣를 分化와 消長의 특성을 지닌 음양과 오행으로 관찰하여 찾았다. 결국 자연현상의 節律인 天道를 표출할 수 있는 표현으로 陰陽이 사용되었으며 이 陰陽을 구체적으로 표출할 수 있는 표현으로 五行이 사용되었다. 따라서 五行의 개념을 보면 본래 五行의 의미인 자연계를 이루고 있는 기본요소로서의 개념에 陰陽 消長의 개념이 합류되어 현재 자연계의 기본규율인 춘하추동, 동서남북 등이 담고 있는 生長化收藏의 개념으로 형성되었으며, 이는 相生相克관계를 통한 整體개념과 陰陽의 消長 및 轉化를 바탕으로 한 恒動개념을 포용하고 있는 것이다. 이러한 陰陽五行說은 『黃帝內經』에서 확실히 큰 진보를 이루었다. 첫째, 지금으로부터 2천 년 전에는 의술가가 개개의 분산적인 치료경험밖에 가지고 있지 않았으나 이 이론체계를 수용하고부터 각각의 경험이 통일되어 하나의 계통적인 학문으로 조직되었다. 둘째, 이 이론체계의 높은 활용성은 의학상의 여러 문제를 해석하는데 대단히 편리하고, 인류의 지적 욕망을 충족시킴으로써 질병과 귀신, 의학과 무술의 경계를 분명히 구분하였다. 셋째, 이 이론체계에 기초한 해석에 의하여 이미 존재하고 있었던 실천 속에서 이론적 근거를 끌어냄으로써 실천의 성과를 강고한 것으로 하여 실천의 확신을 높였다.

따라서 陰陽五行說을 통해서 자연현상 전체의 일반 규율을 정확하게 파악할 수 있다. 이 학설이 의학에 도입되어 理·法·方·藥의 이론으로 연결되면서 이론체계의 골간을 이루게 되었다. 결국 陰陽五行說에 대한 정확한 이해는 한의학의 본질에 대한 파악에 있어서 근본이 된다고 할 수 있다.

2) 음양오행설의 본질

陰陽五行說은 天體의 운동에 대한 이른바 직관적 인식에 터 잡은 수리를 바탕으로 하는 하나의 생성학적 철학이 된다. 이에 五行은 陰陽의 質이며 陰陽은 五行의 氣이기에 결국 五行의 氣인 음양은 四時기후를 바탕으로 자연현상의 관찰방법이 되며 음양의 質인 오행은 四時기후를 바탕으로 자연현상의 관찰좌표가 되었다.

五行에서 行이라는 것은 陰陽의 氣가 行하는 것을 말하며 陰陽의 氣인 五行은 시간의 순서로 좌표를 세워 木은 春에 해당되고 陽이 어린 것이고, 火는 夏에 해당되어 陽이 盛한 것이며 金은 秋에 해당되어 陰이 어린 것이고, 水는 冬에 해당되어 陰이 盛한 것이다. 그리고 土는 中央으로 분석되고 四季에 해당되어 陽으로부터 陰으로 나아가는 상태를 나타내는 至陰인 陰과 陽의 中間인 것이다.

木	春	風	陰中之陽	陽이 어린 것	少陽
火	夏	暑	陽中之陽	陽이 盛한 것	太陽
土	長夏	濕火	至陰	陰과 陽의 중간	
金	秋	燥	陽中之陰	陰이 어린 것	少陰
水	冬	寒	陰中之陰	陰이 盛한 것	太陰

이를 陰陽離合의 관점에서 보면『呂氏春秋』에서는 "陰陽變化는 上下가 合하여 이루어지는 것으로 떨어지면 다시 합하고 합하면 다시 떨어지며…… 마치면 다시 시작하고 극하면 다시 반대로 간다"[18]라 하였고『老子』에서는 "道가 一을 생하고 一이 二

18)『呂氏春秋』, "陰陽變化 一上一下 合而成章 魂渾沌沌 離則復合 合則復離…… 終則復始 極則復反".

를 생하고 二가 三을 생하고 三이 萬物을 생한다"[19]라 하였음을 볼 때 一은 太極, 二는 陰陽, 三은 陰陽의 交로서 陰陽이 相分되는 兩端 외에도 陰陽交合의 중간상태가 있다는 것을 알 수 있다. 따라서 後漢의 魏伯陽은『周易參同契·三五至精圖』에서 木火는 左에 위치하여 陽을 이루고, 金水는 右에 위치하여 陰을 이루고 土는 陰陽의 中間에 위치하게 되는 것이다.

결국 일원적 실체인 陰陽의 分化는 다시 五行 즉 '金, 木, 水, 火, 土'를 生하고 있다. 즉 五行의 본원적 실체는 陰陽인 것이다. 이들 다섯 가지 요소는 陰陽의 集中·分化 및 混合 등으로 生하는 陰陽의 특수한 變形에 불과한 것으로 되어 있다. 五行質名은 이들 自體 현상을 지시하는 동시에 陰陽의 배합상태에 의한 현상적 차이를 표시하고 있다.

제 2 절 오행론과 인체생리

陰陽五行說은 인체의 생명현상을 오종세력의 균형에 의하여 인식함으로써 생리, 병리적 관찰의 기반을 형성함에 기여한다고 볼 수 있다. 따라서 五運은 인체현상의 節律에 該當한다. 이를「素問·天元紀大論」에는 "五運陰陽은 天地의 道이며 萬物의 綱紀이며 變化의 父母이며 生殺의 本始이다"[20]라 하였다.

1. 생명현상의 분석개념으로서의 오행

전일적인 의미를 담은 생명현상은 자생력의 근원을 나타내는 太極의 分合작용에 따라 陰陽이, 陰陽의 분합작용에 따라 五運으로 인식된다. 이것은 하나의 太極에서 둘로 분리되어 陰陽 즉 兩儀라고 한 것으로 氣의 작용이 輕淸한 것은 浮昇하여 火가 되고 重濁한 것은 沈降하여 水가 된다. 이러한 淸과 濁의 사이를 中氣, 즉 土라고 한 것이며 이것이 升降작용의 樞軸이 된다. 이와 같은 樞軸의 작용에 의하여 淸氣는 左(木)로 상승하여 上의 南方火로 변화하는 것이고, 濁氣는 右(金)로 하강하여 下의 北方水로 변화하는 것이다. 火로 化하면 熱하여지고 水로 化하면 寒하여지는 것이며 水에서 火로 변하기 전의 그 반은 상승하여 水와 火의 중간위치에 있을 때를 木이라고 하므로 木

19)『老子』, "道生一 一生二 二生三 三生萬物".

20)「素問·天元紀大論」, "五運陰陽者 天地之道也 萬物之綱紀 變化之父母 生殺之本始".

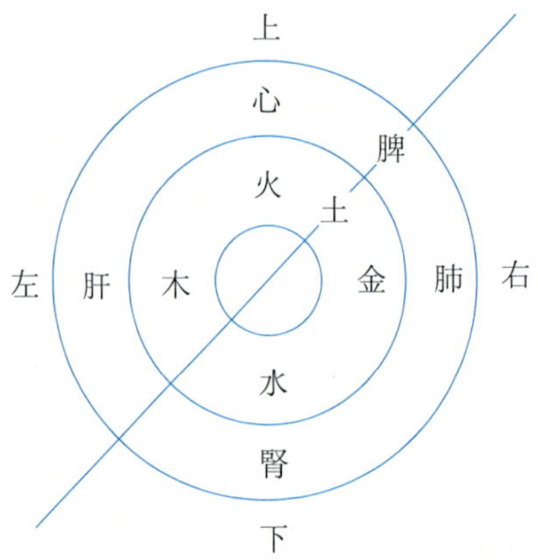

의 氣는 溫升한다. 이와는 반대로 火에서 水로 변화하기 전의 반은 하강하여 火와 水의 중간위치에 있을 때를 金이라 하므로 金의 氣는 淸降하는 것이다.

따라서 五運은 太極이 음양의 분화적 취지에 의거하여 분획하게 되며 이것을 인체의 五臟과 결부시켜서 위와 같이 太極圓周圖式을 만든다.

이에 脾와 土를 지나가고 있는 斜線으로 분계해 보면 陰陽과 五行이 두 가지의 배열조직방식을 취하고 있는 것을 알 수 있다. 이는 五行이 본래부터 특별한 체계가 아니라 단지 陰陽으로부터 추연된 것임을 뜻한다. 하나는 左가 木, 右가 金, 上이 火, 下가 水라는 조합방식으로서, 이는 陰陽五行의 對待관계, 즉 木이 陽, 金이 陰, 火가 陽, 水가 陰을 나타내는 것이고 다른 하나는 '土' 字에 의한 分界로서 土線을 기준으로 하여 左上에 있는 木火는 陽이 되고 右下에 있는 金水는 陰이 된다는 것이다. 이러한 조합방식은 五行의 生克관계를 나타내 주는 것이다. 木은 陽, 金은 陰이 되고 火는 陽, 水는 陰이 되며 土는 陽土로서는 陽, 陰土로서는 陰이 된다. 木과 金, 水와 火는 각각 對待관계를 이루고 있으며, 土는 그 자체로서 對待관계를 이루고 있다. 이는 「素問·天元紀大論」에서 "木金은 生成의 始終이며 水火는 陰陽의 徵兆이다"[21]라는 말이 있게 한 것이다. 따라서 木과 金을 잇는 선으로 경계를 삼아 上·下로 나누어 그것을 五臟과 결합시켜 보면 心은 上에 있으면서 그 氣가 浮를 주로 하고, 腎은 下에 있으면서 그 氣가 沈을 주로 한다는 사실을 알 수 있다. 또한 水와 火를 잇는 선으로 경계를 삼아 좌우로 나누어 보면 肝은 左에 있으면서 그 氣가 升을 주로 하고 肺은 右에 있으면서 그 氣가 降을 주로 한다는 것도 알 수 있게 된다. 그리고 이의 對待관계를 이루고 있는 것이 脾가 된다. 따라서 생명현상의 분석개념은 五臟의 설정을 드러내는 陰陽의

21) 「素問·天元紀大論」, "木金者 生成之始終也 水火者 陰陽之徵兆也".

升降작용과 中氣의 浮沈작용의 五行의 氣化기틀이 되는 것이다.

이러한 五行에 대한 인식방법의 기준은 자연계에 그 근거를 두고 있다. 즉 하루는 낮과 밤이라는 본질적인 의미와 밝은 기운과 어두운 기운으로 나타나는 현상적인 의미로 대별된 상태에서 인식할 수 있다. 이때 낮과 밤, 밝은 기운과 어두운 기운은 각각 待對의 관계를 가지며 이는 하루라는 개념에 의해 통일되는 관계를 가진다. 이는 바로 오행이 음양의 분화로서 표현되는데 하루에 있어서 그 기준은 合夜, 平旦, 日中, 黃昏이 된다. 이 기준에 따라 하루에 대한 본질과 현상의 의미를 동시에 표현하면 少陽, 太陽, 少陰, 太陰이 되고 이들 각각의 개념은 결국 음양의 분화인 밤이면서 밝은 기운을 가진 것이 陰中之陽(木), 낮이면서 밝은 기운을 가진 것이 陽中之陽(火), 밝은 기운과 어두운 기운을 함께 교차하여 가진 것이 至陰(土), 낮이면서 어두운 기운을 가진 것이 陰中之陽(金), 밤이면서 어두운 기운을 가진 것이 陰中之陰(水)으로서 설정되는 것이다.

결국 자연계에서 일어나는 모든 현상은 크게 다섯 종류로 파악될 수 있는데 그 대표적인 개념은 木, 火, 土, 金, 水의 五行이 된다. 동시에 이와 같은 오행의 개념은 음양분화에 포괄되어 오운적 의미로 이루어져 자연계 현상의 상호 연계성과 상호작용을 담고 있는 것이다. 대개 이들 상호관계를 설명함에 있어서는 서로 資生시키는 相生의 개념과 서로 制約시키는 相剋의 개념이 설정된다.

2. 인체에 대한 오행적 인식체계

인체에 대한 오행적 인식체계를 가진 五運의 형태는 木, 火, 土, 金, 水로 이들은 整體, 恒動관계에 있어 인체 내에서는 五臟六腑를 중심으로 五官(五竅), 五體, 五華로 연계하며 이들은 相生相克의 制化상태로 이루어진다. 이러한 五運의 변화는 五臟六腑를 중심으로 한 五官(五竅), 五體, 五華에서의 相生相克의 균형의 변화를 나타낸다. 이에 五運의 변화를 나타내는 證型은 병인에 따라 病位와 病情으로 이루어져 있으며 五行의 균형인 相生相克의 변화에서 찾을 수 있다.

1) 五臟 위치상의 오행기틀

제사시 살생된 동물을 기준으로 할 때 五臟의 실제 부위는 脾가 左에 있고, 肝은 右, 肺는 上에, 腎은 下에, 心은 中에 있으나, 五行의 속성에 따른 五臟의 이상적인 부위는 「素問・刺法論」에서 "肝은 左에서 생하고 肺는 右에서 장하고 心은 表에서 드러나고 腎은 裏에서 다스리고 脾는 使의 역할을 한다"[22]에서 말하는 것같이 木은 左에, 金은

右에, 火는 上에, 水는 下에, 土는 中에 있게 된다.

2) 臟腑 經絡상의 오행기틀

臟腑면에서는 腎과 膀胱이, 經絡면에서는 足少陰과 足太陽이 水에 속한다. 心, 小腸, 心包, 三焦 및 手少陰, 手太陽, 手厥陰, 手少陽이 火에 속한다. 肝, 膽 및 足厥陰, 足少陽이 木에 속한다. 肺, 大腸 및 手太陰, 手陽明이 金에 속한다. 脾, 胃 및 足太陰 足陽明이 土에 속한다.

또 五臟의 五行에 의한 신체조직과 기관 및 형상과의 분류 배속의 구체적 예를 표시하면 다음과 같다.

五臟	體	志	聲	竅	變動
腎	骨	恐	呻	耳	慄
心	脈	喜	笑	舌	厥
肝	筋	怒	呼	目	握
肺	皮毛	憂	哭	鼻	咳
脾	肉	慮	歌	口	噦

臟腑 사이의 관계도 五行의 상호관계에 의하여 설명된다. 예를 들면 腎은 肝을 生하고, 肝은 心을 生하며, 心은 脾를 生하고, 脾는 肺를 生하고, 肝은 脾를 克하고, 脾는 腎을 克한다. 또한 腎은 心을 克하고 心은 肺를 克하고 肺는 肝을 克하고 肝은 脾를 克하고 脾는 腎을 克한다.

3) 생리, 병리현상에의 오행기틀

모든 臟腑의 생리적 현상이든, 병리적 현상이든 모두 五行의 사고로 개괄된다. 五臟의 相生·相克 관계가 정상이면 생리적 현상이고, 五臟의 相生·相克이 이상으로써 不生, 相乘·相侮가 나타나면 병리적 현상이다. 또 「素問·宣明五氣論」에서는 "心은 脈을 주관하고 肺는 皮를 주관하고 肝은 筋을 주관하고, 脾는 肉을 주관하고 腎은 骨을 주관한다"[23]라 하여 五臟의 신체 조직과 주관에 대하여 말하였다. 보통은 五臟과 五體(筋, 脈, 肉, 皮, 骨)에 생리적 관계가 내재하므로, 五臟이 정상이면 그것이 주관하

---

22) 「素問·刺法論」, "肝生於左 肺臟於右 心部於表 腎治於裏 脾爲之使".

23) 「素問·宣明五氣論」, "心主脈, 肺主皮, 肝主筋, 脾主肉, 腎主骨".

는 五體도 정상이다. 만약 五臟에 病變이 발생하면 五體에도 반영된다. 예를 들면 肝病은 筋에 나타나서 手指를 굳게 握掌하거나 痙攣하기도 한다. 脾病은 肉에 나타나서 살이 빠지는 것 등이다.

4) 病因 분류에의 오행기틀

한의학에서 病因을 주로 六淫, 七情에 귀속시킨다. 六淫은 風, 寒, 暑, 濕, 燥, 火이고, 七情은 喜, 怒, 思, 悲, 憂, 恐, 驚이다. 五行學說에서 六淫의 風은 木에, 寒은 水에, 燥는 金에, 濕은 土에, 暑와 熱은 火에 배속한다. 七情의 怒는 木에, 喜는 火에, 思는 土에, 悲와 憂는 金에, 恐과 驚은 水에 배속한다. 만약 五志(怒, 喜, 思, 憂, 恐)가 太過하면 五臟에 病變이 생길 수 있다. 예를 들면 大怒는 肝을 손상하고, 大喜는 心을 손상하며, 思慮는 脾를 손상하고, 悲憂는 肺를 손상하며, 恐怖는 腎을 손상한다. 이리하여 오행의 속성에서 병인을 찾을 수도 있다.

5) 證候와 體徵分類에의 오행기틀

여러 證候와 體徵을 五行에 의해 분류할 수 있다. 또 그에 의거해서 질병부위를 확정할 수 있다. 예를 들면 眩暈, 拘攣(頭痛, 眩暈, 痙攣)에 의한 四肢의 屈伸障碍, 面靑, 脈弦인 경우는 木, 肝에 속한다. 神昏, 譫語(의식장애, 헛소리), 面赤, 洪脈인 경우는 火, 心에 속한다. 구토, 下痢, 面黃, 濡脈인 경우는 土, 脾에 속한다. 咳嗽, 氣喘(기침, 호흡곤란), 面白, 浮脈인 경우는 金, 肺에 속한다. 遺精, 陽痿, 面黑, 沈脈인 경우는 水, 腎에 속하는 등이다. 內臟의 精氣는 채색으로써 안면에 맥상으로 나타나므로 古人은 맥진과 안색의 진단(色診)을 중시하였다. 色診과 脈診을 결합하면 객관적으로 질병의 정황을 대체로 이해할 수 있다. 이를 「素問・五臟生成論」에서 "脈診과 色診을 잘 결합해서 진단하면 萬全을 기할 수 있다"[24]고 하였다. 이러한 色診과 脈診에 의해 病狀을 판단하는 데는 오행의 相生・相克을 고려해야 한다. 예를 들면 「靈樞・邪氣臟腑病形」에서 "색과 맥이 부합하지 않은 경우 相勝의 맥을 득하면 死이며 相生의 脈을 득하면 病이 나아지는 것이다"[25]라 한 것처럼 肝病으로 안면이 靑色이고 弦脈이 나타난 경우는 色診과 脈診이 부합되는데, 이것이 浮脈인 경우는 相勝의 脈(金克木)이며 逆이 된다. 또 洪脈인 경우는 相生의 脈(木生火)이며 順이라 할 수 있다.

---

24) 「素問・五臟生成論」, "能合脈色 價以萬金".

25) 「靈樞・邪氣臟腑病形」, "具其色而脑不得其脈 反得其相勝之脈 則死矣 得其相生之脈 則病已矣".

6) 病機분석과 치료에의 오행기틀

증후에 의거해서 질병부위를 확정한 다음 五行의 상호관계를 이용해서 그 증후의 발병기전을 구체적으로 분석하여 병인이 그 臟器 자체를 發病케 하였는지, 타 臟器에 병이 파급되어 발병한 것인지를 파악하여 그 臟器에 이상이 생긴 원인을 찾아내는 것이다. 예를 들면 환자가 운동장애, 痙攣拘急을 나타낸 경우 이는 五行의 분류상으로는 木病, 肝病에 속하며, 그 發病은 肝(木) 자체가 병들었다고도 생각되지만, 또 他 臟器의 疾病에 의한 영향으로 發病하였다고도 생각할 수 있다. 즉 肝은 心에 대해서는 木生火의 관계이고, 腎과는 水生木의 관계이며 脾와는 木克土의 관계이고, 肺와는 金克木의 관계이므로 心, 腎, 脾, 肺에 病이 있으면 모두 肝에 영향을 미칠 수 있다. 肝 자체가 병든 경우이면 직접적으로 肝을 치료하는데, 타 臟器의 질병에서 영향을 받은 경우는 그 영향을 준 臟器를 주로 치료하게 된다. 病機의 차이에 따라 진단, 치료도 달라진다. 여기서 病機와 연계되어 각기 배속된 바를 맡는 것은 五臟의 定位와 五氣의 定性에 대한 이론을 활용할 필요성을 말하며, 또 먼저 오행간의 연계는 定位, 定性 외에 그 상생상극상관관계를 명확히 분석할 필요성을 말한 것이다.

7) 예방의학에의 오행기틀

질병에 대하여 미연에 다스려야 함을 강조한다. 五行學說에서 子의 病은 母에 파급되고 母의 病은 子에게 파급되며, 主病은 從으로 파급되고, 從病은 주로 파급되며 어느 一臟의 病이 다른 四臟에 필연적으로 상생상극에 따라 영향을 미치는 것으로 본다. 임상에 있어서도 이 이론에 의거하여 조기에 처치하면 사전에 예방할 수 있다. 예를 들면 肝實證이 脾胃를 克制하는 경우에 먼저 脾胃를 튼튼하게 하여 脾胃가 손상을 입지 않도록 하면 병이 빨리 완쾌된다. 그리고 肝虛가 오래되어 정상적인 기운을 회복할 수 없는 경우에 비록 腎臟이 虛하지 않더라도 滋腎의 치법을 병행하면 간장의 기능회복을 촉진시킬 수 있다.

제 4 장

육기론 및 육기론적 생리체계

제 4 장 육기론 및 육기론적 생리체계

신민규

제 1 절 육기론

1. 육기의 기본 개념

天地人 宇宙의 구성요소인 사람이 小宇宙로서 人身은 자연인 天地와 相應하는 구조를 갖게 되어 자연의 축소판으로 활동한다는 것이 『黃帝內經』의 정신이다.

우주에 생동력 있게 끊임없이 운동하는 것을 大氣라고 하였다. 충만하게 꽉 찬 대기는 우주 만물의 근원이라 天元이라고 말하며, 莫大하여 헤아리기 힘드나 변화에는 일정한 규율이 있는 것이다.[1] 天地의 氣는 항상 상호작용하고 있고, 大宇宙는 週期性을 갖고 순환을 반복하며, 순환운동은 春 夏 秋 冬의 시간 흐름에 따라 生 長 化 收 藏하는 변화현상으로 나타난다. 小宇宙인 인간이 대자연의 변화하는 법칙에 순응하는 것으로 개체의 생명이 합리적이고 효율적으로 발현한다.[2] 인간의 생명활동과 자연계의 陰陽변화는 끊임없이 상통하고 있는 것이다.[3]

대기권의 하늘 기운을 6가지로 분류하여 이를 六氣라고 한다. 六氣가 땅으로 들어와 생긴 5가지 세력의 기운을 자연에서 象을 취하여 五行이라고 명명하니 五行은 六氣에서 생성된다. 하늘에서 내려온 찬 기운인 水는 땅에 고이고, 땅에서 올라오는 더운

---

1) 洪元植 校合編纂, 精校 黃帝內經素問・天元紀大論66, 東洋醫學研究院, p. 198, "厥陰之上 風氣主之, 少陰之上 熱氣主之, …… 所謂本也, 是謂六元".

2) 洪元植 校合編纂, 精校 黃帝內經・靈樞・邪客篇 71, 東洋醫學研究院, p. 298.

3) 黃帝內經・素問・生氣通天論・3, 앞의 책, p. 16.

기운인 火는 지상에 모인다. 水가 이동하여 생기는 기운을 木이라 하며, 상승하는 기운을 말한다. 火가 이동하면서 생기는 기운을 金이라 하며, 金은 하강하는 기운을 의미한다. 上下의 水火가 교류하고, 左右의 木金이 상통하는 근본이 土[땅]에 있어서 後天의 근원으로 삼는다. 그러므로 天地 사이의 寒暑 二氣를 기초로 형성된 六氣는 五行으로 통합되어 서로 만나 교감하게 된다.

하늘의 기운은 방위별 특징에 따라 動하는 기운을 10등분하여 天干이라고 하며 속성에 따라 오행으로 분류한다. 天干은 地氣가 상승하여 하늘에 모인 것으로 땅의 기운이 내포되며, 地支는 天氣가 하강하여 땅에 모인 것으로 하늘의 기운이 내포되기 때문에 이를 통해 地支는 暗藏을 갖게 되므로 경우에 따라 暗藏은 구체적인 분석에 활용된다. 六氣는 하늘 기운이 내포된 12支의 對衝으로 나타나는 陰陽 변화의 결과로 五行으로 표현된다. 예를 들면 '子午[對衝] 少陰[陰陽] 君火[六氣와 五行]' 등으로 표현한다.

하늘에서 하강하는 六氣의 영향은 지구의 공전에 따라 춘하추동의 사계절이 순번을 어기지 않고 이어간다. 매년 '巳亥 厥陰 風木'을 시작으로 '子午 少陰 君火', '寅申 少陽 相火', '丑未 太陰 濕土', '卯酉 陽明 燥金', '辰戌 太陽 寒水'로 순환하는데 이를 主氣라고 한다. 마땅히 잊지 말아야 할 것은 天氣가 하강하여 地氣와 상합하는 과정에서 地支의 기운이 생성된다는 사실이다. 그 결과 12地支와 三陰三陽, 風寒暑濕燥火의 六氣 및 木火火土金水의 五行이 동시에 맞물려 動的인 변화가 나타나게 되는 것이다.

2. 君火와 相火

天地의 운동은 인간이 존재하는 地球와 太陽系의 상호작용으로 나타난다. 간단히 생각하면 지구와 태양과 달의 관계로 언급된다. 우주에 꽉 차서 존재하는 五運의 기운은 운동 시작부터 지구의 주위에 집중된다. 지구가 23.7° 기울어져 自轉하고, 태양의 주위를 公轉하는 특징 때문에 지구는 中虛하여져서 五行의 氣를 모두 포용할 수 있는 德뿐만 아니라 뿌리가 없는(無根의) 새로운 火가 만들어지는데 이를 相火라고 한다. 물론 五運으로부터 지구가 포용한 太陽[해]의 뜨거운 기운인 火는 君火로서 작용하여 六氣로서는 暑氣로 발현된다. 다시 말하면 六氣는 五運이 지구에서 현실화되어 대기권에서 작용하는 구체적인 기운이다. 따라서 相火는 지구에만 존재하는 기운이다.

君火는 지상에서의 태양열이다. 만물은 태양열에 의하여 보존되고 생육된다. 태양열은 단순히 우리가 느끼는 태양광선만을 의미하지 않고, 밤에도 간접적으로 태양열을 받아 지구는 일정한 온도 즉 恒溫을 유지하게 되는데 이를 君火의 역할이라고 하겠다. 엄밀하게 말하면 相火는 君火의 작용 중의 하나인 것이다.

相火는 항온 중에서 나타나는 일과성의 火熱로서 君火라고 하는 항온이 있기 때문에 발생할 수 있다. 相火는 예시하면 장작불이나 난로불 등으로 인한 인공적인 火를 의미하며, 인체에서는 식사 · 운동 · 갑작스런 흥분 등 인위적인 일과성 발열을 相火라고 말할 수 있다.

3. 삼음삼양의 기본 개념

하늘에 해와 달(日月)이 있어 寒暑의 변화가 생기고, 寒暑의 변화가 움직임으로써 陰陽이 생긴다. 그러므로 陰陽이 생성되는 근본은 하늘의 해와 달에 있다. 日月의 운동에 의하여 寒暑가 생기는 기후의 변화는 곧 陰陽의 작용으로 땅에 있는 만물에 영향을 미치게 된다. 낮은 陽이 되고 밤은 陰이 되므로, 陰은 寒하여 水에 속하고 陽은 熱하여 火에 속하게 되어 天地 사이에 水火의 작용이 나타나는 이유가 된다.

1년의 기후를 寒熱[寒暑]과 陰陽으로 나누면 봄과 여름은 熱하여 陽에 속하고, 가을과 겨울은 寒하여 陰에 속한다. 그런데 陰陽에도 大中小가 있어 陰을 三陰으로 나누고, 陽을 三陽으로 나누어 三陰三陽을 제정한 것이다.

1) 三陰三陽의 名義와 月 배속

純陽無陰이 있는 巳月[양력 5월]에서부터 厥陰[巳亥], 午月[양력 6월]의 少陰[子午], 未月[양력 7월]의 太陰[丑未]으로 배속하여 해당 月의 기운으로 三陰의 이름을 정하고, 申月[양력 8월]에서부터 少陽[寅申], 酉月[양력 9월]의 陽明[卯酉], 戌月[양력 10월]의 太陽[辰戌]으로 배속하여 純陰無陽이 있는 亥月[양력 11월]의 前月인 戌月까지 해당 月의 기운으로 三陽의 이름을 정한 것이다.

일 년 12월 중 寅月은 초봄으로 立春과 雨水의 節氣가 있고, 冬至에 생긴 陽이 地表로 솟으려고 하는 시기이므로 陽의 시작을 의미하는 달이다. 陽의 일생은 봄에 胎動하고, 여름에 大盛하며, 가을에 세력을 마치는데, 이 기간이 제일 길고 세력이 커서 太陽이라 하고 일명 巨陽이라고도 한다.

午月은 한여름으로 芒種과 夏至의 節氣가 있고, 夏至는 낮의 길이가 가장 길고 태양이 최고로 높아 밝으므로 陽明이라 하며, 낮은 밝고 熱은 陽에서 생긴다는 의미를 陽明이 갖고 있다. 그리고 午月은 寅月과 戌月 사이에 위치하여 寅月의 太陽과 戌月의 少陽이 양쪽에서 비추므로 陽明이라고 한다.

戌月은 늦가을로 寒露와 霜降의 節氣가 있고, 늦가을에는 陰이 많고 陽이 적으므로 少陽이라 하고, 태양의 길이는 짧지만 햇볕이 따가우므로 陽氣의 暴急함을 상징한다.

子月은 한겨울로 大雪과 冬至의 節氣가 있고, 冬至는 밤의 길이가 가장 길고 태양이 가장 짧아 陰氣가 많으므로 太陰이라고 한다.

辰月은 늦봄으로 淸明과 穀雨의 節氣가 있고, 이때는 陰氣가 거의 없어지고 陽氣가 盛하는 시기로 陰氣는 그림자만 남게 되어 厥陰이라 하고, 厥은 短의 의미로 陰이 거의 가 버리고 짧게 남았음을 뜻한다.

亥月은 초겨울로 立冬과 小雪의 節氣가 있고, 얼음이 얼기 시작하고 純陰無陽의 시기로 한 겨울을 앞두고 있어 陰氣는 나타나지만 그 힘이 약하므로 少陰이라고 한다.

少陰이 申月에 배정되지 않고 亥月로 정해진 이유[4]를 살펴보기로 한다. 三陰을 형성하는 水는 申子辰의 三合이고, 申金은 金生水의 이치로 子水를 생하지만 辰土가 土克水로 水의 기운을 弱하게 하므로 三陰의 기운도 弱하게 된다. 그러므로 水의 기운을 돕기 위하여 少陰을 亥月에 배속시켜 약해진 三陰의 결점을 보완한 것으로 판단된다.

申月은 寅申 少陽相火가 생성되는 곳이고, 三合五行의 火局에서 申月은 少陰君火의 자리가 된다. 少陰君火는 人身에서 가장 중요한 火이고, 少陽相火의 少陰君火 보필은 相火의 제일 큰 임무가 된다. 그러므로 少陰이 申月에 배속되면 少陰君火의 영향 때문에 寅申 少陽相火의 활동이 위축[火克金]되므로 少陰이 純陰無陽의 亥月에 배속되어 戌月에 있는 少陽의 보호[相火]를 받게 된다. 亥月은 1년의 無極이 있는 月로 太極 운동을 잉태하고, 純陰無陽의 어둡고 은밀한 때다. 다음 달인 子月에는 冬至가 있어 一陽이 생기므로 亥月은 少陰君火의 德을 베풀기 좋은 때가 된다. 요약하면 少陰을 純陰無陽의 가장 어둡고 은밀한 곳인 亥月에 배속시킨 이유는 戌月에 있는 少陽相火의 기운을 받고, 冬至에 생하는 陽氣를 少陰君火의 힘으로 돕기 위한 것이다.

申子辰 三合의 水局과는 달리 少陰이 申月에 배속되지 않는다. 少陰은 君火로 人身의 생명 활동에 가장 중요한 火인 동시에 人身의 전체적인 조화를 관장하고 있다. 그러므로 少陰이 六經의 無極에 해당하고, 純陰無陽인 亥月에 배속시켜 純陰에서 少陰君火가 탄생됨을 암시하고 있다.

2) 三陰三陽과 氣血의 多少

一年 중 자연의 수액과 기운의 관계를 살피면 땅에서 陽氣가 상승하는 歲半年은 水

4) 김홍기 · 신민규, 醫易問答 2 六經 · 經脈, 集文堂, 2007, pp. 81-84.

<표 4-1> 六經의 氣血多少－『黃帝內經・血氣形志篇』

六經 [月]	氣血多少	六經 [月]	氣血多少
太陽經[寅]	多血少氣	少陽經[戌]	多氣少血
厥陰經[辰]	多血少氣	少陰經[亥]	多氣少血
陽明經[午]	多血多氣	太陰經[子]	多氣少血

分의 상승을 주도하며, 天氣가 하강하는 歲半後는 寒氣의 하강이 중심이 된다. 그러므로 寅月[양력 2월]과 辰月[양력 4월]은 水가 많으나 寒氣는 적다. 午月[양력 6월]은 夏至에 一陰이 생기고 熱氣가 크게 盛하여 초목에 진액이 많아진다. 戌月[양력 10월], 亥月[양력 11월], 子月[양력 12월]은 찬 기운이 많으나 수분은 적어진다.

자연의 水液과 寒氣는 人身에서는 脈管의 '血'과 表部의 '經氣'를 말한다. 자연과 인체는 상응하는 까닭에 寅月에 배속된 太陽과 辰月에 배속된 厥陰은 多血少氣하나, 오직 午月에 배속된 陽明은 氣血이 모두 이곳에서 생기므로 多血多氣하게 된다. 戌月에 배속된 少陽, 亥月에 배속된 少陰, 子月에 배속된 太陰은 모두 多氣少血한다.[5]

이렇게 각각 經脈에 氣血의 多少가 같지 않음으로 인하여 刺鍼時에 補瀉의 필요성이 있게 된다. 즉 '많은 것은 瀉해도 가능하며, 적은 것은 補해 주어야 한다'는 원칙을 활용하는 것이다.

3) 氣血多少와 臟腑 기능

太陽은 多血少氣로 膀胱과 小腸을 배속한다. 이는 膀胱은 족태양으로 多血을 要하고, 小腸은 수태양으로 多氣를 요하는 생리기능을 갖는다. 陽明은 多血多氣로 胃와 大腸을 배속한다. 이는 胃가 족양명으로 多血을 요하고, 大腸은 수양명으로 多氣를 요하는 생리기능을 갖는다. 少陽은 多氣少血로 膽과 三焦를 배속한다. 膽은 족소양으로 少血을 요하고, 三焦는 수소양으로 多氣를 요하는 생리기능을 갖는다.

厥陰은 多血少氣로 肝과 心包를 배속한다. 이는 肝은 족궐음으로 多血을 요하고, 心包는 수궐음으로 少氣를 요하는 생리기능을 갖는다. 少陰은 多氣少血로 腎과 心을 배속한다. 腎은 족소음으로 少血을 요하고, 心은 수소음으로 多氣를 요하는 생리기능을 갖는다. 太陰은 多血少氣로 脾와 肺를 배속한다. 脾가 족태음으로 少血을 요하고, 肺는 수태음으로 多氣를 요하는 생리기능을 갖는다.[6]

---

5) 黃帝內經・素問・血氣形志篇 24, 앞의 책, p. 95.
6) 金熙完 등 共著, 東醫生理學, 경희대학교 출판국, 1993, p. 132.

4. 삼음삼양과 육기의 관계

陰陽으로 표현되는 六經[예; 太陽經]은 標가 되고, 六氣는 기운을 認知할 수 있는 실체[예: 寒熱燥濕]로서 本이 된다. 즉 三陰三陽과 六氣는 標本의 관계이다.

三陰三陽의 月別 배속은 陰陽이 실체가 없기 때문에 해당 月의 기후의 특징으로 가늠하고자 하는 것을 목표로 한다. 그러나 보다 구체적인 기후변화를 분석하기 위하여 主氣와 客氣의 상호관계를 통해 그 변화를 예측하게 된다.

1) 六氣의 年中 변화 규율

환경기후인 六氣는 一年을 週期로 규칙적 또는 불규칙적으로 변화한다. 일 년 365일을 六步로 나누어 각각의 기후를 六氣라고 하는데, 그 각각은 初氣, 二氣, 三氣, 四氣, 五氣, 終氣라고 한다. 변하지 않는 규칙적인 春夏秋冬의 기후인 主氣는 五行의 相生 순서대로 진행되며 三陰三陽으로 표시한다. 즉 木 → 君火 → 相火 → 土 → 金 → 水인 厥陰 → 少陰 → 少陽 → 太陰 → 陽明 → 太陽이다.

한편 매년 변화되는 불규칙적인 當年의 기후인 客氣는 그해의 정해진 天干地支[甲子年]의 地支에 따라 司天과 在泉이 정해져, 이에 의해 三陰三陽의 순서 즉 厥陰[一陰], 少陰[二陰], 太陰[三陰], 少陽[一陽], 陽明[二陽], 太陽[三陽]으로 정한다.

司天의 기운은 세반년(歲半年)의 상반기를 주관하는데 六步의 第三氣가 이에 해당되며, 在泉은 하반기를 주관하는 기운으로 終氣가 맡는다. 예를 들면 甲子年 客氣의 순서는 地支인 '子'에 따라 子午少陰君火가 司天 기운이 되어 三氣에 위치하게 된다. 그러므로 少陰(3) → 太陰(4) → 少陽(5) → 陽明(6) → 太陽(1) → 厥陰(2)이 되어 陽明이 在泉을 주관한다.

연중 기후는 客氣와 主氣가 만나 변화하는 현상으로 분석하게 되는데 이를 '客主加臨'이라고 한다. 먼저 三陰三陽의 특징으로 나타나는 기후를 알아야 한다. 厥陰은 多風 小雨하고, 少陰은 濕熱 小雨하고, 太陰은 多濕 多雨하며, 少陽은 暴急 無雨하고, 陽

<표 4-2> 乙丑年의 客氣 순서

	丑未 太陰 濕土 ⟶	太陰[三氣; 司天]
		[司天]
少陰[二氣]	太陰[三氣]	少陽[四氣]
厥陰[初氣]	太陽[終氣] [在泉]	陽明[五氣]

<표 4-3> 每年 主氣의 순서

主 氣	初 氣	二 氣	三 氣	四 氣	五 氣	終 氣
六經 [五行; 季節]	厥陰 [風木; 春]	少陰 [君火; 初夏]	少陽 [相火; 盛夏]	太陰 [濕土; 長夏]	陽明 [燥金; 秋]	太陽 [寒水; 冬]
節 氣	大 寒	春 分	小 滿	大 暑	秋 分	小 雪

<표 4-4> 甲子年의 客主加臨

陽明	少陽	太陰	少陰	厥陰	太陽	[客氣]
太陽 (終氣)	陽明 (五氣)	太陰 (四氣)	少陽 (三氣)	少陰 (二氣)	厥陰 (初氣)	[歲運; 木運太過] [主氣]

明은 乾燥 無雨하고, 太陽은 多寒 無雨하다.

2) 갑자년 기후변화의 분석

세운(歲運)의 太過와 不及은 天干에서 陽干[甲丙戊庚壬]은 태과이며, 陰干[乙丁己辛癸]은 불급이다. 歲運은 天干 對衝[甲乙 丙丁 戊己 庚辛 壬癸]의 '化氣五行'으로 정해지니 甲子年은 甲乙化木하여 木運이 된다. 즉 갑자년은 木運 太過年이 된다.

太過年의 기운은 初氣가 한 해의 시작인 大寒日 13일 前에 들어오니 지난해의 終氣는 대한 13일 전에 마땅히 물러나며, 不及年의 기운은 初氣가 대한 13일 후에 들어오니 지난해의 終氣는 대한 후 13일까지 머물렀다가 물러난다. 天道의 순환은 계속되므로 태과 후에는 불급이 오고, 불급 후에는 태과가 온다.

① 갑자년의 初氣

厥陰 風木[主氣]에 太陽 寒水[客氣]가 더해지니, 기후는 겨울의 寒氣가 아직 물러서지 못하고 봄은 寒이 늘 감돈다. 입춘은 大寒과 다를 바 없고, 雨水에도 해동이 되지 않는다. 경칩에 햇빛이 따듯해지면 얼음이 녹기 시작한다. 이때는 溫하고 寒하기 때문에 感寒하기 쉽다. 기후의 특징은 多風 多寒 小雪을 예측한다.

② 갑자년의 二氣

少陰 君火에 厥陰 風木이 加해진 상태로 春分에는 계곡의 물은 흐르지만 협곡의 얼음은 아직도 있고, 바람이 많고 처음은 가물고 후에 비가 온다. 清明에는 비가 많고 溫氣가 動한다. 朝夕의 風寒으로 感寒하기 쉽다. 穀雨에 꽃이 피기 시작하고 비가 많

이 온다. 立夏에는 바람이 많고 비가 적다.

③ 갑자년의 三氣

少陽 相火 위에 少陰 君火가 더해진 것으로 '君火在上而 相火在下'로 '無民病'이다. 기후는 暴溫하여 사람들은 모두 해방이다. 小滿에는 빠르게 덥고, 芒種에는 초여름 기분은 없으나 아침에 따듯하고 저녁에는 춥다. 夏至에는 갑자기 따듯해지니, 運氣가 이때부터 바뀌기 시작한다. 小暑에는 비가 조금 오고 열이 많다.

④ 갑자년의 四氣

主氣와 客氣가 함께 太陰 濕土이다. 大暑에는 크게 濕하고 크게 熱하다. 立秋에는 큰 비[雨]로 토사(土砂)가 무너진다. 處暑에는 비가 그치고 소나기가 있다. 白露에는 덥고 가을의 서늘함이 아직 없다.

⑤ 갑자년의 五氣

陽明 燥金 위에 少陽 相火가 더해져, 이 節氣에는 거의 비가 없다. 秋分에는 늘 덥다. 寒露와 霜降에는 오히려 가물고 따듯하다. 立冬에는 따듯하고 비가 없다.

⑥ 갑자년의 終氣

太陽 寒水 위에 陽明 燥金이 가해진다. 小雪과 大雪 모두 춥지 않다. 冬至에는 춥지 않아 눈이 오기 쉬우며, 天氣가 바뀐다. 小寒에는 추위는 급히 오고[金生水], 눈은 오히려 적다.

이와 같이 일 년의 기후변화의 특징을 살피고 변화에 다른 질병의 推移를 예측하여 그 예방과 질병 발생의 경우는 치료에 대처하게 된다. 일반적인 원칙은 主氣[下]와 客氣[上]가 五行의 生克의 상황에 따라 판단한다. 즉 '上生下'하면 병 발생이 없고[順], '下生上'하면 逆症의 병이 생기며[逆], '上克下'하면 輕症의 병이 발생하고[微順], '下克上'이면 심한 逆症의 병이 생기며[大逆], '上下比和'(예; 太陰과 太陰)이면 병이 없다[順無].

運氣論은 운용에 따라서 그 정확성에 논란이 분분한 것이 사실이다. 그 주된 이유는 氣의 변화가 기울(氣鬱), 천정(遷正), 불천정(不遷正), 퇴위(退位), 불퇴위(不退位) 및 해당 年의 歲運의 영향 등을 어떻게 판단하느냐에 따르기 때문이다. 지금까지 다루어 온 내용보다 높은 차원의 지식과 판단을 요하는 것으로 運氣論의 활용에 대한 연구가 앞으로도 필요하다.

5. 육기의 성질과 작용

風은 動하는 성질이 있어 運動작용을 하며, 火는 溫하는 성질이 있어 熱작용을 한다. 寒은 堅하는 성질이 있어 凝結작용을 하며, 暑는 蒸하는 성질이 있어 熱작용을 한다. 燥는 乾하는 성질이 있어 收縮작용을 하며, 濕은 潤하는 성질이 있어 生化작용을 한다.7) 熱과 暑의 熱작용을 구분할 때 暑가 主動的이라면 熱을 標化的으로 작용한다고 본다.8)

① 風

기후의 寒暑의 편차로 발생하여 皮膚 經絡으로 침투하는 外風과 인체에서 寒熱의 편차로 內生하여 肝의 本氣에 영향하는 內風으로 구분하는데 발현되는 주요 病症으로 外風은 振寒, 汗出, 頭痛, 身重, 惡寒 등9)과 內風은 도현(掉眩)이10) 나타난다.

기운이 교차하는 때에 水火가 합하여 風을 생하며, 風은 先寒 後熱하는 병증 발현의 특징을 갖고 肝經脈에 熱結이 되면 內外의 風이 相應한다. 先寒은 太陽症이고, 後熱은 陽明症이며, 사한사열(乍寒乍熱)은 少陽症으로 나타나는데 寒熱의 相搏으로 六腑[消化器]에 발병되어 挾食傷脾하게 된다. 風邪는 末疾로 手足에 痲痺로 잘 나타나며 流動할 때 先入血하고 次入筋하여 病症이 출현한다.

風은 流動의 성질이 있으나 乘氣하는 정도에 따라 병증이 다르다. 緩症은 發熱 頭痛 泄瀉, 輕症은 육윤(肉瞤) 痲痺, 重症은 氣急 嘔逆, 急症은 角弓反張 등으로 구별된다.

風은 動靜에 따라 그 변화가 다른데 動하면 生熱하여 人體의 上部로 진입하여 三焦에 전하면 上下體가 모두 熱하게 되는데 이를 '風熱'이라고 한다. 靜하면 生寒하여 風寒은 人體의 下部로 진입하여 大腸에 積하면 '聚'라고 한다.

② 寒

寒이 陰邪로 작용하여 肌膚로 침범하는 것을 '傷寒'이라 하고, 寒邪가 裏로 直中하

7) 黃帝內經・素問・五運行大論篇 67, 앞의 책, p. 237.
8) 尹吉榮, 東醫學方法論硏究, 成輔社, 1983, p. 79.
9) 黃帝內經・素問・骨空論・60, 앞의 책, "風從外入 令人振寒 汗出頭痛 身重惡寒".
10) 黃帝內經・素問・至眞要大論・74, 앞의 책, "諸風掉眩 皆屬於肝".

여 臟腑를 손상시키는 경우를 '中寒'이라고 한다. 先天的으로 不足하거나 後天的으로 生冷 飮食物의 섭취 혹은 寒凉약물 過用 등으로 陽氣가 不足하게 되면 '內寒'이 발생하게 되는데 이와 같이 陽虛內寒의 경우에는 쉽게 外寒이 침투하게 된다. 이때는 體溫을 유지하는 기능을 상실하여 모습이 파리하고, 따듯한 것을 좋아하고, 四肢는 싸늘하고, 맑은 수액을 吐하고, 消化되지 않은 泄瀉와 맑은 小便을 보며, 몸이 무겁고 눕기를 즐긴다.

寒의 侵入으로 表에서 衛氣의 鬱結로 經氣가 停滯되면 惡寒, 發熱, 無汗, 頭項强痛 등을 야기하고, 關節에 머물러 筋骨에 痛症이 나타나고,[11] 血에 파급되어 血이 凝滯되고,[12] 水液대사에 영향 津液이 정체하여 痰飮生成, 咳嗽氣喘, 關節刺痛, 局所痲木 등 병증과 三焦의 氣化작용이 부진하게 된다.

③ 暑

夏月에 元氣가 훼손되거나 陰分이 부족할 때 暑熱의 邪가 침입하면 暑病이라고 한다.[13] 熱邪는 人身의 上部로 感受하여 항상 직접 陽明으로 침입하여 先入 脾胃에 먼저 들어간다. 暑邪는 쉽게 津液을 손상하고 氣를 소모하게 한다.

暑熱의 침투 經路는 먼저 氣分에 들어온 후 營血로 傳入되고, 心包로 侵入하면 高熱 神昏 肢冷의 증상이 출현하는데 이를 暑厥證이라고 한다. 만일 肝風을 자극하여 發熱 項强 추요(抽搐) 등의 증상이 나타나면 이를 暑風證이라고 하며, 肺絡을 손상하여 血이 妄行하여 喀血이 출현하면 이를 暑瘵證이라고 한다. 發病 後期에 이르면 眞陰枯渴로 肝腎陰이 損傷되어 虛風이 內動하게 된다.

④ 濕

濕은 잘 流動하지 않고, 빠르거나 느리지도 않고, 잘 凝結하지 않는 특성이 있다. 또한 다른 六氣에 의하여 風濕, 濕熱, 寒濕, 濕痰 등으로 變形된다. 濕은 上에 있으나 아주 높게 있지 않고, 下에 있으나 陷하지도 않고 四方에 가로퍼지게 되는데 가운데 充滿하여 人身의 五臟에 들어간다. 다른 六氣는 侵入에 있어 六腑에 그치나 濕은 五臟에 쉽게 들어간다. 그 이유는 胃가 陽明燥이고 脾가 太陰濕으로 脾土로부터 他臟에

---

11) 黃帝內經·素問·擧痛論 39, 앞의 책, "寒氣入經而稽遲 泣而不行 客於脈外則血少 客於脈中則氣不通 故卒然而痛", "痛者 寒氣多也".

12) 黃帝內經·素問·五臟生成篇 10, 앞의 책, "血凝於膚者爲痺".

13) 黃帝內經·素問·熱論篇 31, 앞의 책, "凡病傷寒而成溫者 先夏至日者爲病溫 後夏至日者爲病暑 暑當與汗皆出 勿止".

濕이 橫布하기 때문이다.

濕의 性이 寒熱에 따라 변하는바 寒하면 초기에는 水를 만들고 나중에는 凝結하여 積聚가 되며, 熱하면 氣化하여 초기에는 火를 만들고 마지막에는 燥가 된다.

濕이 邪氣가 되어 侵入하는 경우 음식을 통해 입으로 들어오는 것은 적고 居處나 動作으로 인한 때가 많다. 특히 '濕勝火衰'의 시기(辰戌丑未의 四季之月과 六月長夏)에 많이 발생하는데 先入 手少陽三焦經으로 침투한다. 주로 寒濕은 太陰經을 따라서 들어가나 濕이 陽明經을 따라서 들어갈 수 있는 경우라면 四時를 가리지 않고 병이 된다. 평상시 濕邪는 主燥하는 手太陰經과 主熱하는 手少陽經을 犯하지는 못한다.

'寒濕'은 下體로 침입하여 頭痛 惡寒이 나고, 단지 寒만 있고 無熱한 '單濕'은 上中下體의 接觸部로 침입하여 無頭痛 有頭重(如冒蒙) 四肢寒하며, '濕兼食傷'하면 頭痛 寒熱往來 嘔吐 小便澁 大便鶻 등의 증상이 나타난다. 일반적으로 濕의 침입부위에 따라서 頭項[上關]이면 頭痛, 腰腹[中關]이면 腹浮 腹痛 泄瀉, 膝上臀腿下[下關]이면 小便濁 大便閉 등의 증상이 나타난다.

참고해야 할 점은 '風熱'은 暴急하여 發病이 빨리 진행되니 모두 두려워 치료를 서둘러 사람이 傷하는 경우가 적으나, '寒濕'은 徐緩하여 발병이 느려 사람들이 輕하게 보고 태만하게 치료하여 사람이 傷하는 경우가 많다.

⑤ 燥

濕邪가 人體의 病熱로 인하여 燥로 변형되며, 기운은 陽明燥이고 性은 火에 속한다. 燥氣 症狀은 寒熱에 따라 燥熱과 燥寒이 되어 주로 二便閉結하기 때문에 진찰은 매우 어렵다. 人身의 下部에서는 '燥寒'이 되어 血枯하고 津竭하여 顔面은 蒼白하고 口不渴하는데 陰證에 속하여 그 치료가 어려우며, 上部에서는 '燥熱'이 되어 血溢하고 吐液하여 面赤 發斑 煩渴하는데 陽證에 속하여 치료하기는 어렵지 않다. 특히 燥症은 不汗의 특징이 있어 毛焦하여 毛髮은 먼지 때가 덮인 더벅머리(鬈)가 되고, 皮澁하여 피부는 無潤澤하고 피부나 頭部에 비듬이 생기므로 진단에 참조할 사항이다.

⑥ 火

인체는 水穀을 腐熟하여 精氣[영양물질]를 만들어 臟腑가 陽氣, 즉 火熱을 化生함으로써 생명을 유지하는데 이를 '少火'라고 하며, 병리적으로 精血이 손상되어 臟腑의 陽氣가 偏亢될 때 火를 생성하기도 하는데 이때는 正氣를 소모시키는 火로서 '壯火'라고 한다.[14]

한편 기후의 火熱의 邪로 인하여 발생하는 實火를 '外火'라고 하는데 津液과 營血 손상으로 臟腑에 영향을 주고, 그 외의 다른 邪氣를 感受할 경우 반드시 熱로 化하여 火로 변화한다.

過勞 五志損傷 房勞 등으로 인하여 氣血이 失調되거나 陰虛하여 熱이 內生하는 虛火를 '內火'라고 하는데, 기타 甘厚味를 偏食하거나 辛香燥辣한(매운 양념류) 맛을 좋아하고 辛熱 약물과용으로도 內火가 생성된다.

1) 標·本·中氣의 개념

자연계 기후변화의 근원인 六氣가 만들어낸 기후와 物象의 기운을 本氣라고 하며, 本氣의 특징은 陰陽 부호로 표식(標識)할 수 있어 이를 標라고 한다. 本氣가 작용하는 도중에 나타나는 까닭에 이때의 기운을 중현지기(中見之氣) 또는 中氣라고 하여 三陰三陽의 음양으로 표현한다.[15)]

六氣의 변화는 일정한 限度에 이르면 항상 반대 방향으로 轉化하려고 한다. 예로 熱은 寒으로 寒은 熱로 전화할 수 있다. 또한 六氣 자체에 盛衰와 有餘不足이 있어 熱氣가 有餘하면 熱이 되나 부족하면 寒이 된다. 少陽은 陽氣는 적으나 실체로서는 火로 발현한다. 火는 熱로써 운동이 발생하나 운동은 원래 風의 특성이므로 火風은 表裏관계로 서로 배합된다. 이것이 本氣가 中氣를 갖게 되는 이유이다. 그러므로 陽明燥와 太陰濕은 습도(濕度; 체액)의 편차이고, 少陰熱과 太陽寒은 온도(溫度; 체온)의 편차이며, 少陽火와 厥陰風은 운동(運動; 에너지)의 편차로 나타나는 현상이다.[16)]

각종 질병의 발생은 本 혹은 標에서 비롯되기도 하며, 中氣에서 비롯되기도 한다. 標와 本을 알면 임상에 운용하여도 위험하지 않다. 標本의 이치를 모르고는 診斷을 논할 수 없는 것이다.[17)]

"의술이 얕은 의원은 우쭐거리면서 생각하나, 熱病이라고 진단한 말을 끝맺기도 전에 寒症이 다시 나타난다. 標本의 이치는 간략하면서도 넓고, 작으면서도 매우 커서 한 가지로써 百病을 알 수 있다. 標本을 알면 질병을 쉽게 치유하되 손상시키지 않고, 標에 속하는지 本에 속하는지를 관찰하면 氣를 조화시킬 수 있다."[18)]

---

14) 黃帝內經·素問·陰陽應象大論篇 05, 앞의 책, "壯火之氣衰 少火之氣壯 壯火食氣 氣食少火 壯火散氣 少火生氣".

15) 黃帝內經·素問·六微旨大論 68, 앞의 책, "少陰之上 熱氣治之 中見太陽".

16) 金完熙, 新生理學總論, 慶熙大學校 韓醫科大學 生理學敎室, 1992, p. 58.

17) 黃帝內經·素問·至眞要大論 74, 앞의 책, "百病之起 有生於本者 有生於標者 有生於中氣者", "知標與本 用之不殆, …… 不知是者 不足以言診", "夫標本之道 要而博 小而大 可以言一而知百病之害 言標與本 易而勿損 察本與標 氣可令調".

<표 4-5> 標·本·中氣表

本 氣	風	火	熱	寒	燥	濕
中氣	少陽火	厥陰風	太陽寒	少陰熱	太陰濕	陽明燥
標	厥陰	少陽	少陰	太陽	陽明	太陰

2) 標 · 本 · 中氣의 활용

標本中氣는 從化하는 규율이 있어 本을 따르는 것(從本者), 標本을 따르는 것(從標本者)과 標本을 따르지 않는 것(不從標本者)으로 구분된다.[19]

少陽과 太陰은 本을 따르는 것으로 이들을 陰陽의 속성으로 분류하면 '少陽[陽; 標] 相火[陽; 本], 太陰[陰] 濕[陰]'으로 標本의 陰陽[현상과 본질]이 일치함을 알 수 있다. 그러므로 本을 따라 少陽病은 火熱의 병증과 太陰病은 濕의 병증이 출현한다.

少陰과 太陽은 標와 本을 함께 따르는 것으로 이들의 陰陽 속성은 '少陰[陰] 君火[陽], 太陽[陽] 寒[陰]'으로 標本의 陰陽이 일치하지 않으므로 標本의 病情이 함께 나타나게 된다. 陽明과 厥陰은 標本의 어느 것도 따르지 않는 것으로 厥陰은 風溫의 성질을 갖고 있어 風은 火로 轉化[足厥陰 肝]하고 溫은 熱로 轉化[手厥陰 心包]하며, 陽明은 본래 가을 기운으로 寒凉의 성질을 숨기고 있어 凉은 燥로 氣化[手陽明 大腸]하고 寒은 濕으로 氣化[足陽明 胃]하기 때문에 中氣를 따라서 化生한다.

本氣와 中氣와 관련된 사항을 經脈의 구성과 임상 실례로 살펴본다. 經脈의 三陽經 중 '手少陽三焦經'은 少陽의 本氣인 火가 現象化하며 주관 臟腑는 三焦가 된다 '足少陽膽經'은 相火의 中氣인 厥陰風이 現象化하며 주관 臟腑는 膽이 된다. 즉 臟腑가 三陰三陽의 本氣를 따라 從化하는 經脈은 肝 心 脾 三焦 大腸 膀胱經이고, 실제 中氣를 따라 從化하는 經脈은 心包 腎 肺 膽 胃 小腸經이다.

한편 傷寒 陽明病에서 陽明은 그 本氣인 燥가 나타나는 것이 常例이다. 그러므로 胃家實證으로 便秘[燥屎]가 있으면 承氣湯類로 치료한다. 그러나 같은 陽明病에 濕熱의 증상이 나타나는 黃疸이 오면 茵蔯蒿湯을 쓰는 경우 濕은 燥의 中氣이기 때문에 출현된 것이다. 한편 經脈이 아닌 臟腑를 중심으로 할 때 濕은 胃土의 本氣이기도 한 것이다.

---

18) 黃帝內經·素問·至眞要大論 74, 앞의 책, p. 302.
19) 黃帝內經·素問·至眞要大論 74, 앞의 책, "氣有從本者 有從標本者 有不從標本者也".

6. 육기와 음양 오행의 관계

三陰三陽은 6개의 경로인 六經이 된다. 地支의 相衝에서 사(巳)·오(午)·미(未)의 여름 기운과 신(申)·유(酉)·술(戌)의 가을 기운을 기준으로 六經의 성질을 결정하고 해당 월(月)의 기운을 중심으로 六經의 名義는 정해졌다.

三陰三陽의 月別 배속은 陰陽이 실체가 없기 때문에 해당 月의 기후의 특징으로 가늠하고자 하는 데 목표한다. 그러나 자연 현상계에서 실제로 기운의 변화는 相反된 氣의 교차 시간에 나타나게 된다. 다시 말하면 對衝하는 기운의 交感으로 인하여 새로운 기운으로 변화하는데 그 속성을 五行으로 통합 할 수 있으니 이를 化氣五行이라고 한다. 지상의 공간에서 발현되는 地支相衝은 子午[君火], 丑未[土], 寅申[相火], 卯酉[金], 辰戌[水], 巳亥[木] 등의 여섯이다.

① 辰戌太陽寒水

陽의 근원을 따라서 巨陽인 太陽은 極寒인 北方에 위치하여 太陽寒水가 된다.

辰月은 陰이 한 개 남아 純陽을 앞두고 있고, 戌月은 陽이 한 개 남아 純陰을 앞두고 있어 辰戌은 陰陽의 변화를 상징하고 있다. 그러므로 太陽은 寅月에서부터 戌月까지를 주관하고 春·夏·秋 세 계절의 기운을 內藏하고 있는 巨陽이고, 太陽은 辰戌 陽土를 근원으로 하는 寒水의 성질을 갖게 된다.

② 卯酉陽明燥金

太陽과 少陽의 중간에 위치하는 陽明은 太陽의 寒氣와 少陽의 火氣를 동시에 받아 燥氣를 주관하므로 陽明燥金이 된다.

陽明燥金의 뜻은 卯는 봄의 溫氣와 밝은 기운을 상징하고, 酉는 가을의 따가운 燥氣와 서늘한 凉氣를 상징하므로 卯酉는 燥金의 성질을 갖고 있으면서 木의 기운을 內包하고 있다.

③ 寅申少陽相火

陽의 기운이 많지는 않지만 가끔 위력을 발휘하는 少陽은 겨울의 寒氣를 몰아내는 暴急한 火로 溫氣를 주관하므로 少陽相火가 된다.

少陽相火는 寅月의 낮 기운인 火氣와 申月의 아침저녁 기운인 凉氣가 갑자기 나타나는 기운이므로 暴急함을 비유하여 少陽相火의 성질을 말한다.

<표 4-6> 三陰三陽과 六氣 및 五行

時　間	辰 戌	卯 酉	寅 申	丑 未	子 午	巳 亥
標	太陽	陽明	少陽	太陰	少陰	厥陰
本　氣	寒氣	燥氣	相火	濕氣	君火	風氣
五　行	水	金	火	土	火	木

④ 丑未太陰濕土

陰의 근원을 따라서 濕이 盛한 太陰은 極熱한 南方에 위치하여 太陰濕土가 된다. 丑月의 寒과 未月의 熱이 상합하여 寒濕과 濕熱로 太陰의 濕土를 상징한다.

⑤ 巳亥厥陰風木

陰의 기운이 많지는 않지만 본성에 따라 밖으로 잘 나타내지 않고 陰의 명분만 유지하려 하므로 厥陰이 된다. 溫熱한 기운과 春風을 주관하여 寒氣를 대부분 몰아내고, 凉氣가 조금 있으므로 厥陰風木이 된다.

厥陰은 巳火와 亥水의 변화가 근본을 이루므로 성질은 風이지만 水火를 내포하고 있으므로 風病에 변화가 많아진다.

⑥ 子午少陰君火

앞으로 陽氣가 자라게 되어 만물에 溫氣를 공급하여 생성시키므로 少陰이 君火가 되고, 溫氣를 주관하고 陽氣를 얻어 少陰君火가 된다.

子月은 一陽이 생하고, 午月은 一陰이 생하여 子午는 陰陽의 근원지가 되므로 少陰의 君火를 상징한다.

제 2 절　육기론적 생리체계

1. 생명현상의 분석개념으로서의 육기: 외부육기와 내부육기

생명체인 사람은 有機體로서의 특징인 全一性, 全機性, 合目的性을 발휘하려면 독립된 개체의 역할과 자연환경 변화에 순응하고 適應하는 생리활동을 수행하여야 한다. 자연환경의 변화는 바로 기후의 변화이며 우리가 사는 동안은 물론 太陽系가 존재하는 동안에 연간 春夏秋冬의 계절 변화를 거듭할 것이다.

기후의 변화는 寒暑의 두 기운의 편차에 의해서 시작된다. 지역간에 寒暑의 편차가 크면 氣流가 생겨 風이 발생한다. 하루의 낮에는 태양열로 뜨거워져 지상의 수분이 증발하여 건조해지고, 밤에는 뜨거워진 공기가 냉각되면서 수증기는 이슬이 되어 내려 大地를 촉촉하게 한다. 너무 많은 양의 수증기가 상승하면 구름이 되어 밤낮의 구분 없이 비가 내려 地上을 濕潤하게 한다. 즉 風 寒 暑 濕 燥의 기운이 생성되고, 지구가 23.7度 기울어 自轉운동을 하면서 遊動的이고 無根의 한 기운이 파생되어 영향을 주게 되는데 이를 火라고 하여 비로소 六氣를 구성하여 사람의 外部六氣라고 한다.

外部六氣는 환경조건으로 氣壓, 溫度, 濕度의 氣候를 말한다. 한의학에서 기압의 편차는 氣流를 형성하는 風勢를 말하며, 온도의 변화는 寒暑로, 습도의 변화는 燥濕으로 표현한다.[20] 기후의 변화는 人身에 체표의 經絡을 자극하여 反應함으로써 내부 기능의 변화를 일으키게 된다. 적당한 자극은 환경변화에 적응하는 생리적 호조(好調)를 나타내는데 일반적으로 六氣라고 하며, 有害한 자극으로 생리적 異常인 병리현상을 나타내는 것을 六淫이라고 한다. 과학문명의 현대사회에서는 자연적인 환경조건을 벗어나 냉난방 시설에서의 오랜 생활, 무중력 상태로 宇宙에서의 장기체류, 水中에서의 잠수활동 등의 특수 상황이 있을 수 있다. 이러한 경우는 인간 생활의 일부분에 지나지 않으며 대부분 인간은 대기권 내의 환경에 지속적인 영향을 받을 수 밖에 없다. 人身은 환경이 달라지면 반드시 생리적 변화가 수반된다. 바꾸어 말하면 '생리현상 자체는 환경적 자극과 上昇 혹은 拮抗된 결과가 발현되는 현상이다'라고 말할 수 있다.[21]

人身의 생리기능 중 新陳代謝와 刺戟을 통해 내부기능의 過・不及의 차질로 일어나는 것이 內部六氣로서 臟腑기능 활동에 영향을 미친다. 자극이란 면에서 내부육기는 환경기후인 외부육기의 변화가 人身에 感應할 때도 변화하며, 변화 규율에도 공범률(共範律)를 갖는다고 인식하는 것이 한의학의 독특한 점이다. 신진대사는 인체[體]에서 기능변화[用]를 일으키고, 다시 六氣的 현상으로 傳化[化]한다. "形을 갖춘 器에는 升降出入이 있고, 器가 흐트러지면 神機와 氣立이 나누어져 生化가 멈춘다"[22]고 한 것이다. 人身은 독립된 개체인 '神機氣立之物'로서 기능을 수행하면서, 외부 자연계와 상호관계 속에서 생명활동을 영위하고 있다.

內部六氣는 '風寒熱濕燥火'로 '風火'는 세력 혹은 에너지 대사, '寒熱'은 체온조절

20) 尹吉榮, 東醫學方法論硏究, 成輔社, 1983, p. 36.
21) 金完熙 등 共著, 東醫生理學・六氣篇, 경희대학교 출판국, 1993, p. 121.
22) 黃帝內經・素問・六微旨大論 68, 앞의 책, p. 244.

을 위한 온열대사, '燥濕'은 체액조절을 위한 수액대사로 말할 수 있으니 이들 3종의 대사는 인체 내에서 동시에 수행되는 신진대사인 것이다.[23]

2. 육기론과 인체생리: 경맥과 육경

자연의 환경조건인 外部六氣가 피부, 호흡 및 음식물을 통해 들어오게 되면 인체는 이에 상응한 內部六氣가 활동하게 된다. 外部六氣인 새 기운[新氣]을 받아들이고, 內部六氣로 작용한 오래된 기운[陳氣]을 내보내는 호흡기능이 반복된다. 이를 新陳代謝라고 부르니, 곧 六氣는 대사적 측면으로 관찰하게 되며, 內部六氣의 통로가 經脈의 六經이 된다.

六氣가 통과하는 經路를 3단계인 열고[開], 닫고[闔], 지도리[樞]의 門의 역할로 구분한다. 開는 陽氣를 받아들이기 위해서 항상 열어 놓는 문이고, 樞는 新氣와 舊氣가 자유롭게 출입할 수 있도록 開闔하는 문이며, 闔은 들어온 陽氣를 보존하기 위하여 일정기간 닫아 놓는 문이다.[24] 이들 門을 통해 우리 몸에는 正氣로 변화하는 陽氣뿐만 아니라 淫氣인 冷氣나 濁氣 및 病氣 등이 함께 출입할 수 있다.

陰邪에 의한 六經 병증의 전개는 開[太陽] → 闔[陽明] → 樞[少陽] → 開[太陰]) → 樞[少陰] → 闔[厥陰]의 순으로 傳經한다. 즉 陽經은 開, 闔, 樞이지만 陰經은 開, 樞, 闔의 순서로 전개된다. "太陽太陰이 開가 되고, 少陰少陽은 樞가 되고, 厥陰陽明은 闔이 된다"[25]고 한 것은 다음과 같이 설명할 수 있다.

① 太陽의 開: 太陽의 달[月]로 정해진 寅月은 冬至에서 發陽되어 立春과 雨水의 시기로 地上에 陽氣가 확산되는 때이며 동시에 五行의 火氣가 밖으로 나오므로 太陽이 여는(開) 것이다.

太陽은 전신의 皮毛가 있는 表部 전체를 뜻한다. 이곳에 陽氣가 퍼지는 곳으로 열려 잘 도달하여야 外皮를 보호하는 작용을 발휘한다. 足少陰과 足太陽이 表裏가 되는 것은 腎의 命門火에 의하여 말초인 피부까지 開達하기 때문인데 表皮에서는 陽極生陰의 작용이 이루어진다. 그 生陰작용인 陰을 여는 것은 肺가 수행한다.

② 太陰의 開: 太陰의 달로 정해진 子月은 大雪과 冬至의 시기로 一陽이 생겨 地上에 陽氣가 들어오는 때문에 문을 열어야 한다.

---

23) 金完熙, 新生理學總論, 慶熙大 韓醫科大學 生理學教室. pp. 13-15.
24) 김홍기 · 신민규, 醫易問答 2『六經 · 經脈』, p. 99.
25) 黃帝內經 · 靈樞 · 根結篇 5, 앞의 책, p. 50, "太陽太陰爲開, 少陰少陽爲樞, 厥陰陽明爲闔".

足太陰 脾는 純陰으로 수렴한 火를 융화하여 陰極生陽으로 陰氣를 전신으로 퍼지게 하여 陽을 열기도 한다. 아래의 腎水가 陰極生陽하기도 하고, 太陰의 體內가 중심이 되어 陰極生陽한다. 太陰은 陰中의 陰으로 血을 통솔하여 그 火의 生陽에 의하여 陰氣를 퍼지게 한다. 한편 脾胃에서 胃脘의 陽을 열어[開] 元氣의 생산을 촉진시킨다. 동시에 外인 太陽[말초]까지 氣化가 조화되게 협력한다. 그러므로 手太陰 肺는 氣를 조절하여 開에 협력하고, 足太陰 脾는 중간 화합하는 기능으로 水穀의 消化로 元氣의 생산과 동시에 開를 촉진하게 된다.

③ 少陽의 樞: 少陽의 달로 정해진 戌月은 寒露와 霜降의 시기로 陰氣가 점진적으로 성장되어 純陰無陽에 가까워져 陽이 마지막으로 물러가고 陰이 들어오는 것을 거부할 수 없어 樞가 된다. 동시에 戌月은 火氣가 內藏되고 새로운 변화를 여는 시기로 樞가 된다.

足少陽은 陽進의 단계로 命門火에 힘입어 발산과 상승에 합류하는데 半表半裏에 위치하여 內外로 통하는 氣의 출입을 맡게 되어 樞의 작용을 발휘하게 된다. 少陽經은 上下에서도 半身에 해당하는 脇肋을 주관하고, 前後로는 側部에 해당된다.

手少陽 三焦도 三焦의 氣化가 잘되면 命門火의 발산력으로 太陽經까지 순차적으로 열려 상승이 잘되어야 주 기능 중 하나인 수분대사, 즉 결독(決瀆)작용이 순조로워진다.

④ 少陰의 樞: 少陰의 달로 정해진 亥月은 立冬과 小雪의 시기로 純陰無陽하여 陰氣와 燥氣가 가장 盛하나 이후 陰氣가 빠져나가려 한다. 다음 달 冬至에는 陽氣가 들어오므로 少陰에서 陰氣와 陽氣가 자유롭게 출입하니 陰의 樞가 된다. 동시에 亥月은 火氣의 胞胎하는 시기로 少陰이 樞가 된다.

足少陰 腎은 陰極에서 陽이 생성하는데 下降의 極에서 상승을 시작하는 命門火로 膀胱經의 氣化까지를 여는 樞에 해당한다. 항상 腎氣의 충실로 少陽의 樞에서 太陽의 開로 순조롭게 펼 수 있게 된다. 陽의 상승뿐만 아니라 陰의 下降과 封藏이 양면의 기능을 지니기 때문에 樞라고 한다.

少陰의 樞는 곧 陰陽의 승강기전을 순조롭게 함이 목적으로 水火의 승강은 전체적인 건강의 조화를 이루는 관건이 된다. 곧 上昇이 陽進으로 이어지면 少陽의 樞에서 太陽의 開가 이루어지며, 下降이 陰退로 이어지면 腎의 封藏기능이 수행된다.

⑤ 陽明의 闔: 陽明이 속해 있는 午月은 芒種과 夏至의 시기로 파종(播種) 후 따뜻한 溫氣가 필요하다. 日照量이 일 년 중 최고로 많은 달이니 陽氣가 많이 들어오는 때인 만큼 앞을 대비하여 오랫동안 간직하므로 闔이 된다. 동시에 午月은 五行의 火氣가 君火로서 왕성한 시기이다. 陽明은 裏[내부]를 주관하는데 陽氣를 수납하여 臟腑

와 전신의 肌肉에 지원한다. 항상 陽이 충만하여 남는 것을 發泄하지 않고 陰[精]으로 변화시켜 간직하므로 闔이라고 한다.

足陽明 胃는 穀氣를 신체의 외부에까지 퍼지게 하면서도 중심력을 잃지 않으려고 發泄하지 않도록 하는 작용이 있으며, 手陽明 大腸은 소화산물인 조박(糟粕)에서도 수분을 흡수하여 元氣가 發泄되지 않도록 하니 津液이 곧 氣化하는 역할을 하기 때문이다.

⑥ 厥陰의 闔: 厥陰이 속한 辰月은 淸明과 穀雨의 시기로 陽氣가 왕성하여 陰氣가 물러가 조금 남아 있는 상태로 陽氣가 계속 들어오기 때문에 陰은 필요 없어 닫아 闔이 된다. 辰月은 五行의 火氣가 왕성해 가는 시기이다.

肝은 陰進하여 陽을 생성하여 전신의 氣化작용을 발휘한다. 항상 陰液인 영양소의 분리가 곧 氣化이니 그 부족을 위해 陰을 滋養함은 수렴 하강하는 작용으로 곧 闔을 의미한다. 足厥陰 肝이 藏血로 闔의 기능을 발휘하고, 手厥陰 心包는 心火를 발휘하면서도 陰으로 하강에 협력한다.

이상과 같이 三陰三陽은 각각 開闔樞의 역할을 갖고 上下가 서로 조화를 이루면서 전신의 開闔에 협력하는 것이다.

참고문헌

金完熙, 新生理學總論, 慶熙大 韓醫科大學 生理學教室, 1992.
金完熙 등 共著, 東醫生理學・六氣篇, 경희대학교출판국, 1993.
김홍기・신민규, 醫易問答 2 六經・經脈, 集文堂, 2007.
尹吉榮, 東醫學方法論硏究, 成輔社, 1983.
洪元植 校合編纂, 精校 黃帝內經素問, 東洋醫學硏究院, 1985.
洪元植 校合編纂, 精校 黃帝內經靈樞, 東洋醫學硏究院, 1985.

제 5 장

한의생리학의 현대적 연구

제5장 한의생리학의 현대적 연구

이충열

한의생리학 분야는 1960년을 전후해서 서양의학 분과체계가 한의학 교육에 도입되면서 비로소 형성되었다. 그러나 한의생리학 분야가 무엇을 연구하고 무엇을 가르쳐야 할지 처음부터 확정되어 있었던 것은 아니다.

전통적으로 한국 한의학은 『황제내경』, 『상한론』, 『의학입문』, 『경악전서』, 『동의보감』, 『동의수세보원』 등의 텍스트를 중시해 왔다. '입문파', '경악파'라는 명칭에서도 알 수 있듯이 대학 교육 이전의 도제식 교육에서는 한두 종류의 텍스트를 중심으로 이루어지는 텍스트 중심 교육이 흔했다.

그러나 한의학에 생리, 병리 등 분과체계가 성립된다는 것은 과거의 특정 텍스트 중심 교육방식에서 벗어나야 한다는 것을 의미했다. 그리고 이것은 또한 전통시대 한의학이 현(근)대적(modernized) 형태의 한의학으로 전환된다는 의미도 포함하고 있었다. 현대적 형태의 한의학이란 근대적 합리성에 기초하여 수립된 새로운 형태의 한의학 지식체계를 말한다. 즉 전통시대에 발간되었던 많은 한의학 고전들로부터 현대에도 여전히 가치가 있다고 판단되는 의학이론과 임상기술들을 가려내고, 이것들을 각 과목별로 정리, 체계화해서 만든 새로운 형태의 한의학 지식체계다. 그러므로 한의학의 교과목 분과체계 성립이 갖는 의미는 단순히 이들 교과목이 한의학 교육에 도입되었다는 정도에 머물지 않는다. 전통시대 한의학이 현대 한의학으로 전환되는 출발점이 된다는 중요한 역사적 의미가 이 속에 담겨있다.

'한방생리학'은 이런 현대적 한의학 지식체계가 성립되고 성공적으로 정착하는 데 크게 기여했다. 윤길영은 생리, 병리 분과체계가 한의학에 도입된 지 몇 년 지나지 않았던 1966년 6월부터 1967년 3월까지 총 5회에 걸쳐 『大韓漢醫學會報』(대한한의학회지 전신)에 「한방생리학의 방법론 연구」라는 논문을 발표했다. 이 논문은 '한방생리학' 분야의 전체 이론체계를 음양론, 운기론에 기초해서 정리한 것으로 이후 생리학의 전체 체계와 연구 방향 설정에 결정적인 역할을 하게 된다. 그리고 이 논문은 현(근)대적 형태의 지식체계로서 '한방생리학'의 모습을 유감없이 보여 주고 있다.

이후 윤길영의 뒤를 이어 김완희의 『신생리학 총론』(1972), 『장부생리학』(1972), 『신판장부생리학』(1973) 등 교재가 잇달아 발간되었다. 이로써 생리학 분야는 한의학의 그 어떤 분야보다도 일찍 현대적 형태의 지식체계를 갖추게 되었으며, 한국 한의학의 현대화를 추동하고 한국 한의학의 정체성을 형성하는 데도 중요한 기여를 했다.

한의생리학 분야는 현대 시기 전체적으로 '제3의학'의 창출이라는 목표를 가지고 연구가 진행되었다. 이 장에서는 1960년대 이후 한의생리학 분야에서 이루어진 중요한 연구로서 한의생리학의 형성과 발전에 초석이 된 윤길영과 김완희의 생리학 연구를 소개하려 한다.

제 1 절　윤길영의 음양, 운기론적 생리론과 구조역학적 생리학[1)]

현곡 윤길영은 '한방생리학' 분야의 초석을 놓은 1세대 학자다. 앞서 언급한 대로 그는 1966년 「한방생리학의 방법론 연구」라는 논문을 써서 '한방생리학'의 기초이론, 전체 체계, 연구방법을 제시했다. 이 논문에서는 음양론, 운기론을 '한방생리학'의 기초이론으로 설정하고 있다. 그는 한의학에서의 대상관을 음양론적 대상관으로 규정했으며, 오운, 육기가 내포하고 있는 과학성에 대해 자세히 설명하고 이를 바탕으로 생리학의 전체 이론체계를 구성했다.

윤길영의 생리이론은 '本氣位也'(『黃帝內經・素問・氣交變大論』)를 '本氣는 位也'로 해석하는 것으로부터 시작된다. 즉 윤길영은 그 당시 물리학의 '場이론(field theory)'에 영향을 받아 '本氣位也'를 '本氣는 位也'로 읽고, '本氣'는 에너지, '位'는 場을 의미하는 것으로 해석했다. 현대적 한의학 이론 정립의 단초를 그 당시 유행하던 에너지와 場의 관계에서 찾은 것이다. 이에 따라 한의학의 대상으로서 인체는 氣와 形, 정신과 육체, 기능과 구조가 하나의 생명 아래 '一而二요, 二而一'인 관계로 포섭되는 전일생명체로 규정되었다. 윤길영에게서 본기와 위의 관계는 다시 시간과 공간의 관계로 확대

1) 윤길영의 생리이론은 1. 윤길영, 한방생리학의 방법론 연구, 대한한의학회보, 1966년 6월호－1967년 3월호(총 5회). 2; 윤길영, 동의학의 방법론 연구, 서울, 성보사, 1983에서 해당 부분을 참고하고 발췌하여 작성하였음.

되었으며, 오운과 육기의 관계가 이러한 시공간의 틀 속에서 해석되고 규정되었다. 즉 오운의 繼起는 春, 夏, 長夏, 秋, 冬의 시간으로 이것의 변화는 生(목), 長(화), 化(토), 收(금), 藏(수)이라는 공간에서의 변화로 관찰된다. 반면 육기는 상하, 전후, 좌우 六合의 공간이 그 繼起가 되어 생겨난 개념으로서 그 변화는 각 계절의 특징적인 기후 현상인 풍, 한, 서, 습, 조, 화라는 시간에서의 변화로 관찰된다.

그러므로 윤길영의 생리이론은 전통적인 음양, 오운육기론에 근거를 두고, 이들을 본기와 위의 개념으로부터 파생된 정신과 육체, 기능과 구조, 에너지와 장, 시간과 공간의 틀로 해석했으며, 이를 한의학의 생명현상 분석에 도입하려고 시도한 것이라 볼 수 있다. 윤길영은 생리학 분야와 관련해서는 '음양대사 생리학', '오운적 생리론', '구조역학적 생리학'과 같은 다양한 용어와 개념을 제시하고 발전시켰다.

1. 음양대사 생리학

윤길영은 음양대사라는 용어를 사용하면서 이것이 생체 내에서 일어나는 대사과정을 음양의 상승과 길항으로 설명하는 것이라고 정의했다. 즉 인체 내에서 일어나는 대사과정은 음양이론의 관점에서 볼 때 음기—음세력, 형화(동화작용)하려는 세력—와 양기—양세력, 기화(이화작용)하려는 세력—의 상승과 길항에 의해 주도되며, 이 음양 양(兩)세력이 관여하는 인자에 의해 양세력이 우세하기도 하고, 음세력이 우세하기도 하여 유동적으로 음양평형을 유지하려는 과정에서 인체의 모든 생리작용이 나타나는 것으로 보았다. 그리고 이것이 어느 한도를 넘어 양세력이 이상항진하면 身熱로 양증이 되고, 음세력이 이상항진하면 身寒으로 음증이 되는 것이라고 했다.

이런 음양 대사과정에서 "陽化氣가 일어나고 陰成形이 일어나는데, 양화기를 일으키는 세력을 양세력, 음성형을 일으키는 세력을 음세력이라 한다. 양화기는 생체에너지, 즉 기를 일으키는 것[과정]이고, 음성형은 생체물질 즉, 혈을 형성하는 것[과정]이다. 양화기에는 氣化는 물론이고, 熱化 動化가 일어나고, 음성형에는 形化, 즉 생체물질의 형성과 寒化 靜化가 일어난다"고 하였고, "서양생리학에서는 대사에 있어 분해변화의 과정을 이화작용이라 하니 이화작용은 에너지를 생산하는 것이라 양화기요, 합성변화의 과정을 동화작용이라 하니 동화작용은 화학적 에너지를 축적하여 체성분화하는 것이니 음성형이라 한다"고 하였으며 "대사과정에서 얻은 생명에너지는 내부의 생리작용이나 외부활동을 위해 사용되고, 최후에는 열로 방출되며, 최종산물은 대변과 소변으로 배출되고, 가스가 되어 호흡으로 배출된다. 이로 인해 소모된 생체물질을 보충하기 위해 음식물을 소화 흡수하고 산소를 흡입한다. 이러한 작업을 신진대사 혹은 출납대사라고 하는데 이를 陰陽出入이라 한다. 대사과정에서 얻은 에너지가 최종산물로서 열이 되어 방출되면 신생한 열이 대체하여 체온을 유지하니 이것을 열대사라고 하며 이를 陰陽升降이라 한다. 생체의 정상적 생리활동은 음양세력의 균형이 이루어져야 유지된다. 외부환경의 변화 및 에너지와 물질의 출입은 대사에 영향을 준다."고 하였다.

2. 운기론적 생리론

윤길영은 황제내경의 운기편 연구를 통해 운기론에서 사용되고 있는 개념과 이론을 한의학에 적용하려고 했다. 윤길영의 저서 『동의학의 방법론 연구』 부록으로 첨부되어 있는 「운기론을 기초로 한 화제작성법 연구」는 그 대표적인 것 중의 하나다.

윤길영은 풍, 한, 서, 습, 조, 화의 육기가 생물이 생존하기 위한 기후 환경조건을 풍도(풍, 화), 온도(한, 열), 습도(조, 습)로 요약한 것으로 보았다. 이 기후 환경의 변화는 "인체에 영향되며, 인신은 이 영향에 반응하여 내부기능에 변화를 일으키니, 때에 따라서는 생리를 도와 생리적 호조를 띠게 되고 때로는 생리를 해쳐 병리현상을 발한다". 그리고 "인신은 기후의 온도, 풍도, 습도만이 아니라 신체 환경 내에서도 온도, 풍도, 습도의 관계가 성립된다. 인신의 온도는 체온으로, 적당한 체온을 보지하여야지 만일 상승하면 열이 되고 하강하면 한이 된다. 또 적당한 습도를 보지하여야지 만약에 수분이 많으면 습하고 적으면 조하다. 인신의 풍도는 바람을 말하는 것이 아니라 동요의 강약으로 운동상태를 표현한 것이다. 예를 들면 순환운동, 세포의 활동장기기관의 활동, 분비활동, 근육운동, 신경활동 등이 적당해야지 만약 항진하면 강하고 부진하면 약하다". 그리고 이 "인체 내부의 온도, 풍도, 습도 변화는 내부기능의 차질로도 일어나지만 외부 기후와도 관련이 있다"고 하였다.

윤길영은 또 오운을 오장과 연계하여 인식했다. 그는 『황제내경 · 운기편』 중 「五常政大論」과 「氣交變大論」에 기초하여 오운적 생리론을 제시했다.

"陰陽升降으로 춘, 하, 장하, 추, 동의 五時가 분화되고, 이 오시에서 生, 長, 化, 收, 藏 五化의 기가 발생하여 활동한다. 생은 발생이니 발생기능이고, 장은 무성으로 성장추진이니 추진기능이요, 화는 화생이니 하나로 통합 화생하는 통합기능이요, 수는 수렴이니 억제기능이요, 장은 封藏이니 침정정화의 침정기능이다. 그러므로 生氣는 발생기능으로, 長氣는 추진기능으로, 化氣는 통합기능으로, 收氣는 억제기능으로, 藏氣는 침정기능으로 현대식으로 바꾸어 표현할 수 있다" 운기론에서는 이 오종기능 활동이 평형을 얻은 것을 平氣, 편쇠와 편왕을 不及, 太過로 표현했다. 이와 같이 기후현상에 대한 운기론적 설명을 인체에 그대로 적용해서 인체 생리현상을 해석하는 데 적용할 수 있으니 이를 오운적 생리론이라 한다. 생기, 장기, 화기, 수기, 장기는 인체 오장의 간기, 심기, 비기, 폐기, 신기와 대응하며 이들 사이의 평형과 또 편왕, 편쇠를 통해 인체 생리, 병리 현상을 설명하는 것이다.

3. 구조역학적 생리학

구조역학이라는 용어는 인체가 어떤 요소들의 체계로 기본 구조를 갖추고 있고, '한방생리학'에서는 이 각 요소들 사이의 역학적 균형에 대한 인식이 중요하다는 맥락에서 사용한 것으로 보인다. 윤길영이 사용한 '구조'라는 용어가 물질적 구조인지, 기능적 구조인지 분명하지는 않다. 하지만 전체적인 맥락을 보면 기능적 구조에 좀 더 무게가 두어져 있는 것으로 보인다.

"생명으로서 구조를 갖고 탄생한 생물은 대사를 하므로 물질분포에 변화가 일어나고, 句配현상을 일으키어 대사의 분화가 일어난다. 대사의 분화과정에서 기능분화가 일어나는데, 이 기능의 기구형성이 물질구배에 의한다. 이때의 기능은 발생기능, 추진기능, 통합기능, 억제기능, 침정기능으로 분화가 이루어져 생물로서의 제 기능을 영위한다고 상정하자. …… 생명현상의 기본조건은 운동상태에 있으며 대사를 한다는 것이다. 그러므로 생명현상이 유지되려면 운동상태에 놓여 있어야 한다. 운동이 휴지하면 생명은 소실된다. 그러므로 운동은 생명존속을 추진시키는 것으로, 생명은 생명추진활동을 하고 있는 것이다. 운동은 지나치지 않게 적당히 억제되니, 생명은 억제활동을 하고 있는 것이다. 생활활동으로 소비된 물질을 보충하기 위하여 외부에서 물질을 흡수하여 자기물질화로 통합하니 생명은 통합활동을 하고 있는 것이다. 생활활동으로 생긴 폐물질을 침전 정화하여 배출하고, 과잉비대하면 분열하여 분리하니 생명은 침정활동을 하고 있는 것이다. 이러한 현상이 대사과정에서 일어나는 것으로, 대사과정에서 생명력이 발생력, 추진력, 통합력, 억제력, 침정력으로 분화된다고 보는 것은 이론적으로 타당성이 있다".

이 오종력의 분화는 단세포 생물에서도 관찰할 수 있으며 인간과 같은 다세포 생물에서는 오종 기능이 중심이 되는 계열적 분화로 나타난다. 그리고 이 오기능 사이에는 오행의 상생과 상극의 관계가 존재하는데 "상생은 협조를 말하는 것이고, 상극은 길항을 말하는 것이다. 그러므로 오기능의 협조와 길항으로 역학적 평형을 얻으므로 생리가 유지되는 것이며, 생리현상은 오기능의 역학적 상관관계에서 발현한다는 관점에서 관찰 연구하는 것을 구조역학적 생리학이라고 한다"고 했다.

제 2 절 김완희의 유기능이론 및 유기능체계2)

1970년대 초 윤길영의 뒤를 이어 김완희가 유기능이론을 제시했다. 기본적으로 김완희의 유기능이론은 윤길영이 「한방생리학의 방법론 연구」 등에서 제시했던 한의학 연구 방법론을 대부분 계승하고 있다. 하지만 유기능이론은 독자성도 갖추고 있다.

김완희의 유기능이론은 다음과 같은 몇 가지 특징이 있다.

첫째, 이 이론은 기본적으로 제3의학이라는 방향 위에서 만들어진 것이다. 즉, 유기능이론은 한의학의 이론적인 기초를 이루고 있는 음양, 오운육기론 등 한의학적 원리들을 바탕으로 서양의학과 생물학적 지식을 원용하여 새로운 제3의 의학 이론을 만들려는 의도에서 제출한 것이다. 이렇게 되면 유기능이론은 단지 한의학 분야에 국한되지 않고 보편적인 과학이론으로 승화될 수 있을 것이라고 보았다.

둘째, 이 이론은 윤길영의 음양, 운기론적 생리학 이론을 좀 더 체계적으로 정리하고 있다. 김완희는 한의생리학의 전체 체계를 정신기혈의 사대 구성요소, 간심비폐신 오장의 오대 기능요소, 풍한서습조화의 육대 현상요소로 정리하였다. 이것은 윤길영의 생리학 이론에 비해 좀 더 정교한 체계를 갖춘 것이다.

셋째, 윤길영이 '本氣位也'를 '本氣는 位也'로 해석하여 다소 이원론에 치우친 생리체계를 구성한 반면 김완희의 유기능이론은 '本氣位也'를 '本은 氣位也', 즉, 변화의 근본은 기의 자리에 있다라고 해석하여 기일원론적 생리학 이론체계를 수립하려 했다는 점이다.

넷째, 유기능이론은 발생학을 이 이론을 뒷받침하는 유력한 근거로 삼고 있다는 점이다. 김완희는 하나의 수정란이 분화를 거쳐 완전한 인간 개체로 발생해 나가는 과정이 태극에서 음양, 음양에서 다시 음양 중의 음양으로 분화되어 가는 과정과 유사하다고 보았다. 그래서 그는 한의학 이론의 경험적인 근거들을 발생학적 현상에서 찾으려고 했다.

---

2) 김완희의 생리이론에 대해서는 1. 김완희, 신생리학 총론, 경희대 한의학과, 1972. 2; 김완희, 신판 장부생리학, 경희대 한의학과, 1973에서 관련 내용을 참고하고 발췌하여 작성하였음.

다섯째, 김완희는 유기능이론과 함께 유기능체계를 제시했다. 유기능체계는 유기능 이론을 바탕으로 인체의 세포, 조직, 기관, 정신현상을 기능적 유사성을 바탕으로 오장과 연관짓고 이들을 기능 성질 중심으로 정리한 것이다.

유기능이론과 유기능체계를 개략적으로 소개하면 다음과 같다.

1. 인체에 대한 4-5-6 체계

한의학은 인체를 하나의 생명을 가진 전일생명체로 규정한다. 이 전일생명체가 영위하는 생명활동은 그 본질을 기에 두고 있다(本은 氣位也). 기일원론의 관점에서 인체 생명은 '一氣'로 규정되며, 인간이 나타내는 모든 생명활동과 현상은 모두 기의 변화이자 기의 현상으로 인식된다.

우리는 음양, 오운, 육기의 틀 속에서 이런 기의 변화를 관찰하고 인식한다. 기에 중심을 두고 인체 생명활동 현상을 관찰할 때 인체 생명현상의 가장 뚜렷한 특징은 이것이 변화하고 움직이는 動的이라는 것이다. 동태성은 생명의 본질이며 생명체가 생명 있음을 나타내는 가장 유력한 징후다. 기는 정지해 있는 것이 아니라 끊임없이 운동한다는 특성을 갖는다. 그러므로 인체 생명현상을 관찰할 때 적용할 수 있는 가장 기본적인 음양 지표는 생명의 본질인 動에 중심을 두고 이것에서 그 편차를 구한 動靜이 된다. 즉, 상대적으로 움직임이 활발하고 빠른 것은 양으로, 상대적으로 움직임이 둔하고 느린 것은 음으로 구분된다. 또 운동에는 운동량에 따라 필연적으로 열의 발생이 수반되는데 열의 정도에서 편차를 구하면 寒熱이라는 지표가 생기게 된다. 그러나 모든 현상변화는 그 움직임이 궁극에 이르면 가시적인 것과 불가시적인 것으로 개괄될 수 있는데 이것이 形氣이다. 즉 가시적인 형은 음, 불가시적인 기는 양으로 구분된다. 따라서 동정, 한열, 형기는 생명현상을 관찰하는 주요 음양 지표가 되며, 이외에 위치를 표시하는 상하, 전후, 좌우가 음양을 인식하는 주요 지표가 된다.

음양은 일원적 본체의 동정분화상을 편차적으로 관찰하여 그 현상변화를 인식하는 도구개념으로서 有名而無形한 기호일 뿐이며 相關物에 따라 전용된다.

음양론적 관찰은 사물에 대한 관찰을 더 세분화함에 따라 四要素(四象)的 관찰, 五要素(五運)的 관찰, 六要素(六氣)的 관찰로 분화된다.

사요소적 관찰은 생체의 구성에 대한 機構的 분석이라는 성격을 갖는다. 생명체로서 인체를 보다 靜的인 상태에서 관찰할 때 기능과 구조의 양면이 관찰되고, 기능을 다시 분석하면 정신기능(불수형적 기능)과 육체기능(수형적 기능)의 양면으로, 구조를 다시 분석하면 그 구조형성의 단위(내현적 구조)와 성분(외현적 구조)의 양면으로 관찰되는데 이를 각각 神, 氣, 精, 血이라 한다.

육요소적 관찰은 육대 자극요소적 관찰, 또는 육대 환경요소적 관찰이라고도 한다. 인체 내외부의 육기는 생체 내외의 환경을 구성하는 동시에 생체의 항상성 유지를 위해 생체활동 즉, 신진대사를 촉진하는 자극요소로 작용한다. 육기는 생체를 중심으로 외부육기와 내부육기로 구분된다. 외부육기란 생체의 생존에 영향을 주는 생체를 둘러싸고 있는 환경에 대한 분석으로서 주로 기후요소를 말한다. 寒暑는 온도의 관점에서, 燥濕은 습도의 관점에서, 風火는 기류의 강약(풍도나 에너지)의 관점에서 요약한 것이다. 내부육기는 생체 내부 환경을 형성한다. 즉, 寒熱은 체온대사의 측면에서, 燥濕은 생체의 수분(진액)대사의 측면에서, 風火는 생체의 에너지 대사의 측면에서 요약한 것이다.

생체는 정, 신, 기, 혈의 구성요소를 바탕으로 인체 내외부 육기 변화에 자극을 받아 자체 보호능을 발휘하게 되고 환경에 적응해 나가게 된다. 그리고 이러한 적응기구로서 외부환경에 대해 나타내는 계열적 표현이 운동, 성장, 영양, 호흡, 배설로 요약되는 생물의 오대 특성이다. 이러한 오대 특성은 인체 내의 발생, 추진, 통합, 억제, 침정 오종 기능과 관련이 있으며 이 기능을 수행하는 대표 장기인 간, 심, 비, 폐, 신에 의해 관장된다. 그러므로 간, 심, 비, 폐, 신 오장을 중심으로 생명현상을 분석하는 것을 생명체에 대한 오대 특성적 분석, 또는 오대 기능적 분석이라 한다.

이와 같이 김완희는 한의학의 생리이론을 4, 5, 6의 체계로 정리하였으며, 더 나아가 4와 6의 체계를 다시 5의 체계인 오장에 통합시켰다. 이것은 한의학의 다양한 생리이론들과 개념들을 정리하여 오장 중심의 생리학 체계로 만든 것으로서 한의생리학의 현대화에 큰 공헌을 했다.

2. 발생학적 현상과 유기능이론

김완희에게 발생학적 현상은 유기능이론을 뒷받침하는 경험적인 근거인 동시에 유기능이론을 구성하는 중요한 요소가 된다. 그는 단지 현대 발생학에서 제시하고 있는 지식들을 수동적으로 받아들이는 데 그치지 않았으며, 이를 적극적으로 해석하여 유기능이론을 정당화하기 위한 근거로 활용했다.

김완희가 유기능이론에서 설명하고 있는 발생학 관련 내용은 다음과 같다.

첫째, "발생학에서 분화란 생물체의 내부에 部域的 형질의 특수화가 일어나는 것을 말한다. 즉 세포의 기능이 특수화하는 현상이요, 세포의 구조가 특수화하는 현상이다. 다시 말하면 생명력을 지닌 세포의 기능적 분화가 물질적 변화를 수반하게 되는 형태 형성이다. 이 [분화]과정에서 세포는 하나의 개체로서 지니고 있었던 특성, 특히 기능적 특성을 잃어 가느냐 하면 그런 것이 아니다. 크든 작든 하나라는 전체에서 분화하여 부분으로 관찰되는 특수화가 이루어졌다고 하더라도 이 '부분'의 변환에 의해 '전체'의 성질, 즉 그것들이 발현하는 구조와 기능상의 현상에 변화가 오는 것임을 간과할 수는 없다. …… 전체가 부분을 규제함과 동시에 그 부분은 전체를 규제하고 있는 것이 현실로서 그 상호규제 가운데 동적인 평형이 있는 생명현상이 발현되고 있는 것"이다.

둘째, 따라서 "[수정란으로부터 분화된 어떤 세포가] 어떤 특수한 조직세포로 분화하고 기관세포로 분화했다 하더라도 그 세포들은 수정란이란 한 개체로서 세포가 지녔던 기능적 특성을 잠재적으로 保持하면서 [또한] 그 분야별 특성을 유독 발휘하게 됨으로써 한 커다란 개체의 특성을 분담하고 있는데 지나지 않는다".

셋째, "이와 같이 세포는 세포대로 조직은 조직대로 기관은 기관대로 각자의 특성을 지니면서 전체로서의 상관적 특성 또한 지니고 있다. 그러므로 아무리 복잡한 분화를 거쳐 형성된 개체라 하더라도 그 개체를 형성하는 세포 하나하나에는 분화 이전의 특성이 잠재해 있음을 알 수 있다. 따라서 동일한 장기요 동일한 조직이라 할지라도 그 장기·조직의 기능적 특성을 더욱 발휘하고 있을 뿐 동일생체 내의 다른 장기조직의 특성이 전혀 제거되어 있는 것은 아님을 알 수 있다".

유기능이론은 전체론(유기체론)적, 그리고 기능 중심의 관점을 견지하고 있다. 하나의 수정란에서 '부분'으로 분화 생장해 나가는 발생과정은 궁극적으로 '전체' 생명의 통제 아래 수행되는 것이며, 수정란의 분화와 생장과정을 유도하는 것으로 알려진 물질의 농도구배 또한 '전체' 기능의 분화에 수반되어 나타나는 현상으로 본다. 결국 물질(구조)의 변화가 기능변화를 유도한다고 보기보다는 기능변화에 의해 구조의 변화가 초래된다고 보는 것이다. 이것은 기존의 발생학적 설명을 적극적으로 해석한 것이다. 김완희가 발생학적 유기능이론에 원용한 것은 발생학적 현상에는 시간이라는 요소가 개입되어 있고, 이것이 변화와 동태성을 중시하는 한의생리학을 잘 설명할 수 있으며 또 잘 부합한다고 보았기 때문으로 보인다.

3. 유기능체계

유기능이론은 수정란으로부터 하나의 개체로 분화 생장하는 과정을 기능의 분화라는 관점에서 본다. 생물의 운동, 성장, 영양, 호흡, 배설의 오대 특성은 발생, 추진, 통합, 억제, 침정의 오종기능과 관련이 있으며, 이 기능들은 단세포생물에서뿐만 아니라 인체와 같이 고도로 분화된 다세포생물에서도 존재한다. 하지만 인체와 같이 고도로 분화된 다세포생물에서 이 오종기능이 수행되려면 이에 따른 체계적인 계열적 분화가 인체 안에서 이루어져야 한다. 인체에서 오종기능은 간, 심, 비, 폐, 신의 오장이 主司하며, 인체의 모든 세포, 조직, 기관 및 정신현상들은 기능적 유사성을 따라 오종기능 계통으로 계열화할 수 있다.

"운동을 主司하는 간장기능계통을 발생기능계통으로, 순환을 주사하는 심장기능계통을 추진기능계통으로, 소화를 주사하는 비장기능계통을 통합기능계통으로, 호흡을 주사하는 폐장기능계통을 조절(억제)기능계통으로, 배설을 주사하는 신장기능계통을 침정기능계통으로 분류한다. 이와 같이 생물의 오대특성인 영양, 호흡, 배설, 생장, 운동을 주사하는 오장과 이와 밀접하게 관련지어지는 현상들을 발현하는 인체 내의 각 세포, 조직, 기관 및 정신현상들을 기능상, 機序上 오장과 관련짓고, 이들을 기능성질 중심으로 정리한 체계를 유기능체계라 한다".

유기능체계는 다음과 같다.

간 기능계 – 肝, 膽, 筋肉, 目, 爪, 節

심 기능계 – 心, 小腸, 脈, 舌

비 기능계 – 脾, 膵, 胃, 肌肉, 口脣四白, 消化腺

폐 기능계 – 肺, 大腸, 皮毛, 鼻

신 기능계 – 腎, 膀胱, 骨, 髓, 髮, 耳, 命門, 三焦, 前陰, 後陰

그러므로 유기능체계에서 장기개념은 기존의 해부학적 장기를 떠나 넓은 의미의 기능적 단위가 된다. "예를 들어 간장하면 단순히 해부조직학적인 견지에서의 간장이 아니라 발생기능계통으로서 간장뿐만 아니라 기관, 조직, 세포 중에서도 발생기능이면 다 간장으로 통합되어 전신에 간장 분야가 있게 되며 넓은 의미의 간장 개념을 형성한다. 따라서 근육, 신경, 관절, 담낭 등등 나아가 신경협관[신경계]이나 액체협관[내분비계] 또는 대뇌 정신기능에 있어서도 발생적 기능을 발현하는 것은 모두 간장에 포함되기 때문에 해부학적 체계는 사분오열하여 오종세력적 유기능체계로 체계화되며 이는 음양세력으로 통합된다".

참고문헌

김완희, 신생리학 총론, 경희대 한의학과, 1972.

김완희, 신판 장부생리학, 경희대 한의학과, 1973.

윤길영, 동의학의 방법론 연구, 서울, 성보사, 1983.

윤길영, 한방생리학의 방법론 연구, 대한한의학회보, 1966년 6월호－1967년 3월호(총 5회 연재).

제 II 부

각 론

제 1 장

정신기혈론

제 1 장 정신기혈론(附, 진액)

제 1 절 개 요

홍무창

精·神·氣·血이란 생명체의 구성에 대한 구조적 분석으로 신체를 구성하는 기본 요소이다.

생명체로서의 인체를 보다 정적인 상태에서 관찰할 때 기능과 구조의 양면이 관찰되고, 기능을 다시 분석하면 정신기능(不隨形的 기능)과 육체기능(隨形的 기능)의 면으로, 구조를 다시 분석하면 그 구조형성의 단위(內現的 구조)와 성분(外現的 구조)이란 양면으로 관찰되는데 이를 각각 神, 氣, 精, 血이라 한다. 이것은 陰陽論에 입각하여 一氣의 生化極變의 과정을 四要素的으로 파악한 것으로서 陽中之陽을 神, 陽中之陰을 氣, 陰中之陰을 精, 陰中之陽을 血로 매김질한 것이며 결국 異名而同類이다.

精은 형성의 단위 개념이고, 神은 생명 精華로서의 정신이며, 氣는 인신의 생리활동과 외부활동을 하는 생명에너지이고, 血은 혈액을 포함한 생체물질로 확대된 개념이다.

『黃帝內徑·素問·調經論』에서는 "사람이 소유하고 있는 것은 血과 氣일 따름이다"[1]라 하여 인체에 있어 가장 중요한 것은 氣血이라고 하였는데, 이는 인체를 크게 陰陽으로 二大別한 것으로 神은 氣의 宗主로서, 精은 血이라는 생체 물질의 단위체로서 각각 氣와 血에 포섭시켜 말한 것이며, 精, 神이 體라면, 氣, 血은 그것들의 用이다.

---

1) 人之所有者, 血與氣耳.

제2절 精

홍무창

1. 정의 개념

精은 인체를 구성하고 생명활동을 유지시키는 가장 기본적인 물질로서 「素問・金匱眞言論」에서는 "무릇 精이라는 것은 몸의 근본이 된다"[2)]라고 하였다.

精은 선천의 腎氣와 후천의 水穀之氣가 결합하여 화생되어지며 인체를 구성하고 생명활동을 유지시키는 것이다. 이러한 精의 존재는 인류가 존속해 나가는 데 있어서나 생명활동을 유지하는 데 있어서 필수적인 것이라 하겠다.

2. 정의 생성

「素問・金匱眞言論」에서 精은 몸의 근본이라 하였다.

『黃帝內徑・靈樞・經脈篇』에서는 人이 始生함에 먼저 精을 成한다고 하였고, 「靈樞・決氣篇」에서는 兩神이 결합하여 身形을 成함에 먼저 生한 것을 精이라 한다고 하였으며, 「靈樞・本神篇」에서는 生의 來를 精이라 한다고 하였다.

「素問・經脈別論」에서는 食氣가 胃에 들어가면 肝에 散精한다고 했고, 또 皮毛에 輸精한다고 하였다.

3. 정의 분류

精은 협의와 광의의 두 가지 의미로 나누어 이해할 수 있다.

협의의 精은 腎에 저장되어 있으면서 生殖능력을 갖춘 물질 즉, 생식의 精을 가리키는 것으로 남녀 양성 모두에게 갖추어져 있으며 남녀의 교합에 의해 인류를 존속시킨다. 또한 이것은 인간의 생식뿐만 아니라 生長, 發育, 老衰와도 깊은 관련이 있으며 先天之精이라고도 한다.

광의의 精은 水穀의 精微로부터 化生하여 腎에 저장되고 五臟六腑에 輸布되는 精을

---

2) 夫精者，身之本也.

말하는 것으로 생명을 유지하며 인체 각부의 조직기관을 滋養하고 생장 발육을 촉진시키는 기본물질이다. 이는 모든 생리기능과 현상의 물질적 기초로서 血과 津液까지 포함하는 광범위한 개념이며 後天之精이라고도 한다.

1) 精의 來源에 따른 분류

① 先天之精: 태어날 때부터 선천적으로 가지고 있는 것으로 부모의 생식의 精이 결합하여 이루어진다. 「靈樞・經脈篇」에서는 "사람이 처음 태어날 때 먼저 精이 이루어진다"[3]는 내용을 나타내고 있으며, 선천의 精은 胚胎를 형성하는 기본물질일 뿐만 아니라 생후에는 다시 생장, 발육의 중요한 요소가 된다.

小兒의 五遲(立, 行, 髮, 齒, 語의 不振), 五軟(頭, 項, 口, 手脚, 肌肉의 痿軟無力)과 壯年의 陽萎・早漏, 여자의 經閉不調 등의 변화를 나타내고 있다.

「靈樞・決氣篇」, "兩神이 서로 얽혀 합하여 형체를 이루는데 항상 신체보다 먼저 생성되는 것을 일컬어 精이라 한다".[4]

「靈樞・本神篇」, "하늘의 도가 나에게 있는 것이 德이고, 땅의 이치가 나에게 있는 것이 氣인데, 德이 흐르고 氣가 모여서 생명이 태어나는 것이다".[5]

② 後天之精: 水穀의 精微로부터 화생하여 腎에 저장되고 오장육부에 輸布되는 精을 말하는 것으로서, 사람이 태어난 후에 계속해서 생장, 발육하고 생명을 유지할 수 있는 것은 後天의 精이 기초가 되고 있기 때문이다. 즉 음식물이 소화 흡수되어 생성된 수곡의 정미로서 인체의 五臟을 充養시키고 六腑를 貫流하여 생명활동과 생장발육의 대사를 유지하는 물질적 기초가 된다. 그 來源이 水穀의 精微에서 비롯되며 脾胃 등의 작용에 의하여 형성되기 때문에 소위 後天之精이라 한다.

그런데 이러한 精이 충분하며 생장과 발육이 정상적으로 이루어지고 생명활동이 왕성해지면 체질도 건강하게 되지만 그렇지 못할 경우에는 생장과 발육이 지연되고, 몸이 수척해지며 체질도 쇠약해져서 질병에 걸리기가 쉬워진다.

「靈樞・五癃津液別篇」, "五穀의 津液이 和合하여 膏가 된 것은 안으로 骨空에 滲入하여 腦髓를 補益하고 아래로는 陰股로 흐른다".[6]

先天之精과 後天之精은 고립되어 있는 것이 아니라, 『醫宗金鑑』에는 "선천지정은 부

3) 人始生, 先成精.

4) 兩神相搏, 合而成形, 常先身生, 是謂精.

5) 天之在我者, 德也, 地之在我者, 氣也, 德流氣薄而生者也.

6) 五穀之津液, 和合而爲膏者, 內滲入於骨空, 補益腦髓, 而下流於陰股.

모에서 비롯되고 후천지정은 수곡이 생한다"[7]라고 하여, 양자는 상호 의존하고 보충해 주는 관계가 있어, 출생 전에는 선천의 精에 의하여 인체가 형성되어, 최초의 기능과 활동이 이루어지며 나아가서는 후천의 精을 새로이 화생해 내는 밑바탕이 되는 것이고, 출생 후에는 후천의 精이 배양되어 선천의 精을 끊임없이 자양, 보충하게 된다. 이러한 관계를 先天養後天, 後天養先天이라고 한다.

2) 精의 기능에 따른 분류

① 生殖之精: 생식능력을 갖춘 물질의 일종으로 후천으로부터 기원하고 후천에 의하여 자양된다. 이것은 腎 중에 저장되어 있으면서 인류의 후대를 존속시키는 물질로 「靈樞・本神篇」에 "생명이 오는 근원을 일컬어 精이라 한다"[8]가 바로 이러한 내용을 가리키고 있다.

② 五臟六腑의 精: 臟腑가 그의 기능을 발휘하기 위하여 물질적인 기초로서 腎 중에 저장되어 있던 精이 각각 장부로 수포됨으로써 이를 얻게 된다. 精이 그 기능의 차이에 따라 분류되나 腎臟에서 生殖之精과 臟腑之精을 함께 저장하고 있으면서 생식과 장부기능을 정상적으로 수행하고 있다.

오장 중 腎臟은 선천의 근본으로서 腎陰, 腎陽이 배속된다. 腎陰은 元陰이라고도 하며 인체의 陰水의 本으로 여러 臟腑에 濡潤, 滋養을 시킨다. 腎陽은 元陽이라고도 하며 인체 陽氣의 근본으로 선천의 眞火로서 에너지의 원천으로 여러 장부에 溫煦, 氣化작용을 발휘하고 있다. 그러므로 腎陽과 腎陰은 상호평형을 유지하고 있으나 평형이 깨어지면 병증을 나타내게 된다. 즉 腎陽이 虛衰한 경우 精神疲勞, 腰膝冷痛, 形寒肢冷, 小便頑數, 尿量減少, 全身浮腫, 舌質淡淡, 陽痿早漏 등의 증상이 나타난다. 腎陰이 虛損된 경우는 형체와 臟腑不滋養, 精血骨髓不足, 眩暈, 耳鳴, 健忘, 腰膝無力, 體瘦瘠, 遺精, 經少, 經閉, 崩漏 등의 증상이 나타난다.

「素問・五臟別論」, "五臟이라는 것은 精氣를 藏하되 瀉하지 않는다".[9]

「靈樞・本神篇」, "五臟은 精을 藏하는 일을 주관하므로 傷하게 해서는 안된다. 傷하게 되면 지키는 것을 상실하여 陰이 虛해지고, 陰이 虛해지면 氣가 없어지며, 氣가 없어지면 죽는다".[10]

---

7) 先天之精始父母, 後天之精水穀生.

8) 生之來, 謂之精.

9) 五臟者 藏精氣而不瀉也.

10) 是故五藏主藏精者也, 不可傷, 傷則失守而陰虛, 陰虛則無氣, 無氣則死矣.

「素問・上古天眞論」, "腎은 水를 주관하여 五臟六腑의 精을 藏하므로 五臟이 盛해야 이에 능히 瀉한다. 지금 五臟이 모두 衰하여 筋骨이 풀려 늘어지고 天癸가 다하였으므로 髮鬢이 희어지며 몸이 무겁고 보행이 바르지 못하여 자식을 둘 수 없을 따름이다".[11)]

오장육부의 精에 기능상 이상이 생김을 『東醫寶鑑・內景篇 卷一・精・精爲至寶』에서는 "肝精이 不固하면 눈이 어지럽고 광채가 사라지며, 肺精이 不足하면 肌肉이 쇠약해지고, 脾精이 不堅하면 치아와 머리카락이 뜨고 떨어지며, 腎精이 不固하여 腎氣가 감소하면 眞精이 耗散된다"[12)]고 하였다.

4. 정의 생리기능

精의 주요 기능은 다음과 같다.

첫째, 精은 생식과 생장발육에 관련한다. 「靈樞・經脈篇」에는 "사람이 처음 태어날 때 먼저 精이 이루어지고, 精이 이루어지면 腦髓가 생성되며, 뼈는 줄기가 되고 脈은 운영하는 것이 되며 筋은 벼리가 되고 肉은 담장이 되고 피부는 단단해지며 모발이 자라고 수곡이 胃로 들어가 脈道가 통하여 血氣가 이에 행해진다"[13)]고 하여 모체 내에서 각 장부조직이 생성되는 과정을 기술하였는데 우선 최초에는 부모의 精을 이어받고 이러한 기초 위에 다시 모체의 기혈에서 영양을 받아 腦, 髓, 骨格, 筋, 脈, 皮, 肉, 毛, 髮 등이 조성되어 차츰 생장해 간다고 하였다.

또한 「素問・上古天眞論」에서는 "여자는 7세에 腎氣가 盛해져서 치아가 바뀌고 머리카락이 자라며, 14세에는 天癸가 이르러 月事가 때에 맞추어 내리므로……, 남자는 8세에 腎氣가 實해져서 머리카락이 자라고 치아가 바뀌며, 16세에 腎氣가 왕성하여 天癸가 이르러 精氣가 넘쳐 새나가고…… 56세에 肝氣가 衰하여 筋을 움직일 수 없고 天癸가 다하여 精이 줄어들고 腎臟이 衰해져서 형체가 모두 極해진다……"[14)]라 하여 인간의 生長壯老가 모두 腎精의 생성으로부터 盛하여 衰하는 것에 의해 결정된다고 하였다.

---

11) 腎者主水 受五臟六腑之精而藏之 故五臟盛 乃能瀉, 今五臟皆衰 筋骨解墮 天癸盡矣 故髮鬢白 身體重 行步不正 而無子耳.

12) 肝精不固 目眩無光 肺精不足 肌肉消瘦 脾精不堅 齒髮浮落 腎精不固 腎氣減少 若眞精精耗散 疾病卽生死之隨之.

13) 人始生, 先成精, 精成而腦髓生, 骨爲幹, 脈爲營, 筋爲剛, 肉爲牆, 皮膚堅而毛髮長, 穀入於胃, 脈道以通, 血氣乃行.

14) 女子七勢腎氣盛 齒更髮長 二七而天癸至 月事以時下……, 丈夫八歲腎氣實, 髮長齒更, 二八腎氣盛, 天癸至, 精氣溢瀉, …… 七八肝氣衰, 筋不能動, 天癸竭, 精少, 腎臟衰, 形體皆極, …….

둘째, 精은 腦髓를 生한다. 즉「靈樞 · 海論」에서는 "腦는 髓의 바다이다"[15]라 하였고,「素問 · 五臟生成論」에서는 "모든 髓는 腦에 귀속된다"[16]라고 하여 頭腦가 精髓의 總集處임을 밝히고 있으며「靈樞 · 經脈篇」에서는 精이 이루어지면 腦髓가 생성된다고 하였는데 이는 精이 인간의 정신활동의 물질적 기초가 됨을 말한 것이다.

「靈樞 · 本神篇」, "腎은 精을 藏하고 精은 志를 머물러 있게 하는데 腎氣가 虛해지면 厥하게 되고 實하면 脹滿하게 된다".[17]

「素問 · 五臟生成論」, "모든 髓는 腦에 귀속된다".[18]

「素問 · 脈要精微論」, "머리는 精明의 府이다……, 뼈는 髓의 府이다".[19]

「靈樞 · 海論」, "髓海가 有餘하면 몸이 가볍고 굳세며 힘이 솟아 스스로 그 한도를 넘게 되고, 髓海가 부족하면 뇌가 흔들리고 귀가 울며 정강이가 시리고 현기증이 나서 머리에 뭔가 덮인 듯하며 눈이 보이지 않고 몸이 나른해지면서 편안히 누우려고만 한다".[20]

「素問 · 逆調論」, "腎이 生하지 못하면 髓가 채워질 수 없다".[21]

『醫學入門』, "모든 髓는 腦에 속하므로, 위로는 腦에 이르고 아래로는 尾骶에 이르는 것이 모두 精髓가 오르고 내리는 통로이다".[22]

셋째, 精은 질병에 대한 예방능력과 관련이 있다. 精이 충만하면 衛外가 固密하게 되고 적응력도 강해져서 邪氣가 쉽사리 침입하지 못하게 되지만 精이 虧虛하면 邪氣의 침입이 수월하게 된다. 이에 대해「素問 · 金匱眞言論」에서는 "精을 저장하면 봄에 溫病을 앓지 않는다."[23]라고 하여 질병의 발생과 藏精의 관련성을 말하였다.

「素問 · 通評虛實論」, "精氣를 잃으면 虛하게 된다",[24]「素問 · 評熱病論」, "邪氣가 모이는 곳은 그 氣가 반드시 虛하다".[25]

"精과 氣는 서로 기르니, 氣가 모이면 精이 가득 차고, 精이 가득 차면 氣가 왕성하다".[26]

---

15) 腦爲髓之海.
16) 諸髓者 皆屬於腦.
17) 腎藏精 精舍志 腎氣虛則厥 實則脹.
18) 諸髓者 皆屬於腦.
19) 頭者精明之府, …… 骨者髓之府.
20) 髓海有餘 則輕勁多力 自過其度 髓海不足 則腦轉耳鳴 脛痠眩冒 目無所見 懈怠安臥.
21) 腎不生 則髓不能滿.
22) 諸髓皆屬腦 故上至腦 下至尾骶 皆精髓升降之道路也.
23) 故藏於精者, 春不病溫.
24) 精氣奪則虛.
25) 邪之所湊 其氣必虛.

"精은 능히 氣를 生하고 氣는 능히 神을 생하니 一身을 영위함이 이보다 클 수 없다. 양생하는 사람은 먼저 그 精을 보배롭게 간직하니 精이 차면 氣가 굳세고 氣가 굳세면 神이 왕성하며 神이 왕성하면 신체가 건강하여 병에 잘 안 걸리고 안으로는 오장으로 퍼져 영화롭게 하고 밖으로는 피부기육을 윤택하게 하여 얼굴에 광채가 있고 눈과 귀가 총명하며 늙어도 더욱 건장하다".[27)]

「素問·金匱眞言論」, "무릇 精이라는 것은 몸의 근본이다, …… 여름 더위에 땀을 배출시키지 않으면 가을에 風瘧이 된다".[28)]

5. 정의 상태를 관찰할 수 있는 외부 지표

인체의 精은 오장이 만드는 것으로 腎이 만드는 것이 아니며 단지 腎은 精을 관리만 하는 것으로 이를 腎藏精이라고 표현한다.

腎이 心君의 命을 받아서 때가 되면 瀉하고 命이 없을 때에는 極秘藏해서 一點도 허비해서는 안된다. 그러나 精도 유형물로 血처럼 별도로 腎에 저장되었다가 쓸 때에 특별히 배출되는 것이 아니고, 오장의 機構가 남녀교합이 되면 精이 자연히 생기게 되어 있으니 교합이 되지 않으면 절대로 精이 배출되지 않는 것이 자연의 신비다.

「素問·上古天眞論」에 남자 二八(16세)에 腎氣가 왕성하고, 天癸가 이르러 精氣를 溢瀉하며, 八八(64세)에 치아와 머리카락이 去하고 閉精되어서 생식능력이 없다고 하였으니, 기혈이 왕성할 때에 精을 瀉하고, 기혈이 漸衰하면 精이 자연히 고갈하는 것이니 이것을 보면 생식능력이 있을 때에는 생활능력도 있는 법이요, 생식능력이 없을 때에는 생활능력도 없으니 생활능력이 없으면 인간이 서서히 衰하게 되는 것이다. 精이 충만하면 氣가 장성하고, 氣가 盛하면 神氣가 盛하고, 神氣가 왕성하면 전신이 건강하고, 전신이 건강하면 모든 질병이 침범하지 못하고 내부로는 오장육부의 기능이 충실해지며, 외부로는 肌肉髮毛가 윤택하고 안면에 광채가 나고, 耳目이 총명해져서 건강하게 된다.

옛글에 '血氣未定에 戒之在色'이라 하였으니, 혈기가 定해지지 않을 때에는 色을 경계하라는 것으로 血氣未定이라 함은 남자의 연령이 十六, 十七歲가 되는 때를 말한 것이다. 그때는 陽氣가 方長해서 올라오는 때이므로 손해를 보는 수가 많다. 옛날 현인

---

26) 精與氣相養 氣聚則精盈 精盈則氣盛.

27) 精能生氣 氣能生神 營衛一身 莫大於此 養生之士 先寶其精 精滿則氣壯 氣壯則神旺 神旺則身健 身健而少病 內則五臟敷華 外則氣膚潤澤 容顔光彩 耳目聰明 老當益壯矣.

28) 夫精者 身之本也, ……, 夏暑汗不出者 秋成風瘧.

들이 이 점을 염려해서 미리 경계한 것이니 寧給千金이언정 不肯賜一點이라 한 것이다.

또 腎藏精하므로 『黃帝內經』에서는 腎을 作强之官이며 伎巧가 出한다고 하였다. 또 腎主骨하여 骨格은 一身의 主가 되어 힘이 骨에서 出하므로 作强之官이라 한다. 힘은 動하는 것으로 사람은 능히 천지에서 動하므로 伎巧가 出한다고 하였다. 남자는 氣를 主하므로 生精하고 여자는 血을 主하므로 養精한다. 精은 오장에서 出하고 오장의 精은 腎이 관리하여 인색하게 不出하므로 陰精이다. 陰精은 靜하여 動하므로 動하면 유해하다. 神이 動하면 精이 動하므로 神이 精을 통섭한다. 精은 身의 구성요소이다. 인신은 五行의 합성으로 이루어져 있고 오행의 합이 精을 生한다. 氣와 神은 天之所生이고 精은 地之所生이다. 氣와 神은 天에서 부여받아 雷, 風에 해당되며 精은 地에서 結하므로 金, 石에 해당된다. 태아가 모체 내에서 생성되는 과정을 살펴보면 알 수 있다. 사람의 형성에서 神氣가 生하고 지혜의 精氣가 生하고 선악의 지혜와 총명과 우둔의 분별이 생기고 예의와 어리석음과 어짊의 精氣와 虛實强弱이 생긴다. 五臟의 氣가 生하여 정신의 혼백작용이 있게 된다. 喜怒憂思悲恐驚의 七情이 비록 氣에서 生하지만 陰精을 稟受함으로써 血生氣한다. 精氣神은 모두 생명을 관장하는 것으로 眼의 瞳子는 神이 主하고 耳의 성곽은 精이 主하고 兩眉間의 印當은 氣가 主한다. 귀의 성곽이 위로 올라가고 귀 바퀴가 두꺼우면 精實하고 귀의 성곽이 아래로 내려오고 얇으면 精이 薄하고 귀의 성곽이 外로 넘어지면서 얇으면 精虛하고 귀의 성곽이 外로 넘어지면서 耳孔이 적으면 精怯한 것이다. 이것은 모두 陰精의 所官이다.

예로 聲音은 肺에서 生하므로 음성이 淸한 자는 肺氣가 淸하고, 肺氣가 淸한 것은 肺精이 實해서 그렇고, 음성이 濁한 것은 肺精이 濁하고, 음성이 短한 것은 肺精이 薄하여 그렇고 음성이 느리고 힘없는 것은 肺精이 虛하여 그렇다. 오장은 陰精이 근원으로 守하고 陽精이 動하는 것은 그 결과를 生하게 하는 것이다. 心主語, 脾主動, 腎主行, 肝主屈伸은 모두 오장이 動靜해서 일어난다. 대개 오장은 내부에서 지키고, 육부는 심부름꾼으로 動한다. 육부가 動하는 것은 오장의 志가 動해서 그렇고 육부가 스스로 動해서 그런 것이 아니라 陽精이 動해서 그렇다. 마치 四肢가 動하는 것은 胃의 動함으로 動하고자는 마음은 脾에 있어 脾가 하고자 하는 것으로 이것이 陰精이며 그 動하는 것이 陽精의 힘이다. 屈伸動搖처럼 오장의 하고자 하는 마음은 陰精이고 마음이 動해서 행동하는 것은 陽精의 작용이다. 陰精이 實하면 그 마음도 건장하고 그 行함도 건강하다. 陰精이 虛하면 그 마음이 없어져서 행동하지 않는다. 精實하면 氣實하고 氣實하면 神實하다. 精氣神의 合은 눈의 瞳子에 모인다. 瞳子가 光明하고 크면 精氣神이 모두 건실하다. 精氣神이 모두 건실하면 臟腑도 缺함이 없다. 臟腑가 缺함이 없으면 육신지체도 모두 건실하다. 육신이 건실하면 精氣神도 모두 生한다. 예로 사지가 傷하여도 精氣神이 모두 건실하면 生하고, 지체가 건실한데 精敗하면 지체가 傷하게 되고 氣敗하면 전신이 動하여 臥床不起한다. 神敗하면 陽症으로 狂叫啼號하고 陰症은 마치 痴愚처럼 된다. 또한 精氣神도 모두 氣에 속하며 천지로 비유하면 精은 地이고 神은 人이며, 氣는 天에 해당된다. 天이 덮지 않는 데가 없어 氣無存하여 五臟六腑 四肢百骸 전부를 氣가 주관한다. 地는 싣지 않는 것이 없으므로 氣는 精에서 生하고 臟腑肢體도 모두 精 위에 편안히 있다. 神은 천지지간에 유동하므로 天으로 올라가면 神明하고 地로 내려오면 神秘하다. 天昏하면 地暗하고 天地暗하면 百物이 혼미하게 된다. 氣昏하면 精不生하고 精氣不生하면 神靜한다.

6. 정의 병태생리

腎이 精을 藏함에 있어 過盛한 경우는 없으므로 精의 병증은 모두 精이 부족하여 발생하는 虛症이다.

즉 생식의 精이 부족하여 性機能이 감퇴되는 것이나 생육능력이 상실되는 것이 있으며, 혹은 臟腑의 精이 부족하여 臟腑의 기능이 저하되는 경우도 있다. 특별히 後天之精은 血과 津液까지 포괄하는 광범위한 개념이므로 陰으로 개괄되어 증후상으로는 陰虛의 증상으로 표현된다.

① 漏精, 夢精, 精脫 등의 증상이 나타난다. 精脫의 현상은 어지럽고, 陰頭가 냉하고, 아랫배가 차고, 頭髮이 탈락하고 밥맛이 없는 것이다. 白淫은 「素問・痿論篇」에 "생각이 끝이 없고 원하는 것을 이루지 못하며 뜻이 밖으로 淫溢하고 入房이 너무 심하면 宗筋이 이완되니 發하여 筋痿가 되고 白淫에 이르게 된다"[29]라고 하였다.

② 外候: 「素問・六節藏象論」, "腎은 蟄을 주관하고 封藏하는 근본으로 精이 거처하는 곳이다. 그 榮華는 髮에 있고 充實함은 骨에 있다".[30]

髮: 「素問・五臟生成論」에 "腎은 骨에 合하니 그 榮華는 髮이다"[31]라 하여 두발과 腎精의 관계를 표현한 것으로 腎精이 충분하면 두발이 윤택해지고, 腎精이 부족하면 두발이 시들고 희어지며 빠지게 된다고 하였다.

耳: 「靈樞・決氣篇」에 "精이 빠져나가면 귀가 멀게 되고, 氣가 빠져나가면 눈이 밝

---

29) 思想無窮 所願不得 意淫於外 入房太甚 宗筋弛縱 發爲筋痿 及爲白淫.

30) 腎者主蟄 封藏之本 精之處也 其華在髮, 其充在骨.

31) 腎之合骨也 其營髮也.

지 못하며, 津이 빠져나가면 腠理가 열려 땀이 크게 새나가고, 液이 빠져나가면 뼈가 이어지는 부분의 굴신이 매끄럽지 못하게 되고 안색이 요상해지며 腦髓가 소모되고 정강이가 시큰거리며 귀가 자주 울고, 血이 빠져나가면 안색이 창백해지고 요상하여 윤기가 없게 되며 그 脈이 공허해진다",[32] 「靈樞 · 海論」에 "髓海가 부족하면 뇌가 흔들리고 귀가 울린다"[33]라 하여 腎精이 충만하면 髓海가 潤養하여 청각의 기능이 정상적으로 이루어지지만, 腎精이 虛衰하면 耳鳴과 청력감퇴 등이 나타난다.

腰: 「素問 · 脈要精微論」에 "腰는 腎의 府로서, 돌려 움직이지 못하게 되면 腎이 장차 고달프려 함이다"[34]라 하여 腰는 腎의 外候로서 腎精이 虛衰하면 骨髓가 충만되지 않아서 腰痛이 생기고 腰膝無力하게 된다. 腰痛의 종류 중 腎虛腰痛, 食積腰痛 등이 나타난다.

骨: 「靈樞 · 本神篇」 "두려워하고 무서워함이 해소되지 않으면 精을 傷하게 된다. 精이 傷하면 뼈가 시리고 痿厥이 되며 정액이 때때로 저절로 나온다".[35]

7. 양생과 정

劉完素는 修眞의 요체는 心腎水火가 相濟되도록 하는 것이니 心神은 고요함으로써 기르고 腎精은 잘 갈무리해서 낭비를 막아 專一해진 후에야 內守가 된다고 하였다.

또한 「素問 · 玄機原病式 · 六氣爲病 · 火類」에서 氣는 精으로부터 발생되는 것이므로 망령되게 熱藥으로 眞氣를 養한다는 것은 있을 수 없는 것이며, 精은 神과 氣의 근본이니 精固하면 邪氣가 침범하지 못하지만 精衰하면 모든 병이 쉽게 발생한다고 하여 保精할 것을 중시하였다.

萬全(字는 密齊)은 『養生四要』에서 節食, 寡色하여서 保精養氣하고 마음을 항상 청정하게 갖고 起居動作을 삼가서 神氣를 調하고 四時에 순응해서 陰陽의 조화를 이루고 의약을 신중히 선택해서 쓰며 早治를 중시해서 正氣를 보호하는 이 네 가지 항목이 양생의 四要가 된다고 하였다.

또 특히 음식에 있어서는 맛을 조금 담백하게 하고 五味를 골고루 섭취하는 것이 좋다고 하였다. 인체 내의 精, 氣, 神을 잘 보양하는 것이 上藥이 되고, 평상시 먹는 곡

---

32) 精脫者 耳聾 氣脫者 目不明 津脫者 腠理開 汗大泄 液脫者 骨屬屈伸不利 色夭 腦髓消 脛痠 耳數鳴 血脫者 色白 夭然不澤 其脈空虛 此其候也.

33) 髓海不足 則腦轉耳鳴.

34) 腰者腎之府 轉搖不能 腎將憊矣.

35) 恐懼而不解則傷精 精傷則骨痠痿厥 精時自下.

식, 채소, 과일 등을 잘 섭취하는 것이 中藥이 되며, 병이 들었을 때 복용하는 약물은 下藥에 속하는데 지금 사람들은 자신이 본래 가지고 있는 진짜 좋은 上藥을 내버리고 구하지 않으며 보통의 中藥은 날마다 먹으면서도 알지 못하고 병이 들어서야 下等의 이 약을 좋은 약이라고 오인하여 복용하니 이러한 사람들이 天壽를 누리지 못하는 것은 조금도 괴이한 일이 아니라 하였다. 明代 胡文煥의 『養生要語篇』에서는 "笑一笑면 少一少하며, 惱一惱면 老一老하며, 鬪一鬪면 瘦一瘦하고, 讓一讓하면 胖一胖하니라" 하였고, 『養身要語篇』에는 "元氣가 實하면 不思食하고, 元神이 會하면 不思睡眠하며 元精이 足하면 不思欲하니 三元이 全하면 陵地仙이니라"고 하여 精, 氣, 神이 온전하면 色慾, 食慾, 睡眠慾이 자연 일어나지 않는다고 하였다.

제 3 절 神

홍무창

1. 신의 개념

「素問・移精變氣論」에는 "옛날의 治病은 오직 그 精을 옮기고 氣를 변화시켜 가히 祝由할 따름이고, 지금의 治病은 毒藥으로 그 안을 치료하거나 鍼石으로 그 바깥을 치료한다"[36]라 표현하였다. 즉 병의 유래를 알아서 이를 빌어서 풀어헤친다는 의미이다.

'祝說病由 不勞藥石也' 이는 神經症이나 心身症治療에는 훌륭한 치법 구실을 하였다. 移精變氣란 그 精을 옮기고 氣를 변화한다. 즉 기분전환을 시킨다는 뜻으로 환자의 기분을 전환시켜 병을 치료하는 것과, 병의 원인을 풀어헤치는 기도를 올리는 등의 치료방법이다.

「素問・至眞要大論」에는 "驚者平之"라 하였다. 『儒門事親』에는 "驚者平之 平者常也 平常見之必無驚…… 夫驚者 神上越也 從下擊機 使之下視 所以收神也"라 하였다. 이는 불안 등의 증상을 일으키는 원인에 자극을 약한 것부터 순차적으로 강하게 주어 이들 자극에 익숙해지게 함으로써 증상을 해소시키는 방법이다.

「素問・陰陽應象大論」에서는 七情의 過傷에서 오는 병은 서로 相剋되는 감정을 유

36) 古之治病 惟其移精變氣 可祝由而已 今世治病 毒藥治其內 針石治其外.

발하게 하여 이를 안정시킴을 말하였다. 「素問 · 天元紀大論」에 하늘엔 五行이 있어서 五位를 御(臨)하여 風寒暑濕燥火를 生하고 사람은 오장이 있어서 五氣를 化하여 喜怒憂思恐을 生한다. 또, 「素問 · 奇病論」에는 "황제께서 말씀하시길, 사람이 태어나면서부터 巓疾을 앓는 사람이 있는데, 병명을 무엇이라 하고 어느 곳에서 그것을 얻는지요? 기백께서 말씀하시길, 병명을 胎病이라 하는데 이것은 어미 배 속에 있을 때에 얻어지는 것으로 그 어미가 크게 놀란 것이 있음에 氣가 올라가서 내려오지 않아 精과 氣가 함께 머무르므로 자식으로 하여금 發하여 巓疾이 되게 하는 것입니다"[37]라 하였다. 神은 생명활동현상의 精華로서 생명활동이 일어나고 消亡됨에 따라 存在하고, 또한 消失되는 것이다.

韓醫學에서 사용되는 神의 개념은 다음 몇 가지로 요약될 수 있다.

첫째, 천지간에 일어나는 모든 현상들의 정상상태를 가리킨다. 즉, 神이란 일체 현상사물의 원리요 본체인 陰陽의 변화가 오묘하여 상대의 제한된 개념으로는 규정할 수 없는 신비한 상태를 가리키는 것으로 일체 현상사물의 변화 속에 내재해 있는 규율 또는 주재를 의미한다. 「素問 · 至眞要大論」에는 "天地의 큰 벼리에 사람의 神이 통하여 응한다"[38]라고 하여 이러한 천지변화의 규율이 인체 생명활동현상의 변화규율과도 서로 통함을 말하였다.

둘째, 인체의 모든 생명활동현상의 精華이며 총재로서 심신활동의 정상적인 표현의 총칭이다.

精, 氣, 神을 古人들은 三寶라 하여 이들의 관계를 통해 인신의 陰陽生化를 설명하였다. 즉, 기능과 현상의 물질적 기초를 精으로, 氣는 그 동력으로, 神은 그 주재자로 설정하여 이러한 精, 氣, 神의 相生喪制의 관계에 의해 물질, 기능, 현상의 상호관련성과 불가분의 통일성을 표현하였는데, 여기서의 神이란 물질과 기능을 바탕으로 일어나는 모든 생명활동현상의 精華를 가리키며, 精氣가 충족하면 神旺하고 精氣가 衰하면 神怯한다고 하였다.

또한 이러한 맥락에서 神이 생명의 존재표식을 의미하는 것으로도 쓰였는데 「素問 · 五常政大論」에는 "中에 근본하는 것을 이름하여 神機라고 하니 神이 떠나가면 機가 멈춘다"[39]라 하였고, 「靈樞 · 天年篇」에는 "神을 잃은 자는 죽게 되고 신을 얻은 자는

37) 帝曰 人生而有病巓疾者 病名曰何 安所得之 岐伯曰 病名爲胎病 此得之在母腹中時 其母有所大驚 氣上而不下 精氣幷居 故令子發爲巓疾也.

38) 天地之大紀, 人神之通應也.

39) 根于中者, 命曰神機, 神去則機息.

살게 된다",[40] 「素問 · 移精變氣論」에는 "神을 얻은 자는 昌하고 神을 잃은 자는 亡한다"[41]라고 하였다.

셋째, 인간의 정신활동을 지칭한다. 이를 협의의 神이라고도 한다. 이것은 전체적인 관련성과 정신현상과 육체현상을 동일시하는 종합관에서 이루어진 것으로 정신을 생명과 동일시하여 보다 靜的으로 全人間 개체를 관찰한 것이 육체요, 보다 動的으로 관찰한 것이 정신이라고 보는 것이다.

2. 신의 생성

「靈樞 · 本神篇」에서는 "생명이 오는 근원을 일컬어 정이라 하고, 兩精이 서로 얽혀 교합한 것을 일컬어 神이라 한다"[42]라 하였고, 「靈樞 · 天年篇」에서는 "어머니로써 터를 삼고 아버지로써 난간을 삼으며 神을 잃은 자는 죽게 되고 神을 얻은 자는 살게 됩니다. 어떤 것을 神이라 합니까? 血氣가 이미 조화롭고 營衛가 이미 통하며 五臟이 이미 이루어지면 神氣가 心에 머무르고 魂魄이 다 갖추어지면 이에 이루어져서 사람이 되는 것입니다"[43]라 하였고, 『聖惠方』에서는 "天地의 精氣가 만물의 형태를 化하는데 아버지의 精氣가 魂이 되고 어머니의 精氣가 魄이 된다"[44]라 하였는데 이는 神이 부모 쌍방의 精氣의 교합에 의해 생성되며 생명체의 始生과 함께 깃드는 것을 말한 것이고, 「靈樞 · 平人絶穀篇」에서는 "神이라는 것은 水穀의 精氣이다"[45]라고 한 것과 「素問 · 六節藏象論」에서 "五味는 입에 들어와서 腸胃에 저장되고 五味의 저장되는 것으로써 五氣를 길러 주어 氣가 和하여 生하고 津液이 相成하니 神이 이에 저절로 생겨난다"[46]라고 한 것은 생후에는 음식물의 섭취 등에 의해 물질적인 보충이 있어야 끊임없이 그 활동을 계속할 수 있음을 말한 것이다.

즉 精氣가 充溢한 사람은 神의 기능도 왕성하며, 神이 왕성치 못한 사람은 精氣가 부족한 탓이라 할 수 있다. 神은 精과 氣로부터 생성된다고는 하나, 과도한 정신활동으로 인하여 神이 손상되면 精과 氣에도 영향이 미쳐 형체가 쇠약해진다. 『張氏類經』

40) 失神者死, 得神者生也.
41) 得神者昌, 失神者亡.
42) 生之來謂之精, 兩精相搏謂之神.
43) 以母爲基 以父爲楯 失神者死 得神者生也, 何者爲神, ……, 血氣已和, 營衛已通, 五臟已成, 神氣舍心, 魂魄畢具, 乃成爲人.
44) 天地之精氣化萬物之形 父之精氣爲魂 母之精氣爲魄.
45) 故神者, 水穀之精氣也.
46) 五味入口, 藏於腸胃, 味有所藏, 以養五氣, 氣和而生, 津液相成, 神乃自生.

에 “胃는 五味로써 五臟의 氣를 길러서 津液을 化生하여 精을 이루게 하니 精氣가 충만하면 神이 저절로 生한다”[47]라 하였고, 「素問 · 湯液醪醴論」에서는 “嗜慾이 끝이 없고 憂患이 그치지 않아서, 精氣가 이완되어 무너지고 營氣는 막히고 衛氣는 제거되므로, 神이 사라져서 병이 낫지 않는 것입니다”[48]라 하였다.

그래서 神形一體라 하여 神形不可分의 원칙을 내세우고 있다. 神과 形은 一刻도 분리할 수 없으며, 생명이 있는 한 神이 존재한다. 「靈樞 · 天年篇」에는 “血氣가 이미 和하고 營衛가 이미 通하여 五臟이 이미 이루어지면 神氣가 心에 머무르고 魂魄이 다 갖추어지면 이에 이루어져서 사람이 된다”[49]라는 표현과, 「靈樞 · 本藏篇」에 “사람의 血, 氣, 精, 神이라는 것은 생명을 받들어 性命에 두루 미치게 하는 것이다”[50]라고 하여 모두 神形一體의 입장을 설명하고 있다. 이와 같이 육체와 神은 일체가 되며 하나의 생명체로서의 기능을 영위해 나가며, 다양한 생명활동을 나타내고 있다. 이러한 생명현상은 편의상 육체적인 면과 정신적인 면으로 구분할 수 있으나, 그 근본은 하나의 통일체적인 생명활동에 지나지 않는다. 그러나 神은 인체의 모든 생명활동을 주관하고 통제하는 주체가 되므로 神爲一身之君主라 하고 있다.

3. 신의 생리기능

神은 그 작용면에서 오장과 관련지워져 그 기능이 구체화되고 있는데 肝藏魂, 心藏神, 脾藏意, 肺藏魄, 腎藏志(與精)한다. 그러나 각 臟腑에 배속된 神은 臟腑의 기능과 상관성에 따른 神의 별칭일 따름이며 모두 心에서 통합되고 주관된다.

神의 기능은 다음과 같이 요약될 수 있다.

첫째, 사유 의식 및 지체활동은 모두가 神이 인체에서 발휘하는 작용의 각종 표현형식이다. 「靈樞 · 本神篇」에는 精 · 神 · 魂 · 魄 · 心 · 志 · 思 · 慮 · 智에 이르는 일련의 정신활동이 기재되어 있는데 이는 精 · 神 · 魂 · 魄의 출입왕래를 통합한 반응의 器로서의 心이 외부자극을 감수하고 意 · 志 · 思 · 慮 · 智의 사고과정을 거쳐 외계의 사물에 대처함을 기술한 것이며, 이러한 일련의 인지과정은 “반드시 사계절에 순응하여 춥고 더운 것에 적응하며, 기뻐하고 성내는 것을 조화시켜서 거처하는 데 편안히 하며,

47) 胃臟五味 以養五臟之氣 而化生津液以成精 精氣充而神自生.
48) 嗜慾無窮 而憂患不止 精氣弛壞 營泣衛除 故神去之而病不愈也.
49) 血氣已和 營衛已通 五臟已成 神氣舍心 魂魄畢具 乃成爲人.
50) 人之血氣精神者 所以奉生而周於性命者也.

陰陽을 조절하여 剛柔를 조화시킨다"[51] 하여 양생을 잘 하는 데 그 목적이 있다.

또한 「靈樞 · 天年篇」에 "100세에는 五臟이 다 허해지고 神氣가 모두 떠나서, 形骸만 홀로 남아 세상을 마치게 된다"[52]라고 하였으며 張景岳은 "形은 神의 體이고 神은 形의 用이니, 神이 없으면 形은 활동할 수 없고 形이 없으면 神이 生할 수 없다"[53]라 하였고, 또 "形이 傷하면 神이 소모되고 形이 보존되면 神도 보존되며 形이 물러나면 神이 滅한다"[54]라 하여 형체의 활동과 神의 관련성을 말하였다.

둘째, 정서현상을 일으킨다.

한의학에서는 인간의 정서를 喜 · 怒 · 憂 · 思 · 悲 · 恐 · 驚의 七情으로 分하고 이를 다시 怒 · 喜 · 思 · 悲 · 恐의 五情으로 요약하여 오장에 배속시켰으며, 오장의 五行的 속성에 의한 상생상극의 관계에서 파생되는 臟腑기능의 세력균형의 차질이 정서 발현의 경향성을 자극하는 것으로 인식하였다. 이러한 정서는 心에서 統攝되며 한의학에서의 心이란 생명활동을 추진시키는 기능과 아울러 정신활동의 주체가 되는 臟器이다. 즉 한의학에서 정서발현의 주체가 되는 心이란 자극을 감수하여 반응하는 반응의 器로서 五神의 활동을 범주적으로 규정한 것이다.

만약 쓸데없는 생각(忘念)과 번잡한 생각(雜念)이 일어나게 되면 心神은 수고롭게 되고 精 또한 마르게 된다. 그러므로 孟子의 寡慾, 道家의 虛心, 儒家의 定心으로써 喜怒哀樂 未發之中의 상태로 복귀하면 참마음이 열리고 精은 보전된다.

셋째, 인체의 생리병리 변화가 밖으로 표현되는 것으로 인체의 생명활동의 정황을 의미하는데 이를 흔히 神氣라 한다.

"心은 一身을 주관하는 淸淨한 府로서 밖은 包絡이 감싸고 있고 그 가운데에 정화로운 것이 모인 것을 이름하여 神이라 한다".[55]

4. 신의 상태를 관찰할 수 있는 외부 지표

神氣는 身神이 합일된 것으로 神과 身이 不知되면 死하고, 身이 亡하며 神도 死한다. 治病에는 먼저 神氣를 관찰해야 한다. 耳目이 明하고 聲音이 맑고 수족동작이 가벼운 것은 神氣가 존재함을 뜻하고 耳目이 不明하고 聲音이 不淸하며 수족동작이 어

51) 必順四時而適寒暑, 和喜怒而安居處, 節陰陽而調剛柔.
52) 百歲, 五臟皆虛, 神氣皆去, 形骸獨居而終矣.
53) 形者神之體, 神者形之用, 無神則形不可活, 無形則神無以生.
54) 形傷則神爲之消, 形存則神存 形謝則神滅.
55) 心者一身之主 淸淨之府 外有包絡以羅之 其中精華之萃수者 名之曰神.

지러운 것은 神氣가 亡한 것이다. 神氣는 氣血을 主하며 神氣는 腎에서 生하고 人의 本은 陰으로 地에서 生한다. 음식에서 生하므로 인신은 血이 主가 된다. 氣가 먼저 生하고 血은 다음으로 氣가 血을 싸고서 동하는 것은 神氣이다. 神氣는 腎에서 生하여 腎生肝하므로 目은 屬肝하므로 神氣는 聚於目한다. 瞳子는 腎에 속하고, 靑輪은 肝에 속하며 白輪은 肺에 속하고 血輪은 心에 속하고 肉輪은 脾에 속하고 水輪은 腎에 속한다. 眼의 五輪은 瞳子가 爲主이고 瞳子의 明朗은 神氣가 완전한 것이다. 瞳子가 마치 거울과 같이 맑은 것은 神氣 역시 맑다는 것이다. 그러나 瞳子의 健否는 역시 오장의 병이 있느냐 없느냐에 달렸으며 靑輪은 屬於肝하여 大靑하면 肝熱하고, 淡靑하면 肝虛하고, 白輪은 屬於肺하여 太白而明하면 肺熱하고, 淡黃하면 肺虛하고, 赤輪은 血로 屬於心하여 大赤하면 心熱이고, 淡紅하면 心虛하고, 水輪은 屬於腎하며 太玄하면 腎熱하고 淡黑하면 腎虛하고, 肉屬於脾하며 太黃하면 脾熱이고 淡黃하면 脾虛이다. 眼睛이 變하고 瞳子가 불변이면 生하고 瞳子가 變하고 眼睛이 불변하면 死한다. 眼睛은 안색에 나타난다. 顔은 胃가 主하므로 神氣健者는 面帶光하고, 神氣가 不健하면 안색이 不美하여 無光하다.

5. 신의 병태생리

神은 虛할 수는 있어도 實할 수는 없다. 「素問 · 調經論」에 "神이 有餘하면 웃음이 그치지 않는다"[56]라고 한 것은 「靈樞 · 本神篇」에서 "心은 脈을 藏하고 脈은 神을 머물러 있게 하는데 心氣가 虛해지면 슬퍼하고 實해지면 웃음이 그치지 않게 된다"[57]라고 한 것이나 「素問 · 宣明五氣篇」에서 "精氣가 心에 幷하면 기뻐한다"[58]라고 한 것과 같은 의미로서 오장의 기능차질로 일부가 허해지면 다른 일부가 實해진다는 것이다. 肝이 怒를 主해서 暴怒하면 陰을 傷한다. 大怒하면 形과 氣가 모두 隔絶이 되어서 血이 上에서 鬱이 되므로 薄厥이 된다. 따라서 정신병의 實은 神實이 아니고 邪實을 말하는 것으로 鬱痰, 蓄熱, 痰火, 瘀血, 氣結 등이 그 원인이 된다.

神虛의 증상으로는 神志不定, 喜怒無時, 驚恐, 驚悸, 怔忡, 癲癇, 健忘, 精神短少, 精神恍惚, 夜多異夢, 精神昏短, 不安 등이 있다.

痙症: 項背强急, 四肢抽搐, 角弓反張 등의 증상이며, 『黃帝內經』에서 項强은 濕에 屬

56) 神有餘 則笑不休.

57) 心藏脈, 脈舍神, 心氣虛則悲, 實則笑不休.

58) 精氣幷於心則喜.

하고 强直은 風에 속한다 하였으며, 또한 『金匱要略』에서는 津液의 耗傷으로 筋脈이 濡養을 받지 못하여 발병한다고 하였다. 즉 外邪壅經絡, 熱甚發痙, 氣血虛損, 瘀血內阻 등이 원인이다.

頭痛: 外感(風寒, 風熱, 暑濕頭痛), 內傷(肝陽, 腎虛, 氣血虛, 痰濁, 瘀血) 등이 있다.

眩暈: 眩은 眼花를 의미하며, 暈은 頭暈을 의미한다. 가벼울 때는 눈을 감으면 멎고, 심하면 배를 타는 氣分이며 惡心, 嘔吐, 汗出의 증상이 수반된다. 「素問・至眞要大論」에서는 諸風掉眩 皆屬於肝이라 하였고, 風, 火, 痰, 虛 등이 큰 원인이다.

驚悸・怔忡: 모두 心悸亢進이나 驚悸는 매사에 잘 놀라고 그때마다 心悸亢進이 오고, 怔忡은 놀라지 않아도 수시로 心悸亢進이 온다.

健忘: 有健忘者 常常喜忘是也.

脫營: 「素問・疏五過論」, 일찍이 귀하였다가 뒤에 천하여지면 비록 邪에 적중하지 아니하더라도 病이 안으로부터 生하니 이름하여 脫營이라 한다.

失精: 일찍이 부유하다가 뒤에 가난해지면 이름하여 失精이라 한다.59)

氣鬱: 욕구불만이나, 지속되는 憂愁, 지나친 思慮, 悲嘆 등이 원인이 되어 濕熱, 食痰이 정체되어 호흡과 배설이 원활치 못하여 鬱證이 생긴다.

中氣證: 정신적인 충격으로 오는 一過性의 의식상실과 경련을 뜻하며, 心因性으로 오는 히스테리와 유사하다.

睡眠: 수면은 衛氣가 낮에는 신체의 陽分을 순행하기 때문에 눈을 뜨고, 밤이면 衛氣는 신체의 陰分에 숨어 들어가게 되므로 잠을 자게 된다. 즉 陽氣가 盛하면 잠을 안 자고, 陰氣가 盛하면 잠을 많이 자게 된다.

「靈樞・大惑論」, "衛氣가 陰分에 들어가지 못하면 항상 陽分에 머무르게 된다. 陽分에 머무르면 陽氣가 가득하게 되고, 陽氣가 가득하면 陽蹻脈이 盛해지며, 陰分에 들어가지 못하면 陰氣가 虛해지므로 눈을 감지 못하는 것이다",60) "衛氣가 陰分에 머무르게 되면 陽分으로 行하지 못하고, 陰分에 머무르게 되면 陰氣가 盛해진다. 陰氣가 盛해지면 陰蹻脈이 가득해지고, 陽分으로 들어가지 못하면 陽氣가 虛해지므로 눈이 감기는 것이다".61)

不眠은 思結不睡, 營血不足, 陰虛內熱, 心膽虛怯, 痰涎鬱結이다.

多眠은 脾胃濕氣所致, 髓海不足, 血氣少, 憂思哀怒, 勞役過度이다.

---

59) 嘗貴後賤 雖不中邪 病從內生 名曰脫營 嘗富後貧 名曰失精.

60) 衛氣不得入於陰 常留於陽, 留於陽則陽氣滿, 陽氣滿則陽蹻盛, 不得入於陰則陰氣虛 故目不瞑.

61) 衛氣留於陰 不得行於陽 留於陰則陰氣盛 陰氣盛則陰蹻滿 不得入於陽則陽氣虛 故目閉.

1) 喜

喜情의 근원은 心이지만 喜樂이 과도하면 肺도 영향을 받아 傷魄한다고 하였다. 이는 心肺가 모두 喜情을 주관하고 있음을 뜻하는 것이다.

그리고 喜情은 心에서 發하며 肺氣를 받아 盛해진다. 그러므로 喜情이 과하면 心肺 二臟이 모두 傷하게 된다.

2) 怒

大怒하여 肝이 상하게 되면 氣血이 모두 逆上하고, 심하면 形氣가 모두 絶하게 된다.

怒情이 發하는 데는 膽도 관여하므로 肝膽이 實해서 오는 병은 善怒하게 된다.

「素問・生氣通天論」, "크게 怒하면 形과 氣가 끊어지고 血이 위에서 菀하여 사람으로 하여금 薄厥하게 한다".[62]

3) 憂

憂情은 본시 肺에 속한다. 그러나 心의 형상이 小하여 상하기 쉬운 者는 憂로써 心을 상하게 하는데, 이는 憂情이 神을 상하게 하므로 傷心이 되기 때문이다.

4) 思

思情은 본래 脾에 속한다. 한 가지 생각에 골몰하면 神이 한곳에 귀착되고 正氣도 한곳에 머물러 순행하지 못하게 되므로 氣結된다. 心은 脾의 母臟이기 때문에 母臟인 心臟의 氣가 不行하게 되면 병이 그 子臟인 脾에까지 미치게 된다. 따라서 思情으로 心, 脾 二臟이 모두 병들게 된다.

5) 悲

精氣가 肺에 偏聚되면 悲情이 발하며, 悲情이 발하면 肺氣가 乘한다고 한 것은 金克木하여 肝이 상하게 된다는 의미이다. 또 悲哀의 情이 動中하면 魂이 상한다고 하였는데, 이는 悲哀의 情이 肝을 상하게 하기 때문이다.

心이 虛하면 悲하며, 神氣가 부족하면 悲한다고 하였으며, 또는 悲哀의 情이 太甚하면 心包絡이 絶하여 陽氣가 內에서만 動하여 心系의 조화가 붕괴되기 때문에 血을 자주 보게 되는 것은 모두 悲情으로 心이 상한 탓이다.

---

62) 大怒則形氣絶而血菀於上 使人薄厥.

이렇게 보면 肝, 肺, 心 三臟이 모두 悲情으로 병이 생겨 氣消하게 된다고 할 수 있는 것이다.

6) 恐

「靈樞 · 本神篇」, "두려워하고 무서워하면 神이 제멋대로 움직여 수렴되지 않게 된다".[63)]

恐情은 본래 腎에 속하는 것이지만, 또한 恐情은 心을 상한다고 하였으며, 神이 상하면 역시 恐情이 떠나지 않는다고 하였다.

또 血不足하면 恐情을 느끼며 肝虛해도 恐情이 떠나지 않는데, 이는 肝은 將軍之官이므로 肝氣가 부족하게 되면 恐情이 자주 일어나게 된다.

恐懼하면 神志가 驚散하여 수습을 할 수 없게 된다. 神不收는 神이 恐懼의 情으로 수습을 못해 散失되어 있는 상태를 말한다.

7) 驚

「素問 · 擧痛論」, "놀라면 心이 의지할 곳이 없게 되어 神이 돌아갈 곳이 없게 된다".[64)]

驚愕의 情이 발하면 心은 의지할 곳을 잃기 때문에 神이 흩어져 한곳에 귀착하지 못하니 이는 心神이 散失되기 때문이다.

제 4 절 氣

신흥묵

1. 기의 개념

동양학에서 氣는 우주의 변화는 물론 인체의 생명활동을 설명하기 위하여 도입된 보편적 관념이었다. 옛사람들은 자연계의 모든 사물과 현상이 生成, 發展, 運動, 變化하는 것은 氣에 기인하는 것으로 인식하는 동시에 인체의 생명현상 역시 氣의 변화로 설명하고자 하였다.[65)] 이처럼 氣는 우주 만물의 근원으로 無形, 無象이기 때문에 직접

---

63) 恐懼者 神蕩憚而不收.

64) 驚則心無所倚 神無所歸.

65) 楊士瀛, 仁齊直指方, "人以氣爲主…… 陰陽之所以升降者 氣也 血脈之所以流行者 亦氣也 營衛之所以轉運

관찰하기가 어렵고 다만 感覺이나 사물의 각종 변화에 근거하여 그 實在를 느낀다. 崔漢綺는 『氣學』 卷一에서 氣의 본성을 活動運化로 구분하였는데, 活은 生氣요, 動은 振作이요, 運은 周旋이요, 化는 變通을 말한다고 하였다.

의학적으로 氣는 인체를 구성하고 생명활동을 유지하는 근원이 되는 것으로 물질적, 기능적, 에너지적, 의식적(정서적) 의미를 지니는 개념으로 그 다양성을 포괄할 수 있다.[66] 예를 들어 水穀의 精微인 營氣와 衛氣는 물질적 속성이며, 장부나 경락의 작용을 설명하는 臟腑之氣와 經脈之氣는 기능적 속성에 속한다. 또 기운의 의미로서 에너지적 속성과 기분·분위기 등의 정서적 측면은 의식적 속성을 나타낸다. 한의학에서 이러한 氣의 생성은 음식물로부터 유래하며 血脈을 통하여 전신으로 운행하며 인체의 생장 발육을 관장한다.

2. 기의 작용

氣는 인체의 생리활동에 대하여 推動, 溫煦, 防禦, 固攝, 氣化, 營養의 작용을 발휘한다. 이들 작용은 각자의 특성이 있지만 상호 밀접하게 연계되어 있다.

1) 推動作用

氣는 매우 강한 활성으로 臟腑·經絡의 활동을 추동하여 혈액의 운행과 津液의 운송, 산포 및 배설을 촉진한다. 氣의 추동작용이 약하면 臟腑·經絡의 기능이 쇠퇴하고 혈액의 운행과 津液의 수포에 장애를 초래하여 血瘀와 水濕의 停滯를 일으키는 원인이 된다.

2) 溫煦作用

氣의 溫暖작용을 말한다. 인체의 열 생산과 일정한 체온의 유지는 氣의 溫煦작용에

者 氣也 五臟六腑所以升降者 亦此氣也 盛則盈 衰則虛 順則平 逆則病 氣者也 非獨人身之根本乎".

66) 氣의 다양한 특성과 작용은 『黃帝內徑·素問·寶命全形論』, "天地合氣 命之曰人"; 「素問·六節臟象論」, "天食人以五氣 地食人以五味 五氣入鼻 藏于心肺 上使五色攸明 音聲能彰 五味入口 藏于腸胃 味有所藏 以養五氣 氣和而生 津液相成 神乃自生"; 「素問·寶命全形論」, "人以天地之氣生 四時之法成"; 『醫門法律』, "氣聚則形成 氣散則形亡"; 『公羊傳·解詁』, "元者氣也 無形以起 有形以分 造起天地 天地之始也"; 『難經·8難』, "氣者人之根本也"; 『論衡·自然』, "天地合氣 萬物自生"; 『管子』, "有氣則生 無氣則死 生者以其氣"; 『呂氏春秋』, "精氣集也 必有入死也 集于羽鳥欻 爲飛揚 集于走獸欻 爲流行 集于珠玉欻 爲精朗 集于樹木欻 爲茂長 集于聖人欻 爲璟明 精氣之來也 因輕而揚之 因走而行之 因美而良之 因長而養之 因智而明之"; 『國語·周語』, "氣在口爲言 在目爲明"; 『論語』, "君子有三戒 少之時 血氣未足 戒之在色 及其壯也 血氣方剛 戒之在鬪 血氣未足 及其老也 戒之在得"의 문헌을 통해서 살필 수 있다.

의존한다.[67] 氣의 온후작용에 의한 정상적 체온의 유지는 精·血·津液 등 액체상의 물질이 순조롭게 운행할 수 있는 조건을 만들어 준다. 만약 氣의 온후작용이 상실되면 畏寒, 肢冷 및 혈맥이 凝滯하는 증상이 나타난다.

3) 防禦作用

氣는 외부 邪氣(六淫)의 침입을 방어한다.[68] 氣가 인체를 방어하는 衛外의 기능으로 肌表(피부)를 護衛하여 六淫의 침입을 방지하는데, 이를 『황제내경』에서는 "正氣存內 邪不相干"이라 하였다.[69] 만약 氣가 虛하여 방어작용이 약해지면 邪氣가 침입하게 되니, 사기가 침입하는 곳은 그 氣가 반드시 虛하다고 한다.[70]

4) 固攝作用

固攝은 제어와 통괄의 의미로 氣의 固攝作用은 체내 精·血·津液의 운행과 수포를 통괄하여 유실을 방지한다. 즉 血液의 흐름을 제어하여 脈外로 넘치지 못하게 하고(脾統血), 腎精을 攝納하여 妄泄하지 않게 하며(腎藏精), 땀과 소변의 배설을 조절하여 津液의 과도한 流失을 막는다. 또 氣의 固攝은 복강 내 臟器의 위치를 고정시켜 下垂하지 못하게 한다.

固攝작용의 상실로 혈액의 순환을 제어하지 못하여 出血의 제반 증상을 유발하고, 腎精을 제어하지 못하면 滑精, 早泄이 나타나며, 津液을 統攝하지 못하면 自汗, 多尿, 小便失禁의 증상이 발생한다. 固攝의 실조로 中氣가 下陷하면 子宮, 胃, 腎 등의 장기하수와 脫肛이 나타나기도 한다.

5) 氣化作用

氣化는 氣의 운동변화를 말한다. 체내 물질의 생성, 전화 및 변화는 氣化에 의한다. 음식물의 소화흡수, 氣, 血, 精, 津液의 생성·전화·산포·이동 및 땀이나 소변의 배설은 모두 氣化작용의 결과이다. 「素問·靈蘭秘典論」의 "膀胱者 州都之官 津液藏焉 氣化則能出矣"는 氣化에 의한 방광의 배뇨작용을 설명한 것이다.

---

67) 『難經·22難』, "氣主煦之". 『黃帝內徑·靈樞·本藏篇』, "衛氣者 所以溫分肉".

68) 『衛生寶鑑』, "盖陽氣爲衛 衛氣者 所以溫分肉 充皮膚 肥腠理 司開闔 此皆衛外而爲固也". 『醫旨緒餘』, "衛氣者 爲言護衛周身 溫分肉 肥腠理 不使外邪侵犯也".

69) 「素問·刺法論」, "正氣存內 邪不可干".

70) 「素問·評熱病論」, "邪之所湊 其氣必虛".

6) 營養作用

氣는 인체에 대하여 영양작용을 발휘한다. 衛氣는 皮膚를 충실하게 하고 腠理를 肥厚케 하며, 營氣는 진액을 분비하여 五臟六腑와 사지를 영양한다.[71]『婦人良方』에서는 營氣의 영양작용에 의한 耳의 청각, 目의 시각, 手의 물건을 쥐는 힘, 足의 보행을 설명하였다.[72]

3. 기의 분류

생명활동의 근본이 되는 氣는 선천의 元氣, 후천의 穀氣 및 폐가 호흡한 淸氣(산소)가 기본이 된다.

氣는 유래, 분포 및 기능에 따라 陽氣・陰氣・衛氣・營氣・充氣・胃氣・宗氣・中氣・元陰之氣・元陽之氣 등의 별명이 있다.[73] 그러나 일반적으로 先天之氣와 後天之氣로 구분된다. 先天之氣는 부모로부터 받아 생명의 원동력이 되는 元氣를 말하며, 後天之氣는 음식물의 정미로부터 형성된 穀氣인 營氣・衛氣를 말한다.

1) 元氣

元氣의 元은 原始, 최초 및 근본의 뜻이다. 따라서 元氣는 생명활동의 원천이 되는 동력으로 출생시 부모로부터 품수하고, 출생 후 水穀精微의 자양에 의하여 끊임없이 보충된다. 이에『脾胃論』에서 元氣의 充足은 脾胃의 자양에 의존한다고 하였다.[74] 별명으로 原氣, 眞氣,[75] 腎間動氣라 한다.

---

71)「靈樞・本藏篇」, "衛氣者 所以溫分肉 充皮膚 肥腠理".「靈樞・邪客篇」, "營氣者 泌其津液 注之於脈 化以爲血 以營四末 內注五臟六腑".「靈樞・脈度篇」, "氣不得無行也 如水之流…… 其流溢之氣 內漑臟腑 外濡腠理".「素問・痺論」, "營者 水谷之精氣也 和調於五臟 洒陳於六腑 乃能入於脈也 故循脈上下 貫五臟 絡六腑也".

72)『婦人良方』, "營者水穀之精 和調于五臟 灑陳于六腑 乃能入于脈也 源源而來 化生于脾 總統于心 藏受于肝 宣布于肺 施泄于腎 灌漑一身 目得之而能視 耳得之而能聽 手得之而能握 足得之而能步 臟得之而能液 腑得之而能氣".

73)『類經・疾病四』, "鍾于未生之初者 曰先天之氣 成于已生之後者 曰後天之氣 氣在陽者 卽陽氣, 在陰者 卽陰氣 在表曰衛氣 在裏曰營氣 在脾曰充氣 在胃曰胃氣 在上焦曰宗氣 在中焦曰中氣 在下焦曰元陰元陽之氣 皆無非其別名耳".

74)『脾胃論』, "元氣之充足 皆因脾胃之氣無所傷 而後能滋養元氣 若胃氣之本弱 飮食自倍 則脾胃之氣旣傷 而元氣亦不能充".

75)「靈樞・刺節眞邪篇」, "眞氣者 所稟受於天 與穀氣幷而充身也". 眞氣는 經氣, 正氣 혹은 腎氣의 의미로도 사용된다.

• 운행과 작용

元氣는 腎(명문, 丹田 및 신간동기)에서 發源하고 三焦를 통하여 전신으로 운행되어 臟腑 · 經絡 · 조직 · 기관의 기능을 격발하고 추동한다.[76] 따라서 元氣가 충실하면 臟腑 · 經絡의 활동이 왕성하여 건강 無病하나, 稟賦의 부족이나 오랜 질병으로 元氣가 손상되면 臟腑經絡의 기능이 저하되고 病邪에 대한 저항력이 떨어지게 된다. 그러므로 평소에 元氣를 保養하는 것은 면역의 증진을 통한 질병의 예방과 치료에 중요한 의의가 있다. 한편 元氣는 三焦의 작용을 통하여 전신으로 운행되므로 三焦를 元氣의 別使라 한다.

2) 宗氣

宗氣의 宗은 으뜸(主), 근본(本) 및 높음(尊)의 의미이며 穀氣(수곡의 정미지기) 즉 營衛의 氣가 폐에서 산소와 결합하여 활성화된 것으로 動氣 또는 大氣라고도 한다.[77] 활성화된 宗氣는 흉중의 氣海(膻中)에 모여서 營衛의 통로를 따라 전신으로 운행된다. 따라서 氣海는 전신의 氣가 운행, 산포하는 출발점이 된다.

• 운행과 작용

宗氣는 氣海에서 발원하여 두 갈래로 나뉘어 운행된다. 즉 營衛의 통로를 따라 脈內와 脈外로 운행한다. 첫째, 肺에서 喉嚨(氣道)으로 나와 호흡을 따라 출입하는데, 곧 宗氣가 脈外를 운행하는 것이다. 따라서 호흡과 發聲을 주관하고, 鼻로 나와 후각에 관여한다.[78] 생리적으로 宗氣가 왕성하면 호흡이 고르고 조화로우며 음성이 크고 맑게 되며, 반대로 宗氣가 부족하면 呼吸이 微弱하고 말소리가 작고 약하게 된다.

둘째, 心脈을 관통하여 심박동과 혈액의 운행을 추동한다. 이는 宗氣가 脈內를 순행함을 지적한 것이다. 따라서 혈액의 운행과 심박동의 정상 여부는 宗氣의 성쇠와 밀접한 관계가 있다.[79] 宗氣의 추동이 왕성하면 기혈이 정상적으로 운행되고 맥박이 규칙적

---

76)『難經 · 八難』, "所謂生氣之原者 謂十二經之根本也 謂腎間動氣也 此五臟六腑之本 十二經脈之根 呼吸之門 三焦之原 一名守邪之神"; 六十六難, "臍下腎間動氣者 人之生命也 十二經之根本也 故曰原 三焦者 原氣之別使也 主通行三氣 經歷于五臟六腑";『金匱要略』, "若五臟元眞通暢 人卽安和". 三焦를 元氣의 別使라 함은 元氣가 三焦를 통하여 전신의 上中下로 운행함을 말한다.

77)「靈樞 · 五味篇」, "其大氣之搏而不行者 積于胸中 命曰氣海".『醫門法律 · 大氣論』, "大氣卽宗氣之別名 宗者尊也主也 十二經脈奉之爲尊主也".

78)「靈樞 · 五味篇」, "其大氣之博而不行者 積于胸中 命曰氣海 出于肺 循咽喉 故呼則出吸則入".「靈樞 · 邪客篇」, "宗氣積于胸中 出于喉嚨 以貫心脈 而行呼吸焉";「靈樞 · 邪氣藏府病形」, "其宗氣上出于鼻而爲嗅".

79)「素問 · 平人氣象論」, "胃之大絡 名曰虛里 貫膈絡肺 出于左乳下 其動應衣 脈宗氣也 盛喘數絶者 其病在中…… 絶不至曰死 乳之下 其動應衣 宗氣泄也".

으로 나타난다. 만약 宗氣가 부족하면 맥박이 불규칙하고 微弱하거나 無力하게 되며, 심박동의 무력으로 血脈이 凝滯하면 순환장애가 발생하게 된다. 따라서 협심증이나 심근경색 등의 심혈관 질환은 한의학적으로 宗氣의 기능장애로 이해할 수 있다.

셋째, 아래로 丹田에서 氣街(足陽明胃經)로[80] 들어가 하지로 운행한다. 이에 「靈樞 · 刺節眞邪」에서 "宗氣는 氣海에 머무는데, 하행하는 것은 丹田에서 氣街(足陽明胃經)로 들어가 하지로 운행하고, 상행하는 것은 氣海에서 기도로 나와 호흡이 된다"고 하였다. 또 병리적으로 足部의 厥冷 현상은 宗氣가 經脈을 따라 하행하지 못하면 脈 중의 血이 응체되어 흐르지 못한다"[81]고 하여 宗氣의 운행장애로 인한 혈액의 순환장애를 지적하고 있다. 이상에서 宗氣는 폐장의 기능을 추동하여 호흡 · 음성 및 코의 후각에 관여하고, 심장의 기능을 추동하여 정상적 혈액순환에 관여함을 알 수 있다. 이외 周學海는 "대저 호흡과 음성 및 肢體의 운동, 筋骨의 강건함은 宗氣의 작용에 의한다"고 하였다.[82]

3) 營氣

營氣의 營은 영양, 운영의 뜻이 있으며 脈內를 운행하는 영양작용이 풍부한 氣의 일종이다. 즉 음식물로부터 섭취한 영양물질인 穀氣가 脈內를 따라 운행하는 것을 말한다. 「素問 · 痺論」에 "營者 水谷之精氣也"라 하고, 精微한 영양물질 중에서도 그 활성이나 성질이 淸柔(맑고 부드러움)한 것을 말하는데 이를 「靈樞 · 營衛生會篇」에서 "淸者爲營"이라 하였다.

혈액의 조성성분이 되는 등 혈액과 불가분의 관계로 營血이라 칭하기도 한다. 또 衛氣는 陽氣로 衛陽이라 하는데, 이에 상대하여 營氣는 陰의 속성을 지니고 있으므로 營陰이라 한다.

• 운행과 작용

營氣는 음식에서 섭취된 정미로운 영양물질이 脈內로 분비되어 혈액으로 변하고 사지와 오장육부 등 전신을 영양한다.[83] 營氣의 영양작용과 혈액의 생성에 대하여 「靈

---

80) 氣街, 足陽明胃經의 氣衝穴로서 臍下 5촌의 복부 정중선에서 좌우의 2촌 부위.

81) 「靈樞 · 刺節眞邪」, "宗氣留于海 其下者注于氣街 其上者走于息道 故厥在足 宗氣不下 脈中之血 凝而留止". "張景岳, 其下者蓄于丹田 注足陽明之氣街而下行于足 其上者積于胸中 出于息道而爲呼吸".

82) 『讀書隨筆』, "宗氣者動氣也 凡呼吸聲音 以及肢體運動 筋骨强健者 宗氣之功用也 虛則短促少氣 實則喘喝脹滿".

83) 「靈樞 · 邪客篇」, "營氣者 泌其津液注之於脈 化以爲血 以營四末 內注五臟六腑". 「素問 · 痺論」, "營者 水谷之精氣也 和調於五臟 灑陳於六腑 乃能入於脈也 故循脈上下 貫五臟 絡六腑也". 『醫部全錄 · 第二冊』,

樞・邪客」에서 "營氣는 津液을 脈內로 분비하여 血液을 化生하고 사지를 영양하며 五臟六腑로 灌注한다"고 하였다. 營氣는 음식의 精氣로 그 대사는 脾에서 생성되고, 心의 통솔을 받으며, 肝에 저장되고, 肺에서 퍼지며, 腎이 나누어 보내어 온몸을 적신다(營者 水谷之精氣也 生化於脾 總統於心 藏受於肝 宣布於肺 施泄於腎 灌漑一身; 『동의보감』).

임상에서 營氣가 부족하면 혈액 생성원의 부족으로 頭暈, 目眩, 부녀의 經少 혹은 經閉, 舌淡, 脈細澁 등 血虛의 증상을 초래한다. 營氣의 晝夜 운행은 경락총론의 營氣의 운행을 참고하기 바란다.

4) 衛氣

衛氣는 水穀의 精微 중 그 성질이 빠르고 매끄럽고 날카로운 한 부분을 말한다. 이에 「靈樞・痺論」에서 "水穀之悍氣"라 하고, 「靈樞・營衛生會篇」에서는 "濁者爲衛"라 하였다. 여기서 '濁'은 水穀精氣의 輕浮・慓悍・滑利한 성질을 말한다. 衛氣는 또 陽氣의 일종으로 營陰에 상대하여 '衛陽'이라고 한다.

• 형성과 기능화

衛氣는 下焦에 위치한 腎陽이 근본이 되고, 中焦의 脾胃가 化生한 水穀의 精微가 생성원이 되며, 上焦로 出하여 衛外의 기능을 발휘한다. 즉 "根於下焦 源於中焦 出於上焦"의 내용이다.[84] 따라서 衛氣의 형성과 작용/기능화는 腎, 脾胃, 肺와 밀접하게 관련되어 있다.

• 운행과 작용

衛氣는 그 성질이 빠르고 매끄러우며 침투 확산하는 능력이 강하여 皮膚와 肌肉의 사이를 운행하고, 안으로는 臟腑의 膜原(募原),[85] 胸腹으로 산포한다.[86] 衛在脈外는 이

---

p. 1079, "張志聰 曰, 穀入于胃 以傳于肺 五臟六腑 皆以受氣者 此營血之榮于五臟六腑十二經脈也".

84) 『醫部全錄・第二冊』, "馬蒔 曰, 人有三焦 宗氣積于上焦 營氣出于中焦 衛氣出于下焦 下焦之氣 升于中焦以達于上焦 而生此衛氣…… 中焦之氣 降于下焦 而生此營氣; 張志聰曰, 衛者 陽明水穀之悍氣從上焦而出衛于表陽 故曰衛出上焦", p. 170; 張志聰 注, "衛者陽明水穀之悍氣 從上焦而出 衛於表陽 故曰衛出上焦".

85) 隔膜 혹은 腸胃의 脂膜, 臟腑를 연락한다.

86) 「素問・痺論」, "衛者 水穀之悍氣也 其氣慓疾滑利 不能入于脈也 故循皮膚之中 分肉之間 熏于肓膜 散于胸腹". 張志聰 曰, "衛者水穀之悍氣 其氣慓疾滑利 不能入于脈也 不入于脈 故在外則循于皮膚分肉之間 在內則行于絡臟絡腑之膜原 絡小腸之脂膜謂之肓 是以在中焦則熏蒸于肓膜 行于胸膈之上 則熠散于心肺之膜理行于腹中 散于腸胃肝腎之膜原 是外內上下 皮肉臟腑 皆以受氣". 「靈樞・邪客篇」, "衛氣者 出其悍氣之慓疾而先行于四末 分肉皮膚之間 而不休者也 晝日行于陽 夜行于陰 常從足少陰之分間 行于五臟六腑".

를 의미하는데, 衛氣의 성질과 산포에 대한 보편적인 인식을 잘 나타내고 있다.

衛氣의 작용은 첫째, 장부・조직에 대해 溫煦・溫養한다. 衛氣는 皮膚・肌肉・肓膜[87]을 溫煦하고, 또 皮膚를 윤택하게 하고 腠理를 살찌게 하는 등 영양작용을 한다.[88] 衛氣가 虛하여 피부와 肌肉을 溫養하지 못하면 사지가 차고 寒氣를 싫어하게 된다.

둘째, 外邪의 침습을 방어한다. 衛氣의 '衛'는 護衛, 保衛의 뜻으로 피부와 腠理[89]를 치밀/충실하게 하여 邪氣의 침입을 방어하는 작용이 있다. 따라서 衛氣가 虛하여 衛外의 기능이 저하되면 外邪가 쉽게 侵犯하게 된다.

셋째, 땀구멍의 開闔을 조절한다. 衛氣는 땀구멍의 개합을 조절하여 땀의 배설을 조절한다. 임상적으로 衛氣가 虛하면 피부의 땀구멍이 지나치게 열려 저절로 땀이 나고(自汗), 寒邪의 침습으로 衛氣가 束縛을 당하면 腠理(汗孔)가 閉塞되어 땀이 나지 않는다(無汗). 傷寒 太陽病의 傷風으로 인한 自汗과 傷寒으로 인한 無汗은 衛氣가 汗孔에 대한 開闔을 실조하여 나타나는 증상이다.

넷째, 衛氣의 순행은 睡眠에 관여한다. 낮에는 陽分(體表)을 순행하여 陽氣가 盛하면 覺醒상태를 유도하고, 밤에는 陰分(體內)을 순행하여 陰氣가 盛하게 되므로 수면을 유도하게 된다.[90] 따라서 衛氣의 晝夜 순행에 이상이 생기면 수면장애를 초래한다. 衛氣의 晝夜 운행은 경락총론의 衛氣의 운행을 참고하기 바란다.

<표 1-1> 營氣와 衛氣의 비교

구 분	來 源	性 情	運行散布	作 用
營氣	水穀精微	專精; 精純・淸柔	脈中(經脈); 四肢百骸 五臟六腑	營內
衛氣	上同	悍氣; 慓疾滑利	脈外(絡脈); 皮膚・分肉・肓膜・胸腹	衛外

4. 기의 운동형식

氣의 운동형식을 氣機라 한다. 氣機는 '升降出入'으로 개괄되며 이는 생명활동의 근

87) 臟腑의 莂膜(얇은 막) 혹은 心의 아래 膈上의 脂膜을 가리킨다.

88) 「靈樞・本藏篇」, "衛氣者 所以溫分肉 充皮膚 肥腠理 司開闔者也…… 衛氣和則 分肉解利 皮膚調柔 腠理致密矣". 여기서 '分肉解利'는 기육의 문리가 잘 소통된다는 의미이며, 기육의 문리가 잘 소통되면 기의 운행이 원활하여 피부가 부드럽고 주리(땀구멍)가 치밀하게 된다.

89) 피부, 肌肉, 臟腑의 紋理 및 피부와 肌肉 사이의 결합조직을 일컬음. 땀구멍(汗孔)을 가리키기도 한다.

90) 『黃元御醫書十一種』, "衛氣入於陰則寐 出於陽則寤". 「靈樞・本藏篇」, "陽氣盡 陰氣盛則目瞑 陰氣盡而陽氣盛則寤矣". 『醫部全錄・第二冊』, p. 1079; "張志聰曰, 衛氣行于陰二十五度 日行于陽二十五度 分爲晝夜 故氣至陽則 臥起而目脹 至陰則休止而窗目".

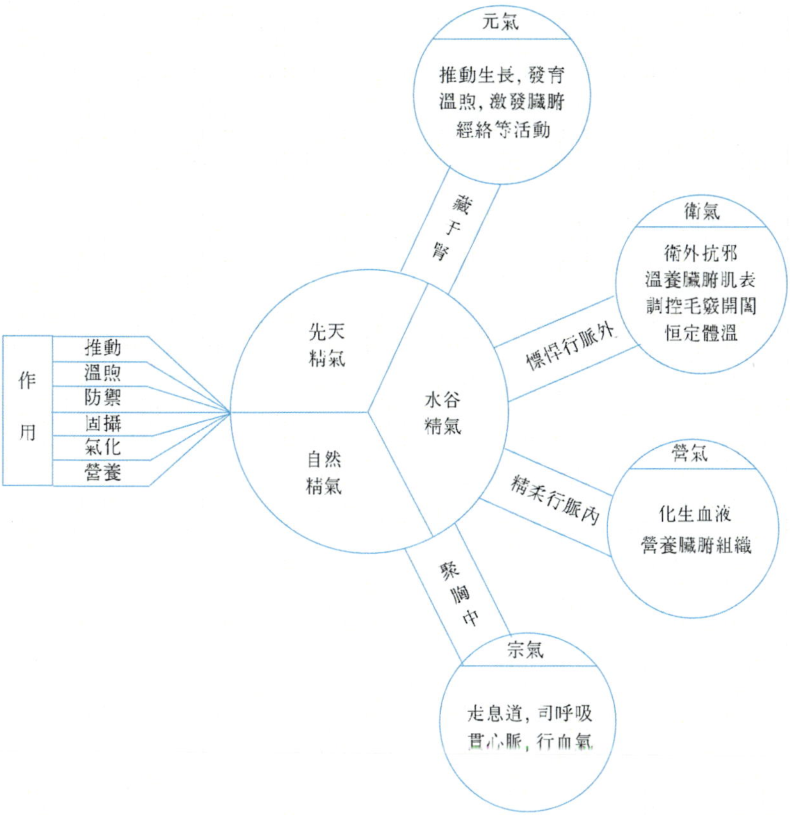

<그림 1-1> 氣의 구성과 작용

본이다. 升降은 물질이동과 기능 활동의 上升과 下降을, 出入은 물질의 교환이나 기능 활동의 向內 또는 向外의 경향을 말한다.

인체에 있어서 氣의 升降이나 出入은 생명활동의 상반된 두 속성으로 상호 제약과 의존의 관계에 있으며, 臟腑經絡의 기능 활동과 물질대사의 과정 중에 구체적으로 나타난다. 臟腑經絡은 氣가 升降出入하는 구체적인 장소가 된다. 곧 「素問 · 六微旨大論」에서 "出入이 중지되면 神機(생명활동)가 滅하고, 升降이 그치면 氣立(물질대사)이 종료되므로 氣의 出入과 升降이 없으면 만물의 생성과 발전변화가 없다. 따라서 升降出入은 器(장부경락)가 사용하지 않음이 없다"고 하였다.[91] 예를 들어 肺의 呼吸은 외계로부터 산소를 받아들이는 吸入과 체내의 이산화탄소를 배출하는 呼出의 작용에 의하여 가스교환이 이루어진다. 또 肺氣가 宣發과 肅降은 氣機升降의 구체적 표현이다.

91) 「素問 · 六微旨大論」, "出入廢則神機化滅 升降息則氣立孤危 非出入則無以生長壯老已 非升降則無生長化收藏 是以升降出入 無器不用".

이외 肺主呼氣와 腎主納氣, 心火下降과 腎水上升(水火旣濟), 脾氣의 升淸과 胃氣의 降濁 및 肝氣의 升達과 肺氣의 肅降은 氣의 升降出入에 의한 장부 생리활동의 상호 의존과 제약의 관계이다. 또 脾氣下陷, 胃氣上逆, 肝氣鬱結, 肺氣上逆(肺失宣降), 腎不納氣, 心腎不交 등은 장부 氣機의 失調에 의한 병변의 표현이다.

이처럼 氣의 升降出入은 생명활동의 관건으로 정상적인 氣의 升降出入을 氣機調暢이라 하고, 升降出入의 失調를 氣機失調 혹 氣機不暢이라 한다.

5. 調氣와 건강

氣는 인체의 근본으로 쉼 없이 체내를 순환하고 운행하면서 생명을 유지시켜 준다. 기 순환의 처음은 호흡이며 숨을 내쉬고 들이쉬는 것은 열고 닫히는 작용이다. 숨을 내쉴 때 기가 나가는 것은 양이 열리는 작용이고 숨을 들이쉴 때 기가 들어오는 것은 음이 닫히는 작용이다. 대개 기가 下焦에 있으면 호흡이 길고, 기가 上焦에 있으면 호흡이 가쁘다[92]고 한 것은 복식호흡의 중요성을 강조한 것이다. 한편 한가하고 편안한 사람은 움직여 힘을 쓰지 않고 배불리 먹고 앉아 있거나 잠을 자기 때문에 경락이 통하지 않고 혈맥이 응체되어 勞倦의 증상이 발생한다. 따라서 항상 운동을 하되 피곤하지 않을 정도로 하여 營衛의 기가 잘 유통하고 혈맥을 잘 소통하게 해야 한다. 비유하면 흐르는 물은 썩지 않고 문지도리에는 좀이 먹지 않는 것과 같다.[93] 즉 평소 가벼운 운동으로 기의 소통과 순환을 원활히 하는 것은 건강에 중요하다.

6. 기의 병태

氣의 병태는 氣의 升降出入에 이상이 생겨 조화를 잃은 氣機의 失調나 흐름이 원활하지 못한 不暢에서 기인하는데, 외부로는 風寒暑濕燥火의 六淫의 침입에 의하고, 안으로는 七情의 정지변화가 중요한 원인이 된다.[94]

氣機의 失調는 여러 형태로 표현되는데, 氣의 소통이 원활하지 못하고 비정상적으로 모인 氣鬱, 氣鬱이 심하여 어떤 부위에 정체되어 통하지 않는 氣滯, 氣의 상승이

---

92) 『東醫寶鑑·氣爲呼吸之根』, "盖氣在下焦 其息遠 氣在上焦 其息促".

93) 『東醫寶鑑·氣逸則滯』, "故常須用力 但不至疲極 所貴營衛疏通 血脈調暢 譬如流水不氣汚 戶樞不在蠹也".

94) 『類經』, "夫百病皆生于氣 正以氣之爲用無所不至 一有不調則無所不病 故氣在外 則有六氣之侵 在內則有九氣之亂 而凡病之爲虛爲實 爲熱爲寒 至其變態莫可名狀 欲求其本 則止一氣字足以盡之".

지나친 氣逆, 氣의 하강이 지나친 氣陷, 氣의 外泄이 태과한 氣脫이 있다. 이러한 氣의 실조는 모든 병과 통증의 원인이 된다. 『萬病回春』에 의하면 풍사가 기를 손상시키면 통증이 있고, 한사가 기를 손상하면 오한이 나면서 몸이 떨린다. 暑邪가 기를 상하게 하면 열이 나고 답답하며, 濕邪가 기를 손상시키면 부종이 나타나고, 燥邪가 기를 손상하면 대소변이 나오지 않는다. 또 氣가 맺히면 담이 생기고 담이 성하면 기는 더욱 맺히므로 調氣에는 먼저 담을 없애야 한다.

氣의 병증으로는 七氣, 九氣, 中氣, 上氣, 下氣, 短氣, 少氣, 氣痛, 氣逆, 氣鬱이 있다.

七氣는 喜怒悲思憂驚恐 혹은 寒熱恚怒喜憂愁를 말한다. 七氣가 서로 간섭하면 담음이 엉겨 솜 같기도 하고 엷은 막 같기도 하며 심하면 매실 씨 같은 것이 인후를 막아 咯不出 嚥不下 或胸膈痞滿 或中滿難食 或上氣喘急의 증상이 나타난다.

九氣는 怒則氣上 喜則氣緩 悲則氣消 恐則氣下 寒則氣收 熱則氣泄 驚則氣亂 勞則氣耗 思則氣結 등 氣機의 실조를 말한다.

中氣는 七情의 과도나 분노로 기가 逆上하여 갑자기 쓰러져 인사불성, 牙關緊急 및 수족의 拘急과 경련이 발생하는 증상을 말하며 얼마 가지 않아 곧 깨어난다. 반드시 중풍과 구별해야 하는데, 중풍은 脈浮・身溫・口多痰涎의 증상이 있으나 中氣는 脈沈・身凉・口無痰涎의 차이가 있다. 중풍은 중기에 사용하는 약을 쓸 수 있지만 중기는 중풍에 사용하는 약을 투약하면 흔히 사람을 죽인다.

上氣는 기가 위로 치밀어 내쉬는 숨이 많고 들이쉬는 숨이 적어서 호흡이 몹시 가쁜 것이다. 이는 폐에 사기가 있기 때문이다.

下氣는 기가 밑으로 빠져나가는 것으로 腸胃의 주리가 막혀 穀氣가 장위의 밖으로 흡수되지 못하고 장위를 따라 밖으로 새나가므로 트림이나 방귀가 나온다.

短氣는 호흡이 짧아서 이어지지 못하는 것으로 숨이 가쁘고 몹시 짧은 증상이다.

少氣는 기운이 부족하여 말소리가 미약하고 말을 할 수 없는 지경이 된 것을 이른다.

氣痛은 기의 순환에 이상이 생겨 담음이 뭉치면 통증이 생기고 氣가 체표에 막히면 온몸이 쑤시는 것같이 아프거나 부종이 나타난다. 上焦에 기가 막히면 心胸의 痞痛이 나타난다. 中焦에 기가 막히면 복부와 옆구리에 刺痛이 있다. 下焦에 기가 막히면 腰痛과 산가가 생긴다.

氣逆이란 火邪로 인하여 배에서 때때로 기가 치밀어 오르는 것이다. 기가 가슴에서 逆亂하면 가슴이 답답하고 아무 말도 못하고 머리를 숙이고 있게 된다. 肺에서 역란하면 몸을 굽혔다 젖혔다 하며 천명이 있고 손으로 가슴을 누르고 숨을 내쉰다. 장위에서 역란하면 霍亂이 생기고, 팔다리에서 역란하면 사지의 厥冷이 생긴다. 머리에서 역

란하면 머리가 무겁고 어지러워 쓰러지게 된다.[95]

氣鬱은 기가 맺혀서 풀리지 않는 병이다. 七情이나 六氣 혹은 음식으로 인해 진액이 운행되지 못하고 청탁이 서로 섞여 기가 울체하게 되면 積과 痰이 형성되어 더부룩하기도 하고 아프기도 하다. 또 기가 울체하면 습이 막히고 이로 인하여 열이 발생하기 때문에 氣鬱의 병은 부종과 脹滿을 겸한다.

또한 오장의 氣가 실조되어 발생하는 병으로 心氣가 실조되면 트림이 나고, 肺氣가 실조되면 기침이 나며, 肝氣가 실조되면 말이 많고, 脾氣가 실조되면 신물이 넘어오며, 腎氣가 실조되면 하품이 난다. 六腑의 氣가 실조되어 나타나는 병으로는 膽氣가 실조되면 화를 잘 내고, 胃氣가 실조되어 氣가 역상하면 딸꾹질이 나며, 대장과 소장의 氣가 실조되면 설사가 나고, 방광의 氣가 허약하면 소변을 지리며, 下焦의 기가 실조되면 수기가 넘쳐 부종이 발생한다.[96]

제 5 절 血

김명동

1. 혈의 개념

혈은 기와 함께 깨끗하고 순수한 영양 물질로서 음식물로부터 소화된 영양분이 혈관 안으로 순환하면서 생체를 영양하는 붉은색의 형체를 가진 물질이다. 혈이 혈관 속에 흐를 때 이를 영기라고 하는데 혈은 營氣와 함께 혈관 안을 운행하여 안으로 오장육부에 물 주듯이 영양을 공급하고 밖으로는 사지백해를 영양하여 전신으로 그 영양을 받지 않는 곳이 없다. 혈은 인체를 구성하고 인체의 생명활동을 유지하는 기본물질의 하나로서 일반적으로 '혈'이라고 하는 것은 혈액이 가지고 있는 영양과 자윤작용 그리고 그 물질적 기초를 말하는 것으로, 이는 '혈액'과 '순환'의 뜻을 가지고 있다.

또한 혈액을 기능면과 물질면으로 나누어 기능면으로는 '영기', 물질 면으로는 '영

95) 『東醫寶鑑 · 氣逆』, "故氣亂于心 則煩心密默 俯首靜伏 亂于肺心 則俯仰喘喝 按手以呼 亂于腸胃 則爲霍亂 亂于臂脛 則爲四厥 亂于頭 則爲厥逆頭重眩仆".

96) 『黃帝內經 · 靈樞 · 九鍼論』, "五臟氣 心主噫 肺主咳 肝主語 脾主呑 腎主欠 六腑氣 膽爲怒 胃爲氣逆爲噦 大腸小腸爲泄 膀胱不約爲遺溺 下焦溢爲水".

혈'이라 부르는 경우도 있으며, 혈액을 단순히 '영'이라 부르는 경우도 있다. 그러므로 한의학에서 빈혈이라고 하는 것은 현대 의학적 병명에서 단순히 혈액의 요소적 결핍만을 의미하는 것이 아니라, 기와 혈의 양면적 기능이 저하되어 일어나는 기허 혹은 기혈양허로서 나타나는 증상을 의미한다. 혈액이 제공하는 영양작용은 생명활동에 필수적인 것으로 잠시라도 결핍되면 그 부위가 창백해지고, 동통이 야기된다. 또한 피가 부족한 기간이 길어지면 그 부위의 기능이 상실되거나 괴사하게 된다. 따라서 혈은 인체에 없어서는 안되는 불가결한 요소가 되며 인체를 구성하는 일부분이며, 인체 생명활동을 유지하게 하는 기본 물질의 하나이다.

2. 혈의 생성

혈은 수곡의 정미로움에서 만들어지므로 脾胃를 氣血生化의 근원이라고 한다. "중초(비위)가 받아들인 음식물에서 精微를 취하여 영기, 진액 등을 化生하게하고, 기화작용을 통하여 영기와 진액이 붉은색의 액체로 변화한 것을 혈이라 한다".[97]

"영기는 진액에서 분비되어 경맥으로 들어가 혈액으로 화생하여 사지를 영양하고 안으로는 오장육부를 적셔 준다"[98]고 하여 영기가 진액을 주농하여 맥 중에 용이하게 유주하게 하며, 혈액을 화생하는 것을 설명하였다. "중초의 기 역시 위의 구멍에서 나오는데, 상초의 기가 나온 후에 출발한다. 중초는 음식물을 받아들이면 청탁을 비별하고 진액을 증발시키는 소화흡수과정을 거치며, 음식물을 정미로 화생하여 상부의 폐맥으로 보낸 다음 혈액을 생성함으로써 전신을 유양하는데, 이보다 귀한 것이 없다. 그러므로 단독으로 경맥을 운행한다"고 하여 혈액이 폐맥 중에서 생성됨을 설명하고 있다.

또한 "장위가 음식물을 받아들이면…… 영기는 중초로 나와서 진액을 분비하는데 그 형상이 비와 이슬의 모양을 하여 초목이 물을 대는 것과 같은 모양으로 계곡이 크게 모이는 '계'와 작게 모이는 '곡'에 흐르고 손맥에 스며들어 진액과 조화된 뒤에 붉은 혈액으로 변하는데, 혈액의 운행이 조화로우면 먼저 손맥이 충만해진 다음에 絡脈으로 흘러가며, 낙맥이 모두 충만해지면 경맥으로 들어간다"[99]고 하여 영기와 진액이 '分肉之間'의 조직 사이를 통과하며, 손락의 미세혈관에 주입되어 화생한 것이 혈임을

97) 「靈樞 · 決氣篇」, "中焦受氣, 取汁變化而赤, 是謂血".
98) 「靈樞 · 邪客篇」, "營氣者 泌之於脈 化以爲血".
99) 「靈樞 · 癰疽篇」, "中焦出氣如露 上注谿谷而滲孫脈 津液和調 變化而赤爲血. 血和則孫絡先滿溢, 乃注于絡脈, 絡脈皆盈, 乃注于經脈".

설명하여 '孫絡'이 혈액생성의 주요한 장소가 된다는 것이다.

"경에 말하기를 혈과 기는 이름이 다르나 같은 類이다. 비록 음약 청탁의 구분이 있으나 모두 수곡정미로부터 화생된 것이다. 처음에는 하나로 뒤섞여서 청탁이 구분되지 않으나 비위의 고동운동을 얻으면 폐로 올라가 안개와 같이 증화되어 기로 된다. 기가 소모되지 않으면 정수는 신으로 돌아가 정이 된다. 정이 손실되지 않으면 정수는 간으로 돌아가 淸血이 된다. 혈이 소모되지 않으면 정순한 것은 심으로 돌아가는데 이화, 즉 심화의 화생을 얻어서 眞血이 된다. 이것으로써 비장을 자양하고, 운동을 주관하고, 전신을 봉양하니 이것보다 귀한 것이 없다"[100]고 하여 간과 심과 신이 모두 장차 정을 轉化하여 혈로 화생하게 한다는 것이다.

이상의 내용으로 보면 영기와 진액은 혈액화생의 주요한 물질의 기초가 되고, 영기와 진액 모두 비위가 음식물을 운화하여 생성한 수곡정미에서 내원한 것으로 음식영양의 좋고 나쁨과 비위의 운화기능의 강약의 차이가 혈액의 화생에 직접적으로 영양을 미친다. 음식의 섭취가 부족하거나 비위 운화기능의 실조가 있으면 수곡정미가 화생하기 불가능하여 혈액의 화생에 영향을 미치게 되므로 혈허에 이르게 된다.

3. 혈의 생리기능

"혈의 작용은 주로 근골장부를 유양하는 것이다"[101]라고 하였는데 혈은 전신을 순행하면서 안으로는 장부, 밖으로는 피육근골에 이르며, 끊임없이 순환하여 전신의 장부, 형체, 구규 등이 조직기관에 영양, 자윤 작용을 하여 정상적인 생리활동을 유지하게 한다. 또 "전신에 흘러서 이르지 않는 곳이 없으므로 무릇 칠규의 영활, 사지의 활용, 근골의 화유, 근육의 풍성에 의하여 장부가 자윤되고, 신혼이 안정되고, 안색이 윤택하고, 영위가 충성되고, 진액이 소통되고, 소변 대변이 조창하게 된다. 무릇 형체와 성질이 존재하는 데 있어서 혈의 사용됨은 필수적이다. 이것으로 사람에서 형체가 있다는 것은 혈에 의존하게 됨을 알 수 있다. 그러므로 혈이 쇠약해지면 형체도 연약해지고, 혈이 기능을 상실하면 형체 또한 무너지게 된다"[102]고 혈의 기능을 논하였다. 구체적인 혈

100) 『張氏醫通』, "經言血之與氣 異名同類 雖有陰陽清濁之分 總由水穀精微所化 其始也 混然一區 未分清濁 得脾氣之鼓運 如霧上蒸于肺而爲氣 氣不耗 歸精於腎而爲精 精不泄 歸精於肝而化淸血 血不瀉 歸精于心 得離火之化 而爲眞血 以養脾臟 以司運動 以奉生身 莫貴于此".

101) 『難經・二十二難』, "血主濡之".

102) 『景岳全書・血證』, "灌漑一身 無所不及 故凡爲七竅之靈 爲四肢之用 爲筋骨之和柔 爲肌肉之豊盛 以至滋臟腑, 安神魂 潤顔色 充營衛 津液得以通行 二陰得以調暢 凡形質所在 無非血之用也 是以人有此形 惟賴此血 故血衰則形萎 血敗則形壞".

의 기능을 살펴보면 다음과 같다.

1) 인체의 장부 · 형체 · 구규 등 조직기관의 생존활동을 유지하게 한다

인체 모든 부분의 생존과 건강은 혈의 영양과 자윤에 의존하므로 혈액이 충분하면 안색이 홍윤하고 피부와 모발이 윤택하고 근골이 경강하며 기육이 풍만하고 장부가 견인하다. 혈액이 부족하면 얼굴이 누렇게 뜨고 피부와 모발이 건조해지며 근육과 장부가 허약해지고 근골이 쇠약해지며 구급증상이 발생하고 기육은 쇠약하고 줄어들며 장부가 무르고 약하다. "혈이 성하면 형체 또한 성하고, 혈이 약하면 형체 또한 쇠약해진다"[103]고 하여 혈액의 기능을 논하였다.

2) 인체의 운동과 감각기능을 발휘하게 한다

혈액의 기능에 대한 문헌을 살펴보면 "무릇 형체와 성질이 존재하는 데 있어서 혈의 사용됨은 필수적이다. 이것으로 사람에서 형체가 있다는 것은 혈에 의존하게 됨을 알 수 있다. 그러므로 혈이 쇠약해지면 형체도 연약해지고, 혈이 기능을 상실하면 형체 또한 무너지게 된다"[104]고 하였고, "간에 혈이 공급되면 영양작용으로 눈으로 사물을 볼 수 있게 하고, 다리가 혈을 공급받으면 걸을 수 있게 하고, 손바닥이 혈을 공급받으면 잡을 수 있으며, 손가락이 혈을 공급받으면 끌어당겨 취할 수 있게 된다"[105] 또한 "혈액이 조화롭게 순환이 되면…… 근육과 뼈가 단단해지며 관절운동이 원활하게 이뤄진다"[106] 하여 혈액이 충분하면 감각기능과 운동이 정상적으로 이루어지며, 혈이 부족하게 되면 현기증이 나고 시야가 흐려지며 눈이 침침해지고 귀에서 소리가 나는 증상이 생기고 팔다리가 마비되고 힘이 없어지며 혹은 근육의 경련이 심하게 되고 심하면 불구가 된다.

3) 인체의 정신활동을 유지하게 한다

"기혈이라는 것은 인간의 신이 깃들여 머무는 곳이니 삼가 기르지 않으면 안된다"[107]고 하였고, "혈맥이 조화롭고 원활하게 순환되면 정신이 이에 안정되어 자리하게 된

---

103) 『金櫃鉤玄 · 血屬陰難成易虧論』, "血盛則形盛 血弱則形衰".

104) 『景岳全書 · 血證』, "灌漑一身, 無所不及, 故凡爲七竅之靈, 爲四肢之用, 爲筋骨之和柔, 爲肌肉之豊盛, 以至滋臟腑, 安神魂, 潤顔色, 充營衛, 津液得以通行, 二陰得以調暢, 凡形質所在, 無非血之用也. 是以人有此形, 惟賴此血, 故血衰則形萎, 血敗則形壞".

105) 『黃帝內徑 · 素問 · 五臟生成篇』, "肝受血而能視 足受血而能步 掌受血而能握 指受血而能攝".

106) 「靈樞 · 本臟篇」, "血和則…… 筋骨勁强 關節淸利矣".

107) 「素問 · 八正神明論」, "血氣者 人之神 不可不謹養".

다"[108]고 하여 인체의 기혈이 충분하면 혈맥이 조화롭고 소통이 원활하여 정신활동이 민활하고 풍부하게 되며 정신이 맑고 총명하고 감각이 영민하고 활동이 자유스러운 상태가 된다고 하였다. 혈액이 부족하거나 혈액에 열이 있거나 혈액의 운행이 실조되면 정신쇠퇴, 건망, 실면, 다몽, 번조 등이 발생할 수 있으며 심하면 정신황홀, 경계불안, 건망 등의 증상이 나타나며 혼미 등의 정지실상의 임상증상이 나타나게 된다.

4. 혈의 순행

血은 脈管內를 정상적으로 循行함에 있어서 각 內臟機能의 협조에 의하여 調和狀態를 유지하게 된다. 혈은 음에 속하고 靜을 주관하므로 혈의 운행은 주로 기의 推動작용에 의지한다. 따라서 "혈은 기가 없으면 운행되지 못한다"[109]고 하였다. 또한 혈액의 운행에서 혈액이 혈관 밖으로 빠져나가지 않는 것은 기의 固攝작용에 의하므로 혈액의 정상적인 운행은 기의 추동작용과 고섭작용의 협조평형에 달려 있다고 말한다. 기의 추동작용이 지나치게 되면 고섭이 되지 않아서 혈 순환의 속도가 빨라지며, 심하면 혈관 밖으로 빠져나가서 출혈 증상이 나타나게 된다. 반대로 기의 추동작용이 약하면 고섭작용이 우위에 있게 되어 혈의 운행이 완만하고 흐름이 잘 이뤄지지 않게 되고, 심하면 어혈을 형성하기도 한다. "혈을 잘 치료하는 사람은 형체가 있는 혈에서 치료방법을 찾지 않고, 형체가 없는 기에서 치료방법을 찾는다"[110]고 하여 혈액의 순환은 기의 작용에 의뢰하고 있다는 것을 논하였다.

혈액이 맥 중으로 운행하는 과정은 "식기가 위에 들어오면 정을 간으로 산포하고, 기를 근에 적셔 길러 준다. 식기가 위에 들어오면 탁기는 심으로 귀의하고 정을 맥에 적셔 자양해 준다. 맥기는 경을 흐르고, 경기가 폐로 귀속함에 폐에 모든 맥이 모여 피모에 정을 수포해 준다. 터럭과 맥이 정을 합하여 육부에 기를 행하게 하므로 육부의 정이 신명을 발휘하여 네 개의 장으로 머무르면 기는 權衡으로 귀결된다"[111]고 하였다.

혈액의 운행과 오장은 서로 관련을 갖고 있는데 "모든 혈액은 심장에 속한다"[112] 하

108) 「靈樞・平人絶穀篇」, "血脈和利 精神乃居".

109) 『醫學正傳・氣血』, "血脈和利 精神乃居".

110) 『溫病條辨・治血論』, "故善治血者 不求之有形之血 而求之無形之氣".

111) 「素問・經脈別論」, "食入于胃, 散精于肝 淫氣于筋 食氣入胃 濁氣歸心 淫精于脈 脈氣流經 經氣歸于肺 肺朝百脈 輸精于皮毛 毛脈合精 行氣于府 府精神明 留于四臟 氣歸于權衡".

112) 「素問・五臟生成論」, "諸血者 皆屬于心".

여 심은 인체의 혈액을 총괄하며 혈액 운행을 추동한다는 것과 이러한 추동기능이 심기로부터 완성되는 것을 알 수 있다.

폐는 기를 주관하고 있는데, 혈의 운행이 기의 추동에 의지하므로 폐의 작용과 밀접히 연관되고 있어서 폐의 선발작용이 심과 협조함으로써 혈을 밖으로 위로 향하여 포산시키며 폐가 숙강작용을 발휘함으로써 혈을 안으로 아래로 향하여 운행하게 한다. 그러므로 혈액의 순행을 말할 때 항상 "폐에 의해서 펼쳐서 퍼지게 한다"113)고 하였다. 간에서의 소설기능은 氣機를 調暢하게 하고, 혈의 순행이 활달하게 퍼져나갈 수 있도록 하고, "사람이 누워 잠을 잘 때에는 혈이 간으로 돌아간다"114)고 하여 간의 藏血기능은 사람이 안정할 때 순환하다 남은 혈을 간 안에 저장하게 한다.

혈의 순환에서 장기의 기능을 총괄하면 심은 혈액의 순환을 추동하고, 폐와 간은 혈의 순행을 촉진하고 혈관 안에서 활달하게 흐르도록 지켜 유지하게 한다. 간과 비는 혈액을 저장, 통섭하여 출혈을 방지하며 신은 음양을 조절하여 혈액의 순환에 영향을 미친다. 혈액이 정상적으로 순환하기 위한 기본적인 조건으로 혈액을 운행하는 추동의 힘과 혈액을 고섭하는 기의 충실함이 있어야 되고, 혈액의 충분한 양과 맥도의 소통이 두루 이뤄져야 된다. 그러므로 혈액의 순환에 가장 밀접한 장부는 심, 비, 간이 된다.

5. 혈의 생태를 관찰할 수 있는 외부 지표

혈이 허하게 되면 얼굴이 흰색을 띠며 윤기가 없거나 혹은 여위면서 누런색을 띠고 안검과 입술이 창백하고 손톱이 묽은 흰색을 띠고, 손톱이 무르고 엷어지며, 모발에 윤기가 없으며 설질이 묽고 혀에 태가 담박하게 된다. 『黃帝內經・靈樞』에 이르기를 血氣에 병이 있는가를 알려면 마땅히 營氣를 살펴야 하는데, 다만 營氣는 無形이지만 병들어 조금씩 겉으로 흘러나와 땀이 많아지게 되면 병이 血氣에 있는 것임을 알 수 있다고 혈허의 외증이 언급되어 있다.115)

그리고 혈이 어혈로 인하여 막히게 되면 혀의 바탕이 청자색이고 간혹 어혈점이나 瘀斑이 나타나며 脈象은 대부분 현맥, 삽맥, 결맥이 나타난다.

113) 『金櫃要略・血屬陰難成而易虧』, "宣布于肺".

114) 「素問・五臟生成篇」, "人臥血歸于肝".

115) 「靈樞・衛氣失常」, "營氣濡然者 病在血氣".

6. 혈의 병태생리

혈액은 생성된 후에 경맥에서 끊임없이 흐르면서 전신을 영양하는 작용을 담당함으로써 유기체의 각종 정상기능을 유지시키며, 아울러 장부조직의 생장에 필요한 물질적 자료를 공급한다. 血의 운행이 심에 의해서 주관되고 혈의 생성 및 통섭이 비기의 기능에 의존하며 혈의 저장 및 조절이 간기의 정상상태에 의존하므로 血病의 병기는 항상 심・비・간 세장과 밀접한 관계가 있다. 기가 혈을 통솔하므로 기가 운행하면 혈이 운행하고 기가 멈추면 혈이 멈추며, 혈의 운행이 기에 의존하여 추진되는 외에 진액의 실어 나름을 필요로 하므로 진액이 소모되어도 역시 혈의 운행이 순조롭게 되지 못하는 까닭에, 혈의 병변은 기와 진과 밀접한 관계가 있다. 혈의 병태생리를 귀납 해보면 혈허, 혈어 및 혈열의 세 종류가 있다.

1) 혈허

혈허는 주로 혈액부족이나 혈의 유양능력이 감퇴되어서 장부와 백맥이 영양을 공급받지 못하여 나타나는 병리상태를 의미한다. 주로 새로운 혈액의 보충이 안되거나 출혈이 과다하여 발생된다. 또한 비위기능이 허약해서 수곡정미를 소화하고 흡수하여 기혈을 생화하는 기능이 약해지거나, 사려와 피로가 지나치거나 혹은 회충 등이 기생하여 정혈이 손상되어 발생하거나 오랫동안 병이 치유되지 않아 만성적으로 손모가 생겨 발생하게 된다.

혈허에서 나타나는 각종 증상은 유양기능을 잃기 때문에 발생한다. 혈이 허하여 위로 면부에서 충실하지 못하면 頭目이 영양공급을 받지 못하므로 두훈목화, 면색창백 혹은 위황, 순설색담이 나타나며, 심혈이 부족하여 혈이 심을 자양하지 못하면 심계정충, 실면, 건망 등의 증상이 나타나고, 경맥이 유양을 받지 못하면 수족이 마비되고 기육이 떨리며, 혈이 간을 자양하지 못하여 간기가 울결하면 옆구리에 통증이 발생하고, 간이 눈을 주관하여 간의 혈이 부족하면 또 시야가 흐려지거나 시력이 감퇴하며, 여자의 경우 衝任이 허해져 월경량이 감소하고 색이 흐려지며 심하면 생리할 때 혈액이 고갈되거나 폐경이 된다. 혈이 근육을 영양하지 못하면 관절운동이 불리하게 되고, 손락을 영양하지 못하면 기체와 피부마목의 증상들이 나타나게 된다.

2) 혈어

혈액의 운행이 원활하지 못하여 느리고 유통이 막혀 활달하게 소통되지 못하여 심하면 혈액이 맺히고 뭉치게 되어 어혈을 만든다. 어혈은 氣機가 울체되어 혈행이 장애를 받거나, 기가 허하여 혈행이 무력하거나, 담탁이 혈관을 막아 혈행이 불창하게 되거나, 찬 기운이 혈에 침입하여 혈이 차져서 응체되거나, 열사가 혈에 침입하여 진액을 건조시켜서 어혈을 야기시키거나 정지에 의한 내상, 정기의 허약 등으로 어혈이 형성되며 또한 혈관을 벗어난 혈이 체내에 쌓여 어혈을 형성하여 혈맥을 방해하는 등의 원인에 의해서 많이 발생된다. 혈어가 장부경락의 일부분에 생기면 경락불통, 동통, 심하면 종괴가 형성되어 癥이 발생하고, 건망, 경계정충, 해천, 전광, 황달 등의 증상들이 발생하게 된다. 어혈이 쌓인 부위 및 장부에 따라서 혈어는 임상에서 지체감각과 운동기능의 이상, 동통, 옹창, 징적포괴, 피부색과 혈맥의 이상증상 등의 다양한 병변과 증상으로 나타난다.

3) 혈열

혈열은 혈분에 열이 있거나 혈액운행의 속도가 증가된 상태를 가리킨다. 혈열이 심하게 되면 혈액이 망령되이 움직여서 출혈이 일어나게 된다. 그 원인은 熱邪가 혈에 침입하여 발생한다. 외감온열의 사기나 외감한사가 체내로 들어와 열이 되어 혈을 상하는 것은 모두 혈열에 이르게 한다. 그 외에 정지의 울결, 다섯 가지의 정지가 지나치게 극하게 되거나, 울체가 오래 경과되어 화를 만드는 등의 문제로 혈열에 이르게 된다.

혈이 열을 얻으면 행하게 되므로 혈에 열이 있으면 혈액순환이 원활하게 진행된다. 그러나 혈액에 열이 심하면 혈중의 진액을 데워 없어지게 되므로 혈을 소모하고 음을 상하게 하고, 심하면 맥락을 불사르게 하여 혈액을 핍박하여 망동하게 하여 출혈 증상이 나타나게 된다. 몸에서 나는 열은 밤에 심하게 나타나고, 입이 마르나 물을 마시고 싶지 않고, 코피, 토혈, 요혈, 혀의 표면이 매우 빨갛게 되고, 가늘고 빠른 맥이 뛰는 등의 증상이 발생한다. 장경악은 "혈은 본래 음정으로 선동하면 안된다. 동하면 곧 병이 된다. 대개 동하게 하는 것은 거의 화로부터 온다. 화가 성하면 혈액을 핍박하여 망행하게 한다"[116]고 하여 혈액이 화열로 망행하여 출혈이 발생한다고 하였다.

화열이 훈작하는 과정에도 실화 및 허화에 다른 점이 있다. 육음 가운데 풍·열·조·화 등의 사기를 받게 되거나, 내부의 열이 지나치게 많아지거나 혹은 습열이 쌓여 맺히거나, 정지가 불울하여 간기가 울결하는 등은 모두 실화에 속한다. 그런데 폐·위·간·신 등 장부의 음정이 부족하여 양기가 양육을 받지 못해서 항성하여 열이 되는 경우는 내인의 원인으로 생기는 열로서 허화에 속한다. 기가 허하여 통섭하지 못함으로

116)『景岳全書·血證』, "血本陰精, 不宣動也, 而動則爲病…… 蓋動者多由于火, 火盛則逼血妄行".

인한 출혈의 경우는 병정이 위중한 것으로 항상 양기가 허한한 병리변화에서 나타난다. 화열이 훈작하거나 기가 허하여 통섭하지 못하는 병기는 여러 장부 및 경락에 발생할 수 있는데 각기 코피, 귀에서 출혈, 기침할 때 나타나는 출혈, 구토하면서 나오는 출혈, 대변의 출혈, 소변의 출혈, 기부출혈 등을 일으킬 수 있다.

일반적으로 말해서 실열이 항성하여 혈을 핍박해서 망행케 함으로 인하여 발생한 출혈에서는 대부분 발열, 구고, 구갈, 편비, 설홍, 태황, 맥활삭 등을 볼 수 있고, 음허하여 화가 왕성하면 구건인조, 오후조열, 오심번열, 도한, 설홍, 소태가 나타난다. 기가 허하여 통섭하지 못함으로 인해 발생한 출혈에서는 대부분 두훈, 안화, 심계, 면색위황 혹은 창백, 설질담, 맥세약 등의 증상을 볼 수 있다.

병리발전의 대체적 상황을 보면 일반적으로 혈증의 초기는 실화로 인한 것이 많고, 반복해서 출혈하거나 정혈이 휴손되어서 기가 혈을 따라 소실되면 대부분 음이 허하여 화가 왕성해지거나 기가 혈을 따라 손실되면 대부분 음이 허하여 화가 왕성해지나 기가 허하여 통섭하지 못하므로 음이 허하여 화가 왕성해짐은 왕왕 출혈이 일으킨 병리적 결과일 뿐만 아니라 출혈을 계속 유발하는 원인이 되기도 한다. 기가 손상되어 영향이 양에까지 미치면 정기가 부족해질 뿐만 아니라 양기도 휴허해져 기가 허하고 양이 약해서 혈액을 통섭하지 못함으로 인해 허한성의 혈증이 형성되는데, 이러한 병기는 일부 토혈, 변혈 등의 환자에게서 가장 많이 발생한다.

제6절 津 液

김명동

1. 진액의 개념

진액은 몸 안의 모든 정상적인 수액을 말한다. 각 장부조직 안에 있는 체액과 위액, 장액, 눈물, 콧물, 타액 등을 포함하는 정상적인 분비물을 통틀어서 진액이라고 하는데 혈관 안에 있는 혈액을 제외한 모든 정상적인 체액은 진액에 속한다. 진액은 수분 이외에도 많은 양의 영양물질과 자신을 보호하는 물질을 함유하고 있다. 인체의 골수, 척수, 뇌수와 관절 등을 영양하고 공규, 피모 등을 윤택하게 하여 자신을 보호한다.

진액이 혈관 안으로 들어가면 혈맥을 자윤하고 활리하게 하고 혈액을 화생하며 혈관 밖에서는 전신의 조직을 자양시킨다. 진액은 체중의 약 2/3 이상을 차지하며 장부, 조직기관, 형체, 구규 등의 내부와 그 사이에 존재한다. 만약에 진액이 부족하면 인체의 조직들이 자윤과 영양을 받지 못하여 마르고 시들어 버리게 되고 기는 소모되어 흩어지며 혈도 윤택함을 받지 못해 말라서 어혈을 형성하여 순환이 원활하지 못하게 되므로 진액은 인체의 구성성분일 뿐 아니라 생명활동을 유지하는 기본 물질 중의 하나이다.

2. 진과 액의 성질, 분포, 작용상의 특징

진과 액은 모두가 액체물질로서 음에 속하며 수곡에서 내원하여 비위의 운화에 의해 생성된다. "기부주리가 열리면 대량의 땀이 흘러나오는데, 이를 진이라 한다. …… 곡기가 충만하면 골부위로 들어가 유윤함으로써 골관절을 굴신하게 하고, 그 윤택함으로써 골수를 보익하고 피부를 윤택하게 하는데 이를 액이라고 한다"[117] 하여 그 성상, 기능, 작용하는 분포부위에 서로 다른 차이가 있어 진과 액을 음양으로 구분한다. 맑고 묽고 움직이는 성질이 커서 체표피부, 기육, 공규, 혈맥으로 들어가 자윤작용하는 것을 '진'이라 하고, 성질이 보통 조후하고 유동성이 비교적 적으며 관절, 장부, 뇌, 수 등을 영양시키는 것을 '액'이라고 한다. 액은 오장의 깊고 어두운 곳까지 들어가므로 부드럽기가 물에 가까운 유동하는 물질이어서 음이고, 진은 외부의 밝고 얕은 곳까지 흐르므로 강하여 고체에 가까워서 유동하지 못하는 물질로 양에 해당된다. 그러므로 진과 액은 상호보충, 상호전화하여 병리상으로 진이 손상을 받으면 액이 소모되고, 액이 소모되면 진이 손상되는 것을 볼 수 있다.

3. 진액의 인체 내 대사과정

진액의 생성은 위, 소장, 대장이 흡수한 수분과 영양에 의해서 만들어진다. 수곡의 정미로운 부분을 흡수하여 진액을 생성하는 것이고 소장은 액을 주관하는데 청탁을 분별하여 음식물 중 대부분의 영양물질과 수분을 흡수하고 조박을 대장으로 내려보내는 과정을 거쳐 이루어지며, 대장은 진을 주관하는데 음식물 찌꺼기에 남아 있는 수분을 흡수하여 대변을 형성하는 과정에 의하여 일어난다. 위, 소장, 대장에서 흡수된 수곡정미는 함께 위로 옮겨져 전신으로 수포된다. 즉 진액의 생성, 수포와 배설은 복잡한 생

117) 「靈樞・決氣」, "腠理發泄, 汗出溱溱, 是謂津…… 穀入氣滿, 淖澤注于骨, 骨屬屈伸, 泄澤, 補益腦髓, 皮膚潤澤, 是謂液".

리과정으로 여러 장부들이 하나로 연결되어 있는 생리활동과 관련되어 있는 것이다. “물과 음식이 위에 들어오면 정기를 흘러넘치게 하여 위로는 비에 날라지며 비기는 정을 포산시켜 위로 폐에 귀의하게 하며 수도를 조절하여 아래에 있는 방광으로 보낸다. 수정은 네 방향으로 퍼져 나가고, 오장의 경맥을 함께 행하게 된다”[118]고 하였다.

진액의 수포는 주로 비의 散精, 폐의 宣發과 肅降, 신의 蒸騰氣化 기능들이 협동작용을 통하여 이루어지며, 삼초로 진액을 전신에 수포시키는 통로가 된다. 비의 산정작용은 진액을 폐로 올려보내 폐의 선발, 숙강을 거쳐 전신의 장부와 형체, 모든 공규로 수포하는 작용을 말하는 것이며 진액을 직접 전신으로 포산하는 것도 가리킨다.

진액의 생성은 비의 운화에 의지하고 “사지는 모두 위로부터 기를 품부받으나 능히 경에 이르지는 못하고, 반드시 비에 의지해야 이에 기를 품부받을 수 있다”[119]고 하여 수포도 비가 중추적 역할을 한다. 그러므로 대사에 장애가 발생하여 진액정취, 담음, 수급이 생기면 비실건운에서 원인을 찾아야 하고, “습병으로 인해 발생하는 부종, 창만 증상은 모두 비에 속한다”[120]고 하였다.

폐는 비에서 전수된 진액을 받아서 선발시켜 진액을 바깥과 위쪽로 보내 상부와 체표, 피모로 포산시키고, 숙강시켜 안쪽과 아래쪽으로 보내 신장, 방광, 하부로 수포시키는 역할을 한다. 즉, 선발과 숙강을 통하여 수도를 通調한다. 「소문 · 경맥별론편」에서의 “水精四布, 五經並行”이라는 것은 폐의 선발 숙강을 통하여 전신으로 진액이 수포되는 것을 말한다. 선발, 숙강의 기능이 정상적이지 못하면 진액의 운행에 장애가 발생하고 진액이 폐에 모여 흩어지지 않아서 담음이 되고, 심하면 부종을 일으키게 된다. 방광은 장부 중에서 가장 밑에 위치하므로 “下輸膀胱”이란 실제로는 수액을 신, 방광, 하부로 보냄을 말하는 것이다.

진액은 복잡한 대사과정을 거치면서 체내에서 왕복출입과 상하승강의 운동을 반복하는데 이는 결국 여러 장부와 장부 사이 상호협조의 결과이며 이를 다시 삼초의 기화작용으로 개괄할 수 있고 그 중에서도 폐 · 비 · 신의 세 장기가 가장 중요한 의미를 지니고 있다. 그리고 쓸모없는 수액은 체외로 배출되는데 그것이 주리를 통하여 나올 때 이를 땀이라고 하고, 방광을 통하여 나올 때를 이를 소변이라고 한다.

---

118) 「素問 · 經脈別論」, “飮入於胃 游溢精氣 上輸於脾 脾氣散精 上歸於肺 通調水道 下輸膀胱 水精四布 五經幷行”.

119) 「素問 · 太陰陽明論」, “四肢皆稟氣於胃 而不得至經 必因於脾 乃得稟也”.

120) 「素問 · 至眞要大論」, “諸濕腫滿者 皆屬于脾”.

4. 진액의 생리기능

진액의 주된 작용은 자윤, 유양과 활리라고 할 수 있는데 진액은 액체물질이므로 강한 자윤작용이 있으며 많은 영양물질을 함유하고 있으므로 영양작용을 하며 인체 각 조직기관의 기능을 원활하게 이루어지게 한다. 자윤과 영양하는 작용은 상호보완 상성하므로 구분하기 어려운데 진은 비교적 맑고 묽어 자윤작용을 하며, 액은 비교적 빽빽하고 두터워 영양작용을 한다.

기육과 피부에 산포된 진액은 기부와 모발을 자양하여 기육과 피부를 풍부하고 촉촉하게 하고 모발을 빛나고 윤기 있게 하는데 만약 진액이 부족하게 되면 기육과 피부가 건조하게 되고 모발이 마르게 되고 심하면 피부가 나무껍질처럼 꺼칠해진다. 공규에 있는 진액은 눈, 코, 입 등을 자양 보호한다. 진액이 부족할 때는 입이 마르고, 입술이 터지고, 코가 마르고 콧물이 없게 되며 코 안이 건조하며 코피가 나게 되고, 안구가 건조하여 깔깔하게 되고, 사물이 명료하게 보이지 않게 되는 등의 증상이 나타난다. 내장에 있는 진액은 장부를 적셔서 영양을 주고 장부의 기능이 원활하게 이뤄지도록 하는데 위액이 건조하거나 마르게 되면 음식물을 먹을 수가 없게 되고, 장액이 건조하거나 마르게 되면 대변이 건조하고 뭉쳐져서 변비 등이 발생하게 된다. 뼈와 골수로 들어간 진액은 골수, 척수, 뇌수를 유양하고, 관절에 들어간 진액은 관절의 굴신을 원활하게 하는 작용을 한다.

진액은 인체의 주요 구성성분으로 전신에 분포하지 않는 곳이 없다. 진액은 인체음양의 평형을 조절하고 체온을 일정하게 유지하며 장부의 정상적인 기능과 활동을 보장해 주는 등의 작용까지 하고 있어서 생명과 직결된 중요한 기능을 담당하고 있다.

그리고 자윤과 영양작용을 하는 것 이외에 기를 담고 있으면서 그 운동과 변화를 진행시키는 장소가 된다. 기는 양에 속하여 형체가 없이 움직이므로 반드시 음에 속하며 형체가 있는 진액에 의존하여 존재하고 산실되지 않는다. 인체의 기는 진액에 의해 존재하고, 운동이 이루어지며 변화한다. 그러므로 땀을 흘리거나 토하거나 설사를 하게 되면 진액이 크게 손실되는데 이렇게 되면 기도 따라서 손실된다.

5. 진액의 상태를 관찰할 수 있는 외부 지표

진액이 부족해지거나 상실되면 일반적으로 얼굴이 마르고 윤기가 없고, 입술이 붉고 건조하며 인후가 건조하고 눈이 깔깔하고, 치아가 건조하고, 피부가 거칠고 피부가 비늘처럼 탈락되고, 모발이 마르고 영양이 없어 보이고, 기육이 수척하게 되고 반드시 답답한 증상이 나타나고 쉽게 화를 내게 되며 대변이 건조하게 굳고, 소변의 양이 작고, 혓바닥이 붉은색 혹은 진홍색을 띠거나 궤양이 생기고 혀의 태가 건조하고 진액이 없거나 혹은 혀의 태가 적고, 맥이 흔히 약하고 빠르게 뛰는 증상이 나타난다.

6. 진액의 병태생리

진액은 진과 액을 포괄하며 체내에 있는 액체상태의 정미로운 물질을 말하며 진액의 전체적인 속성이 음이므로 진액을 나누면 진은 양에 속하고, 액은 음에 속한다. 진액은 수곡정미에서 만들어져 생리상 모두 자윤・영양작용을 하여 생리적 기능을 담당하는 바른 기운인 '정기'의 중요한 구성성분 중의 하나가 된다. 진과 액은 서로 전화하고 보충하며 병리상으로도 상호 영향을 미쳐 밀접하게 연관되므로, 분명하게 분리하기가 매우 어려운 까닭에 진액이라고 명칭한다.

진액의 생성전화, 흐름 분포 및 그 생리기능에 병사의 침습 혹은 기타 요인으로 인해 이상이 발생했을 때, 바로 병변이 일어나서 인체의 건강을 해치고 심하면 생명을 위협하는데, 주로 진액의 부족과 정체 두 가지 방향으로 나타난다. 진액이 손실되어 나타는 증상으로 "주리가 열려서 땀을 많이 쏟게 되면 진이 모자라게 되며, 액이 빠져버리면 관절의 구부리고 펴는 동작이 잘 안되고, 색이 어리고 뇌수가 쇠해지고, 정강이가 저리고 귀에서 자주 소리가 난다"[121]고 하였으며 수액이 머물러 모이게 되면 폐・비・신의 기능이 협조하지 못하여 진액의 운화에 이상이 발생되어 전신으로 범람하는데 대부분 水・濕・痰飮 등의 병리변화가 발생한다.

진액이 부족해지는 원인은 내부, 외부의 원인으로 구별한다. 내인에는 우선 섭취와 생성의 부족이 있다. 음식섭취에 이상이 생기거나 피로가 지나치거나 혹은 기타 장부에 질병이 발생하면 비위가 허약해져 음식량이 줄어들며, 혹은 양기가 허약해져서 음한이 뭉치고 수습담음이 정체되어 脾가 제대로 운화하지 못하게 되므로 진액의 생화가 부족해진다. 그리고 진액이 지나치게 손상되어 부족하게 된다. 음이 허하여 내부에서 열이 생기고 음이 양을 거두어들이지 못해 진액이 안으로 소멸하고 밖으로 새나가거나, 혹은 체표가 허하여 위기가 단단하게 잡아두지 못해 항상 자한이 흐르거나, 혹은 소갈증이 있어 소변이 자주 마려워 배설량이 증가하거나, 혹은 설사와 구토가 아주 심

121) 「靈樞・決氣篇」, "津脫者, 腠理開, 汗大泄, 液脫者, 骨屬屈伸不利, 色夭, 腦髓消, 脛痺 耳數鳴".

하면 진액이 손상되어 감소한다. 또한 만성적인 출혈, 오랫동안 지속되는 여성의 대하도 진액을 손상시켜 부족해지게 한다.

외인은 주로 더위・열・조・화 등의 온열병사가 밖에서 침입하여 직접 진액을 졸여서 손상시키거나, 혹은 진액이 핍박을 받아 외부로 새어나감으로써 부족해지는 것이다. 이외에 치료가 적절하지 못하여 땀을 내거나 토하거나 설사시키거나 이뇨를 시키는 치법을 사용하면 진액이 유실되어 부족해진다. 진액의 손상은 더욱 진행되면 기・혈・정수 등의 병리변화를 유발시킨다. 첫째로 진액이 상실되어 부족해지면 기가 의존할 곳이 없어진다. 가벼운 경우 진액의 손상이 기로 파급되어 기와 진이 모두 상하거나 기와 액이 상한다. 심한 경우 기가 진액을 따라 밖으로 빠져나가서 진액이 손상되어 기운이 탈진되거나 기운과 액이 모두 망실하는 심각한 병변이 발생한다. 그러므로 양이 허하여 위기가 단단하게 잡아두지 못하므로 기운이 허한 사람에게는 땀을 내어 진과 기운을 해치는 것을 금한다. 둘째로 진과 혈이 원천을 같이하여 서로 자생하므로 진액이 부족 혹은 손상이 血虛, 血燥 및 血瘀不行 등의 병리를 유발할 수 있다. 셋째로 진액의 휴손은 음정의 부족을 유발하는데 장부조직이 유양을 받지 못하면 장부의 음정이 줄어들어 부족하게 된다. 넷째로 진액이 고갈되면 장부가 건조해지고 물이 불을 제약하지 못하여 음이 양을 가라앉히지 못하며, 물이 나무를 자양하지 못하면 화가 떠서 달아나므로 음은 허해지고 화는 더욱 왕성해지게 되어 虛陽이 상성하게 되고 심하면 虛風이 안에서 만들어져서 驚厥 등이 발생하게 된다.

진액이 심하게 손상되면 이로 인해 '亡陰'이 발생한다. 또 '망음'으로 인해 음양의 연계가 끊어져 계속해서 진이 고갈되어 '亡陽'이 발생하거나, 혹은 진액이 없어져 직접 진이 마르고 양이 망하여 음양이 분리된다.

땀을 내거나 토하거나 설사시키거나 이뇨를 시켜서 진액이 손상되거나 출혈이 과다하거나 오랫동안 투병으로 정혈이 소모되거나 맵고 따뜻하며 건조한 약을 오용하면 장부의 진액이 휴손된다. 그러므로 장부조직과 공규가 유윤과 자양을 받지 못한다. 질병과정에서 진액의 손상 정도가 다르고 관련되는 장부도 다르므로 주요 장부의 진액 손상을 살펴보면 아래와 같다.

1) 肺津의 손상

폐의 진이 휴손되어 폐기 역시 상하면 폐기가 청숙선강하지 못하므로 진액이 분포되지 못하여 입, 코, 입술, 인후가 건조하게 되고, 목소리가 쉬거나 목소리가 잠겨 말이 나오지 않게 되고, 가슴이 그득하고 기운이 상역하고, 마른기침을 하여 가래가 적고, 혀의 태가 건조한 증상이 나타난다.

2) 胃津의 손상

위는 수곡의 수납과 소화를 주관하여 진액화생의 근본이 되는데 그 기는 和하여 내려가게 하는 것이 순리이며 윤택한 것을 좋아하고 건조한 것을 싫어한다. 위의 진이 줄어들면 위의 음이 부족해져서 조열이 안에서 생기는데 증상으로는 입술의 건조와 배가 고파도 음식을 먹고 싶지 않거나 많이 먹지 못하고, 헛구역질을 하고, 기육이 마르며 수척하고 얼굴색이 밝지 못하고 변비가 되고 맥이 약하고 빠르게 되는 등의 증상이 나타난다.

3) 大腸津의 손상

대부분 노인들이나 여성의 산후와 온병후기에 음액이 손상되었을 때 나타난다. 대장이 찌꺼기의 전도를 주관하는데 대장에 진액이 부족하게 되면 대장의 내강이 영양을 받지 못하여 전도기능을 상실하므로 육부의 기가 통하여 내려가지 못하게 되어 변비가 생기고, 인후가 마르고 입이 건조해지고, 심장이 답답해지는 등의 증상이 나타난다.

제 7 절 정신기혈진액의 상호관계

김명동

1. 정과 기의 상호관계

정이란 후천적으로는 수곡의 정미한 것으로부터 얻어지는 물질로서 인체활동의 물질적 기초가 되는 것이고, 기는 수곡의 정기가 산소와 합쳐져서 생리작용의 추동력을 발휘케 하는 주요한 물질이다. 사람이 매일 각종각양의 섭취한 음식을 변화시켜 체내의 정, 혈, 진액 등의 영양물질이 되게 하기 위해서는 반드시 기의 생화작용을 거쳐야 된다. 또한 영양물질들이 장부나 기관에 활동능력을 부여하는 데 있어서도 기화작용을 통해야 한다. 위장이 음식물을 소화하고 정미한 것을 흡수하거나, 불필요한 것은 배설시키는 등의 신진대사기능 활동 등은 모두 기화작용의 현상이 아닌 것이 없다. 이러한 기는 정으로부터 생산되며, 정도 기에 의하여 생산된다. 그러므로 지나치게 정을 소비하여 정이 감소하게 되면 기의 생산이 저하되며, 기가 소비되어 감소하게 되면 또한 정의 발생이 저하하고, 정이 승하면 기로 화하고, 기가 강하면 정으로 화하여 정과 기는 서로 상생하는 관계에 있다. 예를 들면 정을 잃어 병을 얻은 환자는 매번 기가 부족하여 숨이 차는 증상이 나타나고, 움직이면 기침이 연속적으로 발생하고, 나른하면서 말하기를 싫어하게 되고, 입이 마르고 인후가 건조해지는 등의 증상이 나타나게 된다.

1) 정과 기는 서로 생성한다

"사람 몸의 정혈은 기로 말미암아 모양이 바뀐다. 그러므로 기는 정으로 되돌아간다"[122]고 하여 정혈의 생성은 체내 모든 기가 채워지게 담겼느냐의 여부에 달려 있다고 하였다. 또한 "정이 모양을 바꿔서 기가 되고, 이른바 기는 정으로 말미암아 모양이 바뀐다"[123]고 하여 정이 기를 나게 한다고 하였다. 그러므로 정은 기를 나게 하고, 기는 정을 나게 하는 관계에 있다. 정이 차면 기가 채워지게 되고, 정이 적어지면 기가 약해진다. 예를 들면 정을 잃은 환자는 늘 소기하여 숨이 찬 증상이 나타나고, 움직이면 氣喘하게 되고, 게으르고, 쇠약해지고, 말하기를 귀찮아 하며, 입이 마르고 인후가 건조해지는 등의 증상이 나타난다.

2) 기는 능히 정을 굳게 지킨다

생식에 관여하는 정을 굳게 잡아당겨 소모되지 않게 하는 작용을 말한다. 기가 정관을 굳게 잡아당기게 되면 정액이 흘러내리지 않고 만일 기가 굳게 잡아당기는 기능을 못하게 되면 정액이 미끄러져 나가게 되거나, 빨리 사정하는 등의 증상이 나타난다. 그러므로 기가 모여 있게 되면 정이 채워지고, 기가 약하게 되면 정이 빠져나간다는 것이다. 원기가 줄고 잃어버린 사람은 항상 정을 잃은 증상이 나타나기 때문에 임상에서는 이런 경우 늘 비장과 신장의 기를 따뜻하게 보하는 방법으로 早泄, 滑精, 몽정 등의 증상을 치료한다.

2. 정과 신의 상호관계

신이란 사상의식 및 모든 생명활동의 현상, 즉 생명력을 말한다. 그 근원은 부모 두 사람의 정기가 교합하여 생성되는 것으로 아이를 배게 되면 생명의 神도 동시에 깃들

122) 『類經』, "人身精血 由氣而化 故氣歸于精".
123) 『類經』, "精化爲氣 謂之氣由精而化也".

이게 된다. 이를 “생명을 가져오는 것을 정이라 하고, 남녀의 정이 결합하여 생성된 생명력을 신이라 한다”.[124)]

출생 후에는 음식물을 먹고 마심으로써 神도 자양을 받아 무궁한 활동을 계속하게 되므로 “신이라는 것은 수곡의 정기이다”[125)]라 하였으며, “다섯 가지 맛이 입으로 들어가 장과 위에 저장되고 저장된 다섯 가지 맛이 오장의 기를 기르는데 기가 조화로우면 진액이 생기게 되고 오장의 기와 진액이 결합되면 신이 곧 저절로 생하게 된다”[126)]고 하여 오미가 신을 만든다고 하였다. 이와 같은 내용으로 보아 신도 일정한 물질적인 기초 위에서 그 기능이 이루어지고 있음을 알 수 있다. “100세가 되면 오장이 모두 허하게 되어 신기도 모두 허하게 되니 모양과 뼈만이 홀로 있게 되어 생명을 마치게 된다”[127)] 하여 정과 신의 관계를 논했다.

3. 정과 혈의 상호관계

정과 혈은 비위에서 음식물의 정미로운 물질을 이용하여 만들어진다. 정과 혈은 어떤 경로를 통하여 어떤 부위에서 만들어지고, 어떤 형태를 가지며, 어떤 부위에 분포하느냐에 따라서 각기 다른 기능을 가지고 인체를 구성하며 조직에 영양을 공급하고 생명활동을 유지하게 한다. 정과 혈은 상호 삼투하고, 상호 촉진하며 상호 전화하고, 상호 영향하므로 합하면 하나가 되고, 나누면 둘이 되는 근원이류이다.

1) 정은 혈을 생한다

신정은 충맥으로 들어가 혈해의 혈과 함께 화합하여 혈이 된다. “기가 소모되지 않으면 정수는 신으로 돌아가 정이 된다. 정이 손실되지 않으면 정수한 것은 간으로 돌아가 清血이 된다”[128)]고 하여 정에서 혈이 생성된다고 하였다. 정과 혈의 관계를 임상에서 살펴보면 머리털은 혈액의 여분이고, 신장의 영화가 머리털에서 나타나기 때문에 신정이 부족하면 머리털이 마르고 심하면 탈락하게 된다. “정이 충족하면 혈액이 충족되어 머리털이 융성하다”[129)]고 하여 정의 충족과 혈과의 관련을 논하였다.

---

124) 「靈樞 · 本神」, “生之來謂之精, 兩精相搏謂之神”.
125) 「靈樞 · 平人絶穀編」, “神者 水穀之 精氣也”.
126) 「素問 · 六節藏象論」, “五味入口藏於腸胃 味有所藏以養五氣 氣和而生津液相成神乃自生”.
127) 「靈樞 · 天年編」, “百歲五臟皆虛 神氣皆虛 形骸獨居而終矣”.
128) 『張氏醫通』, “氣不耗 歸精於腎而爲精 精不泄 歸精於肝而化淸血”.
129) 『類經 · 臟象類』, “精足則血足而髮盛”.

2) 혈은 정을 생한다

혈액이 신장 가운데로 흘러 들어가면 이 혈액은 신장 가운데의 정과 화합하여 신장의 정으로 변한다. 신장 가운데 정과 화합하여 신장의 정으로 변한다. 그러므로 "신장에서 정을 저장한다. 정이란 것은 혈에서 만들어진 것이다"[130]라고 하였다. 혈이 정을 생성할 수 있으므로 임상에서 신허로 정이 적고 정이 냉하며 흘러내려서 자녀를 얻지 못하는 경우에 정을 채워 넣고 신장을 보하는 약 가운데 혈액을 따뜻하게 영양하는 약물을 더 넣어 쓴다.

4. 기와 혈의 상호관계

"사람이 가지고 있는 것은 혈과 더불어 기뿐이다"[131]라고 하였는데 기는 구체적으로 파악하기 어려운 에너지를 갖고 작용하는 것으로 기관에서 나타내는 기능과 같고, 혈은 체액 등과 같이 비교적 구체적으로 파악하기 쉬운 물질로써 생명활동으로 발현되는 현상으로 관찰된다. 기와 혈의 기능을 살펴보면 "기는 햇볕이 만물을 따뜻하게 하듯이 인체를 덥혀 주는 기능을 주관하고, 혈액은 물이 만물을 적셔 주듯이 근육 장부에 영양을 공급하는 역할을 주관한다",[132] "기와 혈이 조화롭지 못하면 온갖 병이 변화하여 생기게 된다"[133]고 하여 기와 혈은 서로 평형을 이루었을 때 정상적인 활동을 유지할 수 있게 되지만, 만일 그렇지 못하면 여러 가지 병이 발생하게 된다.

기와 혈은 상호 의존하고 상호 이용하는 밀접한 관계가 있어 '氣能生血', '氣能行血', "氣能攝血", "血爲氣之母" 등으로 서로관련을 갖고 있다.

1) 기는 능히 혈액을 생성한다

혈액은 양기로 말미암아 음정이 화생하여 생성되므로 기는 능히 혈액을 생성한다고 한다. 그래서 양기가 성하면 생성하고 변화하게 하는 힘도 강하게 되고, 양기가 쇠하면 생성하고 변화하게 하는 힘도 약해지는 것이니, 이로 인하여 기가 허할 때마다 혈도 허하게 되고 마침내는 기와 혈이 모두 허하게 된다. 치료로서는 마땅히 기혈을 모두 보하여야 한다.

---

130) 『諸病源候論 · 虛勞諸候』, "腎藏精 精者 血之所成也".
131) 「素問 · 調經論」, "人之所有者血與氣耳".
132) 『難經 · 二十二難』, "氣主煦之, 血主濡之".
133) 「素問 · 調經論」, "血氣不和 百病乃變化而生".

2) 기는 능히 혈액을 움직이게 한다

혈액의 순행은 기의 추동작용에 의하여 이루어지기 때문에 "기가 움직이면 혈액이 움직인다"라 하였다. 혈액의 정상적인 순행은 심기의 추동작용과 폐기의 산포작용 및 간기의 소설작용에 의한다. 그런데 만일 기의 기능이 실조하여 기가 허하거나 기가 막히게 되면 반드시 혈액의 움직임이 순조롭지 못하게 되며 심지어 혈어한 상태를 일으키게 된다. 그래서 "기가 막히면 혈이 막힌다"라고 한다. 치료로는 마땅히 기를 움직여 체한 것을 통하게 하고 혈액을 활달하게 움직이게 하여 어혈을 없애게 한다.

3) 기는 능히 혈액을 굳게 지킨다

기는 혈액을 끌어당겨 혈관 안으로만 흐르게 하고 혈관 밖으로 넘쳐나지 못하게 하는 능력이 있다. 각종 원인으로 말미암아 기가 허하게 되면 혈액을 통섭하지 못하므로 육혈, 치혈, 토혈, 변혈 혹은 요혈 등의 출혈증상이 나타나게 되면서 동시에 정신이 피곤하고 무력하며 심장이 두근거리고 숨이 가쁘고, 움직이면 땀이 나고, 얼굴색이 창백해지고 맥이 약해져서 기허할 때 생기는 증상이 동시에 나타난다.

4) 혈은 기의 모체가 된다

기는 반드시 음정과 진액을 포괄하는 혈에 의존한다. 기는 형체가 없이 움직이는 것이므로 반드시 형체가 있는 혈에 부착되어야 혈관 안에서 움직이면서 흩어지거나 잃지 않게 되는 것이다. 그러므로 "기는 혈이 없으면 흩어져 통섭하지 못한다"[134]고 하였다. 기의 존재는 정과 혈 가운데 있어서 기가 정혈에 의해 실려 있는 것과 같아서 위기가 비록 혈관 밖을 돌아다니고 있다고는 하지만 이 역시 진액에 의해 실려 있는 것과 한가지이다. 그리고 기는 반드시 정혈과 진액이 제공해 주는 수곡의 정미로운 물질을 계속해서 받아야만 정상적인 상태를 유지할 수 있다. 그러므로 정혈과 진액은 기를 화생하는 원천이다. 이상과 같이 혈은 기의 모체가 되므로 기는 혈을 떠나서는 단독으로 존재할 수 없는데 임상에서 많은 양의 혈액을 잃은 경우 기도 혈을 따라 허해지는 것으로 알 수 있다.

혈이 기의 모체가 된다는 것은 혈이 기를 실어서 운반하는 몸이 된다는 것과 기의 기능은 혈의 영양에 의지한다는 두 가지 의미가 있다. 따라서 혈이 기를 실어 나르는 작용을 하므로 혈이 허한 사람은 기가 허하지 않은 경우가 없고, 많은 양의 출혈이 있

---

134) 『張氏醫通 · 諸血門』, "氣不得血, 則散而無統".

게 되면 기도 따라서 달아난다.

5. 기와 신의 상호관계

기와 신은 사람의 몸을 구성하는 중요한 요소로서 사람에게 있다는 세 가지의 보배라고 하는 정 · 기 · 신 가운데 두 가지의 내용이다. 이들 삼보 사이에는 정이 충족하면 기운이 씩씩해지고, 기운이 씩씩하게 되면 신이 밝게 된다는 상호관계가 있다. 기와 신은 '氣能生神'과 '神能守氣'의 관계이다.

1) 기는 능히 신을 생하게 한다

"신이라는 것은 수곡에 있는 정기이다"[135]라고 하여 수곡에서 신이 내원한다고 하였고, "신은 정기이다"[136]라고 하여 기가 혈을 경맥 중으로 순행하도록 하여 오장 안에 정으로 화하게 하여 저장시켜 인체가 정상적 생리활동을 하도록 유지시키고 정신의식활동이 이 정을 따라 발생한다고 하였다. 그러므로 만일 기의 충만 · 정의 충족 · 혈의 왕성이 있으면 신이 이에 감응하여 발생되어 신체가 건장하고 정신이 채워져서 반응이 재빠르고 싸움에 이기며 운동이 자유롭고 얼굴색이 붉고 윤기가 있고 빛이 나며 양쪽 눈이 빛나고 신이 있게 된다. 그러나 만일 정기가 부족하면 정신이 피로하고 힘이 부치고, 기가 약해지면 신도 약해지고 기가 끊어지면 신도 망하게 된다.

2) 신은 능히 기를 지킨다

신은 전신의 각 장부조직의 기능 활동이 문란해져 병변이 발생되지 못하도록 지키는 역할을 한다. 신기가 안정되면 기의 운행이 탈 없이 통하여 펴지게 되고, 氣機가 나뭇가지가 펴져나가듯 통하게 한다. 만일 신의 활동이 법도를 잃게 되면 정상적으로 기를 지키는 기능을 발휘하지 못하여 氣機의 소란, 승강출입의 실상 등의 병변이 발생되고 각 조직에 병리변화가 발생된다. "화를 내면 기가 위로 올라가고, 기뻐하면 기가 느슨해지고, 슬퍼하면 기가 쇠해지고, 두려워하면 기운이 아래로 내려가고 차게 되면 기가 거두어들이게 되고…… 놀라면 기가 어지럽게 되고…… 생각하면 기가 맺히게 된다"[137]고 하였는데 이는 정신활동에 이상이 생기거나 한쪽으로 치우치게 되면 신이 기를 지

135) 「靈樞 · 平人節穀篇」, "神者 水穀之精氣也".

136) 「靈樞 · 小鍼解篇」, "神者 正氣也".

137) 「素問 · 擧痛論」, "怒則氣上 喜則氣緩 悲則氣消 恐則氣下 寒則氣收…… 驚則氣亂…… 思則氣結".

키지 못하게 되어 여러 가지의 병리변화가 발생하게 된다.

6. 혈과 신의 상호관계

『황제내경 · 소문』에서 "간은 혈을 저장하고 혈에 혼이 머문다. 간이 허하면 두려워하고, 간이 실하면 화를 낸다"[138] 그리고 "혈기는 사람의 신이므로 삼가 기르지 않으면 안된다"[139]고 하여 혈은 신이 활동하는 물질기초라고 하였고, "위가 채워지면 장이 허하게 되고, 장이 채워지면 위가 허해지기를 거듭하여 허해지고 거듭하여 채워지기 때문에 기가 상하로 움직일 수 있다. 오장이 안정되면 혈맥이 조화롭게 되고 정신도 곧 충족해진다"[140]고 하여 혈의 성쇠소장이 정신의 왕성함과 의식의 영민과 밀접한 관계가 있다고 하였다. 또한 "막 분만을 한 여성은 안으로 진액의 소모가 극심하고 혈이 허하게 되어 의지가 약하게 되고, 정신이 혼란하며 말에 착오가 있고 실신하며 심하면 미치게 되니 마땅히 우선 혈을 보하고 심장을 유익하게 해야 한다"[141]고 하여 혈의 소모가 많으면 정신적인 변화가 나타난다고 하였다. 그러므로 정신활동이 과도하면 혈이 허하게 되며, 혈이 허하게 되면 역시 정신이상이 발생하게 되므로 혈과 신은 서로 많은 영향을 미치고 있음을 알 수 있다. 혈이 충만하게 되면 신기가 있고, 혈이 작아지게 되면 정신이 병들게 되고, 혈이 모두 소진되면 신이 흩어져 죽게 된다.

인체 모든 경락의 혈기가 전신으로 순환하는데 정신적인 변화가 발생하면 순환의 상도를 잃게 된다. "양기는 크게 화를 내게 되면 형기가 끊어지고 혈액이 위로 울체되어 사람으로 하여금 薄厥하게 된다"[142]고 하였고, 「영추」에서 "크게 놀라고 갑자기 두려워지면 혈과 기가 분리되고 음양이 파산되고…… 혈기가 뒤를 잇지 못하여 곧 그 법도를 잃는다"[143]고 하여 신이 경맥의 운동과 혈액의 유행을 주재함을 알 수 있다.

---

138) 「素問 · 調經論」, "肝藏血血舍魂 肝虛則恐 實則怒".

139) 「素問 · 八正神明論」, "血氣者 人之神 不可不謹養".

140) 「靈樞 · 平人絶穀篇」, "胃滿則 腸虛 腸滿則胃虛 更虛更滿 故氣得上下 五臟安定 血脈和則 精神乃居 故神者 水穀之精氣也".

141) 『聖濟總錄』, "新産者 內亡津液 血虛而志弱 精神混亂 言錯誤而失神 甚則狂癲 宜當先補血益心".

142) 「素問 · 生氣通天論」, "陽氣者 大怒則形氣絶而血菀於上 使人薄厥".

143) 「靈樞 · 口問論」, "大驚卒恐, 卽血氣分離, 陰陽破散, 經絡厥絶, 脈道不通, 陰陽相逆, 衛氣稽留, 經脈虛空, 血氣不次, 乃失其常".

7. 정신기혈과 진액의 상호관계

1) 기와 전액과의 관계

기는 무형으로 양에 속하고 진액은 인체 내의 정상적인 수액을 모두 이르는 것으로 인체를 구성하고 생명활동을 유지하는 기본 물질로 음에 속한다. 진액의 생성과 운행・배설은 모두 기의 승강출입에 의해서 이루어지며 폐・비・신・삼초・방광 등 장부의 기화기능과 밀접한 관련을 갖고 있다.

(1) 기는 능히 수액을 생성한다

"음식이 위에 들어오면 정기가 흘러넘쳐 위쪽에 있는 비로 나르고, 비기는 정을 흩어지게 하여 위의 폐로 돌려보내고, 폐는 수도를 통하게 하고 조절하여 방광으로 내려보낸다. 수정은 네 방향으로 퍼져 나가고, 오장의 경맥을 함께 행하게 된다"[144]고 하여 진액의 생성과 배포 및 배설의 과정을 설명하였는데 진액의 생성은 위기의 수납, 비기의 운화, 폐기의 선강, 신기의 개합, 삼초의 결독 등 기화기능을 떠나서 이루어질 수 없다. 진액은 수곡의 정미로움에서 내원하며 수곡의 정미로움은 다시 비위의 운화에서 내원하기 때문에 비위의 기기가 왕성하여 운화기능이 정상적으로 이루어지면 진액노 충족해지는 것이고, 그렇지 못하면 진액은 반드시 부족해진다. 만일 원기가 부족하고 곡기가 충분하지 못하면 바로 진액이 줄어들고 혈액이 적어지는 등의 일련의 증상이 나타나게 된다.

(2) 기는 능히 수액을 운행시킨다

인체 내의 진액이 위아래로 승강하는 것과 내외로 대사하고 퍼져 넓게 펼치는 것과 장부에 영양을 공급해 주고, 공규와 관절을 유양하고 기육과 피부를 윤택하게 하는 등의 기능은 기화를 기본으로 하고, 각각 장부의 기능전화에 기초해서 이루어진다. 장경악은 "원기가 족하면 운화에 법도가 있어 수도는 스스로 통하게 된다. 이로서 기는 수액의 어미가 된다"[145]고 설명하였다. 예를 들면 인체의 기화기능이 법도를 잃으면 진액의 운행대사에도 장애가 발생된다. 이때 진액의 병에는 먼저 기의 병이 우선되어 기가 돌아다니면 진액도 돌아다니게 되고, 기가 머무르고 막히게 되면 진액도 머무르고

---

144)「素問・經脈別論」, "飮入于胃 游溢精氣 上輸于脾 脾氣散精 上歸于肺 通調水道 下輸膀胱 水精四布 五經并行".

145)『類經・臟象類』, "元氣足則運化有常 水道自利 所以有 氣爲水母".

막히게 되어 융폐, 종창, 적수, 담음 등 여러 가지 종류의 병증이 발생하게 된다.

(3) 기는 능히 진액을 단단하게 끌어당긴다

기의 고섭작용은 혈액이 혈관 밖으로 넘쳐 나가지 않도록 할 뿐만 아니라, 또한 진액에 대해서도 배설을 조정한다. 그러므로 기가 허하여 고섭작용이 잘되지 못하면 병변이 발생한다. 예를 들면 비기가 허한 어린 아이들은 침을 흘리고, 신기가 허한 노인은 방광의 괄약근이 허하여 소변을 자주 보게 되고, 폐기가 허하여 피부의 위기를 굳게 하지 못하면 땀을 줄줄 흘리고 조금만 움직이면 구슬 같은 땀을 주체할 수 없게 흘린다. 그러므로 이러한 질병을 치료하려면 모두 기운을 보하는 것을 위주로 해야 된다.

(4) 수곡은 영위의 기를 생성한다

수곡에서 모양이 바뀌어 생성된 진액은 삼초의 양의 작용을 통하고 장부기능 활동의 협조 아래서 진액 가운데 오로지 정미한 부분은 중초로부터 폐맥으로 진입하여 영기가 되는데, 그 중에 재빠르고 사나운 부분은 다시 상초로부터 피부 기주에 퍼져 펼쳐져 위기가 되어 장부조직의 정상적인 기능활동을 보증한다. 수곡이 기로 되려면 진액이 충족되어야 되고, 정혈이 왕성하고, 장부의 정상적인 기능이 필요하다. 그러므로 만일 음액인 진액이 없으면 양기의 모양이 변하여 생길 수가 없고 음액인 진액이 충족하면 양기도 곧 왕성해지게 된다.

(5) 기를 따라서 진액이 빠진다

기는 진액에 의지하고 기대어 존재하는데 만약 진액이 기의 밑바탕이 되어 주지 못하면 기는 의지할 곳이 없어져 기가 허하거나 기가 적어지는 병증이 나타날 수 있다. 일반적으로 이른바 토하고 설사한 뒤에 인체에 으뜸되는 기운은 없어지고, 크게 땀을 낸 뒤에 진액과 원천적인 양은 손상을 받게 되고, 여름에 진액이 손상되고 기운이 소모되는 등의 여러 가지 병증들이 발생하게 된다. 이들 모두는 기를 따라서 진액이 빠져나가는 병리현상이다.

2) 혈과 진액과의 관계

진액은 혈액의 주요 구성부분의 하나이다. 진액 중 가장 정미한 일부분이 맥 중에 주입되어 영기와 서로 통합되고 폐맥에 위로 물대듯 들어가면 혈이 된다. "진액이 서로 응하여 균형이 잡히면 변화되어 혈이 된다"[146]고 하고, "수액이 경에 들어가면 그 혈이 곧 이루어진다"[147]고 하였고, "영기는 그 진액을 샘물 흐르듯 보내어 혈관에 물 흐르듯 들어가서 모양을 바꾸어 혈이 된다"[148]고 하여 혈액의 순경 유행은 일정한 조건 아래에서 혈액 중의 일부분인 수액구성이 혈관 밖으로 삼출되어 혈관 밖의 진액과 화합하여 진액의 일부분을 이루고, 이것이 피부 기육 등을 물 적시듯 영양하는 작용을 하므로 혈이 진액으로 화생할 수 있다. 또한 진액도 필요시에는 혈액으로 전화할 수 있다. 그러므로 진액의 충족은 혈맥을 채우고, 지키고 유지하게 하고 혈액이 원활하게 소통되어 펴나가는 데 필요조건이 된다. 장중경은 "혈액을 다량으로 잃은 사람은 땀을 내서는 안된다"[149]고 하였고, "혈액을 잃어버린 사람은 땀이 없고, 땀을 잃어버린 사람은 혈이 없다"[150]고 하여 진액과 혈액은 근원이 같은 관계로 상호 전화되고, 상호 부리게 됨을 설명하였다.

병리상으로 혈 중의 수분이 밖으로 삼출되어 수종이 되고, 생리상에서는 혈 중의 수분과 진액이 밖으로 함께 퍼져나가 땀이 된다. 또 그 진액은 다시 맥락 안으로 돌아와 혈이 되어 진액이 환류하게 된다. 진액이 환류할 수 없으면 기부에 울적되어 땀이 방울져 떨어지는 것이 그치지 않게 된다. 임상에서 습기가 배어 나오게 하고 이뇨를 시키고 비장의 기능을 튼튼하게 하는 방법을 사용하여 땀이 많은 증상을 치료하는데 진액이 환류하면 혈이 되어 많이 나는 땀이 스스로 멈추게 된다. 혈허는 진액과 함께 뻗쳐져 넓게 가는 것에 장애가 온 것으로 늘 상호 영향을 주어 여러 가지 증상이 나타나게 된다.

혈허상태에서 혈관 밖 부분에 진액이 혈관 안으로 스며 들어와서 혈액의 부족을 보충하게 되어 진액의 결핍을 만들어 진액이 기육과 공규에 영양을 충분히 주지 못하면 피부건조, 소변양의 감소, 변비 등의 증상이 나타난다. 혈액이 혈관을 통하여 전신으로 잘 퍼져 가게 되면 진액도 널리 잘 흩어져 나가게 된다. 그러므로 혈액이 瘀滯되어 순환이 잘 안되면 진액이 널리 흩어져 퍼져 나가는 것도 장애가 생겨 피부 肌膚가 진액의 영양을 받지 못하여 피부가 건조하고 비늘이 떨어지고 가려움증이 생기며 심하면 기부가 거북등같이 굳어지는 증상이 생긴다.

진액의 병변은 혈액에 직접적인 영향을 준다. 가령 구토나 설사를 심하게 하거나, 불에 데거나, 끓는 물에 상처를 입거나, 심하게 열이 나거나, 많은 땀을 흘리게 되는 경

---

146) 「靈樞 · 癰疽篇」, "津液和調 變化而赤爲血".
147) 『金匱玉函經』, "水入于經 其血乃成".
148) 「靈樞 · 邪客篇」, "營氣者 泌其津液 注之於脈 化以爲血".
149) 『傷寒論』, "亡血家不可發汗".
150) 「靈樞 · 營衛生會篇」, "是故奪血者無汗 奪汗者無血".

우에 진액이 빠르게 감소되어 혈액순환에 장애가 발생하게 된다. 땀을 많이 내는 것, 구토를 하는 것, 설사를 하는 것은 물론이고 탕상화상으로 진액이 삼출되거나 열독이 치성하여 진액이 소모되는 것 등이 모두 진액을 줄게 하고 어혈을 형성한다. 입이 마르고, 소변량이 줄며 혀가 진홍색이 되고 어혈반이 나타나거나 반진이 드러나는 등의 증상이 나타난다. 만일 오랫동안 진행된 병이 있거나 열병이 있으면 인지하지 못하는 사이에 진액이 소모되어 혈맥이 공허하고, 음이 부족하여 화가 왕성하게 되면 혈액을 핍박하여 망령되게 움직이게 되어 여러 가지의 출혈 병증이 일어나며, 혈이 조해서 풍이 생기면 피부가 가렵고 비늘이 떨어지는 병증이 일어날 수 있다.

■ 참고문헌

金完熙, 新生理學總論, 慶熙大 韓醫科大學 生理學教室, 1992.

———, 한의학원론, 成輔社, 2001.

金完熙 등 공저, 東醫生理學, 경희대학교 출판국, 1993.

尹吉榮, 東醫學方法論硏究, 成輔社, 1983.

洪元植 校合編纂, 精校 黃帝內經素問, 東洋醫學硏究院, 1985.

洪元植 校合編纂, 精校 黃帝內經靈樞, 東洋醫學硏究院, 1985.

제 2 장

장부생리

제 2 장 장부생리

제 1 절 장부생리 총론

권영규

1. 장부생리의 특징

1) 오행학설에 따른 오장중심의 기능인식

한의학의 장부생리는 『황제내경』의 기본이론을 바탕으로 형성되었기 때문에 당시의 철학사상으로부터 가장 많은 영향을 받았다. 그리고 이러한 이론체계에 임상경험이 누적되고 이론을 재정립하는 역사적 과정을 거쳤지만 현대까지 약물과 침구치료를 위한 진단 및 치료결과에 대한 판단도 당시의 방법론에서 크게 벗어나지 않는다. 따라서 생물의 공통특성인 생명의 특징을 파악하고 인간생리를 동물생리와 구분하고, 방법론에서는 관찰도구의 개발에 힘입어 전자현미경수준으로 발전한 서양의학의 기관(혹은 장기)중심의 생리학과 달리 오행학설에 근거하여 생리기능을 인식하는 특징이 있다.

그러므로 신체의 생리기능을 유지하는 중심기관을 해부조직학적 차이에 따른 구분이 아니라 오행학설에 근거하여 간, 심, 비, 폐, 신의 오장으로 핵심기관으로 삼고 있다. 그리고 나머지 신체의 기관, 예를 들어 소화기관, 감각기관, 사지골격을 비롯한 해부학적 구조와 심지어 정신 및 감정조차도 오장의 핵심기관을 중심으로 그 기능을 연결시켜 인식하는 특징이 있다. 따라서 이 책에서도 이러한 특징을 반영하여 간기능계, 심기능계, 비기능계, 폐기능계, 신기능계의 오장기능계와 각 기능계에 소속된 장기 및 소속 장기들의 상관관계를 중심으로 장부생리의 내용을 서술한다.

이러한 기능인식은 약물치료를 위한 진단인 장부변증논치의 기초이론이 되며, 침구치료의 경락진단에도 응용되므로 오행학설에 따른 오장중심의 기능인식은 장부생리이론의 가장 두드러진 특징이라 할 수 있다. 이 특징은 서양의학이 장기중심의 생명인식에서 뇌중심의 생명인식으로 발전함으로써 생리기능에 대한 인식도 뇌기능중심으로 변화한 반면 한의학은 여전히 장기중심으로 생명을 인식하고 생리기능을 설명한다는 점에서 비교고찰의 대상이 된다.

오행학설에 따른 오장중심의 기능인식이 최근까지도 유지되고 있는 배경에는 중국의 상고사상(尙古思想)과 경학(經學)위주의 주소학(注疏學)의 영향으로 의학고전에 대한 문헌연구가 주를 이루고, 실증을 통한 검증 예를 들어 실험연구에 의한 재검증이나 임상경험에 대한 대규모의 체계적인 통계적 검증과 같은 근거중심의학(Evidence Based Medicine)의 경향이 소홀히 다루어졌던 역사가 있다.

2) 비해부학적, 병태생리학적 기능중심의 개념

오행학설에 바탕을 둔 오장중심의 기능인식은 해부학적 구조에 의하여 결정되는 기능이 위주가 된 것이 아니라 육안으로 관찰이 가능한 현상을 중심으로 이론이 발전하였기 때문에 비해부학적 기능중심의 개념이라고 할 수 있다. 비해부학적이란 현대 해부학이 구조에 의하여 기능이 고정되거나 결정된다는 인식에 따라 기능의 이상에는 이를 야기하는 구조적 결함이 전제된다는 인식방법에 반대된다. 특히 전자현미경을 이용한 미시세계의 구조적 근거가 전신의 기능에 영향을 미치는 과정을 명확히 설명하기에는 아직도 해결되어야 할 문제점이 있으며, 특히 인간의 질병에 대한 설명에는 이러한 한계가 더욱 뚜렷하므로 나타나는 현상에 근거하여 기능의 이상을 관찰하고 이를 개선하는 현상 중심의 장부론은 오늘날에도 가치가 있다.

오행학설에 바탕을 두고 자연과 인체를 관찰한 한의학에서는 동일한 원리가 자연과 인체에 내재되어 있다는 전제가 있지만, 인체의 질병을 치료하는 의학의 경우 이러한 전제가 성립하기까지의 역사적 과정에서 진단과 치료의 반복적 경험이 가설과 검증을 거쳤으며, 이러한 경험은 대부분 병리로부터 생리를 추측하거나 검증하는 과정이라 할 수 있다. 치료경험의 대부분을 차지하는 약물치료는 신체내부의 장부기능을 인식하는 기반이 되었고, 침구위주의 치료경험은 장부와 경락의 관계를 설정하는 기반이 되었다.

병리로써 생리를 반증하는 것은 장부생리를 형성하는 독특한 방법론이 되었으며, 이러한 방법론이 생명의 본질을 인식하는 독특한 원칙으로 기능을 중요시하는 반면 해부학적 구조를 가벼이 여기는 장부생리의 특징을 형성하였다고 볼 수 있다. 이러한 방법론적인 특징은 생명의 본질에 대한 관찰이나 장부의 생리병리변화를 이해하는 핵심이 되므로 사체를 통한 생명의 이해는 본질적으로 한계를 갖게 된다.

3) 정신과 육체의 전일적 인식

동양에서도 정신과 육체가 기능적으로 대등하므로 분리하여 인식할 수 없다는 심신일원론과, 정신과 육체는 형이하학과 형이상학으로 대등할 수 없으며 별도로 차원을 달리해야 한다는 심신이원론의 논쟁이 있지만, 장부생리는 오장중심의 기능이 신체 혹은 기관에 국한되지 않고 오행학설에 바탕을 두고 정신기능도 장부와 동일하게 전일적 관점에서 인식하는 특징이 있다. 예를 들어 간(肝)이 혈(血)을 저장하는 기능이 있으면서 동시에 혼(魂)을 저장하는 기능이 있다고 인식하고 이러한 관계는 오장 모두에 적용되어 오장을 혼(魂), 신(神), 의(意), 백(魄), 지(志)의 오신(五神)과 연관시킨다. 이러한 인식에는 장부가 육체와 정신을 포괄하고 있으며 각 요소는 대등하게 각 장부별로 배당되어 전일적인 기능을 수행한다고 인식하는 것이다. 이러한 인식은 정신의식의 기능이 뇌의 기능으로 국한되고 뇌의 기능도 뇌의 신경전달물질 등의 변화에 기인한다는 최신의 연구결과와는 접근방식이 다른 장부생리의 관점이다.

정신과 육체를 동일하게 오장에 배치시키는 인식은 정신활동의 결과라 할 수 있는 감정도 오장에 배치시키는 데까지 연장된다. 예를 들어 오장 각각에 노(怒), 희(喜), 사(思), 비(悲) 혹은 우(憂), 공(恐) 혹은 경(驚)을 배치시키고 감정의 상태에 이상이 생길 때 해당 장부와 연관시켜 진단과 치료를 하는 예들은 모두 정신과 육체를 전일적으로 인식하는 장부생리의 특징이다.

4) 신체와 자연의 합일적 인식

천지인합일, 천인합일 혹은 천지인일체, 천인상관 등의 이론은 한의학이론의 거시적 관점이다. 천, 천지 등은 모두 인간의 외부환경이 되는 자연계를 뜻하며 합일, 일체, 상관 등은 모두 자연과 인체에는 일관된 공통의 원리가 내재되어 있으며 그 내외는 구분에 불과하고 실상은 하나로 통한다는 뜻이다. 이러한 인식은 인체가 적응하여 살아가는 자연의 변화는 수천 년 동안 변하지 않은 현상이므로 그 이면에는 변하지 않는 원리가 내재되고 그 원리로 다시 인체를 관찰하는 동일한 원리로 발전한 것이다.

음양학설과 오행학설에 따라 관찰한 자연과 인체의 공동원리는 신체와 자연을 분리하지 않아야 한다는 합일적 인식을 재확인하며 자연의 변화를 시간과 공간에 의한 변화로 파악함으로써 인체도 또한 시간과 공간의 변화가 동일하게 일어난다는 인식을 가능하게 한다. 예를 들어 자연의 봄과 신체의 간을 동일한 시간적 변화의 짝으로 파악하고, 동시에 자연의 전후・좌우・상하의 공간에서 봄이 좌측이 되듯이 간도 좌측에서 기능한다고 파악함으로써 오행을 중심으로 자연의 봄과 신체의 간을 연관시키는 것이다. '봄－목－간'과 같은 연결에 근거하여 장부의 생리기능을 파악하는 것은 신체와 자연의 합일적 인식을 바탕으로 한다.

5) 모형을 통한 내부인식

오행학설에 근거한 장부기능의 인식이나 비해부학적・병태생리학적 장부기능의 인식은 육안이나 혹은 현미경과 같은 도구를 이용하여 구조를 관찰하고 그 구조와 연관된 기능을 인식하는 방식이 아니라, 내부구조를 모르는 상태에서 '입력－출력'의 비교를 통한 내부기능을 추측하는 인식방식이다. 이때 '입력－출력'의 반복을 통하여 얻어지는 경험지식을 일정한 기준에 따라 유사한 기능을 통합하여 개념화하거나 초보적이나마 육안으로 관찰하는 해부학적 형체와 연관시킴으로써, 음양오행에 따른 기능중심의 장부를 인식하고 동시에 해부학적 구조와 연관된 기능을 추론하게 된다. 이러한 과정에서 자연계에서 살펴볼 수 있는 모형이나 신체의 대사와 유사한 모형에 비유함으로써 내부구조를 모르는 상태에서도 기능을 담당하는 구조를 모형화하여 내부를 추측할 수 있다. 예를 들어 '천지・상하'의 모형을 '심신(心腎)・상하'의 모형으로 추측하여 장부생리의 기화작용을 설정하거나, 취사 혹은 양조모형으로 '비신(脾腎)의 양기(陽氣)'작용과 '폐(肺)의 숙강(肅降)'작용 그리고 '심포(心包)와 삼초(三焦)의 상화(相火)'작용을 설명하는 예는 모형을 이용한 내부구조 혹은 기능에 대한 인식이라 할 수 있다.

최근 한국의 임상학회인 형상의학(形象醫學)에서 외부의 형태적인 특징을 근거로 장부의 기능을 추정하여 치료처방을 결정하는 진단방식도 비록 추론의 단계이긴 하지만 모형을 통한 내부인식과 유사한 인식방법이라 할 수 있다.

2. 장상이론과 장부의 개념

1) 藏象과 臟腑의 字意

'藏象'은 「素問・六節藏象論」의 "帝曰: 藏象何如 岐伯曰 心者 生之本 神之變也 其華在面 其充在血脈"에서 처음 사용되었다. 이에 대하여 王冰은 注에서 "象 謂所見於外 可閱者也"라 하여 '象'은 외부에서 직접 감지할 수 있는 사물의 형태라고 하였다.

그리고 「靈樞 · 本神」에서는 "視其外應 以知其內臟 則知其所病矣"이라 하였고, 張景岳은 『類經 · 三卷 · 藏象類 二』에서 "象 形象也 藏居于內 形見于外 故曰藏象"이라 하였는데, 일반적으로 '象'은 '藏'의 '외부-반영'이고, '藏'은 '象'의 '내재-본질'이라고 본다. '藏象'은 바로 인체의 계통적 현상과 본질의 통일체인 것이다.

藏象의 글자를 분석하면 藏에는 두 가지 뜻이 있는데, 하나는 저장하여 숨긴다는 뜻[藏匿]으로 "如匣之藏禁器"이고, 다른 하나는 장부개념으로 이는 단순히 어떤 장부의 실체를 지칭하는 것은 아니며 "內經之五臟 非血肉之五臟"이라고 하였는데 이는 살아있는 사람의 생리 기능의 다섯 가지 분류 계통을 의미한다. 象은 네 가지 의미가 있는데, 첫째는 현상이고, 둘째는 분류 즉, 陽象과 陰象으로 분류하는 것이고, 셋째는 어떠한 유형 물질이든 내부 규정성적 표현을 가리키고, 넷째는 象적인 분류 · 비교로 이는 인지의 수단이 된다.

장상의 개념에는 사물을 인식하는 수단 및 방법이 포함되어 있으며 사물의 본질 즉 신체내부의 장부에 대한 기능을 관찰하기 위하여 외부로 드러나는 象을 관찰하는 방법을 주로 사용한다.

장상과 장부의 의미에는 같은 점과 다른 점이 있다. 같은 점은 양자가 모두 인체의 肝, 心, 脾, 肺, 腎인 오장과 膽, 小腸, 胃, 大腸, 膀胱, 三焦의 육부 그리고 腦, 髓, 骨, 脈, 膽, 女子胞의 기항지부를 총칭한다는 점이다. 다른 점은 '장부'는 인체 내부에 존재하여 볼 수 있고 만질 수 있는 유형의 실재 장기라는 점이다. 이는 그 당시 조건하에서 해부학적 방법을 이용하여 실재로 관측하였음을 의미한다. 고대에도 비록 육안으로 관찰하는 수준이었지만, 실제로 신체를 해부하여 내부의 臟器에 대한 관찰을 상세하게 하였음은 역사적인 기록으로 증명된다.[1] 이에 반하여 '藏象'은 동태적인 생리 · 병리 개념이다. 장상은 象으로부터 내부 장기의 생리기능을 파악하므로 해부실체이면서 동시에 기능을 계통적으로 분류한 집합개념을 가지는 이중적 의미가 있다. 그러므로 '臟'을 말하고 생명체에 표현되는 '象'은 말하지 않으면 '藏象'과 '臟器'를 섞어서 말하게 된다.

2) 장상이론

(1) 장상이론의 특징

장상이론은 장상학을 성립시키는 이론인데, 이 이론에는 한의학 전반의 이론적 특징

1) 이에 대한 상세한 내용은 『황제내경 · 영추 · 경수편』의 해부기록을 참조하고, 이 책 제II부 제2장의 4. 고전의 장부이론을 볼 것.

이 대부분 반영되어 있다. 중국에서는 한의학의 특징을 정체관, 항동관, 변증논치로 대별하는데 이 특징은 장상이론의 특징이기도 하다.

정체관과 항동관은 음양 및 오행학설에 근거한 특징의 현대적 표현이라 할 수 있고, 변증논치는 서양의학의 변병논치에 대비되는 특징이라 할 수 있다. 정체관은 전일관으로 장부는 개별적 기능보다 우선하여 전체가 하나로서 완전한 기능을 수행한다는 관점이며, 항동관은 인체의 생리기능은 항상 변함으로써 생명을 유지하고 변화의 중심이 장부라는 관점이다. 변증논치에서 장부는 장부변증의 핵심이 되며 동시에 팔강변증, 기혈진액변증, 병사변증, 삼초 및 위기영혈변증 등과 함께 치료원칙 및 방법을 결정하는 근거가 된다.

전일관은 장부 사이의 관계 및 인체와 자연과의 관계에서 분명하게 드러난다. 즉 장상이론에서는 정신과 육체의 평형, 장부 사이의 상대적인 평형이 유지되고 동시에 인체는 외부환경과의 평형이 유지됨으로써 생명활동이 정상적으로 유지된다는 관점을 견지하고 있다. 이를 '오장일체관'이라 하는 장부 사이의 전일관, '천지인일체관'이라 하는 자연과 인체의 전일관으로 정리할 수 있다.

① 장부 사이의 전일관

가. 心위주의 장부기능

인체의 장부는 각기 전담하는 고유 기능이 있지만 전신의 생리기능이 정상적으로 유지되기 위해서는 상호간의 조화 및 평형이 이루어져야 하는데 생명활동의 가장 근원에는 심 내장은 각각 모두 내외 관계를 이루고, 스스로 조절하며, 스스로 적응하는 총체이다. 십이장부의 기능은 각각 전담하는 일이 있는데, 이들의 기능은 心이 주가 되어 상호작용이 유지된다. 神明으로 표현한 심의 기능은 전신의 총체적인 생명활동 및 정신활동을 총괄하는 의미이며, 관직에 비유한 모든 장부의 기능에 의해 유기적으로 유지된다.[2)]

나. 장과 부의 표리

臟腑는 肝－膽, 心－小腸, 脾－胃, 肺－大腸, 腎－膀胱, 心包－三焦로 장과 부가 각각 하나씩 서로 짝을 이루는데 이를 表裏 혹은 相合이라고 한다. 이러한 관계를 성립시키는 생리적 주요한 근거는 經脈이다.

2) 主明則下安, 主不明則十二官危.

하나의 경맥은 특정 臟 혹은 腑에 屬하며 동시에 그와 짝이 되는 臟 혹은 腑에 絡함으로써, 장과 부는 서로 생리적인 기능이 연결된다. 이러한 관계를 음양학설로 해석하면 장은 음이고 부는 양으로 양은 表가 되고, 음은 裏가 되며, 장의 경맥은 음에 속하고 부에 絡하고, 부의 경맥은 양에 속하고 장에 絡하게 된다. 하나의 장과 하나의 부는 각각 음양으로 서로 屬絡에 의하여 연결되어 전신의 기능이 유지된다. 예를 들어 脾는 太陰濕土가 되고, 胃는 陽明燥土가 되어 비는 運化를 주관하고 위는 受納을 주관하고, 비는 상승을 주관하고, 위는 하강을 주관하는 기능은 음양이 서로 배합하고 燥와 濕이 서로 조절하며 서로 승강의 짝이 되어 음식물의 기화과정을 정상적으로 유지할 수 있다.

장부의 表裏 혹은 相合관계는 생리기능뿐만 아니라 병리에서도 서로 영향을 미치는데, 생리적 기능보다 병리에서 비교적 명확하게 나타나 임상에서 응용하는 경우가 많다. 예를 들어 심과 소장의 표리상합관계에서 심에 實火가 있으면 소장에 열이 전이되어 소변의 양이 줄고 배뇨시 통증이 있고, 소변의 색이 붉어지는 증상이 나타날 수 있다. 반대로 소장에 열이 있으면 경락을 통하여 열이 심으로 전이되어 심이 上炎하게 되어 心煩, 舌赤, 口舌生瘡 등의 증상이 나타날 수 있다.

다. 저장과 배설의 조절

장과 부는 신체 내 장부로서 각기 고유한 기능을 가지고 있는데, 장은 정기의 저장을 담당하고 부는 정기를 만드는 과정을 담당한다.[3] 따라서 이들의 기능은 서로 다르지만 동시적인 영향을 주고받으며 함께 전신의 생리기능을 유지하게 된다.

인체의 생명현상은 복합적인 활동과정으로 안으로는 소화, 순환이 이루어지고 밖으로는 보고 듣고 말하는 등의 행동이 이루어지며 이들의 과정은 분리될 수 없고 전일적 상태로 유지된다. 장부의 고유한 기능인 저장[藏]과 배설[瀉]은 서로 相反되면서 동시에 相成의 관계가 성립한다. 예를 들어 저장을 하기 위해서는 음식물로부터 정기를 만드는 과정이 필요하고 이 과정에서 생긴 찌꺼기[糟粕]은 배설해야 한다. 동시에 음식물의 수납, 소화, 영양 등의 배설과정이 있어야지만 저장에 필요한 정기를 만들 수 있으므로 장과 부는 저장과 배설은 서로 相反相成의 관계로 정상적인 생명활동을 유지하게 되는 것이다.

정, 신, 기, 혈은 오장이 저장하는 精華로 인체의 생존에 필요한 보배와 같은 물질이

---

3) 「素問・五臟別論」, "所謂五臟者 藏精氣而不瀉也 故滿而不能實 六腑者 傳化物而不藏 故實而不能滿也". 「靈樞・本藏」, "五臟者 所以藏精神血氣魂魄也".

므로 아무리 저장하여도 지나치지 않고, 육부는 음식물인 水穀을 기화과정에서 맑고 탁한 것을 분류한 뒤 糟粕은 배설하므로 주로 운행과 通降을 주관한다. 장부의 藏瀉이론은 임상의 중요한 근거가 되는데, 인체는 오장을 중심으로 한 臟기능이 주가 되고 腑기능은 부가적이다. 오장이 藏하지 못하거나 혹은 藏할 정기가 부족하면 병이 아주 위중하며, 질병 치료의 궁극적인 목표는 藏기능의 회복이라 할 수 있다. 부의 생리기능은 瀉를 위주로 하므로 糟粕의 배설이 중요하여 '六腑以通爲補'라는 원칙에 따라 구체적인 치료에 응용한다. 이처럼 藏과 瀉는 서로 대립적인 기능이지만 동시에 통일적으로써 전일적 생명활동을 유지하는 중요한 기능이 된다.

라. 開闔의 조절

開闔 혹은 開闢은 열고 닫히는 의미인데, 신체와 외부 그리고 신체 내 기능은 환경 및 시간조건에 따라 조절이 이루어지는 정상적 생리기능을 표현하는 의미이다.

외부와의 경계를 사이에 두고 개합이 이루어져야 하고, 신체 내 장부의 정상적인 생리 활동, 보호유지, 협조, 평형의 표현 형식의 하나이다. 주로 氣와 津, 수액대사의 평형과 협조 방면에 나타난다. 오장의 가운데 폐는 밖으로 皮毛와 합하고 땀구멍의 열고 닫음을 담당한다. 「素問・生氣通天論」에서 땀구멍은 "氣門"이라 일컫는다. 氣門의 열고 닫음은 자연계와 상호 호응하며 서로 통한다. 「靈樞・五癃津液別」에서 "天暑衣厚則腠理開 故汗出 天寒則腠理閉 水下流于膀胱, 則爲溺與氣"라 하였으니 봄과 여름의 양기(陽氣)가 발설(發泄)로 인하여 기혈(氣血)이 많이 표(表)에 나타나고 만일 천기(天氣)가 크게 덥거나 혹은 옷이 과도하게 두터우면 주리(腠理)가 성글게 되고 땀구멍이 열려지므로 많은 땀을 배설함으로써 내부 열을 발산시킨다. 가을과 겨울의 음기(陰氣)는 잠복되어 감추어지므로 주리(腠理)가 치밀해지고 땀구멍이 닫힘으로써 외부 사기(邪氣)를 방어한다. 수액이 땀이 되어 밖으로 나가지 못하면 밑으로 방광에 흐르고 이로 인해 소변이 증가한다. 후세(後世) 의가들이 땀구멍의 이런 종류의 작용을 일컬어 '宣肺氣'라고 하였다.

폐의 선발(宣發) 숙강(肅降) 기능에 이상이 오면, 또한 방광의 열고 닫힘에 영향을 미쳐서, 소변량이 정상적으로 배출되지 못한다. 이때 폐기를 가볍게 선발(宣發)시키는 방법을 이용하여 방광의 열고 닫힘의 정상을 회복시킬 수 있다.

신은 수를 장(臟)하는데 방광과 표리가 된다. 신기(腎氣)의 기화(氣化) 기능에 이상이 오면 방광의 열고 닫힘에 영향을 미친다. 예를 들면 개(開)는 많고 합(闔)이 적으면 요실금(尿失禁), 유뇨(遺尿) 등이 나타난다. 개(開)가 적고 합(闔)이 많으면 소변불리(小

便不利), 융폐(癃閉), 수종(水腫) 등의 증상이 나타날 수 있다. 신장의 기화(氣化)가 정상을 회복하면 방광의 열고 닫힘이 정상이 된다.

마. 경맥의 순환

경락(經絡)은 경맥(經脈)과 낙맥(絡脈)의 총칭인데 「소문 · 영란비전론(素問 · 靈蘭秘典論)」에 "使道"라 하여 장부가 서로 연관되는 통로라고 하였다. 경락은 장부와 사지 말단을 연결하고, 전신의 기혈을 통행시키고, 상하 내외를 소통하며, 인체 각 부분의 통로를 조절하며, 순환하는데 그 순환은 끝이 없으므로 인체 각 장부 조직 기관의 유기적인 관계를 유지하며, 전신의 표리 · 상하 · 내외의 관계를 긴밀하게 협조하도록 한다.

경락에서 12경맥은 해당 장부와 직접 연결되는 '속(屬)'의 관계가 있고, 해당 장 혹은 부와 표리가 되는 부 혹은 장과 연결되는 '낙(絡)'의 관계가 있어 '속락(屬絡)'관계를 가지고 있다. 예를 들어 음경(陰經)은 장(臟)에 속하고 양경(陽經)은 부(腑)에 속하여, 장은 음이 되고 부는 양이 되어, 양경은 표(表)가 되고, 음경은 이(裏)가 된다. 각각의 경(經)은 속의 관계가 있는 장 혹은 부로 이름을 지었으므로 음경은 장에 속하고 부에 낙하며, 양경은 부에 속하고 장에 낙하게 되어 경맥의 표리관계와 장부의 표리관계가 서로 같게 된다. 예를 들어 수태음폐경(手太陰肺經)과 수양명대장경(手陽明大腸經)은 서로 표리가 되고 수태음폐경은 폐에 속하고 대장에 낙하며 이가 되고, 수양명대장경은 대장에 속하고 폐에 낙하며 표가 된다. 그리고 이 두 경맥은 표리 관계의 경맥이면서 사지 분포 부위에 있어서 내외로 서로 짝이 되고 수족 말단에서 서로 연결된다.

12경맥은 인체 내외에 분포하여 전신 기혈의 순환통로가 되는데, 流注순서는 수태음폐경(手太陰肺經)에서 시작하여 표리가 되는 부(腑)인 수양명대장경(手陽明大腸經)으로 연결되고 족(足)의 양명(陽明)인 위경(胃經), 족(足)의 태음(太陰)인 비경(脾經)으로 연결되어 족궐음간경(足厥陰肝經)까지 연결되어 다시 수태음폐경(手太陰肺經)으로 이어져 시작과 끝이 서로 관통하여 끊임없이 순환하게 된다. 따라서 인체의 장부 조직 기관은 경락을 통하여 규칙적인 순환과 소통을 기반으로 유기적인 관계를 이루게 된다. 12경맥의 순환에는 수족(手足), 장부(臟腑), 음양(陰陽)의 짝으로 순환이 이어지는데, 수태음폐경, 수양명대장경, 족양명위경, 족태음비경이 하나의 소순환 짝이 되고, 수소음심경, 수태양소장경, 족태양방광경, 족소음신경이 하나의 소순환 짝이 되며, 수궐음심포경, 수소양삼초경, 족소양담경, 족궐음간경이 하나의 소순환 짝이 된다. 이들 소순환의 짝은 장과 부, 삼음삼양, 수족이 표리의 관계를 형성하게 된다.

정상적인 생리 상태에서 경락은 기혈을 통행시키고, 자극을 전달하는 작용을 가지며, 병이 발생하였을 때 경락은 체표(體表)의 특정부위에 경락노선 혹은 특정장부의 상태를 반영하는 질병반응의 경로가 되며, 병변(病變)의 단계와 연관이 된다. 「靈樞·經脈」에서 논술한 "是動病" 과 "所生病"은 장부의 병변(病變)이 경락을 통하여 밖으로 반영되는 것을 언급한 개념이다.

바. 몸과 마음의 합일

형신(形神)은 인간 생명활동의 기초로서 '形'은 형체인 몸, '神'은 비형체인 정신활동을 의미하여 이들은 서로 의존하여 나누어질 수 없다. 그러므로 장부를 신장(神臟) 혹은 형장(形臟)으로 구분하기도 한다. 즉 오지(五志)가 감추어지는 것은 '神臟'이고 오정(五精)이 저장되는 것은 '形臟'이다.

'神臟'은 「素問·宣明五氣論」에서 말하길 "心藏神, 肺藏魄, 脾藏意, 肝藏魂, 腎藏志, 是謂五臟所藏"이라고 하여 오장(五臟)에 감추어진 '神'의 생리활동이고 '精明之府'로부터 나온다고 한다. 그러므로 오장(五臟)은 魂, 神, 意, 魄, 志의 정신활동을 하고 怒, 喜, 思, 悲(憂), 恐(驚)의 五志 혹은 七情으로 표현된다. 形臟[4]은 「素問·陰陽別論」에서 "心生血, 肺生皮毛, 脾生肉, 肝生筋, 神生骨髓"라 하여 오장(五臟)에서 생성되는 '形'의 생리활동이 구체적인 형체를 가진 '氣, 血, 精, 津, 液' 등을 생산하고 이들은 외부로 '淚, 汗, 涎, 涕, 唾'의 오액(五液)으로 표현된다.

形神의 조화는 심신합일(心身合一)의 관점으로 이는 장부의 전일관점에 바탕을 두고 있다. 장부기능과 생명현상은 불가분의 전일이므로, 정신활동이 없는 형체와 형체가 없는 정신활동은 모두 존재할 수 없다. 따라서 형장(形臟)과 신장(神臟)의 기능 활동은 매우 관계가 밀접하다.

형신의 관계를 성립시키는 과정에서 '氣'가 形神 사이에서 작용한다. 氣는 형신(形神)의 조화통일의 조건이 되고, 선후천의 정기(精氣)를 만드는 근원이 된다. 이를 「素問·玄機原病式」에서 "形以氣充, 氣耗形病; 神依氣立, 氣合神存"이라 하였다. 형신(形神)의 활력은 원기(元氣)이고 신(神)에서부터 형(形)이 나타난다. 형(形)의 병은 대부분 자연의 육음(六淫)으로부터 발생하고, 신(神)의 병은 대부분 사회적인 감정의 지나침으로부터 발생하는데 이들은 서로 밀접하며 상호전화(轉化)하는 경우도 있다. 침법에서 '必先治神'이라 하였는데 형기(形氣)가 잘 어울리게 되면 병이 쉽게 낫는다. 형기(形氣)

4) 형장에 대하여 다른 견해로는 육부(六腑) 중의 위(胃), 대장(大腸), 소장(小腸)과 방광(膀胱)을 '形臟'이라 하는데, 張志聰은 ≪素問集注≫에서 "胃主化谷之津液 小腸主液 膀胱者津液之所藏"이라 하였고, 「素問·三部九候論」의 "形臟四"는 "傳化物而不藏"의 胃, 小腸, 大腸, 膀胱을 가리킨다.

가 안정되면 기혈의 운행이 정상적이고, 정신이 제대로 지켜지며 영위(營衛)도 서로 조화를 이루어 질병에 이겨낼 수 있다. 이것이 바로 형신(形神)이 서로 의존하는 전일관(全一觀)이다.

② 자연과 인체의 전일관

자연과 인체의 전일관은 천인상응(天人相應), 천지인일체(天地人一體), 천인합일(天人合一)이라고 표현하며, 자연과 인체를 공통된 원리로 파악하며 동시에 자연의 시공간 변화에 인체가 순응(順應)해야 하는 철학을 바탕으로 한다. 그리고 '원취제물 근취제신(遠取諸物 近取諸身)'이라는 표현처럼 자연과 인체의 공통된 법칙이나 그 법칙을 찾는 방법론을 강조한다. 자연과 인체의 전일관을 구체적인 이론으로 발전시킨 것이 바로 운기론(運氣論)이라 할 수 있다. 시간변화에 따른 기후상태를 추정하고 이에 대비하여 질병을 예측하여 예방하고, 자연의 기후조건에 따라 장소, 체질 등도 고려하는 양생법도 개발되었다.

가. 장상과 자연

장상학의 전일관은 인체와 외부 환경과의 유기적 연계에서도 드러난다. 인체는 스스로 하나의 유기적인 전일체일 뿐만 아니라 자연계와 동일성도 유지한다. 인간은 자연계에서 생겨났고 자연계의 모든 존재는 인류생존의 필요조건이 된다. 인간의 생명활동은 반드시 자연환경의 영향과 제약을 받게 되며, 신체는 자연 환경의 제약과 영향에 대하여 상응하는 반응을 나타낸다. 「素問・至眞要大論」의 "天地之大紀 人神之通應也"에서 '人神'은 인체의 생리기전을 뜻하며 인체의 생리활동은 자연계 변화인 '大紀'에 적응한다는 뜻이다. 이를 「靈樞・邪客」에서는 "人與天地相應也"라 하였다.

장상학에서는 인간과 자연을 동일체계안에 두고 관찰하며 내외환경의 통일성을 강조한다. 「素問・寶命全形論」의 "人以天地之氣生 四時之法成"은 사람도 천지자연의 하나이며, 사람과 천지와 상응하므로 인체의 오장은 자연계의 오방(五方), 오시(五時), 오기(五氣), 오화(五化) 등과 밀접한 연계를 내포하고 있다고 보았으며, 계절기후로는 "五臟應四時 各有收受"라 하여 오장이 사계절의 변화에 상응한다고 보았다. 오장의 음양 속성은 기기(氣機)의 승(升)・강(降)・잠(潛)・장(藏) 혹은 오시(五時)기운의 음양소장(陰陽消長)과 서로 통한다고 인식한 것이다. 따라서 건강을 유지하려면 각 계절에 해당하는 장부의 상태를 계절기후에 맞게 조절해야 하며, 기운의 허실강약을 파악할 때 계절에 따른 맥상(脈象)의 편차도 고려해야 함을 강조하고 있다. 기후에 따른 이러한 변화는 계절적 영향뿐만 아니라 하루의 변화도 마찬가지로 영향을 받게 되므로, 「靈樞·順氣一日分爲四時」에서 "以一日分爲四時 朝則爲春 日中爲夏 日入爲秋 夜半爲冬"이라 하였다. 구체적으로 인체의 양기와 관련하여 「素問·生氣通天論」에서 "故陽氣者一日而主外 平旦人氣生 日中而陽氣隆 日西而陽氣已虛 氣門乃閉"라 한 것은 인체가 밤낮 혹은 아침저녁의 변화에 따라 생리활동이 적응함을 말한 것이다.

자연의 시간 조건 이외에 공간조건도 인체에 영향을 미치는데 바로 지역에 따른 차이를 말한다. 구체적으로 지방, 기후, 물과 흙, 음식, 거처 그리고 생활 습성이나 풍속 등 다양한 조건에 따라 차이가 있다. 거기에 따라서 사람의 체질과 발병 경향 등이 서로 같지 않다. 남방 지방처럼 습하고 열이 많은 지방의 사람들은 주리(腠理)가 대부분 성글고, 북방의 건조하고 찬 지역에 사는 사람들은 주리가 대부분 치밀하다. 이러한 인식은 중국대륙의 동서남북 지역에 따른 큰 기후 차이와 그 지역사람들에 대한 관찰결과에서부터 비롯되었다고 보여진다.

나. 장상과 시간

시간은 생명활동의 중요한 요소이며 태어나면서부터 삶을 마칠 때까지 지속적으로 한 개인은 물론이고 인류와 모든 생물의 생명활동에 영향을 미친다. 인간의 일생을 생(生), 장(長), 장(壯), 노(老), 이(已)라는 순환마디로 보는 것도 이러한 시간의 영향을 반영한 것이다. 시간이 흘러간다는 표현은 주기적인 리듬을 반영한 것이며 인간도 이러한 주기에 따라 변화한다고 본다. 주기의 종류에는 1년, 계절, 월, 일 등이 기준이 되며, 『황제내경』에서는 60주년, 12개월을 가장 중요한 주기의 단위로 인식하였다.

오장의 시간주기에 따른 변화와 관련하여 『황제내경』에서는 오행에 따른 주기와 10년 주기의 두 가지 이론이 있다. 인간의 일생을 생(生), 장(長), 장(壯), 노(老), 이(已)의 단계로 구분하여 자연변화인 생(生), 장(長), 화(化), 수(收), 장(藏)의 단계와 연관시키는 것은 오행학설에 따른 이론이다. 10년을 주기로 하는 이론은 「靈樞·天年」에 기록되어 있다. 또한 남녀에 따라 별도의 주기를 고려한 독특한 이론은 「소문·상고천진론」에 제시되어 있는데, 남자는 8×8세, 여자는 7×7세를 주기로 성적 특징과 생리적인 연령의 주기를 표현하였고, 특히 신(腎)과 연관된 '天癸'를 주기와 관련된 생리적 기전으로 설명하였다.

그리고 1년의 변화를 60년의 주기로 반복된다는 이론을 제시한 운기론에서는 그 해의 기운을 태과, 불급, 평기에 따라 구분하고 이 기운변화에 대응하는 장부에 따라 질병발생을 예측하거나 예방하도록 구체적인 사례를 제시하고 있다. 또한 해당 계절에 맞는 양생을 제대로 하지 않으면 질병이 잠복되었다가 이듬해에 발병하는 전변과정도 고려하여 장부와 시간과의 관계에 대한 구체적인 이론을 제시하였음을 알 수 있다.

1년의 변화는 한열이 뚜렷하게 구분되는 사계절을 주기로 파악하여 사계절의 기후와 장부를 연관시켜 기운의 성쇠를 예측한다. 이러한 인식은 특정한 질병이 계절에 따라 발병양상이 연관될 때, 이를 계절기후와 연관시켜 질병의 전이, 예후 등을 추측할 수 있으며 예방할 수 있는 의의를 가지고 있다. 이러한 인식은 기본적으로 오행학설을 바탕에 두고 있다. 오장의 변화는 기본적으로 오행에 따른 계절적 주기를 기본으로 하지만, 구체적으로 3・6・9・12월의 4계월(季月)과 1・4・7・10월의 4맹월(孟月), 2・5・8・11월의 4중월(仲月)에 따라 약간의 차이가 있다.

하루의 12시진(時辰)에 따라 장부를 연관시키는데, 간은 인묘(寅卯: 平旦, 日出)에 왕성하고, 심은 사오(巳午: 隅中, 日中)에 왕성하고, 비는 진미술축(辰未戌丑: 食時, 日昳)에 왕성하고, 폐는 신유(辛酉: 晡時, 日落)에 왕성하며, 신(腎)은 해자(亥子: 入定, 夜半)에 왕성하다. 오행 생극의 원리에 근거하여 시간에 따른 경과도 주기적으로 파악할 수 있는데, 「素問・臟氣法時論」에서 "肝病者 平旦慧 下晡甚 夜半靜", "心病者 日中慧 夜半甚 平旦靜", "脾病者 日昳慧 日出甚 下晡靜", "肺病者 下晡慧 日中甚 夜半靜", "腎病者 四季甚 下晡靜"이라고 한 것은 질병의 진단과 예후판단에 의의가 있다.

(2) 장상이론의 범위

장상학 혹은 장상의 이론은 장부, 조직, 기관의 생리기능뿐만 아니라 병리변화 및 이들의 상호관계를 연구하는 분야로 장부생리의 이론범위보다 확대되어 병리학, 본초방제학, 약물치료를 위주로 하는 임상 각과와 연관이 된다. 물론 장부생리의 장부나 장상은 생리기능을 유지하는 장부의 생리를 연구하는 범위에서는 동일하다고 볼 수 있다. 다만 오장, 육부, 기항지부를 포함하는 장부학설과 여타의 학설인 기혈진액학설, 경락학설, 체질학설을 대등한 학설로 볼 것인지 여부에 따라 연구범위가 차이가 날 수 있다. 또한 연구방법론에서도 장부자체에 대한 이론적 기전연구와 임상결과의 상관관계에 대한 연구라는 측면에서 차이가 날 수 있다.

장부생리는 장상이론에서 취급하는 해부, 생리, 병리, 진단, 치료, 방제, 약물, 예방 등에서 주로 인체의 생명활동에 대한 유기적인 생리기능을 위주로 다루게 된다.

(3) 장부의 개념

고대인들은 인체 내 장부를 구분함에 있어서 장(臟)과 부(腑)라는 이론적 개념을 가지고 구체적인 현상을 모두 장부와 연관지어 관찰하면서 동시에 해부학적인 관찰도 병행하여 장(臟)과 부(腑)의 기능과 성질 그리고 형태와 부위에 따라 그 특징을 개괄하였다.

① 장부의 구분 및 종류

장부(臟腑 혹은 藏府)는 전형적인 장부를 뜻하는 정장정부(正臟正腑)와 비전형적인 장부를 뜻하는 기항지부(奇恒之腑)로 구분한다. 그리고 정장정부인 기능에 따라 장과 부로 구분한다.

장(臟)과 부(腑)의 구분은 「소문 · 오장별론(素問 五臟別論)」에 근거하고 있다. 즉 "所謂 五臟者 藏精氣而不瀉也 故滿而不能實 六腑者 傳化物而不藏 故實而不能滿也"에 근거하여 장(臟)과 부(腑)를 각각 '장정기(藏精氣)'와 '전화물(傳化物)', '장(藏)'과 '사(瀉)'의 기능에 근거하여 구분한다. 정장정부(正臟正腑)에 속하지 않는 여타의 장부를 기항지부(奇恒之腑)라 하는데, 기항지부는 "腦 髓 骨 脈 女子胞 此六者 地氣之所生也 皆藏于陰而象于地 故藏而不瀉 名曰奇恒之腑"라 하였다.

장(臟)과 부(腑) 그리고 기항지부(奇恒之腑)는 각각의 기능적인 특징에 따라 구분한 것이다. 즉 장(臟)은 '藏精氣而不瀉'와 '滿而不實'의 특징이 있고, 부(腑)는 '傳化物而不藏'과 '實而不滿'의 특징이 있으며, 기항지부(奇恒之腑)는 전형적인 장부와 다른 '臟于陰而象于地'의 이중적인 특징이 있다. 각각의 기능적 특징을 구체적으로 살펴보면 장은 인체의 생명활동에 필수적인 정기(精氣), 즉 음(陰), 양(陽), 기(氣), 혈(血)을 비롯하여 정신(情神)인 혼(魂), 신(神), 의(意), 백(魄), 지(志) 그리고 감정(感情)인 노(怒), 희(喜), 사(思), 비(悲), 공(恐)을 저장, 보관, 은닉, 갈무리한다는 의미의 '장(藏)'기능을 담당한다. 그리고 부는 자연으로부터 받아들이는 지기(地氣)인 수기(水氣) 및 곡기(穀氣)를 받아들이고 운화시키며 순환시키는 등의 기화(氣化)과정을 거쳐 정기(精氣)를 만들고 노폐물인 조박(糟粕)은 체외로 배설하는 '사(瀉)'의 기능을 담당한다. 「소문 · 오장별론(素問 五臟別論)」에는 육부와 관련하여 "夫胃 大腸 小腸 三焦 膀胱 此五者 天氣之所生也 其氣象天 故瀉而不藏 此受五臟濁氣 名曰傳化之腑"라 하였고, "水穀入口 則胃實而腸虛 食下則腸實而胃虛 故曰實而不滿 滿而不實也"라 하여 음식물의 수납, 소화, 흡수, 배설 등 기화의 전 과정에 관여하는 부(六腑)의 기능을 '사(瀉)'로 정의하고 있다.

일반 장부와는 별개로 구분되는 기항지부(奇恒之腑)는 고유한 기능이 항상 불변하고 장과 부가 서로 짝이 되는 전형적인 장부와 달리 짝이 되는 장부가 없이 단독적(單獨的)이고 그 고유한 기능이 일정하지 않아 기이(奇異)하다는 뜻이다. 기항지부는 간담 혹은 비위처럼 짝이 되는 장부가 없이 단독으로 존재하며 형태는 부(腑)와 비슷하고 기능은 장(臟)과 비슷하여 장(臟)에 속하지 않는 특이한 부(腑)라는 의미이다. 이와 같이 '장(藏)'과 '사(瀉)'라는 특징에 근거하여 장과 부를 구분하는 한의학의 장부구분은 임상적으로도 구체적으로 활용이 된다. 예를 들어 '통리공하(通裏攻下)'의 방법으로 급성복통을 치료하는 것은 육부의 기능인 '傳化物而不藏'이라는 이론에 근거한 것이다.

흉복강안에 있는 모든 장부를 대표하여 말할 때 오장육부(五臟六腑)라고 하는데 이는 한의학의 장부관(臟腑觀)에 근거한 것이다. 한의학에서는 인체의 생리를 설명함에 있어서 장부와 경락을 근간으로 삼고 있으며 장부는 오장육부로, 경락은 십이경맥으로 대표한다. 그리고 장부를 중심으로 설명할 때는 오장중심인 오장오부(五臟五腑)로, 경락을 중심으로 설명할 때는 열 두 장부인 육장육부(六臟六腑)로 합칭(合稱)하는데 대부분 장부와 경락의 의미를 모두 나타내기 위하여 '오장육부'로 표현한다.

가. 오장(五臟)

장(臟)을 『황제내경』에서 '장(藏)'으로 표현하였는데 간직하고 저장한다는 의미이다. 장에는 간(肝), 심(心), 비(脾), 폐(肺), 신(腎)의 다섯 종류가 있으며 이를 오장이라 한다. 오장은 인체에 있어서 가장 중요한 기능을 담당하고 있다. 즉 오장은 생명활동의 중요한 근거가 되는 정기(精氣)를 저장하고 있으며 정신기능의 근원이 되는 동시에 삼정발현의 근본으로서 신체의 모든 생명활동이 오장에서 비롯되므로 오장을 생리기능의 중심으로 취급한다.

– 오장오부(五臟五腑)

오행(五行)의 배속에 있어서 동일한 계열에 속하는 장(臟)과 부(腑)를 서로 짝지을 경우 목(木)에 속하는 간과 담, 화(火)에 속하는 심과 소장, 토(土)에 속하는 비와 위, 금(金)에 속하는 폐와 대장, 수(水)에 속하는 신과 방광이 각각 한 쌍이 되는데 이들을 오장오부(五臟五腑)라 한다.

– 육장육부(六臟六腑)

오행의 배속과는 달리 육경(六經)인 삼음삼양(三陰三陽)에 장부를 배속시키는 경우에는 일음(一陰)인 궐음(厥陰)에 속하는 심포와 간, 이음(二陰)인 소음(少陰)에 속하는 심과 신, 삼음(三陰)인 태음(太陰)에 속하는 폐와 비, 그리고 일양(一陽)인 소양(少陽)에 속하는 삼초와 담, 이양(二陽)인 양명(陽明)에 속하는 대장과 위, 삼양(三陽)인 태양(太陽)에 속하는 소장과 방광으로 짝을 짓는다. 육장육부는 열 두 개의 경맥과 연관시키는 장부로서 각각의 장과 부에는 하나의 경맥이 속해 있다는 전제에 따른 장부의 종류를 말하는 것이다.

나. 육부(六腑)

부(腑)는 『황제내경』에서 '부(府)'로 표현하였는데 쌀이나 곡식을 넣어두고 언제나 끄집어낼 수 있는 창고의 뜻이다. 부에는 담(膽), 소장(小腸), 위(胃), 대장(大腸), 방광(膀胱), 삼초(三焦)의 여섯 종류가 있는데 이를 합하여 육부(六腑)라 한다.

육부는 외부로부터 받아들이는 수곡지기(水穀之氣)를 기화시켜 오장에 저장하게 되는 정기(精氣)를 만들어 주고 노폐물인 조박(糟粕)과 소변(小便)을 체외로 배출시키는 역할을 담당한다. 이들은 음식물이 체내에 들어와서 기화작용을 거치면서 소변(小便)과 조박(糟粕)으로 변화되는 과정에 직접 관여하므로 오장과 함께 생명유지에 있어서 중요한 역할을 한다.

– 전화지부(傳化之腑)

「소문·오장별론(素問·五臟別論)」에서 육부 중 담(膽)을 제외한 위(胃), 대장(大腸), 소장(小腸), 삼초(三焦), 방광(膀胱)의 다섯 종류를 전화지부(傳化之腑)라 하였다.[5] 다섯 종류의 전화지부(傳化之腑)는 천기(天氣)를 닮아 항상 기(氣)를 간직하지 않고 변화시키면서 이동시키는 기능이 있다고 보았다. 이는 육부에도 속하면서 기항지부(奇恒之腑)에도 속하는 담(膽)을 제외한 나머지 오부(五腑)는 체외로부터 받아들인 음식물을 기화(氣化)시켜 오장(五臟)에 간직하는 정기(精氣)를 만들어 주고 인체 내 오장의 노폐물인 탁기(濁氣)를 받아서 체외로 배설하는 기능이 있음을 설명한 것이다. 전화지부(傳化之腑)란 오행배속과 관계없이 소화과정에 대한 해부학적 관찰결과에 근거하여 음식물을 변화시키고 이동시키는 육부의 고유한 기능을 강조한 명칭으로 볼 수 있다.

– 기항지부(奇恒之腑)

기항지부의 기항(奇恒)은 이상(異常)의 의미로 앞서 설명한 전형적인 육부와는 다르다는 의미이다. 기항지부(奇恒之腑)에는 뇌(腦), 수(髓), 골(骨), 맥(脈), 여자포(女子胞)가 있다. 기항지부의 모양은 수곡(水穀)의 통로 역할을 하는 육부와 같이 빈 공간이 있지만, 그 기능은 수곡지기(水穀之氣)가 직접 들어가고 나가는 통로인 육부와 달리 오장처럼 청기(淸氣)인 정기(精氣)를 간직하고 있다. 따라서 고유한 기능을 가진 전형적인 부(腑)와 구분되므로 기항지부(奇恒之腑)라 한다. 뇌(腦), 수(髓), 골(骨), 맥(脈), 여자포(女子胞) 등은 전형적인 장부에 속하지 않지만, 담(膽)은 육부에도 속하므로 유의해야 한다.

담은 오행 배속에서 간(肝)과 함께 목(木)에 속하는 부(腑)이지만, 다른 부인 위(胃),

5) 夫胃 大腸 小腸 三焦 膀胱 此五者 天氣之所生也 其氣象天 故瀉而不藏 此受五 臟濁氣 名曰傳化之腑 此不能久留 受 瀉者也.

소장(小腸), 대장(大場), 방광(膀胱)과 다르다. 위(胃), 소장(小腸), 대장(大場), 방광(膀胱)은 직접 수곡지기(水穀之氣)를 통과시키면서 기화(氣化)에 관여하지만, 담은 수곡지기를 직접 통과시키지 않을 뿐만 아니라 정즙(精汁)을 저장하고 있으므로 다른 부(腑)와는 달리 기항지부(奇恒之腑)에도 속한다.

② 장부의 음양 및 오행배속

장부의 음양 및 오행배속은 모든 장부에 적용되지만, 음양오행학설에 근거하지 않은 실체에 대한 해부학적 관찰 결과에는 적용되지 않는다. 예를 들어 기항지부 혹은 전화지부 등은 음식물의 소통과정에 대한 사실관찰이므로 음양이나 오행으로 배속되지 않는다. 하지만 장부는 해부학적 관찰결과뿐만 아니라 음양오행학설에 따라 분류되었기 때문에 분류방식에 따라 모든 장부가 음양 및 오행에 배속될 수 있다.

장부의 종류를 오장과 육부로 구분할 경우 오장은 모두 저장의 기능이 있으므로 음으로 배속되고, 육부는 소통의 기능이 있으므로 양으로 배속된다. 오장육부를 오행에 배속하면 오장인 간, 심, 비, 폐, 신과 육부의 담, 소장, 위, 대장, 방광은 각각 오행의 목, 화, 토, 금, 수에 배속된다. 이 경우 육부의 삼초는 오행으로 배속하지 않지만, 심포와 함께 육장육부로 구분하는 경우에는 화에 배속된다.

심포와 삼초를 오행의 화에 배속시키는 경우 심과 소장이 배속되는 화와 구분하기 위하여 심과 소장의 화는 군화(君火), 심포와 삼초의 화는 상화(相火)로 구분하므로 오행으로 보면 심, 소장, 심포, 삼초 모두 화에 배속된다. 이는 여섯 가지를 다섯 가지와 짝을 지워 계산하는 운기학설(運氣學說)의 영향이라 할 수 있다.

오행에 배속되는 오장오부(五臟五腑)를 음양의 속성으로 구분하면 오행에 해당하는 장부를 각각 장(臟)은 음(陰)으로, 부(腑)는 양(陽)으로 구분한다. 즉 간은 음목(陰木), 담은 양목(陽木), 심은 음화(陰火), 소장은 양화(陽火), 비는 음토 (陰土), 위는 양토(陽土), 폐는 음금(陰金), 대장은 양금(陽金), 신은 음수(陰水), 방광은 양수(陽水)로 구분한다.

육장육부(六臟六腑)도 음양으로 구분하면 오장오부와 마찬가지로 장(臟)은 모두 음(陰)으로, 부(腑)는 모두 양(陽)이 되는데, 육장육부는 경락에 배속되는 장부의 음양 속성이라 할 수 있다. 이 경우에는 동일한 음(陰)이나 양(陽)에 속하는 장부도 수경(手經)과 족경(足經)으로 구분한다. 즉 궐음(厥陰)의 수경(手經)은 심포, 족경(足經)은 간, 소음(少陰)의 수경(手經)은 심, 족경(足經)은 신, 태음(太陰)의 수경(手經)은 폐, 족경(足經)은 비, 소양(少陽)의 수경 (手經)은 삼초, 족경(足經)은 담, 양명(陽明)의 수경(手經)은 대장, 족경(足經)은 위, 태양(太陽)의 수경(手經)은 소장, 족경(足經)은 방광으로 구분한다.

3. 장상이론의 연구방법론

장상이론은 현대서양의학에서 인식하는 신체의 장기를 인식하는 방법론과 전혀 다른 방법과 경험을 바탕으로 하고 있기 때문에 한의학의 이해에 있어 장상이론과 연관된 연구방법론에 대한 이해는 매우 중요하다. 특히 장상이론에서 제시되는 인체의 모델이나 관점이 서양의학과 현저한 차이를 가진다. 전통적으로 경험에 바탕을 둔 가설과 문헌중심의 연구가 주를 이루지만 직관에 의한 인식이나 자연과의 공통원리를 통한 신체 관찰 등은 장상이론의 중요한 연구방법론이 될 수 있다. 또한 최근의 실험연구를 통한 과학적인 방법론과 그 결과를 수용함에 있어서도 차이를 이해할 필요가 있다. 미세연구 결과를 바탕으로 신체전체에 미치는 영향을 파악하는 서양의 방법론과 신체전체의 반응을 중심으로 몸 안에 숨겨진 생리기전을 이해하는 방법론이 서로 상충될 수 있지만 동시에 보완적일 수 있으므로 방법론의 차이를 이해하는 것은 장상이론을 발전적으로 이해하는 전제가 될 수 있다.

장상론은 자연, 생명 그리고 이들 사이의 관계를 이해하는 독특한 철학적 관점으로 전일론, 변증론, 계통론을 갖고 있다. 전일관은 부분으로 분석하는 방법과 달리 모든 대상을 하나의 관점으로 동일한 범주 내에서 취급하므로 자연과 사회, 인간을 하나의 전체로 보며 동시에 각 대상의 내외표리를 또한 하나의 전체로 본다. 따라서 신체내의 장부와 자연계를 동일한 원리로 파악하고 장부와 정신을 동일한 범주에서 취급하며 외부에서 관찰한 결과를 근거로 내부를 추측하는 방법론으로 발전하였다. 변증론은 음양학설의 특징을 설명하는 철학적 표현이라 할 수 있는데 주로 한 사물의 상반된 두 측면과 이들은 결코 분리될 수 없는 통일적 관계를 가지고 있음을 중요시하여 음양에 따른 분석과 이들의 상호전화를 고려하는 방법론으로 발전하였다. 계통론은 오행학설의 특징을 설명하는 철학적 표현이라 할 수 있는데 계통론에서는 분류와 연계를 중요시하므로 오행에 따른 모든 대상의 분류와 이들의 생극제화에 의한 상호관계를 통한 연계를 파악하는 방법론으로 발전하였다.

전일론에 따르면 거시적 관점에서 자연과 인체 그리고 생명현상을 볼 수 있으며, 계통론은 이들 사이에 내재하는 공통된 원리를 파악하고 이들의 연계를 통하여 하나의 독특한 체계를 만들 수 있으며, 변증론은 한 사물의 두 가지 속성과 이들 속성 사이의 변화를 인식할 수 있도록 하는 관점을 제시한다.

1) 연구방법론

(1) 유추법

유추법(類推法)은 '원물비류(援物比類)' 혹은 '비류취상(比類取象)'이라 하며, 비교하여 추론하는 유비(類比)의 의미로, 이미 알고 있는 사물들을 서로 비교함으로써 다른 대상의 특성이나 상(象)을 이해하는 방법이다. 추위와 더위, 낮과 밤의 자연기후변화에 따라 인체의 생리기능인 기혈의 순환이나 맥의 상태를 연관시키는 것은 이미 알고 있는 사실을 서로 비교하여 동일한 특성을 파악하는 예가 되고, 강물의 흐름으로부터 신체내부의 경맥의 흐름을 추론하는 예는 이미 알고 있는 사실로부터 모르는 대상의 상(象)을 이해한 예가 된다. 또한 치료법에서 정기와 사기의 상태를 고려하여 침법을 적용시키는 것 또한 군사병법의 사실로부터 질병치료방법을 추론하는 예가 된다. 이러한 사례들은 임상에서 많이 활용되지만 한계를 가지고 있다. 대상들 사이에는 동일성도 있지만 반드시 차이가 있기 때문에 추론한 결과가 차이성에 더 큰 비중이 있을 경우 유추의 결론은 잘못될 가능성이 있으므로 이 점을 항상 고려해야 한다.

(2) 이표지리법

이표지리법(以表知裏法)은 사외췌내(司外揣內), 유표지리(由表知裏)라고 하는데, 사물의 밖으로 드러나는 표상(表象)을 관찰하여 안에 존재하는 변화를 추측하고 분석하는 인식방법이다. 지표에 자라는 식물을 보고 지하의 습하거나 건조한 상태를 추측하는 방법으로, 안에서 일어나는 변화는 반드시 형상으로 밖에 드러난다는 생각에서 비롯되었다.[6] 이러한 인식방법은 장상학(藏象學)의 가장 기본적인 인식방법이다. 즉 밖으로 드러나는 생리, 병리현상을 근거로 신체 내부에 있는 장부의 형상이나 기능을 추측하고 현재의 상태를 진단할 수 있으며 약물이나 침구치료의 효과도 판정함으로써 가설과 임상을 통한 경험이 축적되었다. 이표지리의 인식방법은 최근의 사이버네틱스(cybernetics)에서 말하는 블랙박스(black-box)방법과 같은데, 입력과 출력을 비교하고 되먹임[feed-back]함으로써 내부의 구조나 기능을 추측하고 제어할 수 있는 인식방법으로, 전체 구조를 해체하지 않고 이미 알고 있는 입력정보에 대한 반응으로 내부를 이해하고 조절할 수 있다. 이는 전체 시스템의 구조를 해부하여 내부를 완전하게 파악한 상태에서 기능을 이해하고 조절하는 정밀하고 정확한 방법인 화이트박스(white-box)에 대비된다.

---

6) 「素問 · 陰陽應相大論」, "以我知彼 以表知裏 以觀過與不及之理 見微得過 用之不殆".

(3) 내조법

내조법(內照法)은 내시(內視), 내경반관(內景反觀)이라고 하는데, 이는 수련 및 명상과 같은 특수한 상황에서 자신의 내면세계 경우에 따라서는 신체내부의 상황을 스스로 체험하면서 관찰하거나 어느 정도 조절이나 제어가 가능하게 되는 방법이다. 장부나 경락을 스스로 몸소 느끼고 관찰이 가능한 경험을 함으로써 내부의 구조나 기능을 이해하는 방법인데, 흔히 기공수련이나 도인법에서 임맥과 독맥으로 뜨거운 기운이 순환하는 소주천(小周天)을 체험하거나 선 자세에서 전신의 경맥이 순환하는 대주천(大周天)을 체험하여 경맥순환을 이해하는 것이 그 예이다. 경맥기원설에서 혈위가 없는 노선만으로 이루어진 11맥이 『황제내경』의 12경맥보다 역사적으로 앞선 내용도 이러한 체험이 장부 혹은 경맥을 이해하는 방법이었음을 알려준다. 이러한 인식방법은 비록 특수한 상황이나 특이한 사람들만 느낄 수 있는 한계를 가지지만, 살아있는 생명현상을 연구하는 생리학에서는 중요한 방법이 될 수 있다. 사람은 스스로 인식의 주체이면서 스스로를 대상으로 삼을 수 있으므로 자신의 체험을 바탕으로 내부를 인식하는 방법론은 중요한 의의를 가지고 있다. 최근 뇌신경분야에서도 양생기공학에서 다루는 잠재능력, 특이공능 등을 연구의 대상으로 삼고 있다.

(4) 심법과 오법

심법(心法)과 오법(悟法)은 마음속 깊이 한가지 문제에 대하여 골똘히 생각하여 그 이치를 깨닫게 되는 심신수양의 방법이며, 이치를 깨닫는 방식이 꾸준한 고심 끝에 깨닫느냐 갑자기 문득 깨닫느냐의 차이가 있지만 비논리적 사유방법이라고도 한다. 역대의 의학서적에서 『단계심법』, 『외과심법』, 『의학심오』, 『두진심법』, 『상한심법요결』, 『상한심요』, 『편작심서』 등과 같은 이름을 사용하였음을 볼 때 이러한 방법론과 연관된다고 볼 수 있다. 스스로 이해하고 체득하여 새로운 사실을 발견하고 완전하게 이해하고 설명하였음을 볼 때 막연한 상상이나 추측 혹은 공상과는 다른 차원의 비논리적 사색이 가능함을 알 수 있다.

(5) 임상시험법

질병에 대한 인식이 시작되면서부터 치료를 위한 행위가 시작되었으며 약물 혹은 침구치료의 과정과 결과로부터 질병을 이해하고 신체 내부의 장부 혹은 경락의 기능을 이해하는 것은 수천 년 동안의 전통이었다. 가설은 세우고 미세한 세계의 실험결과를 이용하여 동물실험을 통한 안전성을 확보하고 최소한의 용량으로 정상적인 사람을 상대로 치료효과의 가능성을 타진하는 서양의학의 임상시험과 달리 환자를 대상으로 치료하고 그 결과에 따라 신체 내부의 장부 혹은 경락의 기능을 이해하는 방법은 수천 년의 경험을 거쳐 발전한 한의학의 특징이자 장부론을 형성한 한의학의 독특한 방법이라 할 수 있다.

(6) 최근의 연구방법

오랜 역사과정을 거친 한의학의 연구는 과거 지식을 현대적으로 해석하고 검증하는 과정이며 동시에 새로운 사실을 밝혀나가는 과정인데, 아직까지 가설에 따른 새로운 사실을 밝혀나가는 전향적(前向的) 연구보다 과거사실에 대한 검증에 가까운 후향적(後向的) 연구에 치중하고 있다. 후향적 연구의 대표적인 방법이 문헌적 접근방법인데, 수많은 역대 의학문헌에는 다양한 가설과 경험이 결집되어 있기 때문에 이러한 문헌에 대하여 훈고, 교감, 판본, 목록, 주해를 살펴보는 역사적 연구는 중요한 연구방법이 된다. 자연과학에서는 이러한 방법을 연구(research)가 아닌 조사(survey)활동으로 취급하지만 한의학에서 이러한 문헌학적 접근은 여러 학자들의 견해를 통하여 간접적인 경험을 종합할 수 있는 중요한 연구방법이라는 점에서 연구결과를 종합적으로 검토하는 종설(review)연구방법이라 할 수 있다. 전향적 연구는 자연과학을 비롯한 서양의학의 주된 연구방법인데 가장 대표적인 방법이 실험연구라 할 수 있으며 이러한 방법도 장부생리 연구에 최신기법이 적극 도입되고 있다. 또한 집단에 대한 역학 혹은 통계적 연구방법도 기존의 경험을 재검증하는데 많이 활용되고 있다. 그리고 최근에는 인접학문분야, 예를 들어 철학 · 통계학 · 한문학 · 간호학 · 예방의학 · 물리학 · 분자생물학 · 식물학 · 분류학 등과 공동연구 즉 학제간(學際間) 연구도 활발하게 이루어지고 있다.

4. 고전의 장부이론

고전의 장부이론은 근대 서양의학이 유입되기 이전의 전통의학에서 전개된 장부와 관련된 이론으로, 시대적으로 보면 주로 『황제내경』 형성기부터 청대까지 이어져왔다고 볼 수 있다. 긴 역사기간 동안 발전하여 온 고전의 장부이론에서 형성된 개념은 대부분 『황제내경』의 기본 개념을 크게 벗어나지 않는다. 왜냐하면 외부로 드러난 형상에 근거하여 내부기능을 추측하고 인체를 자연 혹은 사회정치제도 등에 비유하여 설명한 방식이 변함없이 유지되었기 때문이다.

이러한 고전의 장부이론에 영향을 미친 주요한 사실들을 요약하면, 첫째는 해부학적 실체에 대한 관찰, 둘째는 일상생활에 있어서 기후 · 감정 · 노권 · 음식에 대한 신체반응 현상관찰, 셋째는 약물이나 침구치료를 통한 임상경험의 축적, 넷째는 음양학설 · 오행학설 · 주역학설 · 기학설 등의 철학사상의 영향 등을 꼽을 수 있다.

먼저 해부학적 실체에 대한 관찰은 생리학의 기초가 되는 사실적 지식으로 일찍이 은허(殷墟)에서 출토된 갑골문에서 기원전 1400여 년에 이미 '耳', '口', '鼻', '首' 등 신체 기관에 대한 명칭이 있었고, 『史記』에는 유부(兪跗)가 배를 해부한 기록이 나오며,[7] 『黃帝內經』에도 인체를 해부하고 육부에 대하여 모양, 길이 및 부피 등에 대하여 상세하게 기록되어 있으나 오장에 대한 구체적인 모양이나 수치에 대한 기록은 없으며,[8] 『黃帝內經』에서는 혈액순환에 대한 해부학적 인식을 비롯하여 혈액의 생성, 성질, 기능 및 혈액을 만들고 저장하는 기관에 이르기까지 모두 묘사하였다. 『難經』에서는 육부뿐만 아니라 오장을 포함한 모든 장부에 대하여 대소, 장단, 용적, 중량 등의 구체적인 숫자가 기록되어 있다.[9] 東漢 시기에는 화타(華佗)가 전신 마취를 응용하여 복강(腹腔) 등의 외과 수술을 한 기록이 있다.[10] 宋代의 송자(宋慈)가 저술한 『洗冤集錄』은 최초의 법의학 전문저서이며 기초의학의 해부생리병리, 임상학과의 외과, 골과 등과 모두 밀접한 관계가 있다. 이후 오간(吳簡)이 편찬한 구희범(歐希氾) 오장도(五臟圖)는 인체 해부를 근거로 시체의 실물을 묘사하였으며, 양개진도(楊介眞圖)는 오장도(五臟圖)를 개정하여 정확도도 뛰어났으며, 명대 고무(高武)의 『鍼灸聚英』과 양계주(楊繼洲)의 『鍼灸大成』에도 양개진도(楊介眞圖)를 인용하여 내장도(內臟圖)를 편집하였다. 또한 왕유일(王維一)이 제작한 침구동인의 모형은 해부학적 관찰에 근거하여 침구학을 발전시킨 인체모형 설계로 당시 해부 수준을 짐작할 수 있다. 청대에는 『洗冤錄詳義』의 골격해부, 허련재(許槤在)의 『全身骨圖』, 손성연(孫星衍)의 『釋人体』, 침동(沈彤)의 『釋骨』 등의 저작은 모두 해부학 전문지식이 서술되어 있으며, 왕청림(王淸任)은 『醫

---

7) 편작창공열전(扁鵲倉公列傳)의 기록, "臣聞上古之時 醫有兪跗 治兵不以湯液醴酒 石蹻引 安毒熨 一撥見病之應 因五腑之輸 乃害皮解肌 結脈結筋 搦髓腦 揲荒爪幕 湔浣腸胃 漱滌五臟,練精易形".

8) 「靈樞 · 經水」, "若夫八尺之士 皮肉在此 外可度量切循而得之 其死可解剖而視之 其臟之堅危 腑之大小 谷之多少 脈之長短 血之淸濁 氣之多少…… 皆有大數". 「靈樞 · 腸胃」, "咽門…… 至胃長一尺六寸…… 胃紆曲屈 伸長之二尺六寸…… 腸胃所八至所出 長六尺四寸四分" ※ 식도와 대, 소장 길이 비율이 1:35임을 가리키며 현대 해부학의 관찰결과와 근사하다. 「素問 · 刺禁論」, "藏有要害 不可不察…… 刺中必 一日死…… 刺頭中腦尺 入腦入死 刺脊間中髓 爲傴…… 刺陰股中大脈 血出不止死…… 刺膺中陷中肺 爲喘逆仰息……".

9) 『難經 · 第44難』, "肝重四斤四量 左三叶 右四叶 凡七叶", "脾重二斤三兩 扁廣三寸 長五寸 有散膏半斤", "腎有兩枚 重一斤二兩", "胃大一尺五寸 經五寸 長二尺六寸 橫屈受水谷三斗五升 其中常留谷二斗 水一斗五升" 등.

10) 『後漢書 · 華佗傳』, "若疾結于內 鍼藥所不能及者 乃令先以酒服痲弗散 卽醉无所覺 因刳破腹背 抽割積聚 若在腸胃 則斷裁洗 除去疾穢 卽而縫合 傳以神膏 四五日創兪 一月之間皆平夏".

林改錯』에서 사체의 장기를 관찰하고 동물해부를 통하여 고전의 해부학적 관찰에서 잘못된 사실을 지적하면서 親見改正臟腑圖를 저술하였다.

둘째, 일상생활의 관찰은 주로 기후변화, 감정변화, 식생활의 절도, 적절한 운동 등에 관한 영향을 관찰하면서, 장부의 생리기능을 관찰하였다. 예를 들어 열이 있으면 땀이 나고 땀이 과다하게 나면 심장의 이상이 나타나거나, 추우면 소변량이 많아지고, 잠에서 금방 깨어 일어나면 쉽게 한기를 느끼는 현상 등을 관찰하여 기후와 심, 신, 주리의 생리기능을 인식하였다. 그리고 갑작스럽거나 지나친 감정의 변화, 예를 들어 갑자기 크게 놀라면 대소변이상이 생기고 심하면 발기불능 혹은 유정(遺精) 등의 이상을 관찰하여 공(恐)과 신(腎)의 연관을 인식하거나, 크게 화를 내거나 마음이 편안하지 못하면 옆구리나 장이 아프고 편치 않은 관찰을 통하여 노(怒)와 간(肝) 그리고 옆구리의 연관을 인식하고, 생각을 너무 많이 하거나 너무 오랫동안 피로가 쌓이면 식욕과 소화기능의 감퇴를 초래하므로 비(脾)와 사(思)의 관계를 인식하였다. 또한 소변을 참으면서 지나치거나 무리한 노동을 하게 되면 치아가 움직이고 시리고 아프게 되는 현상을 통하여 신(腎)이 방광(膀胱)과 연관되고 골(骨)을 주관하는 기관으로 인식하였다. 음식섭취의 적절함이 유지되지 않는 경우, 예를 들면 배가 고프거나 너무 배가 부른 것은 모두 식욕에 현저한 영향을 미치며, 배고픔이 심하지만 밥을 먹을 수 없거나 혹은 음식을 먹을 수 있어도 음식이 들어가면 창만하고 막힌 듯 소화하기 어려워짐을 관찰하여 위(胃)는 수납을 주관하고 비(脾)는 운화를 주관한다고 인식하였다.

셋째, 임상실천을 통한 경험적 관찰사실의 축적은 장부기능을 인식하는 수요한 근거가 되었다. 살아 있는 몸에서 나타나는 사실을 관찰함으로써 해부학적 관찰 외에도 약물치료와 침구치료의 실천을 통한 체험을 통하여 생리변화와 치료과정에서 관찰되었던 병리증상들이 객관적인 근거가 되었다. 예를 들어 갑작스런 기후변화에 해수(咳嗽), 기급(氣急) 등의 병리적 증상이 나타나고 반복된 관찰을 통하여 폐와 연관이 있음을 인식함으로써 '肺主皮毛 司呼吸, 其聲咳'을 추론하고, 비위가 허약하고 소화기능이 약한 환자는 사지가 권태무력(倦怠無力)하고 몸이 수척하거나 혹은 기육(肌肉)의 탄력이 떨어지고 습사(濕邪)가 비(脾)를 침범하면 사지가 무겁고 기부부종(肌膚浮腫) 등의 병리증상으로부터 '脾走四肢, 脾主肌肉 脾惡濕'을 추론하였다. 이외에도 출혈과, 심번(心煩), 안면창백을 심(心)과 연관시키거나, 요통(腰痛), 활정(滑精), 두훈(頭暈), 이명(耳鳴)을 신(腎)의 정(精)과 연관시키는 과정이 모두 임상과정의 경험적 사실로부터 인식한 장부기능이라 할 수 있다. 또한 약물치료의 경험으로부터 장부관계도 반증하였는데, 예를 들어 오랜 기침 환자의 식욕부진, 복만(腹滿), 설사(便溏), 기단무력(氣短無力)으로부터 윤폐(潤肺) 또는 보폐(補肺)와 건비화비(健脾和脾)의 치료를 하면서 비위폐모(脾爲肺母), 배토생금(培土生金), 허즉보기모(虛則補其母) 등의 이론이 성립되었다.

넷째, 장부이론이 성립된 당시의 철학사상도 이론 성립에 영향을 미쳤는데, 구체적으로 음양학설, 오행학설, 주역학설, 기학설 등이 주된 철학 사상이라 할 수 있다. 이외에 학자의 견해에 따라 도학설(道學說), 원기학설(元氣學說) 등을 포함시키기도 한다. 음양학설은 ① 장부경락(臟腑經絡) 및 부위표리의 속성개괄, ② 장과 부, 음양의 조화 등 생리기능의 설명에 활용되며, 오행학설은 ① 분류 및 추리의 방법론으로 자연과 인체의 연계설정, ② 다섯 가지 다른 속성들 간의 종횡(縱橫)적 관계 ③ 오행의 생극승모(生克乘侮) 관계에 근거한 장부의 상호영향에 대한 설명에 활용된다. 주역학설은 천상(天象), 인상(人象), 지상(地象)처럼 상(象)에 근거하여 수(數)와 연관시킨 내용으로, 장부의 기능을 자연변화의 상이나 수로 설명하는 근거가 된다. 예를 들어 하도(河圖)의 생성수(生成數)로 자연변화를 설명하고, 그 특징을 형상화하여 장부의 생리특징과 연관시키는 '天一生水'와 '감괘(坎卦)－신수(腎水)', '地二生火'와 '심(心)－이괘(离卦)', '天三生木'과 '간(肝)－풍뢰(風雷)', '地四生金'과 '폐(肺)－태괘(兌卦)', '天五生土'와 '비(脾)－곤괘(坤卦)' 등이다. 이외에도 하도(河圖) 낙서(洛書)는 인체 장부방위이론(臟腑方位理論)의 기초가 되었으며, 태극도(太極圖)는 음양의 생장소멸 원리이며 오장(五臟)의 기화(氣化) 승강이론(升降理論)을 포함하는데 이 또한 주역의 기화이론으로부터 발전한 것이라 할 수 있다. 기학설은 '氣一元論'으로서 우주와 사람이 모두 기로 구성되어 있고 기는 끊임없는 운동을 통하여 스스로 변화를 일으키는 특징을 가지고 있으므로 인체의 몸과 마음을 연결시키고 스스로 움직이면서 생명을 유지하고 생명활동의 근원이 되며 생리기능을 설명하는 근거가 된다. 또한 자연과 인체의 변화는 모두 기의 변화로써 이들은 모두 동일한 원리에 따르므로 인체생명활동의 대사과정을 기화라 한다. 예를 들어 천지의 변화를 상징하듯이 수승화강의 원리가 생명활동의 대사를 설명하는 기본이 되며, 종기를 비롯하여 영기와 위기, 장부지기와 경락지기, 심과 신의 수화기화, 비와 위의 기화 등을 모두 기의 변화로 설명하며 기화의 기본형식은 승강(升降)과 출입(出入), 순환(循環)과 전화(轉化)로 개괄한다.

1) 『黃帝內經』의 장부이론

『黃帝內經』의 장부에 대한 기술은 각 편마다 분산되어 있으며 개념을 설명하는 방식도 앞에서 논한 여러 가지 방법이 혼재되어 있다. 예를 들어 장부기능을 관직에 비유한 설명, 음양오행 혹은 사상에 근거한 기능의 분류 및 연계, 해부학적 관찰결과에 의한 기능추리를 비롯하여 임상경험 혹은 신체내부에 대한 내시를 통한 관찰결과 등을 연결시킨 내용이 혼재되어 있다. 따라서 『黃帝內經』의 장부이론은 주요한 편을 중심으로 기본 개념을 파악해야 하며, 장부생리기능의 개괄은 오장생리기능에 대한 앞으로의 연구방향도 제시하므로 중요한 가치를 가진다.

① 「素問・靈蘭秘傳論」의 장부

12개 장부의 귀천(貴賤)에 대한 황제의 질문에 기백이 당시의 관직에 비유하여 설명한 내용이다. 장부 각각을 '지관(之官)'으로 비유하여 흔히 '12之官'이라 하며, 오행에 따른 장부인 간・담, 심・소장, 비・위, 폐・대장, 신・방광이라는 전형적인 짝의 관계와 무관한 설명이라 할 수 있다. 또한 전중(膻中)을 장부와 같은 차원에서 예를 들고 있는데 과연 전중이 장부인지 아니면 장부를 대신하는 다른 비유인지에 대한 논란이 있어 '10지관', 비와 위를 각각의 관직에 비유하지 않고 합쳐서 설명하여 '11지관'이라 할 수도 있다. 다만 각 장부를 비유한 당시 관직의 역할로부터 장부의 기능을 이해할 수 있는 근거가 되는데, 특히 '□□出焉'에서 '□□'는 해당 장부의 기능을 특징적으로 표현한다고 볼 수 있다.

心者 君主之官 神明出焉 肺者 相傳之官 治節出焉 肝者 將軍之官 謀慮出焉
膽者 中正之官 決斷出焉 膻中者 臣使之官 喜樂出焉 脾胃者 倉廩之官 五味出焉
大腸者 傳道之官 變化出焉 小腸者 受盛之官 化物出焉 腎者 作强 之官 伎巧出焉
三焦者 決瀆之官 水道出焉 膀胱者 州都之官 津液藏焉 氣化則能出矣

원문의 순서대로 '(나라의 국운이 군주에 의해) 신명이 (나듯 심에 의해 생명이) 난다', '(호흡)이 (심과 함께) 절도에 맞다', '(장군의 전략처럼) 깊이 심사숙고 한다', '(감사원처럼 시비를 가려) 결단을 내린다', '(군주의 신명에 따라) 사신으로 파견되듯 외부로 희락이 나타난다', '(곡식과 잡곡을 관리하듯) 음식을 관리한다', '음식물이 전달되는 관에서 서서히 바뀌거나[變; 漸改] 갑자기 바뀌게[化; 忽改] 된다', '(위장으로부터 받은) 음식물(物)을 받아들여 숙성시키면서 모양을 갑자기 바꾸게[化; 忽改] 된다', '힘을 가지고 생명을 탄생시키는 능력을 가진다', '도랑의 물이 흘러가는 물길이 된다', '하류의 물이 머물고 다시 흐르듯이 전신의 진액을 기화에 따라 배출한다'로 기능을 이해하는 근거가 된다.

② 「素問 · 六節藏象論」의 장부

장상(藏象)에 대한 답을 하면서 간, 심, 폐, 신을 각각 '□□之本', '□之處也', '其華在□', '其充在□', '爲(陰/陽)中之(太 · 少/陰 · 陽)', '通於□氣'의 형식으로 장부기능의 특징, 정신작용, 기능의 외부발현, 기능의 충실, 음양속성 및 자연계와의 연계를 비유 및 귀류의 방식으로 설명한 것이다. 이 편의 '華'와 '充'은 「素問 · 五臟生成論」의 '合', '營'과 대부분 같다. 다만 비, 위, 대장, 소장, 삼초, 방광을 그릇[器]으로 이름하고 오장의 정신작용[精 · 神 · 魂 · 魄]을 대신하여 음식물이 정기[味]를 만들고 조박(糟粕)으로 배출되는 기능만으로 설명한 점이 특이하다.

心者 生之本 神之變也 其華在面 其充在血脈 爲陽中之太陽 通於夏氣

肺者 氣之本 魄之處也 其華在毛 其充在皮 爲陽中之太陰 通於秋氣

腎者 主蟄封藏之本 精之處也 其華在髮 其充在骨 爲陰中之少陰 通於冬氣

肝者 罷極之本 魂之居也 其華在爪 其充在筋 以生血氣 其味酸 其色蒼 此爲陽中之少陽 通於春氣

脾 胃 大腸 小腸 三焦 膀胱者 倉廩之本 營之居也 名曰器 能化糟粕 轉味而入出者也 其華在脣四白 其充在肌 其味甘 其色黃 此至陰之類 通於土氣 凡十一臟 取決於膽也

③ 「靈樞 · 經水篇」의 장부

경맥 12개가 자연의 12개 경수(經水)와 짝이 되고 안으로는 오장육부와 짝이 되는데 크기, 깊이, 넓이, 원근의 차에 대한 답을 하면서 밖에서 도량으로 알 수 있고 해부를 하여 장부를 관찰할 수 있다고 답한 내용으로 실제 해부를 통한 장부인식도 중요한 근거가 되었음을 알 수 있다.

其臟之堅危腑之大小 穀之多少 脈之長短 血之淸濁 氣之多少 十二經之多血少氣 與其少血多氣 與其皆多血氣 與其皆少血氣 皆有大數

④ 「素問 · 運氣篇」의 장부

운기 7편에서는 장부와 계절의 변화를 연결시켜 생리, 병리 등을 논의하고 있는데, 특히 「素問 · 五運行大論」에서는 「素問 · 陰陽應相大論」을 강령으로 삼아 方位－氣候－五行－五味－五臟－五體의 연결 예를 들고, 천지인의 연관관계를 하늘의 氣候－땅의 五行－五體－五臟－五色－五音－五聲－變動－五竅－五味－五志의 예를 들고, 五志, 五候, 五味가 오장의 병을 일으키는 관계를 설명하였다.[11) 「素問・五常政大論」에서는 오운의 평기, 태과, 불급과 이에 대응하는 오장의 예를 들어 자연계 기후변화와 인체의 생리, 병리의 연관관계를 설명하였다.

2) 역대 의학자의 장부이론

① 『難經』에서는 생리, 병리, 진단, 치료 등의 방면을 포괄하며 『黃帝內經』의 부족한 부분을 보충하였는데, 장부생리기능에 대한 서술이 풍부하고 상세한데 30難에서 47難까지 모두 장부에 대한 논의이다. 31難은 상초, 중초, 하초인 三焦의 부위와 기능에 대한 설명이며, 35難은 장부표리, 36難은 '腎兩者 非皆腎也 其左者爲腎 右者爲命門'으로 명문에 대한 첫 언급인데, 이는 『難經』에서 최초로 명문을 장부개념에 포함시킨 것이다. 아울러 명문의 기능을 "精神之所舍, 原氣之所系也; 男子以藏精, 女子以系胞"라 제시하였다. 42難에는 장부의 長短, 容量과 重量에 대하여 상세하게 기술하고 있다. 구체적으로 五臟의 해부 형태와 기능에 대하여 "肝重四斤四兩 左三葉 右四葉 凡七葉 主藏魂 心重十二兩 中有七孔三毛 盛精汁三合 主藏神 脾重二斤三兩 扁廣三寸長五寸 有散膏半斤 主裹血 溫五藏 主藏意 肺重三斤三兩 六葉兩耳 凡八葉 主藏魄 腎有兩枚 重一斤一兩 主藏志"라 하였는데, 여기서 脾에 '裹血'하는 생리작용이 있음을 제시하였으며 이는 '脾統血'이론의 근간이 되었다. 이외에도 40難에는 "呼出心與肺 吸入腎與肝"이 있는데 이는 폐, 심, 간, 신이 함께 호흡을 주관하는 것을 의미하여 '腎主納氣'의 뜻을 담고 있다.

『難經』이후 漢, 晉, 隋, 唐시기에는 병인병기분야는 큰 발전을 하였지만 臟腑生理분야는 새로운 진전이 없었고 주로 『黃帝內經』과 『難經』수준에 머물러 있었다. 예를 들어 華佗의 『中藏經』과 孫思邈의 『千金方』에 장부에 대한 專論이 있으나 대부분이 『黃帝內經』의 장부이론과 중복되거나 귀납된다. 송, 금원시대에서 명청시대까지 장부이론은 다양하게 발전하였다. 대표적인 학자를 중심으로 정리하면 다음과 같다.

② 李東垣: 『黃帝內經』과 『難經』에 대한 연구를 바탕으로 자신의 임상경험을 결합시켜 '비위학설'을 창안하였다. '脾裹血(脾統血) 胃生血'의 이론을 제시하였으며 오행학설과 승강부침의 이론을 운용하여 비위와 다른 장부의 관계 및 인체와 자연환경과의 관계에 대하여 논하여 장상학설에 기여하였다.

---

11) 脾의 예를 들면, '中央生濕 濕生土 土生甘 甘生脾 脾生肉 肉生肺 脾主口 其在天爲濕 在地爲土 在體爲肉 在臟爲脾 在色爲黃 在音爲宮 在聲爲歌 在變動爲噦 在竅爲口 在味爲甘 在志爲思 思傷脾 怒勝思 濕傷肉 風勝濕 甘傷肉 酸勝甘'.

③ 朱丹溪: 인체의 '相火'의 작용을 강조하였고 '陽有餘而陰不足'의 이론을 세웠다. 『格致餘論・相火論』에서 "肝腎之陰 悉具相火"라 하였고 "人非此火不能有生"이라 하였다. 肝主疏泄과 腎主閉藏의 이론을 제시하였는데, 『格致餘論・陽有餘陰不足論』에서 "主閉藏者腎也 司疏泄者肝也"라 하였다. 주단계의 '疏泄'과 '閉藏'은 인체의 정을 의미하였지만 후세 의가들이 이를 기초로 하여 '肝主疏泄'을 간의 중요한 생리기능으로 발전시켰다. 남녀의 성기능쇠퇴와 불임 등을 치료할 때 腎의 변증논치를 적용하여 효과가 없는 경우 肝의 疏泄異常으로 치료하면 효과를 거둘 수 있다.

④ 張介賓: 『黃帝內經』을 연구하여 『類經』, 『類經圖翼』, 『類經附翼』, 『質疑錄』 등을 저술하였고 임상경험을 바탕으로 『景岳全書』 64권을 집성하는 등 장부이론분야에도 크게 공헌하였다. 첫째, 삼초, 심포락, 명문의 의미를 구분하였는데, 삼초를 인체 유형의 大腑로 보고 "臟腑之外 軀體之內 包羅諸臟 一腔之大府也"(『類經・藏象論』)라 하였다. 심포락 역시 유형의 장으로 보고 "心包絡 君主之外衛", "爲裹心之膜"이라 하였다. 또 명문을 중요시하여 명문의 구체적인 부위와 관련하여 여자에서는 자궁의 문호인 '產戶'로 남자에서는 '精關'이라 하였다. 명문은 腎氣로서 腎陰腎陽의 작용을 의미한다. 두 번째, 溫補脾土를 중시하여 비위의 생리기능을 강조하면서 오장의 생리기능에 있어 '脾主運化'를 가장 먼저 주장하였는데, 『類經・十二官』의 注에서 "脾主運化 胃主受納 通主水穀 故皆爲倉廩之官"이라 하였고, "脾氣化而上升 小腸化而下降"이라 하여 脾氣升淸의 작용을 명확히 제시하였다.

⑤ 薛立齋, 武之望: 薛立齋는 『薛氏醫案』에서 "心主血 肝藏血 亦能統攝于脾"라 하여 가장 먼저 '脾統血'을 주장하였고, 武之望도 『濟陰綱目』에서 "血生于脾 故曰脾統血"이라 하였다.

⑥ 李中梓: 『黃帝內經』을 연구하고 자신의 임상경험을 합하여 『醫宗必讀・醫論圖說 腎爲先天本脾爲後天本論』에서 가장 먼저 "腎爲先天之本 脾爲後天之本"의 이론을 제시하였다. 또한 "乙癸同源 肝腎同治" 및 "氣血俱要 而補氣在補血之先 陰陽幷需 而養陽在滋陰之上" 등의 관점을 제시하여 藏象이론을 발전시켰다.

⑦ 李梴: 『醫學入門』에는 五臟기능에 대한 專論이 있는데, 심의 기능에 대하여 상세하고 정확하게 논하였다. 心을 '血肉之心'과 '神明之心'으로 구분하는 의견을 가장 먼저 제시하였는데, '血肉之心'은 혈액순환 계통의 심장을 지칭하고 '神明之心'은 중추신경계통을 의미한 것으로 볼 수 있다.

⑧ 何夢瑤: 『醫碥』의 卷一에 '臟腑說', '五臟配五行八卦說' 및 '五臟生克說' 三論이 있는데, 오장의 형태구조, 생리기능 및 상호관계에 대하여 새로운 견해를 제시하고

있다. 예를 들어 '五臟配五行八卦說'에는 "脾臟居中 爲上下升降之樞紐 飮食入胃 脾爲行運其氣于上下內外 猶土之布化于四時 故屬土"라 하였다.

⑨ 葉桂: 『臨證指南醫案』에 '論脾胃'篇이 있는데 脾胃의 생리기능과 氣機升降에 대한 독특한 견해를 제시하였다. 예를 들면 "蓋胃屬戊土 脾屬己土 戊陽己陰 陰陽之性有別也 臟宜藏 腑宜通 臟腑之體用各殊也…… 納食主胃 運化主脾 脾宜升則健 胃宜降則和…… 太陰濕土 得陽始運 陽明陽土 得陰自安 以脾喜剛燥 胃喜柔潤也"라 하였다.

⑩ 林珮琴: 『類證治裁』에서 『難經 · 四難』의 '呼出心與肺 吸入腎與肝'의 이론을 바탕으로 '腎主納氣'의 생리작용을 명확하게 제시하였는데, 『類證治裁 · 喘證』에서 "肺爲氣之主 腎爲氣之根 肺主出氣 腎主納氣 陰陽相交 呼吸乃和"라 하였다. 이외에도 肝氣, 肝火, 肝風의 병기 및 병증에 대하여 상세한 논의를 하였다.

⑪ 唐宗海: 『血證論』에서 '臟腑病機論'을 전적으로 논하였는데 오장의 생리기능 및 발병기전에 대하여 상세히 밝혔다.

이상과 같이 五臟의 기능에 대한 이론은 『黃帝內經』에서 성립되었지만 완전하지 못하였고 이후 역대 의가들의 끊임없는 보충을 거쳐 발전하여 왔음을 알 수 있다. 오장의 생리기능에 대한 기원을 간략하게 정리하면 다음과 같다.

오장 명칭	주요 생리기능	최초의 기원
심	1. 주혈맥	『황제내경』
	2. 주장신	『황제내경』
폐	1. 주기사호흡	『황제내경』, 『난경』
	2. 주선발숙강	『황제내경』
	3. 통조수도	『황제내경』
	4. 조백맥주치절	『황제내경』
비	1. 주운화	장개빈 『유경』
	2. 주승청	『황제내경』
	3. 주통혈	설립제 『설씨의안』
		무지망 『제음강목』
간	1. 주소설	주단계 『격치여론』
	2. 주장혈	『황제내경』
신	1. 장정주생장발육주생식	『황제내경』
	2. 주수액	『황제내경』
	3. 주납기	『난경』
		임패금 『유증치재』

5. 장부개념에 대한 최근연구

장부개념은 장부의 기능을 어떠한 연구방법에 따른 어떠한 범위까지로 설정하느냐에 따라 달라질 수 있다. 특히 임상의 경험을 바탕으로 처방을 진단하기 위한 이론은 '장상학'의 분야로 볼 수 있으며, 이와 구분하여 장부의 고유한 기능에 대한 고전의 이론을 중심으로 개념을 설정하거나 서양의학적 방법론을 도입하여 고전에서 설명한 생리기능에 대한 과학적 접근을 시도하는 '장부생리'의 분야로 볼 수 있다. '장상학'의 장부개념과 '장부생리'의 장부개념이 『황제내경』에서 성립한 기본적인 이론에서는 유사하지만 장부와 경락의 관계, 장부기능에 대한 범위에 따라 그 개념은 차이를 가질 수 있다. 마치 동일한 장부단어를 사용하지만 전통적인 장부와 『동의수세보원』의 장부가 그 개념에서 차이가 있는 것과 마찬가지라 할 수 있다. 이러한 장부개념에 대한 연구는 대부분 문헌연구, 임상연구 및 실험연구의 세 가지로 요약할 수 있다.

1) 문헌연구

장부의 생리기능에 대한 이론은 『黃帝內經』에서 크게 벗어나지 않지만, 의사학적으로 발전하는 과정에서 의학들의 관점에 따라 장부의 기능이 다르므로 이에 대한 논의가 많다. 그리고 장부와 경락의 기능을 생리범위에서 함께 다룰 것인지 아니면 장부와 경락은 약물요법과 침구요법의 차이만큼 별도로 다루어야 하는지에 대한 논의는 아직도 지속되고 있다. 중국에서는 주로 '장상학', '중의기초이론', '중의학기초' 등의 과목에서 이에 대한 논의가 이루어지고 있다.

문헌이론에 대한 연구는 특정 장부의 고유한 기능, 예를 들어 '肝主疏泄', '凡十一臟取決于膽', '肺主治節' 등에 대한 전문적인 연구가 있고, 용어와 개념, 예를 들어 三焦의 의미, 명문과 신음, 신양의 개념, 상화에 대한 연구가 있으며, 역대 의학자들의 각가학설 예를 들어 이동원의 비위학설, 약물의 귀경과 장부의 관계 등에 대한 연구가 있다. 그리고 장부개념을 현대적으로 재해석하기 위하여 최신의 이론인 시스템이론이나 제어이론 등을 이용하여 유기적인 관계에 집중하는 연구도 있다. 그리고 장부기능을 서양의학의 생리학, 심리학의 연구기법을 이용하여 이해하려는 노력도 진행되고 있다.

2) 임상연구

장부기능에 대한 연구는 임상의 치료를 위한 이론이므로 지금도 임사의 경험에 대한 해석에 따라 장부의 개념이 수정되거나 보완되고 있다고 볼 수 있으므로 임상을 통한 연구도 의미를 가지게 된다. 특히 '장상학'이나 '장부변증'의 경우 장부에 대한 개념이 임상의 치료원칙에서 질병의 '病位'로서의 의미를 가지기 때문이다. 예를 들어 환자의 특정 증상이나 특정 부위의 이상을 어느 장부와 연관시키느냐, 각 장부의 기능상 특징을 어떻게 판단할 것이냐 등이 이와 관련되며, 특히 최근에 국제적으로 논의되고 있는 '변증'의 표준화사업에서는 '증형'의 근거와 관련되므로 임상을 통한 연구도 더욱 중요하다고 볼 수 있다.

3) 실험연구

최근 새로운 연구방법론이 개발됨에 따라 연구가 대부분 실험에 집중되고 있는 경향이다. 중국에서는 장상(藏象)의 실질에 대한 연구인 변증지표 개발을 위한 연구가 활발하게 이루어지고 있고, 우리나라는 분자생물학적 방법을 이용한 연구와 본초를 이용한 실험연구가 많은 편이다. 예를 들어 간목소설(肝木疏泄)과 소화대사의 비교연구, 간장혈(肝藏血)과 혈액순환 및 조혈기능의 비교연구, 비기허(脾氣虛)의 아연감소 및 구리증가를 통한 허증과 아연 및 구리대사의 이상에 대한 연구 등이 있다. 장부의 실체에 대한 연구와 관련하여 특히 脾에서는 췌장과 비장으로 해석이 다른데 실험연구를 통하여 비를 소화계통으로 보거나, 면역, 신경, 내분비, 대사 및 분자생물학에 모두 관련이 있고, 국부적으로는 소화흡수기능 및 췌장의 기능과 연관이 있다는 주장도 하고 있다. 실험연구는 현대의 서양의학적 질병을 치료하는 이론적 근거를 마련하고 할 수 있으며 장부기능에 대한 현대적 해석에도 반드시 필요한 연구라 할 수 있다.

제 2 절 肝 기능계

김호현

1. 간 기능계의 구성

肝과 膽은 一陰一陽, 一表一裏의 兄弟臟腑가 되어 肝은 足厥陰肝經의 氣化를 주관하고 膽은 足少陽膽經의 氣化를 주관한다.

肝과 膽은 數理面에서 三・八에, 干支로는 甲乙과 寅卯에 배속되며, 자연계에서 방위의 東方, 계절의 春氣, 六氣의 風, 五行의 木, 五味의 酸味, 五色의 青色, 五臭의 臊

臭, 五化의 生氣 등과 天人相應의 관계를 이루고, 인체에서는 膽·爪甲·筋·目·脇·怒·魂·淚液 등이 肝의 기능발현계통을 형성한다.

2. 간 기능계의 생리적 특성

敷和는 木이 生하는 形象에 過不及이 없는 氣運을 의미하는 것으로,『類經·五運三氣之紀物生之應』에서 "木이 和平함을 얻으면 조화로운 木氣를 널리 散布시켜 萬物이 생성되도록 한다. 木의 平氣年 運을 敷和라 한다"[12]라고 하였듯이, 人體에서는 肝이 陽氣가 始生하는 곳으로 肝의 조화된 陽氣(木氣)가 널리 散布되어야 生長化收藏의 변화과정이 정상적으로 이루어지므로 肝의 생리적 특성은 木의 平氣인 敷和를 바탕으로 하고 있다.

1) 升發·喜條達·惡抑鬱

升發의 上升되고 퍼져나간다는 의미이고, 條達은 시원하게 뚫어지고 탁 트여진 것 또는 樹木의 가지와 잎이 四方으로 뻗어 자라는 모양을 말하며, 抑鬱이란 억누르거나 막혀서 소통되지 않는 것이다.

즉 升發과 條達은 肝이 五行의 木에 해당하고 春季에 배속되므로 봄에는 地中의 陽氣가 地表로 상승하면서 기후가 溫暖해지고, 溫氣에 의해 草木이 싹이 트고 나뭇가지가 자라며 뻗어나가듯 生氣가 충만하여 뻗어나가는 현상에서 取象한 것이다.

『類證治裁·肝氣肝火肝風論治』에서 "上升하는 氣運은 肝으로부터 나오는 것이니 肝은 본래 특성이 上升하고 發散하므로 막혀서 소통되지 않거나 억압받는 것을 싫어한다"[13]라고 하였고,『血證論·臟腑病機論』에서 "肝은 木에 속하고, 木氣의 조화로운 氣運이 뻗어가는 것이다"[14]라고 하였으며,『醫學衷中參西錄·論肝病治法』에서 "肝은 五行의 木에 속하고, 木의 특성이 원래 뻗어가는 것을 좋아하므로, 肝을 치료하는 방법은 마땅히 發散시키는 것이 도움이 된다. 發散은 바로 升發과 條達이다"[15]라고 하여, 인체에서는 肝이 陽氣를 상승시키고 사방으로 뻗어나가게 하여 氣를 調暢시키므로 이를 방해하는 억압을 싫어하는 특성이 있음을 설명하였다.

---

12)『類經·五運三氣之紀物生之應』, "木得其平, 則敷布和氣, 以生萬物. 木之平運 是曰敷和".

13)『類證治裁·肝氣肝火肝風論治』, "凡上升之氣, 自肝而出, 肝本性升散, 不受遏鬱".

14)『血證論·臟腑病機論』, "肝屬木, 木氣沖和條達".

15)『醫學衷中參西錄·論肝病治法』, "肝于五行屬木, 木性原善條達, 所以治肝之法, 當以散爲補, 散者卽升發條達之也".

2) 惡風

肝은 春氣와 相通하고 風木의 특성을 간직하여 風의 善動하는 陽의 성질을 바탕으로 將軍之官으로서의 역할과 散血하여 혈액을 공급하고, 筋의 활동을 주관하여 人身의 운동을 담당한다.

그러나 『黃帝內經 · 素問 · 宣明五氣篇』에서 "肝은 風을 싫어한다"[16]라고 하였고, 『醫部全錄 · 宣明五氣篇』에서 "肝은 木에 속하고, 그 특성이 風氣와 서로 통하여 風에 感觸되면 筋이 손상되므로 風을 싫어한다"[17]라고 하였으니, 風氣가 亢盛되면 오히려 肝氣가 實해지고 本臟에 해를 끼칠 수 있으므로 肝은 風을 싫어하는 특성이 있다.

3) 體陰用陽

體라는 것은 肝의 본체를 말하는 것이고, 用이란 肝의 기능 활동을 말하는 것이니 肝의 본체는 陰的이나 기능 활동은 陽的이라는 의미이다.

『臨証指南醫案 · 中風』에서 "肝은 風木의 특성을 가진 장부로 내부에 相火를 간직하고 있어 體陰用陽이라 하고 그 성질이 剛健하고 활동성이 강하며 상승하는 특성을 주관한다"[18]라고 하였다.

즉 肝은 五行의 木에 속하고, 木은 水에서 火로 진행하는 중간 단계로 陰에서 陽으로 발전하는 과정에 있으므로 陰中之陽이라 하였듯이 陰을 바탕으로 生하였으나 陽으로 발전해 가는 상태이고, 肝이 陰臟으로 藏血기능이 있어 陰血의 물체를 저장하고 있으면서 腎精의 滋養을 받고 있기에 體陰이라 한다.

또한 肝이 喜條達하여 疎泄기능을 담당하고, 肝內에 相火가 존재하며, 風木의 臟으로 肝氣는 主升, 主動하는 특성이 있어 肝陽이나 肝風의 亢盛으로 肝氣有餘한 病變을 쉽게 유발하기에 用陽이라 한다.

4) 疏泄

『黃帝內經 · 素問 · 五常政大論』에서 "發生의 작용이 왕성한 것을 啓陳이라 한다. 土氣가 疎泄됨으로써 蒼氣가 暢達된다"[19]라고 하였고, 『素問懸解 · 風論』에서는 "風이 疏泄의 성질이 있어서 운행이 빠르고 자주 변화를 일으킨다."[20]라고 하였으며, 『類證

---

16) 『黃帝內經 · 素問 · 宣明五氣篇』, "肝惡風".

17) 『醫部全錄 · 宣明五氣篇』, "肝屬木, 其性與風氣相通, 而感風則傷筋, 故惡風".

18) 『臨証指南醫案 · 中風』, "肝爲風木之臟, 因有相火內奇, 體陰用陽, 其性剛, 主動主升".

19) 『黃帝內經 · 素問 · 五常政大論』, "發生之紀, 是謂啓陳. 土疎泄 蒼氣達".

20) 『素問懸解 · 風論』, "風以疏泄爲性, 善行而數變".

治裁 · 肝氣肝火肝風論治』에서는 "肝이 剛臟으로 疎泄의 직책을 맡고 있으므로 藥을 사용함에 剛한 것은 적당하지 않고 柔한 것이 적당하며, 치료도 殺伐하는 것은 마땅하지 않으며 和諧시키는 것이 마당하다"[21]라고 하였는데, 이는 『格致餘論 · 陽有餘陰不足論』에서 "疏泄을 담당하는 것은 肝이다"[22]라고 하였듯이 肝이 疏泄의 특성이 있음을 나타내고 있다.

疏泄의 疏는 開通, 分散, 分配의 뜻이고, 泄은 發散, 排出, 疏通의 뜻으로 인체에서는 肝의 疏泄에 의해 氣運이나 물질의 운행과 배설 또는 분비기능이 정상적으로 이루어지도록 하는 특성을 말한다.

3. 간 기능계 소속 장기와 생리기능

1) 肝

(1) 肝의 위치 및 형태

肝은 橫膈膜 아래, 오른쪽 脇部의 우측 腎臟의 앞에 위치하니 脊椎 第九椎에 해당하며, 肝의 무게는 二斤四兩이고 左三葉 右四葉의 二大葉으로 되어 있다.[23]

『東醫寶鑑 · 肝臟』에서 "肝은 두 개의 大葉과 일곱 개의 小葉이 있는데 왼쪽에 三葉, 오른쪽에 四葉으로 나누어져 草木이나 씨앗의 싹이 날 때 껍질이 갈라지며 여러 잎사귀가 나오는 것과 같다"[24]라고 하였고, 『難經 · 四十一難』에서 "肝은 東方木에 속하는 臟腑이고, 木은 봄에 해당하여 萬物이 始生하는 시기이나 아직 어리고 작아 어느 한쪽(水나 火)에 치우쳐 切親한 바가 없어 太陰(水)을 지났으나 아직 가깝고, 太陽(火)에서 떨어져 있으나 멀지 않은 것이 兩心을 가진 것과 같이 兩葉의 형태를 취하고 있으며 초목의 잎과 상응하는 이치이다"[25]라고 하였다.

즉 肝이 두 개의 大葉으로 되어 있는 것은 萬物이 始生하는 처음에 草木의 껍질이 터지면서 兩葉이 싹트는 자연현상에 상응하는 것으로, 肝의 형상도 봄에 상응하는 萬物의 發生을 形象化한 것이다.

---

21) 『類證治裁 · 肝氣肝火肝風論治』, "肝爲剛臟, 職司疎泄, 用藥不宜剛而宜柔, 不宜伐而宜和".

22) 『格致餘論 · 陽有餘陰不足論』, "司疏泄者, 肝也".

23) 『十四經發揮』, "肝之爲臟, 左三葉, 右四葉, 凡七葉, 其治在左. 其臟在右脇右腎之前, 幷胃着脊之第九椎".

24) 『東醫寶鑑 · 肝臟』, "肝有二大葉七小葉, 左三葉右四葉分兩, 如木甲折之多葉也".

25) 『難經 · 四十一難』, "肝者東方木也, 木者春也, 萬物始生, 其尙幼小, 意無所親, 去太陰尙近, 離太陽不遠, 猶有兩心, 故有兩葉, 亦應木葉也".

(2) 肝의 기능

① 氣血運行을 보조

氣는 生命의 原動力(生命力)으로 『醫學綱目 · 目疾門』에서 "人身의 眼耳鼻舌과 精神意識이 작용하는 것은 모두 升降出入의 소통이 원활하기 때문이다. 閉塞이 되면 작용하지 않는다"[26]라고 하여 氣는 升降出入의 운행형식을 취하고 있으며, 血은 人身을 滋養(養育力)하는 물질로 『血證論 · 吐血』에서 "氣가 조화로우면 血의 인솔자가 되어 血이 氣를 따라 運行된다"[27]라고 하여 血은 氣의 推動으로 脈을 따라 운행된다.

肝은 肝氣의 升發을 통하여 氣의 정상적인 운행을 보조하고 있으니, 『臨證指南醫案』에서도 "肝氣는 좌측을 따라 상승하고 肺氣는 우측을 따라 하강하여 氣의 升降이 조화로우면 氣機가 舒展된다"[28]라고 하였다.

또한 肝은 肝氣의 升發에 의해 정상적인 氣의 운행을 보조하고, 이를 통하여 血의 운행을 推動하고 있으니, 『血證論 · 臟腑病機論』에서 "肝은 木에 속하고, 木氣의 조화로운 氣運이 뻗어가고 억압과 鬱滯가 되지 않으면 血脈이 通暢된다"[29]라고 하였고, 『醫部全錄 · 頭門』에서도 "燥金의 邪氣가 肝을 업신여기고 억압하면 肝氣가 鬱滯되고, 肝氣가 鬱滯되면 氣血 운행이 壅塞되며, 氣血이 壅塞되면 人身의 上下로 氣血 순환이 不通된다"[30]라고 하였다.

따라서 肝은 氣血의 운행에 있어서 升發 · 條達과 疏泄의 특성을 바탕으로 肝氣를 升發시켜 氣의 升降運動을 돕고, 肝氣의 升發에 의해 氣의 升降이 원활하면 血의 운행을 推動하게 되므로 肝은 인체 氣血의 운행을 보조하는 기능이 있다.

② 消化機能 보조

水穀의 消化吸收는 脾胃의 생리기능으로 『景岳全書 · 飮食門』에서 "胃는 水穀의 受納을 담당하고 脾는 水穀의 運化를 담당하여, 脾胃의 一納一運에 의해 水穀의 精氣를 생성하게 되니 津液은 上升되고 糟粕은 下降한다"[31]라고 하였다. 또한 『素問懸解 陰陽應象論』에서 "水穀의 淸氣는 상승하는 것이 마땅하다. …… 소화 후의 濁氣는 하강하는 것이 마땅하다"[32]라고 하였고, 『臨證指南醫案』에서 "脾氣는 상승하면 건강한

---

26) 『醫學綱目 · 目疾門』, "人之眼耳鼻舌身意神識, 能爲用者, 皆升降出入之通利也. 有所閉塞者, 不能爲用也".
27) 『血證論 · 吐血』, "其氣沖和則氣爲血之帥, 血隨之而運行".
28) 『臨證指南醫案』, "肝從左而升, 肺從右而降, 升降得宜, 則氣機舒展".
29) 『血證論 · 臟腑病機論』, "肝屬木, 木氣沖化條達, 不致遏郁, 則血脈通暢".
30) 『醫部全錄 · 頭門』, "燥金勝乘肝則肝氣鬱, 肝氣鬱則氣血壅, 氣血壅卽上下不通".
31) 『景岳全書 · 飮食門』, "胃司受納, 脾司運化, 一納一運, 化生精氣, 津液上升, 糟粕下降".
32) 『素問懸解 · 陰陽應象論』, "淸氣宜升…… 濁氣宜降".

것이고, 胃氣는 하강하면 조화로운 것이다"[33]라고 하여 소화과정 중에 脾는 水穀의 淸한 精氣를 상승시키고 胃는 소화 후의 濁한 糟粕을 하강시키게 된다.

肝은 소화흡수과정 중에 肝氣의 升發을 통하여 脾가 水穀의 精氣를 상승시키는 작용을 보조하고 있으니, 『血證論・臟腑病機論』에서는 "淸陽의 木氣가 胃로 상승하여 胃土가 木氣의 疏達에 의해 水穀이 소화된다"[34]라고 하였고, 『素問懸解・生氣通天論』에서도 "金氣는 하강과 收斂을 주관하고, 木氣는 疏泄을 주관하여 水液을 변화시키고 氣運을 상승시키며 穀食을 소화시키고 滓濊는 하강시킨다"[35]라고 하였다.

또한 『東醫寶鑑・膽腑』에서 "肝의 餘氣가 膽으로 넘쳐 들어가 축적되어 精汁을 형성한다"[36]라고 하여 肝은 膽汁의 생성에 직접 관계하며, 『醫碥』에서 "木氣는 능히 土氣를 疏泄시켜 脾氣의 停滯가 운행되도록 한다"[37]라고 하였고, 『血證論・臟腑病機論』에서는 "食氣가 胃로 들어가면 전부 肝木之氣의 疎泄에 힘입어 水穀이 소화된다"[38]라고 하여 膽汁의 배설을 통하여 소화기능을 보조하고 있으니 『醫部全錄・靈樞・經脈篇』에서 "肝은 疎泄을 주관하여 肝氣가 허약하면 飧泄이 발생한다"[39]라고 하였고, 『素問懸解・刺瘧』에서는 "腎이 二陰을 주관하는데 水氣가 寒하고 木氣가 下陷되면 穀道를 疏泄시키지 못하여 大便을 보기 어렵다"[40]라고 한 데서도 알 수 있다.

따라서 肝은 升發・條達과 疏泄의 특성을 바탕으로 肝氣의 升發과 膽汁의 배설을 통하여 脾胃가 水穀을 소화시키고 水穀의 精氣를 상승시키는 소화흡수기능을 보조하고 있다.

③ 精神活動의 기초

心이 神明을 주관하므로 精神情志活動은 心이 총괄하는 기능이지만, 정상적인 氣血의 공급이 정신활동의 바탕이 되기에 「素問・八正神明論」에서 "血氣는 사람의 神이다"[41]라고 하였고, 「靈樞・平人絶穀篇」에서는 "血脈이 조화롭고 정상적으로 기능하면 精神이 머물게 되므로 神은 水穀의 精氣를 바탕으로 한다"[42]라고 하였으며, 『醫部

33) 『臨證指南醫案』, "脾宜升則健, 胃宜降則和".
34) 『血證論・臟腑病機論』, "淸陽之木氣, 上升於胃, 胃土得其疏達, 故水穀化".
35) 『素問懸解・生氣通天論』, "金主降斂, 木主疏泄, 水化氣升, 穀消滓降".
36) 『東醫寶鑑・膽腑』, "肝之餘氣, 溢入於膽, 積聚而成精".
37) 『醫碥』, "木能疏土, 而脾滯以行".
38) 『血證論・臟腑病機論』, "食氣入胃, 全賴肝木之氣, 以疎泄之而水穀乃化".
39) 『醫部全錄・靈樞・經脈篇』, "肝主疎泄, 肝氣虛則飧泄".
40) 『素問懸解・刺瘧』, "腎主二陰, 水寒木陷, 不能疏泄穀道, 故大便難".
41) 「素問・八正神明論」, "血氣者, 人之神".
42) 「靈樞・平人絶穀篇」, "血脈和利, 精神乃居, 故神者, 水穀之精氣也".

全錄・素問・生氣通天論』에서는 "陽氣는 내부에서 精微를 化生하여 사람의 神을 滋養한다"[43]라고 하였다.

따라서『黃帝內經・靈樞・本神篇』에서 "肝은 血을 저장하고, 血에는 魂이 깃들어 있다"[44]라고 하였고,『醫部全錄・素問・臟氣法時論』에서는 "肝은 將軍之官으로 怒의 정서를 담당하므로, 肝氣가 울체되고 뻗어나가지 못하면 怒의 정서변화가 나타난다"[45]라고 하여, 肝은 升發・條達과 疏泄의 특성을 바탕으로 氣를 升發시키고 血의 운행을 推動하여 정신활동의 기초가 되고, 肝氣의 條達이 七情에 鬱滯됨이 없도록 하여 정서변화의 조절에도 기여한다.

④ 水液代謝 조절

水液의 운행은 氣의 운행에 따라 이루어지므로『血證論・陰陽水火氣血論』에서 "氣가 운행되면 水도 따라서 운행된다. …… 통괄하여 氣와 水는 본래 一家에 속하므로 氣를 다스리는 것이 水를 다스리는 것이고 水를 다스리는 것이 氣를 다스리는 것이다"[46]라고 하였고,『醫學從衆錄』에서는 "氣化는 腎中之氣의 氣化이니 陰中之火이다. 陰中에 陽이 없으면 氣化가 유지되지 못하여 水道가 不通되고 水液이 넘쳐나 浮腫이 된다. 故로 氣를 다스리자면 먼저 水를 다스리고, 水를 다스리자면 먼저 氣를 다스려야 한다"[47]라고 하였다.

따라서 肝은 升發・條達과 疏泄의 특성을 바탕으로 肝氣를 升發시켜 정상적인 氣의 운행이 이루어지도록 함으로써 水液의 정상적인 대사와 운행 및 배설이 가능하도록 하기에『醫部全錄・素問・長刺節論』에서 "肝은 疎泄을 주관하므로 肝氣가 上逆하면 大小便을 보기 어려워지니 이것이 寒疝이 된다"[48]라고 하였고,『素問懸解・水熱穴論』에서는 "水가 下行하는 것은 肝氣의 疏泄에 의한 것이다. 肝은 風木의 臟腑로 疏泄의 특성이 있어 水液이 膀胱에 充滿되면 風木의 힘으로 疏泄시키므로 水道가 흘러 通暢되어 癃閉가 발생하지 않는다"[49]라고 하였다.

---

43)『醫部全錄・素問・生氣通天論』, "陽氣者, 內化精微, 養人之神".

44)『黃帝內經・靈樞・本神篇』, "肝藏血, 血舍魂".

45)『醫部全錄・素問・臟氣法時論』, "肝爲將軍之官而志怒, 肝氣鬱而不舒, 故怒也".

46)『血證論・陰陽水火氣血論』, "氣行水亦行也…… 總之氣與水, 本屬一家, 治氣卽是治水, 治水卽是治氣".

47)『醫學從衆錄』, "氣化者, 卽腎中之氣也, 卽陰中之火也. 陰中無陽則氣不能化, 所以水道不通 溢而爲腫. 故凡治氣者, 必先治水, 治水者, 必先治氣".

48)『醫部全錄・素問・長刺節論』, "肝主疎泄, 肝氣逆, 故不得大小便也, 此爲寒疝".

49)『素問懸解・水熱穴論』, "水之所以下行者, 肝氣泄之也. 肝爲風木, 其性疏泄, 水滿膀胱, 泄以風木之力, 故水道流暢而不癃".

⑤ 生殖機能 보조

生殖은 腎이 관장하는 기능으로 『黃帝內經・素問・上古天眞論』에서 "여자 14세에 天癸가 이르러 任脈이 소통되고 太沖脈의 기능이 왕성해지면 月事가 주기에 맞추어 배출되므로 자식을 가질 수 있다. …… 남자는 18세에 腎氣가 왕성해지고 天癸가 이르러 精氣가 넘쳐나 배설이 될 때 남녀 陰陽이 화합하여 자식을 가질 수 있다"[50]라고 하였듯이 天癸가 이르러 腎에 精氣가 충만해야 生殖機能이 시작된다.

肝은 藏血하고 腎은 藏精하여 肝腎은 '精血同源'의 관계에 있으므로 肝血이 氣化작용을 거쳐 精으로 化生되어 生殖之精을 보충하게 되니, 『赤水玄珠』에서 "血은 水穀의 精氣에서 생성되어 五臟을 조화롭게 하고 六腑를 滋養하며, 男子는 血이 氣化하여 精이 되고 女子는 血이 氣化하여 상부에서는 乳汁이 되고 하부에서는 經水가 된다"[51]라고 한 것을 통해 알 수 있다. 또한 肝이 疏泄을 주관하고 腎은 封藏을 주관하므로 腎에 저장된 生殖之精은 肝의 疏泄에 의하여 배설이 가능하므로 『東醫寶鑑・精』에서 "閉藏의 특성을 맡고 있는 것은 腎이다. 疎泄의 특성을 맡고 있는 것은 肝이다"[52]라고 하였다.

따라서 肝은 저장된 血에서 生殖기능에 필요한 精을 생성하고, 疏泄의 특성을 바탕으로 腎에 저장된 精의 배설이 가능하도록 함으로써 生殖기능을 보조한다.

또한 女子의 胞宮은 『景岳全書・子嗣類』에서 "남녀 陰陽의 氣運이 합하여 胎兒가 孕胎되어 간직되는 곳을 子宮이라 한다"[53]라고 하여 月經과 胎兒의 孕育을 담당하는 臟器이고, 『醫部全錄・經絡門』에서 "任脈이 胎兒를 길러주는 근원이 된다"[54]라고 하였고, 『臨證指南醫案・調經』에서는 "衝脈이 月事의 근본이 된다"[55]라고 하여 衝脈과 任脈이 모두 胞宮에서 起始하여 胞宮의 생리기능유지에 중요한 역할을 하는 經脈이다.

따라서 胞宮으로의 정상적인 氣血 순환을 바탕으로 月經도 정상적으로 유지되고 胎兒의 孕育이 가능하므로 『醫部全錄・素問・痿論篇』에서 "여자의 月事가 주기에 맞게 배출되는 것은 肝經과 衝脈의 血이다"[56]라고 하였고, 『醫部全錄・素問・腹中論篇』에서는 "肝이 藏血하여 인체를 滋養하므로 血이 損失되면 肝이 損傷되는데, 남자에 있

50) 『黃帝內經・素問・上古天眞論』, "二七而天癸至, 任脈通, 太沖脈盛, 月事以時下, 故有子…… 二八, 腎氣盛, 天癸至, 精氣溢瀉, 陰陽和, 故能有子".

51) 『赤水玄珠』, "夫血者, 水穀之精氣也. 和調五臟灑陳六腑, 男子化而爲精, 女子上爲乳汁, 下爲經水".

52) 『東醫寶鑑・精』, "主閉藏者, 腎也. 司疎泄者, 肝也".

53) 『景岳全書・子嗣類』, "陰陽交構, 胎孕乃凝, 所藏之處, 名曰子宮".

54) 『醫部全錄・經絡門』, "任脈爲生養之源".

55) 『臨證指南醫案・調經』, "衝脈爲月事之本也".

56) 『醫部全錄・素問・痿論篇』, "女子月事以時下者, 肝經衝脈之血也".

어서는 精液이 쇠약해지고 결핍되며, 여자에 있어서는 月事의 쇠약이나 經血이 부족하게 되고 月經 주기에 이상이 올 수 있다"[57]라고 하여, 肝은 升發·條達과 疏泄의 특성을 바탕으로 氣를 升發시키고 血의 운행을 推動하여 胞宮으로의 정상적인 혈액순환을 통하여 生殖기능을 보조하고 있다.

이외에도 『濟生方』에서는 "여자가 居處하는 것이 和平하고 經脈이 순조롭게 운행되면 月事가 주기에 맞게 배출된다. 혹시 평소 생활과 調理에 일정한 바를 잃어버리고, 정신과 정서변화가 급격하며, 육체적인 활동과 피로가 과도하여 肝을 크게 손상시키면 肝은 血을 저장하는 府庫이기에…… 肝이 血을 저장하였다가 胞宮으로 보내지 못하고, 胞宮에서는 血海로 傳하지 못하여 崩漏나 下血이 발생한다"[58]라고 하여 정신적 안정이 정상적인 여성생리의 유지에 기여한다는 것을 밝히고 있으므로, 肝은 升發·條達과 疏泄의 특성을 바탕으로 氣血의 운행을 推動하여 정신활동의 기초가 되기에 정신활동과 정서변화의 조절을 통하여 生殖기능을 보조하고 있다.

⑥ 藏血

『黃帝內經·素問·調經論』에서 "肝은 血을 저장한다"[59]라고 한 기능은 血의 저장과 血의 공급을 조절하는 두 가지 방면의 생리기능을 포함한다.

肝이 血을 저장하는 기능은 『黃帝內經·素問·五臟生成篇』에서 "사람이 누워 있으면 血이 肝으로 돌아간다"[60]라고 하였고, 『類經·諸脈髓筋血氣谿谷所屬』에서는 "사람이 누우면(잠을 자면) 안정되고, 안정되면 血이 氣를 따라 陰分을 운행하여 肝으로 돌아가서 肝이 血을 저장한다. 故로 사람이 잠을 잘 때 面色이 창백한 경우가 많은 것은 血이 저장되었기 때문이다"[61]라고 하여, 人體가 활동을 멈추고 휴식을 취하게 되면 상대적으로 血의 수요가 감소하여 肝으로 歸流하여 저장되는 기능을 말한다.

肝이 血의 공급을 조절하는 기능은 『類經·諸脈髓筋血氣谿谷所屬』에서 "사람이 잠에서 깨면 활동을 하고, 활동을 하면 血이 氣를 따라 陽分을 운행하여 제반 經脈으로 운반된다"[62]라고 하였고, 『醫學入門·臟腑條分』에서는 "肝이 血을 저장하므로 血海

57) 『醫部全錄·素問·腹中論篇』, "肝藏血以養人, 脫血故肝傷也, 然於丈夫則精液衰乏, 女子則月事衰少而不來".
58) 『濟生方』, "婦人平居, 經脈調運, 則月事以時下. 倘若將理失常, 喜怒不節, 疲極過度, 大傷于肝, 盖肝爲血之府庫…… 肝不能藏血于宮, 宮不能傳血于海, 所以崩中漏下".
59) 『黃帝內經·素問·調經論』, "肝藏血".
60) 『黃帝內經·素問·五臟生成篇』, "人臥, 血歸於肝".
61) 『類經·諸脈髓筋血氣谿谷所屬』, "人臥則靜, 靜則血隨氣行陰分而歸於肝, 以肝爲藏血之藏也. 故人凡寐者, 其面色多白, 以血藏故耳".
62) 『類經 諸脈髓筋血氣谿谷所屬』, "人寤則動, 動則血隨氣行陽分而運於諸經".

라 한다. …… 낮에는 血이 運行하여, 눈은 血을 공급받아 볼 수 있고, 발은 血을 공급받아 걸을 수 있고, 손은 血을 공급받아 잡을 수 있고, 손가락은 血을 공급받아 쥘 수 있다. 밤에 잠을 자면 血이 肝으로 돌아간다"[63]라고 하여, 인체가 왕성한 활동을 하게 되면 血의 수요가 증가하므로 肝에 저장된 血을 각 臟腑와 經絡으로 공급하는 기능을 말한다.

따라서 肝은 휴식을 취하고 잠을 잘 때는 體陰의 특성을 바탕으로 臟腑와 經絡에서 사용되던 血이 肝에 저장이 되었다가, 잠에서 깨어 활동을 할 때는 用陽과 疏泄의 특성을 바탕으로 肝에 저장된 血을 다시 臟腑와 經絡으로 운행시키는 기능이 있다.

⑦ 藏魂

『黃帝內經 · 素問 · 宣明五氣篇』에서 "肝은 魂을 간직하고 있다"[64]라고 하였고, 『黃帝內經 · 素問 · 五運行大論』에서는 "東方에서 風氣가 발생하고…… 그 氣運이 정서 변화에 있어서는 怒가 된다"[65]라고 하여 肝과 정신활동의 관계를 魂과 怒의 두 방면으로 설명하고 있다.

가. 藏魂

魂은 肝 기능을 기반으로 發現되는 정신활동으로 神을 따라 왕래하면서 神氣를 輔弼하므로 魄에 비유하여 陽神이라 한다.

魂의 구체적인 활동에 대하여 『類經 · 本神』에서는 "魂에 대해서 말하면 꿈을 꾸듯 잠결에 보는 황홀한 느낌이나, 환상과 같이 변하는 세상을 돌아다니는 듯한 경지가 모두 魂이다"[66]라고 하였고, 『類經 · 天年常度』에서는 "사람의 생명에 변화가 시작되어 形이 되니 形의 靈을 魄이라 하며, 魄內에는 저절로 陽氣가 간직되어 있어 氣의 神을 魂이라 하니 魂魄은 神靈의 이름이다. 처음 출생하였을 때 耳目의 기능(감각)을 心에서 판별하는 것과 手足의 運動이 이루어지는 것은 魄의 靈에 의한 것이다. 精神과 性品, 지식(지혜)에 점차 깨달음이 갖추어지는 것은 氣의 神에 의한 것이다"[67]라고 하였으며, 『類經 · 天年常度』에서 "運用되고 動作하는 것의 근본은 魂이고, 運用되지 않고

63) 『醫學入門 · 臟腑條分』, "肝藏血, 故名血海…… 晝則運行, 眼受血能視, 足受血能步, 掌受血能握, 指受血能攝. 夜臥則血歸於肝".

64) 『黃帝內經 · 素問 · 宣明五氣篇』, "肝藏魂".

65) 『黃帝內經 · 素問 · 五運行大論』, "東方生風…… 在臟爲肝…… 在志爲怒".

66) 『類經 · 本神』, "魂之爲言, 如夢寐恍惚, 變幻遊行之境, 皆是也".

67) 『類經 · 天年常度』, "人之生也, 始變化爲形, 形之靈曰魄, 魄內自有陽氣, 氣之神曰魂, 魂魄 神靈之名. 初生時, 耳目心識, 手足運動, 此魄之靈也. 及其精神性識, 漸有知覺, 此則氣之神也".

動作하지 않는 것의 근본은 魄이다. 魄이 왕성하면 耳目의 기능이 聰明하고 잘 기억하게 되니, 老人의 目昏과 耳聵, 매사를 기억하지 못하는 것은 魄이 쇠약한 때문이다……. 火日은 魂에 해당하고, 金水는 魄에 해당한다. 陰은 藏受의 특성을 주관하므로 魄은 能히 記憶하여 내부에 있게 하고, 陽은 運用의 특성을 주관하므로 魂은 能히 發動하고 作用하여 외부로 나가게 한다"[68]라고 하였다.

따라서 魂은 생명이 갖추어지면서 肉體와 精神이 발달되는 과정에 있어 精神的인 발달과 陽的인 특성을 가진 정신활동에 관계하여, 知能의 발달이나 思考의 표현, 창조적인 활동과 같이 외부로 발현되는 형태의 정신활동을 담당한다.

이는 肝은 春木(風木)에 해당하여 陽氣가 내부(陰氣)로부터 탈출하고 활동을 시작하므로 봄에 萬物이 소생하고 생명활동을 시작하듯, 魂은 肝이 升發・條達의 특성을 바탕으로 정신활동 역시 내부로부터 작용해 나오거나 새롭게 이루어지는 형태, 즉 기억의 회상, 새로운 아이디어, 창작활동, 계획의 수립 등과 같은 정신 활동을 담당하는 것으로 볼 수 있다.

나. 主怒

怒는 七情의 하나인 肝이 주관하는 情緖變化로 『素問懸解・奇病論』에서 "陽氣의 發生이 갑작스럽게 꺾이거나 肝膽의 氣運이 鬱滯되어 暢達되지 못하면 자주 怒가 발생한다"[69]라고 하였고, 『類經・四時陰陽外內之應』에서는 "强健하면 잘 怒하게 되니 肝의 精志이다"[70]라고 하였으며, 『素問懸解・藏氣法時論』에서는 "生氣가 뻗어가지 못하므로 자주 怒가 발생한다"[71]라고 하였듯이, 肝은 將軍之官으로 그 性이 剛强하고 好動하며 勇敢하고 躁急하며 爆發的인 특성이 있고, 升發・條達을 바탕으로 陽氣를 상승시키고 사방으로 뻗어나가게 하여 氣를 調暢시키는 특성이 있으므로, 이를 방해하여 肝이 抑壓을 받거나 屈辱을 당하게 되면 怒의 情緖가 발생한다.

2) 膽

(1) 膽의 위치 및 형태

膽은 肝의 아래 短葉間에 위치하여 표주박같이 매달려 있는 형태이고, 무게는 三兩

---

68) 『類經・天年常度』, "運用動作底是魂, 不運用動作底是魄. 魄盛則耳目聰明能記憶, 老人目昏耳聵, 記事不得者, 魄衰也…… 火日是魂, 金水是魄. 陰主藏受, 故魄能記憶在內, 陽主運用, 故魂能發用出來".

69) 『素問懸解・奇病論』, "陽氣發生, 因暴被摧折, 鬱其肝膽之氣, 不得暢達, 是以善怒".

70) 『類經・四時陰陽外內之應』, "强則好怒, 肝之志也".

71) 『素問懸解・藏氣法時論』, "生氣不遂, 故善怒".

三銖이고 길이는 三寸三分으로 三合의 精汁을 저장하고 있으며 出入하는 통로는 없다.[72]

膽은 다른 六腑와 같이 水穀을 傳化시키는 기능을 수행하지 않으며 五臟과 같이 金精을 저장하고 있어 淸淨之府, 奇恒之腑라 한다.[73]

(2) 膽의 기능

① 膽汁의 貯藏과 分泌

膽汁은 黃綠色의 味苦한 精汁[74]으로 肝의 餘氣가 膽으로 넘쳐 들어가 축적되어 膽汁을 형성[75]하였다가 肝의 疏泄기능[76]에 의해 분비된다. 膽은 다른 傳化之府와 같이 濁한 물질(水穀)을 담고 있지 않고 淸淨한 精汁을 저장하고 있기에 中精之府 또는 淸淨之腑라 한다.[77][78]

따라서 消化機能은 脾胃의 고유한 기능이나 肝의 疏泄作用이 水穀의 腐熟과 精微를 運化시키는데 협력하고 있으니 肝의 疏泄에 의하여 膽汁의 배설이 이루어지고, 膽汁은 腸道로 배설되어 음식물의 消化를 돕는다.

② 主決斷

『黃帝內經・素問・靈蘭秘典論』에서 "膽은 中正之官으로 決斷이 膽으로부터 나온다"[79]라고 하였는데, 膽이 주관하는 決斷에는 두 가지의 기능이 있다.

가. 膽이 가진 精神意識과 思惟活動의 일부분으로서 결정과 판단을 내리는 능력을 말한다.[80] 즉 膽은 中正之官으로서 不偏不倚하고 私利私慾에 치우침이 없는 공정하고 올바른 판단을 내리는 능력을 말하며, 또한 膽의 決斷은 勇怯에도 영향을 미치므로 膽의 기량이 충분하면 決斷이 정확하고 과감하며 勇敢하게 되므로 大膽하다고 한다.[81]

---

72) 『千金要方・膽腑脈論』, "膽者, 重三兩三銖, 長三寸三分, 在肝短葉間下, 貯水精汁二合".
73) 『醫學入門・臟腑條分』, "膽者, 金之精, 水之色, 其色玄, 其形如懸瓠".
74) 『素問懸解・咳論』, "膽汁色黃而味苦".
75) 『東醫寶鑑・膽腑』, "肝之餘氣, 溢入於膽, 積聚而成精".
76) 『血證論・臟腑病機論』, "食氣入胃, 全賴肝木之氣, 以疎泄之而水穀乃化".
77) 『黃帝內經太素・本輸』, "膽不同腸胃受傳糟粕, 惟藏精液于中也".
78) 『醫部全錄・本輸篇)』, "膽者, 爲中精之腑, 蓋他腑之所受者, 皆至濁之物, 而唯膽則受五臟之精汁也".
79) 『黃帝內經・素問・靈蘭秘典論』, "膽者, 中正之官, 決斷出焉".
80) 『醫部全錄・六節藏象論』, "凡十一臟, 皆取決於膽耳. 盖肝之志爲怒, 心志之爲喜, 脾志之爲思, 肺之志爲憂, 腎志之爲恐, 其餘六臟, 孰非由膽以決斷之者乎".
81) 『醫部全錄・六節藏象論』, "十一臟者, 上從心肺, 下至於膽, 爲十一也. 然膽者, 中正剛斷無私偏, 故十一臟取決於膽也".

나. 膽은 子時에 動하여 人體의 陽氣를 운행시키는 출발점이 되어 모든 臟腑활동을 推動하는 원동력을 제공함으로써 생리기능의 바탕이 된다.[82]

3) 筋

『黃帝內經 · 素問 · 宣明五氣篇』에서 "肝이 인체의 筋을 주관한다"[83]라고 하였고, 『黃帝內經 · 素問 · 六節藏象論』에서는 "肝은 기능의 충실한 정도가 筋에 나타난다"[84]라고 하여, 筋은 肝의 기능을 외부로 發現하는 생리기능계통에 해당한다.

筋의 기능은 인체의 관절과 골격을 연결[85][86]하여 一身의 운동이 가능하도록 하므로, 『醫學入門 · 臟腑條分』에서 "人身의 운동기능은 모두 筋力에 의해 이루어지는 것이고, 肝이 인체의 筋을 滋養하므로 肝을 罷極之本이라 한다"[87]라고 하였다. 또한 肝은 風木의 특성을 지닌 臟[88]으로 風의 善動하는 특성[89]이 있으므로 肌肉이 木氣의 動하는 특성을 바탕으로 움직여 힘을 발휘하는 상태[90]가 바로 肝이 주관하는 筋의 의미이고 筋과 肉의 차이라 할 수 있다.

筋이 운동기능을 유지하기 위해서는 精血의 滋養을 받아야 하며[91], 肝은 藏血의 기능을 통하여 인체가 활동을 하게 되어 血의 수요가 많아지면 저장하였던 血을 공급하게 되므로 筋의 활동에 필요한 血의 공급이 肝을 통하여 이루어진다.

4) 目

目은 肝의 外竅로 視覺機能을 담당하고, 視覺機能을 통하여 肝의 기능을 외부로 發現하는 생리기능계통이다.[92][93]

目은 足厥陰肝經이 순행하는 부위로 肝이 직접 目과 상통하고 있으므로[94] 肝의 氣

82) 『醫部全錄 · 六節藏象論』, "五臟六腑, 共爲十一臟. 膽主甲子, 爲五運六氣之首. 膽氣升, 則十一臟腑之氣皆升, 故取決於膽也".
83) 『黃帝內經 · 素問 · 宣明五氣篇』, "肝主筋".
84) 『黃帝內經 · 素問 · 六節藏象論』, "肝者, 罷極之本, 魂之居也, 其華在爪, 其充在筋".
85) 『類經 · 宣明五氣』, "肝主筋膜, 應木之柔而聯絡關節也".
86) 『類經 · 人始生先成精脈道通血氣行』, "筋力剛勁, 故能約束骨骼, 動作强健".
87) 『醫學入門 · 臟腑條分』, "人身運動, 皆筋力所爲, 肝養筋, 故曰罷極之本".
88) 『黃帝內經 · 素問 · 陰陽應象大論』, "風氣通於肝".
89) 『黃帝內經 · 素問 · 五運行大論』, "風以動之".
90) 『說文解字』, "筋, 肉之力".
91) 『醫部全錄 · 經脈別論』, "肝養筋, 故胃散穀精之氣, 入於肝則浸淫滋養於筋絡矣".
92) 『黃帝內經 · 靈樞 · 五閱五使篇』, "目者, 肝之官也".
93) 『醫部全錄 · 金匱眞言論』, "東方甲乙木, 其色靑. 吾人之肝屬木, 故內入通於肝, 而外開竅於目. 正以目爲肝之外候也, 其精則仍藏之於肝耳".
94) 『黃帝內經 · 靈樞 · 經脈篇』, "肝足厥陰之脈…… 連目系".

血이 目에 충분히 공급되어 目을 滋養하면 정상적인 視覺機能이 발휘되어 萬物의 五色을 제대로 판별할 수 있게 되므로 肝 機能의 盛衰는 모두 目을 통하여 드러나게 된다.[95]

目은 肝이 주관하는 부위지만 五臟의 精氣가 모두 目을 營養하므로 目의 일정 부위에 각기 五臟이 주관하는 부분이 있어 이 부위에서 五臟機能의 盛衰를 관찰할 수 있다.[96]

5) 爪

爪甲은 指甲과 趾甲을 포괄하며, 筋의 連續된 부분으로 爪甲을 筋之餘라 하고, 인체의 筋을 주관하는 것이 肝이므로 爪甲도 肝血의 滋養을 받아 정상적인 色澤을 유지하게 되므로[97][98] 爪甲은 형태와 色澤의 변화를 통하여 肝과 筋의 盛衰를 반영하는 생리기능계통이다.[99]

6) 脇

脇腋은 肝을 싸고 있는 부위이고, 足厥陰肝經과 足少陽膽經이 脇腋部를 流走하므로 옆구리와 겨드랑이는 肝膽에 속한다고 한다.[100][101]

脇部가 肝을 보호하는 城廓의 역할을 하고 肝經과 膽經이 분포하여 肝膽에 病變이 발생하면 脇腋部에 異常을 나타내므로 肝의 기능을 발현하는 생리기능계통이다.[102]

7) 淚

淚는 目으로 분비되는 體液이며 肝이 主하는 液으로 眼球를 滋養하고 潤澤하게 하여 視覺기능을 유지하는 데 기여한다.[103]

春은 陰氣가 다하고 陽氣가 始動되는 때로 陽氣의 上升에 따라 津液이 생성되어 上升하고, 津液은 樹木의 끝까지 올라가니 肝木의 끝은 目이니 淚는 肝氣가 動하여 분비된다.[104][105]

---

95) 『黃帝內經・靈樞・脈度篇』, "肝氣通於目, 肝和則能辨五色矣".
96) 『黃帝內經・靈樞・大惑論篇』, "五臟六腑之精氣, 皆上注於目而爲之精, 精之窠爲眼. 骨之精爲瞳子, 筋之精爲黑眼, 血之精爲絡, 其窠氣之精爲白眼, 肌肉之精爲約束".
97) 『醫部全錄・六節藏象論』, "爪者, 筋之餘. 筋者, 肝之養. 故華在爪, 充在筋也".
98) 『醫部全錄・臟腑門』, "爪與筋, 皆肝所榮".
99) 『黃帝內經・素問・六節臟象論』, "肝者…… 其華在爪".
100) 『東醫寶鑑・脇』, "肝膽之脉布脇肋. 肋者, 脇骨也".
101) 『素問懸解・藏氣法時論』, "肝脈自足走胸, 行於兩脇. 病則風木鬱陷, 故脇下痛引少腹…… 肝位在脇".
102) 『東醫寶鑑・脇』, "肝有邪, 其氣流于兩脇".
103) 『諸病源候論・目病諸候』, "目, 肝之外候也. 腑臟之精華, 宗脈之所聚, 上液之道. 若悲哀內動腑臟, 則液道開而泣下. 其液竭者, 則目澀".

제 3 절 心 기능계

김병수

心 機能系는 오장기능계에서 心, 小腸, 脈, 舌, 面, 胸 등으로 구성된 기능 계통이다. 또한 심 기능계는 오행의 火, 오운의 火運에 따라 신체의 장기 기관뿐만 아니라 자연계와도 연관이 된다.

심 기능계의 이해를 위하여 심 기능계의 음양, 오행, 오운의 속성을 중심으로 심 기능계의 특성을 설명하고, 심 기능계에 속하는 기관별 주요기능 및 심 기능계에 속하는 기관간의 상관성으로 구분하여 서술한다.

1. 심 기능계의 구성

心은 '核心', '심지' 등의 뜻이 있으며 또한 '마음 심'으로 마음을 의미하기도 한다. 즉 生命의 가장 核心을 담고 있는 것이 心이며, 내 마음을 움직여 형이상학과 형이하학을 종합하고 주재하는 것도 心인 것이다. 따라서 五臟六腑 중에서 중요한 것을 꼽으라면 藏과 府 중에선 五藏이 보다 중요하고, 五藏 중에서 중요한 것을 꼽으라면 坎離로 설명되는 心과 腎이 근본일 것이다. 다시 心腎 중에서 중요한 것을 정하라면 생명의 핵심이 되는 心臟이 될 것이다.

심 기능계는 신체의 心小腸을 비롯하여 정신의 神 및 감정의 喜, 그리고 오체의 脈, 오화(五華)의 面, 오규(五竅)의 舌을 포함하며, 오행속성에 따라 신체 외의 자연계에서는 오계(五季)의 夏, 오방(五方)의 南, 오후(五候)의 暑, 오물(五物)의 불 등과 연계되어 있다.

그 외 심 기능계는 맥(脈)과 관련이 깊은 혈(血), 심장 위치와 관련이 있는 흉(胸), 오액에 한(汗), 심장과 관련있는 심포(心包), 小腸 및 君火와 관련있는 단전(丹田)을 포함할 수 있다.

心包에 대해서는 따로 언급하기에 본 절에서는 생략한다.

---

104) 『素問懸解・風論』, "腎主五液, 入肝爲淚, 風木升泄, 是以泣出".

105) 『素問懸解・解精微論』, "腎主五液, 入肝爲淚. 肝木上生心火, 開竅於目, 腎液之得至於目者, 由肝木而上達也".

2. 심 기능계의 생리적 특성

심 기능계에 속하는 心은 12官職에서 君主之官, 小腸은 受盛之官에 비유되어 심은 神明을 주관하고 소장은 化物을 주관한다.[106] 특히 심은 오장에서 '生之本'이 된다.[107]

심소장은 각각 심은 장으로서 음, 소장은 부로서 양이 되며, 심은 오장에서 양중의 양[108]이 되며, 경락에서 심은 소음, 소장은 태양이 된다.

여기서 양중지양은 경락적 분석이 아니라 장부의 위치적 분석으로 횡격막 위에 있으면서 심장은 폐에 비하여 둘이 아니고 하나이므로 '陽中之 太陽'이라고 칭한다.

1) 火에 대한 설명

火는 만물을 비추는 것으로 밝아야 한다. 숫자로는 二七에 해당하며, 방위와 계절로는 南方과 夏에 해당한다. 火는 丙火와 丁火로 나뉘어지는데, 丙火는 陽火로 壬水를 좋아하고, 丁火는 陰火로 甲木의 도움을 좋아한다. 火가 가장 싫어하는 것은 濁氣가 火의 빛남을 막는 것으로 火의 만물을 비추는 기능[109]을 저해하는 것이다. 따라서 막힘 또는 울체 등이 火의 최대 적이다. 火의 특성은 發熱, 溫暖, 上升의 특징이 있다.

丙火는 陽火로 無根之火이니 小腸을 상징하고 丁火는 陰火로 有根之火이니 心을 상징한다. 無根之火라 함은 화로에 담긴 불덩어리나 성냥불처럼 근원이 없어서 잠시 동안 계속되다가 바로 소멸되는 불이니, 불이 있을 당시는 세력이 매우 폭급하나 오래 지속할 수 없는 불이며, 有根之火는 현재 타오르는 불로 충분한 연료가 있어서 영원토록 오래오래 지속되는 불이니, 형세의 대소에 따라서 폭급하기도 하고 미약하기도 하여 火生土도 되고 熱生風도 된다. 이것은 陽火도 다름이 없으나 다만 陽火는 연료가 없어서 수명이 짧고 陰火는 수명이 길며, 陽火도 상승하고 陰火도 상승하나 陽火는 끝까지 상승하지 못하고 중간에서 그치고 陰火는 끝까지 상승해서 더 갈 데가 없으면 끝에서 鬱이 된다.[110]

일반적으로 水는 火를 극하는 것으로 설명되지만 心은 항상 腎水가 필요하다. 따라서 心火는 腎水와 항상 연결이 되어 있어서 水升火降을 이루고 있으며 이것이 생리의 요체가 된다.

---

106) 『黃帝內徑 · 素問 · 靈蘭秘傳論』, "心者 君主之官 神明出焉".

107) 「素問 · 六節藏象論」, "心者 生之本 神之變也".

108) 「素問 · 金匱眞言論」, "背爲陽, 陽中之陽, 心也; 背爲陽, 陽中之陰, 肺也".

109) 『血證論』, "心爲火臟 燭照萬物".

110) 송점식, 의학집요, 대전, 주민출판사, 2006, pp. 194-195.

2) 心은 君主다

『黃帝內經』에 心을 君藏[111]이라 한 것은 군왕이 한 나라를 통치하는 수뇌로 모든 국가는 君을 중심으로 정부가 조직되고, 정부는 중앙과 지방관이 있어서 君은 중앙을 지배하고, 중앙은 지방을 통솔하며, 지방은 백성을 통치해서 수뇌부인 君의 명령이 백성의 하나하나에 전달되는 국가의 체제에 비유한 것이다. 『黃庭經』에 "人身에는 七十二萬神이 있어서 이 神을 心君이 전부 통솔하므로 心은 聖하고 神明하다"하였으며, 「靈樞·邪客」에 "心은 精神의 집이라"[112] 하였으니 心이 主하는 것은 血이 아니고 神明으로 營氣를 主해서 일신의 주인공이다. 일반 儒書에는 心은 虛하고 神靈스러워서 萬事에 통달하며 뭉쳐놓으면 자그마한 술잔 하나도 못되나, 펼쳐놓으면 天下에 가득 찬다 하였고,[113] 또 中庸의 이치 하나로 萬 가지 일에 다 適中한다 하였으니,[114] 이것으로 心이 氣를 主함을 알 수 있다. 心生血로 血이 心에서 生해서 赤色이며, 心主脈으로 血은 모두 脈으로 들어가고 脈은 신체의 구석구석까지 통해 있어서 신체의 어느 부분을 잘라도 피 안나는 부분이 없으니 血은 氣의 主이면서 또 心의 主이다. 이것으로 추측해 보면 心은 君이고 脈은 백성이며 血은 백성을 살리는 양식이다. 이처럼 心의 지위는 존귀하고 중대하므로 오장에서도 각별히 보호해서 外邪나 內邪가 心으로 범하지 못하게 하기 위해서 心包로 하여금 心으로 들어가는 邪氣를 받아서 心을 대신해서 앓게 하고, 小腸으로 내부에서 生하는 生克制化의 복잡한 관계를 총정리 하여 心君으로 하여금 靜하고 安하게 하여서 氣化를 맡지 못하게 한다.[115]

3) 心主熱

心은 君火를 주관하므로 本熱이며, 또한 心은 營氣를 주관한다. 열의 성질은 첫째, 表에 있고 內에 있지 않다. 둘째, 上에 있지 下에 있지 아니한다. 만일 열이 內에 있으면 鬱이라 하고, 열이 下에 있으면 陷이라 한다. 鬱과 陷은 모두 寒邪가 압박하기 때문에 생기는 것으로 寒邪는 주로 외로부터 들어오지 안에서 생기지 않으므로 외부에서 寒이 들어오면 衛氣가 실해져 피부가 閉하여지니 內熱이 不散하여 鬱이 되는 것이다. 熱로 인한 증상을 예시하면 다음과 같다.

---

111) 「素問·靈蘭秘典論」, "心者, 君主之官也, 神明出焉"; 「靈樞·邪客」, "心者, 五藏六府之大主也",

112) 『黃帝內經·靈樞·邪客」, "心者, …… 精神之所舍也".

113) "心者는 虛靈不昧하며 捲之則不盈杯하고 伸之則彌滿天下라"; 『黃石公三略·上略』, "聖人存之, 以應事機. 舒之彌四海, 卷之不盈杯".

114) 『孟子集注·盡心章句上』, "心者, 人之神明, 所以具衆理而應萬事者也".

115) 송점식, 의학집요. 대전, 주민출판사, 2006, pp. 294-295.

첫째 熱이 성하면 氣亢하여 血沸하게 되어 身如燔炭, 無汗, 舌乾, 口燥하나 不渴의 증상을 보이며, 둘째 熱이 內에 있지 아니하면 大小便에 변화가 없다. 셋째 熱이 주로 상승하므로 상부에 三陽이 모두 동하여 大頭痛을 발하니 특히 陽明이 動하면 面熱, 少陽이 動하면 耳鳴의 증상이 나타난다. 넷째 熱은 表에 있으므로 手背熱을 나타낸다.

이와 같은 열의 제거 원칙은 '火鬱發之'의 방법이다. 汗吐解下滲의 五法을 사용하는데 먼저 營衛의 虛實을 살펴야 한다. 衛氣가 實하면 汗法을 취하고, 營氣가 實하면 下法을 취하는데 衛氣가 虛하면 多汗의 증이 있고, 營氣가 虛하면 多瀉의 증이 있음을 잊어서는 안된다.[116]

4) 心惡熱

心은 그 象이 離卦로 表熱裏寒하다. 즉 心中은 항상 차분해야하며 내부까지 熱하면 안된다. 만일 過熱하게 되면 中爻의 陰이 陽熱로 변하여 열이 발산할 데가 없게 되어 본래의 생리작용에 실조가 생긴다. 따라서 심은 항상 편안해야 하기에 '火之臥字'라고 한다. 만약 심장 외부의 영향으로 발생되는 實熱은 心包가 맡아 처리하게 된다.

心은 大火라 함은 熱이 盛하기도 하지만, 藏府에 있는 五種의 火, 즉 命門火, 三焦火, 膽火, 小腸火, 心包火 等이 全部 心을 위하여 활동하므로 水는 끊어지는 수가 있어도 火는 끊어지는 법이 없고, 끊어지는 법이 없는 반면에 鬱이 자주 되고, 한번 鬱이 되면 오랫동안 풀리지 아니하니, 이 鬱이 心에 대한 최고의 고민이다. 그리하여 이 고민을 방지하기 위하여 자신이 누워있어야 하고 일어서면 다른 火가 따라서 동하게 되니, 따라서 동하면 바로 鬱이 된다. 다른 火가 心火를 따라서 동하는 이유는 心君이 행동을 하는데 다른 신하의 火가 앉아 있을 수 없는 것은 군신간의 예절이며, 上에서 動하면 下에서 따라서 動하는 것은 천지의 이치이다. 그래서 心은 항상 누워 지내고 일어서지 아니하니 心은 火之臥字인 것은 이 때문이고, 心이 일어서면 他火가 따라서 일어나 火를 助하므로 心은 自焚이 된다. 그러므로 心은 熱을 싫어하니 喘息·嘔吐·淋疾·尿血은 직접 心熱이며, 腹脹·吐瀉霍亂은 心熱이 傳於脾한 것으로 脾熱이고, 便秘·癃閉·小便赤白濁·戰慄은 手少陰熱이 足少陰腎으로 傳한 것이요, 丹毒·頭瘡·癰疽·瘰癧 等은 火克金으로 心熱이 傳於肺한 것이며, 痔漏·鼠瘘漏·馬刀瘡·瘿瘤 等은 心熱이 傳於肝해서 肝熱이 된 것이고, 그 외 喑啞·語音謇吃·驚悸·發狂·浮症·耳鳴 等은 相火가 합세하여 되는 것이다.[117]

---

116) 대한동의생리학회 편, 동의생리학, 일중사, 2004, pp. 322-323.
117) 송점식, 의학집요. 대전, 주민출판사, 2006, p. 326.

3. 심 기능계 소속 장기와 생리기능

1) 심

한의학적인 心臟은 생명활동의 중심이 되며 오장 운영에 있어서 이들 중 가장 중심이 된다. 전 생명활동 가운데 특히 정신활동과 장부기능 및 기혈의 순환을 총괄한다. 심장은 人身의 主가 되어 生死의 表象으로 심박동과 이에 따른 순환으로 맥박이 뛰게 한다. 人身의 생명활동을 主宰하고 각 부분을 총괄하며, 특히 心臟은 神明을 主하고, 脈은 神이 깃드는 곳이라 하여 精神을 주관하는 생리기능이 첫째이며[118] 또 하나는 心主血脈으로 血液의 生成과 그 추동기능이 둘째이다.

(1) 심의 형상과 부위

① 형상

心은 그 形象이 마치 未開한 蓮花와 같다.[119] 心의 무게는 十二兩이고 가운데 三毛七竅가 있어 北斗七星과 三台星에 相應하고 天眞의 氣를 받아들이며 心이 하늘과 통한다 하였으며, 心은 三合의 精을 간직하고 있다.[120]

心의 위치와 크기는 胸廓 內에 있어 직접 관찰될 수 없으나 「靈樞・本藏篇」과 『醫學入門』에서 피부의 紋理와 胸骨의 검상돌기인 髑骬뼈를 살펴 이를 판별하였다. 火가 內에 있어서 外로 발휘하므로 皮膚의 腠理로 心의 형상 대소위치를 표현하였으니 腠理의 精粗, 稠密과 구조 滑緊으로 心의 虛實强弱을 알 수 있고, 胸骨의 검상놀기로 心의 위치를 분간할 수 있다.

그 대강을 들어서 설명하면, 피부가 桃紅色으로 腠理가 稠密細小한 者는 심장이 小하니 심장이 小하면 외사의 침범은 받지 아니하나 憂愁思念에는 심장이 견디지 못하고, 腠理가 거친 자는 심장이 大하니 심장이 大하면 憂愁思念에는 상하지 아니하나 外感邪氣에는 견디지 못하고, 髑骬가 無한 者는 心藏이 높게 부착되었으니 心藏이 높으면 肺의 위치에 바짝 붙어서 喜悅感을 잘 가지나 매사에 건망증이 많아서 옆사람이 일러주어도 이해가 잘 되지 아니하고, 髑骬가 短해서 중간에 들려 있으면 心藏이 下로 내려앉은 것이니 心藏이 내려앉으면 寒에 傷하기 쉽고, 虛怯하여 무서움을 잘 탄다. 髑

118) 대한동의생리학회 편, 동의생리학, 일중사, 2004, pp. 315-316.

119) 『東醫寶鑑』, "心形如未敷蓮花中有九空以導引天眞之氣神之宇也<內經註> 心形如未開蓮花上大下銳倒懸着肺<類聚>".

120) 『東醫寶鑑』, "心重十二兩中有七孔三毛盛精汁三合主藏神<難經> 心有七孔三毛七孔以應北斗七星三毛以應三台故心至誠則天無不應也「入門」".

骬가 長하면 심장이 堅하니, 심장이 堅한 자는 오장이 따라서 튼튼하여 매사가 견실하여 빈틈없이 결과를 맺고, 髑骬가 小하고 弱한 者는 심장이 취약하니, 심장이 취약하면 消渴과 消癉症 등의 熱病에 잘 걸리고, 髑骬가 直下해서 下端이 들리지 아니하면 心藏이 端正하니 心藏이 端正하면 貪心이 적어 私利를 탐내지 아니하고, 髑骬가 一方으로 비틀어진 자는 심장이 한쪽으로 비틀어진 것이니, 심장이 한쪽으로 비틀어지면 매사에 정직성이 적고 詐僞手段이 많으며 일정한 견해가 없고 변절을 잘 하게 된다. 이처럼 심장은 질병뿐만 아니라 그 사람 인격의 선악까지 결정하므로 대인관계에 있어서 그 사람의 피부조직과 腠理의 粗薄疏密로 질병의 輕重과 인격의 좋고 나쁨을 판단할 수 있다.[121)][122)][123)]

② 부위

心은 肺 아래 肝 위에 위치한다. 횡격막 위로 肺가 心을 좌우로 감싸고 있어 金이 火를 감싸고 있는 '金火交易'의 象을 띤다.

背部의 척추 五推 心兪穴 있는 부근이 心의 부위가 된다. 五藏系가 心으로 通하고 心은 五藏系로 통하는바 心之系와 五藏系는 서로 연결되어서 오장에 병이 있으면 우선 心으로 영향을 주는데 그 系는 위로 肺와 연계되고 別者는 肺兩葉의 중앙으로부터 뒤로 향하여 척추를 거쳐 腎으로 연계되고 腎으로부터 膀胱까지 가서 膀胱의 膜絡과 같이 병행하니 이곳은 關元穴의 下極 부분이다.[124)]

(2) 심의 기능

心은 神明之心과 血肉之心으로 나뉘어지는데, 精神思惟의 총괄적인 역할은 神明之心으로 보았고, 血液을 추동하는 실질 장기로는 血肉之心으로 보았다. 心은 神을 藏하여 만물을 주재하며 '虛靈不昧'한 특성이 있다.[125)] 이는 神과 形體가 항상 相因하되

121) 송점식, 의학집요, 대전, 주민출판사, 2006, p. 323.

122)『醫學入門・臟腑條分・心』, "赤色 小理者 心小 心小則安 邪弗能傷 易傷以憂; 粗理者 心大 心大則憂不能傷 易傷於邪. 無髑骬者 心高 心高則滿于肺中 俛而善忘 難開以言. 髑骬小短擧者 心下 心下則藏外易傷於寒易恐以言; 髑骬長者 心堅 心堅則藏安守固; 髑骬弱小以薄者 心胞 心胞則善病消癉熱中; 髑骬直下不擧者 心端正 心端正則和利難傷; 髑骬倚一方者 心偏傾 心偏傾則操持不一 無守司也".

123)「靈樞・本藏」, "心小則安, 邪弗能傷, 易傷以憂; 心大則憂不能傷, 易傷于邪. 心高則滿于肺中, 悗而善忘, 難開以言; 心下則藏外, 易傷于寒, 易恐以言. 心堅則藏安守固; 心脆則善病消癉熱中. 心端正則和利難傷; 心偏傾則操持不一, 無守司也".

124)『醫學入門・臟腑條分・心』, "五臟系通於心 心通五臟系 心之系與五臟之系相連 輸其血氣 滲灌滑髓 故五臟有病 先干於心. 其系上系於肺 其別者自肺兩葉之中 向後通脊者腎 自腎而之於膀胱 與膀胱膜絡並行而之溲溺處 乃關元下極部分".

神을 위주로 형체를 바라보고 있는 것이다. 심의 기능은 크게 '心主神明'과 '心主血脈'으로 나누어 서술된다.

① 心主神明

心은 神明을 主한다고 하여 天地間에 神을 밝히는 역할을 하여 인신이 외부 환경과 상호적응 변화하는 것에서 내부 인체활동까지의 모든 精神活動을 망라하여 밝혀준다. 또 神을 藏한다고도 하여 精神, 意識, 思惟活動 및 情緖變化를 心이 주관하는 것으로 인식하고 있으며, 이는 心의 정신활동이 인체의 장부와 모든 기관의 활동에 직접 영향을 미치므로 心이 火의 藏으로 火性이 사물을 밝게 비추는 작용에 비유하였다.

神은 心에서 生하고 氣는 肺에서 生한다. 心이 主하는 神은 인체 생명활동의 外的인 표현으로 인체의 形象, 面色, 眼光, 言語, 氣息, 動作, 脈象 등으로 반영되기도 하는데, 이렇게 외부로 반영되는 神의 표현을 '神氣'라고도 한다.

인신의 정신활동을 총괄하는 것은 心의 기능으로 心이 주체가 되어 정신활동이 이루어지는 것이지만 장부의 생리활동이 외부로 반영되는 것을 분석할 때는 오장을 중심으로 한 魂, 神, 意, 魄, 志의 五神으로 분석하여 정신활동을 설명하고 있다. 또한 인신의 정신활동은 기혈의 자양을 바탕으로 이루어지는 것이니 心이 血脈을 主하여 血의 운행을 담당하고 있으므로 심의 기능이 정상적으로 이루어져 혈의 공급이 왕성할 때 정신활동 역시 정상적으로 유지될 수 있다.

② 心主血脈

심이 혈맥을 주한다는 의미는 '心生血'과 '心行血'의 두 방면으로 서술할 수 있다. 心生血은 心火로 수곡정미를 쪄서 '化赤'으로 만드는 기능을 말하며, 心行血은 심장의 추동기능으로 혈을 脈을 통해 전신에 분포하는 기능을 말한다. 「素問・五臟生成編」의 '모든 血은 心에 속한다'와 「素問・脈要精微論」의 '脈은 血의 府이다.' 등[126]은 心과 血脈 및 血과의 상호관계를 설명하고 있다. 그러므로 여기서는 심장이 혈을 생성하는 '心生血'과 심장의 추동기능으로 전신에 혈액을 분포하는 '心主脈'으로 나누어서 서술한다.

125) 『醫學入門』, "心者 一身之主 君主之官 有血肉之心 形如未開蓮花 居肺下肝上 是也. 有神明之心 神者 氣血所化 生之本也. 萬物 由之盛長 不著色象 謂有何有 謂無復存 主宰萬事萬物 虛靈不昧者是也".

126) 「素問・五臟生成編」, '諸血者 皆屬於心'. 「素問・脈要精微論」, '脈者 血之府'.

가. 心生血

血에 대한 개념은 크게 두 가지로 나눌 수 있다. 하나는 한의학에서 人身의 모든 운행을 氣血論으로 설명하는 것이다. 즉 氣分과 血分으로 나누어 인체생리 전반을 설명하는 것이다. 이때의 氣가 무형의 작용력이라면 血은 유형의 바탕, 근원으로 血뿐만이 아니라 津液, 精, 水를 전반적으로 포괄하고 있다. 따라서 서양의학에서 언급하고 있는 혈액(Blood)보다는 훨씬 포괄적인 개념으로 인체를 영양할 수 있는 바탕을 만들어 주는 모든 물질적 기초를 血이라고 하였다. 또 하나의 개념은 '中焦에서 氣를 받아 汁을 취하여 붉은 색으로 변화한 것을 血'이라 하여 血은 일종의 붉은 액체로 脈中을 운행하고 脈을 순환하여 전신을 流注한다는 것이다.[127)][128)]

「素問 · 上古天眞論」에 "腎主水"라고 했듯이 모든 인체에 나온 水液은 腎이 관할을 한다. 따라서 精, 髓, 血, 乳, 汗, 液, 津, 涕, 淚, 溺은 모두 水로 아울러 腎에 속하는데 血의 色은 赤이니 血은 곧 心火之化이다. 故로 腎은 水에 속하고, 心은 火에 속하여 水가 上으로 올라와 火에 交濟하여 血이 생성됨을 알 수 있다.[129)]

따라서 心臟은 가장 熱한 臟腑로 腎의 水氣가 올라와서 心火로 蒸하여 赤色의 血이 되는 것이다. 이 血은 赤色으로 우리 인체에 있는 水分 · 津液 中에서 가장 많은 운동량을 가지고 있기 때문에 心火를 상징하여 전신을 부단히 순환하게 된다.[130)]

心生血에 대한 최초의 문헌은 「素問 · 陰陽應象大論」[131)]에 나오는데, 心은 南方에 위치하여 熱火를 主하고 붉은 色으로 가장 陽이 많은 臟이다. 卦로는 離火卦에 배속이 되어서 전신을 流注하여 활동력이 가장 활발한 津液인 血을 생성하는 작용을 하게 된다. 胃가 口로 들어온 음식을 수납하여 저장하는데, 脾가 胃에 저장된 水穀을 消磨시켜 五味別로 구분하여 저장한 것을 津液이라고 하는데 脾가 이 津液을 心으로 이송시키면 心生血이라 하여 心臟은 五臟 중 제일 熱한 丹臟이므로 脾에서 들어온 津液을 熱로 한 번 蒸溜하여 血이 생성되는 것이다.[132)]

唐宗海는 心이 血을 生하는 과정을 다음과 같이 서술하였다. 腎中에서 生한 天癸水

---

127) 「靈樞 · 決氣篇」, "中焦受氣 取汁 變化而赤 是謂血". 「靈樞 · 營衛生會篇」, "中焦에서 此所受氣者, 泌糟粕, 蒸津液, 化其精微, 上注于肺脈, 乃化而爲血, 以奉生身, 莫貴于此, 故獨得行于經隧, 命曰營氣". 「素問 · 經脈別論」, "食氣入胃, 散精於肝, 淫氣於筋. 食氣入胃, 濁氣歸心, 淫精於脈. 脈氣流經, 經氣歸於肺, 肺朝百脈, 輸精於皮毛…… 飮入於胃, 遊溢精氣, 上輸於脾. 脾氣散精, 上歸於肺, 通調水道, 下輸膀光. 水精四布".

128) 羅昌洙 외 17人, 한의학총강, 서울, 의성당, 2001, p. 346.

129) 大韓東醫生理學會 編, 東醫生理學, 일중사, 2004, pp. 104-105.

130) 김병수 · 강정수, 血生成機轉에 대한 연구, 동의생리병리학회지, 2001; 15(4): pp. 525-530.

131) 「素問 · 陰陽應象大論」, "南方生熱 熱生火 火生苦 苦生心 心生血 血生脾 心主舌 其在天爲熱 在地爲火 在體爲脈 在臟爲心 在色爲赤".

132) 大韓東醫生理學會 編, 東醫生理學, 서울, 일중사, 2004, p. 105.

가 衝任脈을 좇아 胃에 들어오면 진액이 충족되어 곡식을 부드럽게 해준다. 따라서 곡식을 化하여 汁이 될 때 그 汁에는 天癸之水氣가 존재한 상태이다. 그 汁이 心에 入하여 水가 火에서 교류되면 心火의 영향을 받아 赤色으로 변한다.[133] 따라서 心에서는 後天之血源인 胃에서 쪄진 津液도 올라오지만, 督脈을 통하여 胞中에 入한 腎陰의 水津이 衝任脈을 통하여 胃로 올라간 先天之血源도 같이 포함되어 心으로 入한다. 이렇게 先天之血源과 後天之血源이 같이 心에 들어오는 것을 현대적인 관점에서 보면, 血球가 骨髓에서 생산되는 개념을 先天之血源의 논리에서 찾을 수 있으며 음식물을 통해 혈액의 영양분을 충당하는 것을 後天之血源으로 볼 수 있다. 張志聰[134]이 "營衛는 水穀의 精氣이며 血이란 중초의 精微한 汁이 心神을 받들어 赤色으로 화한 것이니 神氣가 化해서 된 것이다"라고 하였듯이 心의 神明作用이 熱로 汁을 化하여 血을 생성하는 것이다.

肺는 '一身之橐籥'이라고 하여 풀무질에 비유를 하였는데,[135] 즉 心이 血을 生하는 과정을 용광로에서 물건을 만드는 것에 비유하자면 純度가 높은 血을 만들기 위해서는 心에서 잘 쪄야하는데 肺가 心이라는 용광로의 풀무질을 맡고 있는 것이다. 그러므로 心火로 汁을 化하여 血을 만드는 과정에서 肺가 天氣를 조절하여 너무 寒하거나 너무 熱하지 않게 조절을 하게 되는 것이다.

「素問・痿論篇」에 "心은 일신의 血脉을 主한다"이라 하고, 「素問・經脈別論」에 "음식이 胃로 들어가서 濁氣가 心으로 들어가면 脈을 기른다"고 하고 「靈樞・經脈」에 "음식이 胃에 들어가 脈의 길이 통하면 血氣가 행한다"고 하였듯이[136] 생성된 血은 脈에 入하여 전신을 流注하게 된다. 血이 전신을 순환하는데 任脈이 總統한다.[137]

따라서 心生血의 과정은 先天之水津과 後天之津液이 心臟에 가서 쪄지는 과정이며 이때 肺의 풀무질에 의하여 血의 순도가 결정된다. 그 후 전신의 脈으로 血이 순환하는데,[138] 이로 인하여 全身 末端까지 血이 脈을 통해 퍼지게 된다. 이러한 형상이 火

---

133) 唐宗海, 中西匯通醫經精義, 서울, 木과土, 2000, pp. 77-84, "吾所謂水交于火卽化爲血 合爲離中含陰之象也 水生于腎中 入于胞室 是爲天癸水 循衝任上行入胃 則津液充足 濡化穀食 穀化爲汁 其中仍有天癸之水氣在也 此汁上入于心 是爲水交于火 得心火化之 變爲赤血 此所謂水入于經 其血乃成也".

134) 李慶雨, 編注譯解黃帝內經靈樞 (1), 서울, 여강출판사, 2001, p. 637.

135) 葉天士, 本草三家合註, 서울, 一中社, 1994, p. 9, "肺爲五藏之長 百脈之宗 司淸濁之運化 爲一身之橐籥 主生氣 人生氣寒淸肺 肺淸則氣旺 以五藏俱補矣".

136) 「素問・痿論篇」, "心主身之血脉", 「素問・經脈別論」 "食氣入胃 濁氣歸心 淫精於脈". 「靈樞・經脈」 "脈爲營…… 穀入于胃, 脈道以通, 血氣乃行".

137) 唐宗海, 中西匯通醫經精義, 서울, 木과 土, 2000, pp. 77-84. "其血乃成也 血之支派 散走內外 循環無端 而其總統則在任脈 旣化爲血".

138) 김병수・강정수, 血生成機轉에 대한 연구, 동의생리병리학회지, 2001; 15(4): pp. 525-530.

의 發現으로 비유될 수 있으며 한의학에서 보는 血의 완성은 血液이 생성되어서 末梢까지 순환하는 전 과정을 포괄한다.

後天的으로 음식을 받아 血을 만드는 과정을 정리하면 다음과 같다.

즉 음식물 중 食物인 고형물에서 取汁하는데 진액을 中焦의 火氣로 쪄서 精微로운 것으로 변화시켜 肝에 散精하였다가 筋에 보낸다. 또 정미의 濁氣(벌써 中焦의 火氣를 받았으므로 氣라고 하였고, 肺의 淸肅한 기를 받지 않았으므로 濁이라고 함)는 心으로 가 心의 本氣인 君火로 再蒸되어 熱氣를 지닌 火의 상징색인 赤色으로 변화하여 脈으로 들어간다. 이때에 肺脈을 지나면서 天의 氣를 받아 변화하여 신선한 혈이 되는바 經隧에 들어가 순행할 때에 營氣라고 한다. 脈氣가 經을 흐르게 되면 이를 經氣라 하는데 經氣는 肺로 돌아오고 肺는 모든 脈을 朝會하게 되니 脈의 혈 순환을 통하여 精이 皮毛까지 수송된다. 한편 飮物인 水液은 食物을 찌는데 사용되고, 일부는 脾에 전해져 脾土의 氣를 받아 濕氣로 散精하는데 참여하고, 일부는 肺로 가서 肺의 通調水道의 작용을 따라 아래로 내려가 膀胱의 水가 되어 인체가 필요로 하는 체액이 되어 水와 精이 신체 각 부위에 분포하게 된다.139)

따라서 한의학적인 血은 근본이 水로서 腎水와 먼저 관계되며, 心의 君火로써 가열된 火性의 더운 피를 지칭한다. 다시 말하면 水火의 성질을 공유하고 있는 물질로 체내 구성성분으로 근본 陰的인 존재이나 心君火로 말미암아 체온을 유지하는 陽的 기능을 발휘하는 것이 혈이므로 '心主血' 또는 '心生血'이라고 하는 것이다.

이렇게 볼 때, 心腎의 水火로 구분되니 '腎藏精, 腎主骨, 腎生髓' 등으로 腎水와 精髓의 관계를 알 수 있고, 精髓에서 혈구를 생산하니 腎水에서 전화하여 혈액을 生하나 이는 더운 혈이 아님을 알아야 하겠다. 淸初의 『張氏醫通』140)에 "精을 잃은 자는 血少하고, 血을 모손한 자는 精少"라 한 것은 血이 근본 腎精과 관련됨을 시사한 예라고 하겠다.141)

나. 心主脈

心은 胸中에 위치하여 脈과 相連되어 밀폐된 순환계통을 형성하고 있으며, 心은 부단히 跳動하고 經脈을 통하여 각 臟腑와 기관에 혈액을 수송하여 정상적인 생명활동

---

139) 「素問・經脈別論」, "食氣入胃, 散精於肝, 淫氣於筋. 食氣入胃, 濁氣歸心, 淫精於脈. 脈氣流經, 經氣歸於肺, 肺朝百脈, 輸精於皮毛. 毛脈合精, 行氣於府. 府精神明, 留於四藏, 氣歸於權衡. …… 飮入於胃, 遊溢精氣, 上輸於脾. 脾氣散精, 上歸於肺, 通調水道, 下輸膀光. 水精四布, 五經並行, 合於四時五藏, 陰陽揆度以爲常也".

140) 『張氏醫通』, "失精者는 血少, 血耗者는 精少".

141) 대한동의생리학회 편, 동의생리학, 일중사, 2004, pp. 319-320.

을 유지하게 한다. 그러므로 心과 脈, 血液은 구성에 있어서 각기 독립적인 계통이나 하나의 생리기전을 발휘하는 기능계통이며 모두 心이 주관하고 있다.

心은 항상 규칙적으로 跳動하고 脈管과 상통하여 박동이 전달되므로 人身의 여러 부위에서 박동을 감지할 수 있으며, 이에 의거하여 전신 기혈의 성쇠를 판단하고 질병을 진단하게 되므로 診脈이라 한다. 따라서 정상적 생리기능하에서 心氣가 왕성하고 기혈의 운행이 원활하면 脈의 박동이 규칙적이고 조화로우며 유력한 상태를 나타내게 되며, 이것은 心이 火에 배속되어 있고 火의 강한 운동성을 바탕으로 표현되는 기능이며 이를 통하여 心君의 德이 全身에 베풀어진다.[142]

전신을 관장하는 맥에는 神이 내포되어 '脈舍神'[143]이라 한다. 따라서 診脈을 하는 것도 단지 박동만을 감지하는 것이 아니고 맥에 깃든 神을 진단하는 행위라 할 것이다.

③ 심주희

喜는 心이 주관하는 정서변화로 유쾌하고 기쁜 감정의 표현이니 이는 心이 火에 해당하고 陽氣를 主하므로 心陽과 心火가 왕성하여 熱氣가 內에서 外로 下에서 上으로 升散하는 특성에 의하여 나타나는 정서변화이다.[144]

喜의 象은 笑다. 웃음은 마음이 스스로 편안해야 나올 수 있다. 마음이 心으로 본래 中虛한 離卦를 의미하고 있는바 마음이 변하지 않고 마음속을 비우면 안에 滯함이 없어 마음은 스스로 편안하여진다.[145]

心은 動靜에 따라 그 변화를 달리하는데 動하면 生熱하여 열은 表에 散하게 되고, 熱盛하면 怒하게 되니 이는 군주의 위세를 떨침이다. 靜하면 喜가 生하여 喜는 오장에 퍼져 오장이 平하면 장수하게 되니 이는 君主의 즐거움은 백성과 함께 하는 즐거움[146]과 같다.

怒의 情은 원래 肝이 주관하는데 心이 主怒함과 그 차이를 살펴보자. '肝主怒'는 주로 血傷으로 나타나며 少怒로 쉽게 풀어지는 특징이 있다. 그러나 '心主怒'는 주로 神傷으로 이때는 병이 생기게 되는바 譫語, 狂妄, 癲癎과 같은 神經精神疾患으로 특히 狂症은 登高하고 狂走하는 陽的 현상을 나타낸다.[147]

---

142) 세명대, 생리학 교재, p. 344.
143) 「靈樞・本神」, "心藏脈, 脈舍神, 心氣虛則悲, 實則笑不休".
144) 세명대, 생리학 교재, p. 346.
145) 대한동의생리학회 편, 동의생리학, 일중사, "欲入而 不入者 心不變 欲出而 不出者 中虛也".
146) 대한동의생리학회 편, 동의생리학, 일중사, "君主之樂은 與民同樂".
147) 대한동의생리학회 편, 동의생리학, 일중사, 2004, p. 324.

2) 소장

小腸은 心의 牡藏이며 天干으로 丙火가 되므로 心君이 動하는 모든 일을 관장해서 장부를 지배하고 상하로 연결해서 음양을 조정한다. 음양조정이라 함은 上에는 胃가 위치하고 下에는 大腸이 위치해서 胃는 足陽明으로 陽이고 大腸은 手陽明으로 陰이니, 즉 胃에서 내려오는 음식물을 받아서 즉시로 大腸에 전송하지 않고 필요한 일정한 시한 내에 기혈로 분리시켜서 血은 肝으로 氣는 心으로 각각 수송하고 濁滓만을 大腸으로 전송한다.148)

(1) 소장의 형상과 부위

小腸은 胃의 下口에서 시작하여 뒤로 척추에 닿아 있고 배꼽을 중심으로 하여 왼쪽으로 첩첩이 돌아 아래로 十六曲을 이루고 있다.149) 小腸의 길이는 三十二尺이고 둘레는 二寸半이며 직경이 八分半이며 무게는 二斤十四兩으로 곡식은 二斗四升, 水는 六升三合半이 들어갈 수 있다.150) 또 소장은 十六回腸으로 二曲이 一卦를 형성해서 八卦로 天道에 응해서 일 년의 음양변화를 나타낸다.151)

(2) 소장의 기능

① 受盛化物

小腸은 受盛之官으로 化物出焉이라 하였으니 受盛은 받아서 담는다는 뜻이고, 化物이 出焉이라 함은 物의 본질을 변화시켜서 다른 물질로 개조한다는 뜻이다. 즉 受盛은 接受, 化物은 變化와 消化의 뜻으로 胃에서 넘어온 수곡이 小腸에 담겨져서 十六曲을 통과하는 과정중에 淸濁이 分別되고 水液과 糟粕을 형성하므로 수곡이 다른 물질로 바뀌어 大腸과 膀胱으로 들어가는 것을 말한다. 따라서 受盛은 胃에서 음식물을 전수받은 것을, 化物은 음식물의 소화가 완전히 이루어진 것을 의미한다고 볼 수 있으며 이를 바탕으로 小腸에서 津液을 흡수하게 된다. 小腸은 心과 배필이 되어서 心은 靜하고 動하지 못하므로 心君의 할 일을 小腸이 모두 대행하는 것이니 小腸은 水火를 兼有하고 있어 化物을 만들기에는 가장 적합하므로 心君이 小腸을 택해서 化物의 직책을 맡게 한 것이다.152)

---

148) 송점식, 의학집요, 대전, 주민출판사, 2006, p. 218.

149) 「靈樞・腸胃」, "小腸後附脊, 左環廻周疊積, 其注于廻腸者, 外附于臍上, 廻運環十六曲, 大二寸半, 徑八分分之少半, 長三丈三尺".

150) 「靈樞・平人絶穀」, "小腸大二寸半, 徑八分分之少半, 長三丈二尺, 受穀二斗四升, 水六升三合合之大半".

151) 송점식, 의학집요, 대전, 주민출판사, 2006, p. 218.

小腸은 心과 경맥으로 연계되어 있는바 心經은 屬心絡小腸하고 小腸脈은 屬小腸絡心하므로 서로 표리의 관계를 갖는다. 그러므로 '心合小腸'이라 하여 생리적으로 심 기능계에 小腸이 속하는 까닭에 心의 陽氣가 小腸으로 들어가면 그 기운이 하강하므로 陰物인 수곡에서 전화된 味의 淸濁의 분별을 돕고, 병증의 발현을 살펴보면 心熱이 小腸으로 전이하면 이에 따른 병증이 유발됨을 관찰할 수 있다. 이는 心君의 국정을 小腸이 행하는 까닭이다.

『黃庭外經』에 小腸의 十六曲은 의미 있는 것으로 지적한바 그 중 四曲이 한 계절을 관장하고, 二曲이 一卦를 만들어 팔괘를 이루니 이 팔괘가 八廓을 이룬다고 하였다. 즉 小腸은 心 機能이 그러하듯이 天의 四時 변화에 응하여 水火金木의 기운으로 장부를 다스리고 있다고 보았다. 이때 四氣는 땅에 의존하며, 이에서 생성된다.

小腸은 心君의 행정과 타장부의 기능을 간섭하므로 小腸의 병이 가장 많다. 예를 들면 風入, 氣滯, 熱入, 火盛, 血痰 등이다.[153]

② 泌別淸濁

泌는 分泌, 別은 分別로 小腸은 胃에서 腐熟을 거친 水穀을 완전히 소화시켜 음식물 중의 淸한 부분인 정미물질과 濁한 부분인 찌꺼기로 분별하는 작용이 있다. 따라서 小腸에서 흡수한 精微는 脾氣의 升淸作用에 의하여 心肺로 보내어져 全身으로 산포되고, 糟粕은 大腸으로 운송되어 肛門을 통하여 大便으로 배설되며, 水液은 膀胱으로 滲入되어 腎氣의 氣化作用에 의하여 小便으로 排出되므로 小腸이 泌別淸濁하는 기능을 수행한다.

③ 小腸主液

小腸은 液을 主하여 液은 津에 비하여 체내의 장부와 골수, 관절 등을 자양하는 기능이 있다. 小腸에서 흡수된 수곡의 精微가 全身으로 산포되어 인체를 자양하는 역할을 하는데, 大腸이 外部 津液인 津을 主하는 기능에 비하여 小腸이 인체 內部의 津液을 주관한다고 한다.

小腸은 心臟과 表裏가 되어서 火에 屬하지만 또한 그 體는 水之路로 水에 속한다. 『外經』[154]에 "小腸은 陽에 屬하고 陰에 屬하지 않지만 兼하여 水에 屬한다는 것은

152) 송점식, 의학집요, 대전, 주민출판사, 2006, p. 298.
153) 대한동의생리학회 편, 동의생리학, 일중사, 2004, pp. 325-326.
154) 진사탁, 외경, 대전, 주민출판사, 2004, pp. 158-159, "岐伯曰 小腸屬陽 不屬陰也 兼屬之水者 以其能導水

능히 水를 이끌기 때문이라. 水는 火가 없으면 氣化하지 않으니 小腸에 火가 있으므로 능히 水를 氣化하는 것이다"라고 하였다.

④ 小腸16曲

小腸은 心의 配로 牡藏이 되어서 心火는 穩健한데 비하여 너무나 대조적으로 그 힘이 폭급하고 강대하다. 胃에서 傳해 들어오는 음식을 다시 소화시켜서 大腸으로 넘겨주기까지 장장 12시간[155]을 요하니 오늘 섭취한 음식은 다음날 그 시간에 가서 완전히 大腸으로 들어가니 一日 十二時가 一年 十二月을 표준해서 十二月에 완전한 한 살을 먹고, 한 살을 더 먹으면 몸이 나이 먹은 것만큼 더 성숙되었음을 의미한다. 말하자면 음식이 한 번 胃에 들어가면 12시간 동안 완전히 精氣와 津液으로 化하고 나머지 糟粕은 大腸으로 방출되어 이 12시간 동안은 胃에서 小腸을 통과해서 大腸까지 들어가는 시간이니 胃에서 小腸까지 3시간, 小腸에서 大腸까지 9시간을 요해서 小腸이 十六曲으로 굽이굽이 쌓여있어 四曲이 一節로 十六曲이 春夏秋冬 四時를 표명한다. 一節을 또 사계절로 표명해서 每節마다 水火金木으로 구성되어 있으니, 곧 春에도 水火金木, 夏에도 水火金木, 秋에도 水火金木, 冬에도 水火金木으로 계절마다 水火金木이 장부에 적응되는 방식이 각각 다름을 표명한 것이고, 적응하는 방식은 二曲을 一卦로 모두 八卦로 형성되어서 八卦에 따라서 적응 방식이 각각 산출되어 나온다. 小腸이 이처럼 치밀한 조직으로 되어있는 것은 小腸이 心君의 牡藏으로 心君은 국정을 간섭하지 아니하고 오직 小腸이 대행한다. 반면에 心包의 책임은 국정을 간섭하는 것은 극히 일부분에 지나지 아니하고, 전적으로 心君을 보호하는데 전력을 다해서 風寒暑濕의 邪가 心君을 범할 때에는 心包가 가로막고 못 들어가게 하고 부득이한 때에는 자신이 대신 그 병을 앓으면서 心君으로 하여금 안전하게 하는 직책이므로 다양하고 복잡한 국정을 담당할 겨를이 없다.

그러므로 국정의 전반을 小腸이 담당해서 첫째 內政으로는 萬民에게 膏澤을 베풀어야 하므로 오장육부와 근골기육에게 진액을 널리 베풀고, 다음에는 동서남북중앙 오장의 원근거리에 따라서 四時의 氣에 호응해서 天道에 配合시키고 각장 각부 氣血의 균형을 도모하여 장부간의 반목을 없애고 반란을 방지하기 위해서 十六曲을 조정한다. 둘째 外政으로는 天氣에 順從해서 午時에 陽極으로 三陽이 사양길에 접어들면 心의 絳宮에 석양이 들어오게 되므로 未時에 動해서 陰의 侵入을 방지하고 下로는 膀胱과 相

也 水無火不化 小腸有火 故能化水".

155) 동양 12시간법으로 예를 들면 卯時에서 午時는 卯, 辰, 巳, 午로 4시간이라 한다.

通해서 水道를 조정하는 등 국정 전반에 걸쳐서 小腸이 간섭하지 아니하는 것이 없다. 그러므로 모든 藏府의 內外疾患에 小腸이 끼이지 아니하는 것이 없고, 小腸 단독 질환에 모든 장부가 영향을 받지 아니하는 것이 없다.[156]

위와 같이 小腸이 六府 中에서 특이한 것은 十六回腸으로 一名 曲腸인데 二曲合一卦의 八卦로 형성되어 있는 점이니 이 八卦가 心의 君命에 따라서 二十四節의 天道에 應해서 움직인다. 卦法은 下에서 上으로 羅列되어서 一卦는 坎으로 腎을 主하고, 二卦는 艮으로 膽, 三卦는 震으로 肝, 四卦는 巽으로 小腸, 五卦는 離로 心 心包, 六卦는 坤으로 脾 胃, 七卦는 兌로 膀胱, 八卦 즉 最上卦는 乾으로 肺 大腸으로 지정되어서 節候에 따라서 時行令을 선포하면, 해당되는 장부가 君命을 받들고 임무를 수행하게 되어 있다. 天一生水로 節氣는 冬에서 시작되어서 坎 = 冬至 小寒 大寒, 艮 = 立春 雨水 驚蟄, 震 = 春分 淸明 穀雨, 巽 = 立夏 小滿 芒種, 離 = 夏至 小暑 大暑, 坤 = 立秋 處暑 白露, 兌 = 秋分 寒露 霜降, 乾 = 立冬 小雪 大雪로 되어 있다. 五日이 一候 三候가 一節로 一卦가 一節十五日씩 三節 즉 四十五日을 主해서 이 四十五日間을 해당한 卦에 따라서 해당된 藏氣가 動하게 된다. 예를 들면 坎卦는 腎에 屬하고 節候는 冬至 小寒 大寒이니 先十五日에는 冬至의 氣가 腎으로 들어가고 中十五日에는 小寒의 氣가 腎으로 들어가고 後十五日에는 大寒의 氣가 腎으로 들어가서 節候의 寒熱로 因해 藏府의 病 여부가 결정된다.[157][158]

⑤ 절후변화와 병증

小腸은 未時에 動하며 일 년의 절후 중 立秋를 주관한다. 未時는 正午의 바로 다음으로 陽極生陰의 시기이다. 음양의 교체는 순하게 이루어지는 법이 없고 반드시 相鬪 혹은 相傳하는 까닭에 내경에 '病生於氣交之際'라 하였다. 소장은 手太陽이 되고, 해당 절후는 太陰이 되는데 太陽과 太陰은 각각 三陽과 三陰의 開가 되니 음양의 길이 다르므로 만약에 음양이 不和하면 陽이 陰路로 들어가고, 陰이 陽路로 들어가 相鬪 혹은 相傳하니 結하여 不流하므로 腹脹이 된다. 이때 小腸 有熱이면 陽結腹脹으로 반드시 便閉, 尿赤澁이 나타난다.

---

156) 송점식, 의학집요, 대전, 주민출판사, 2006, pp. 185-186.

157) 송점식, 의학집요. 대전, 주민출판사, 2006, pp. 224-225.

158) 장내에는 매우 많은 신경총이 분포해 있는데, 소장 등 장내 신경총이 제2의 뇌 역할을 한다는 보고가 있다. 이러한 관점은 한의학에서 바라본 소장 16곡의 관점과 유사하다고 볼 수 있다. Gershon, Michael, The Second Brain(A Groundbreaking New Understanding of Nervous Disorders of the Stomach and Intestine), Harper-Collins. 2000.

小腸熱하면 口瘡이 된다. 이는 手太陽小腸經이 自項 繞頭 上含下與 陽明經과 상합하기 때문이며, 소장과 心은 서로 配가 되어 手經이 상체를 주하므로 心이 舌을 주하니 반드시 소장에 有熱이면 상체에 生熱하여 먼저 脣이나 舌에 口瘡이 되고 다음으로 煩燥, 不眠, 口渴의 증상을 나타낸다.

小腸은 心과 합하여 일신의 행정을 관장하고, 十六曲이 각각 二曲씩 八卦에 배속되고, 각 卦는 三節을 관장하니 모두 합하면 二十四節이 된다고 하였다. 소장은 外로는 二十四節氣의 天道에 응하고, 內로는 오장육부의 動靜을 통괄하므로 장부에 변화가 있으면 즉시 小腸에 반응하며, 소장에 변화가 있으면 즉시 장부에 반응한다. 그 脈이 過脇하고 厥陰과 더불어 상련하여 繞臍하며 循陰器하는 까닭에 소장의 寒熱은 즉시 陰器에 응하여 小腸熱이면 木腎이 되고, 小腸寒이면 陰萎가 되며, 濕이면 腎腫이 된다. 오장의 旺衰가 모두 소장에 달려 있다. 小腸氣가 허하면 心氣가 허한 것으로 水火上升의 氣를 가지런히 할 수 없어 腎이 虛하게 된다. 그러므로 藏精할 수 없게 되어 精은 自漏한다. 노력으로 인하여 형성된 熱을 소장이 먼저 받게 되는데 이 열은 腎에 전해져 精濁이 되고, 腎으로부터 방광에 전해지면 尿濁이 된다.

소장의 위로 胃가 있고 아래로 大腸이 있으니 소장은 陽明의 사이에 있어 動靜에 모두 陽明의 氣를 받게 된다. 그 熱이 胃로부터 오면 便閉가 많고, 發熱, 喉痺 및 三關不利의 증이 나타내며, 그 寒이 大腸으로부터 오면 腸垢가 많고 鴨溏, 大腹痛, 腰脚弱의 증을 나타낸다. 그러므로 寒熱이 들어오는 바가 비록 특수하나 모두 소장에 모이는 까닭에 醫師는 먼저 소장의 動靜을 살핀 후 가히 치법을 말할 수 있다. '心合小腸'하여 心은 子午 天中之線을 관장하니 子午는 兩系의 장부를 관장한다. 소장의 열은 급하다. 오직 상승만 알고 하강을 알지 못하므로 他熱과 합하여 項强, 頭痛, 氣急의 증을 발한다.

外象에서 人中色의 변화로 소장의 健否를 안다. 人中은 인신의 中을 말하는 것으로 신체의 上下氣血의 병은 모두 소장에 나타나므로 '小腸之候는 見於人中'이다.[159]

3) 맥

脈이란 營과 衛를 주관하는 것으로 氣血이 각자의 행로를 따라 經絡을 순환하는 것을 의미하므로 脈은 氣나 血에 속하지 아니하고 오로지 內部에서는 營氣가 흐르고 外部에서는 衛氣가 流走하니 일반적으로 脈이라 하는 것은 脈을 통해서 순환하는 氣血의 흐름 그 자체를 말한다. 따라서 脈은 先天的인 氣運이므로 그 변화를 알고자 하는

159) 대한동의생리학회 편, 동의생리학, 일중사, 2004, p. 328.

것은 外部에서 內部를 알고자 하는 것과 같으니 心情을 맑게 하고 수양하여 氣가 오가는 것을 관찰할 수 있어야 알 수 있는 것이다.

脈은 心이 주관하여[160] 心의 行血하는 기능에 의하여 循環하게 되는 바, 心은 君火로서 君主의 恩德을 萬百姓에게 베푸는 지위에 있으므로 心이 脈을 통하여 五臟六腑에 榮血을 공급하여 君主의 恩德을 베푸는 것이고, 臟腑는 다시 榮血을 통하여 그 소식을 전하게 되니 脈에서 그 상황을 알 수 있게 된다.

정상적인 脈은 호흡의 一呼에 脈이 두 번 뛰고 一吸에 역시 두 번 뛰며, 한 번의 呼吸에는 脈이 다섯 번 뛰는데 간간이 길게 한숨을 쉴 수 있는 것이 정상적인 맥동이고, 一呼에 脈이 三寸을 운행하고 一吸에 또 三寸을 운행하여 한 번의 呼吸에는 脈이 六寸을 운행하니 사람은 一晝夜에 13,500번 呼吸을 하고 脈은 온몸을 50번 운행하므로 漏水가 百刻이 차게 떨어질 동안에 營과 衛는 陽分을 二十五度 돌고 陰分을 二十五度 돌아 五十度를 운행하고 나서는 手太陰經脈의 寸口에 營과 衛가 다시 모인다.[161][162]

4) 설

舌은 心의 竅로 미각을 느끼고[163] 성음을 조절하며,[164] 음식물을 섞는 기능을 가지고 있다. 미각기능과 언어를 구사하는데 중요한 역할을 하는 바, 心이 선상하여 心의 氣血이 上部의 舌을 영양하여 혈액이 원활하게 순환되면 舌의 미각기능이 정상적으로 발휘되고, 言語는 心이 血脈을 主하고 神을 主하는 생리적 기능을 바탕으로 이루어지므로 心의 기능에 따라 언어의 구사가 정상적으로 이루어진다. 또한 舌에는 心의 본 經脈이 혀뿌리와 연결되어 있다. 脾의 絡脈은 혀의 양쪽에 연결되어 있으며 肝의 경맥은 생식기를 돌아서 올라와 혀 밑에 연결되어 있고 腎의 津液은 혀끝에서 나와 五藏에 퍼지는데 心이 이것을 주관한다. 특히 玉池는 丹田(腎)을 의미하기도 하므로 腎水는 항상 舌에 上升하여 口舌을 潤澤하게 하는 작용을 한다.[165] 따라서 舌에는 血脈이 풍부하여 舌의 色澤으로 心의 기능을 살필 수 있으니 心의 氣血이 조화로우면 心이 火에 응하므로 舌質이 淡紅하고 明潤光澤하게 된다.

---

160) 「靈樞 · 痿論」, “心主身之血脈”.
161) 『醫學入門 · 總看三部脈法』, “人一呼脈行三寸 一吸脈行三寸 呼吸定 脈行六寸 人一日一夜 凡一萬三千五百食 脈行五十度 周於身 漏水下百刻 榮衛行陽二十五度 行陰亦二十五度 爲一周也 故五十度 復會於手太陰”.
162) 세명대, 생리학 교재, pp. 251-252.
163) 「靈樞 · 脈度」, “心氣通於舌, 心和則舌能知五味矣”.
164) 「靈樞 · 憂恚無言」, “舌者 音聲之機也…… 橫骨者 神氣所使 主發舌者也”.
165) 세명대, 생리학 교재, p. 215.

5) 면

心의 榮華는 面에서 관찰할 수 있다고 하였으니 心의 生理狀態 및 氣血의 盛衰가 面部의 色澤의 변화로 나타난다는 것을 말한다.

心은 火를 주관하여 火가 늘 炎上하는 性을 가져 面部에 그 반응이 나타난다. 五藏은 모두 기능의 성쇠를 외부로 반영하는 연계부위나 기관이 있는데 心은 血脈을 主하며 面部는 血脈이 풍부하고 전신의 氣血이 모두 面으로 유주하므로 心의 기능과 氣血의 성쇠가 面部의 색택으로 나타나게 된다. 따라서 心氣가 왕성하고 血脈이 충만하면 心의 火氣가 面部에 나타나게 되어 面色이 붉고 윤택하나 心血이 부족하고 血脈이 충만하지 못하면 面色이 淡白하고 광채가 없게 된다.[166]

그러므로 面色의 변화로써 心과 血脈의 기능 활동을 관찰한다. 특히 얼굴에는 모세혈관의 분포가 치밀하여 면색은 말초의 혈 순환을 나타내니 백색은 빈혈을 예측하고, 홍색은 말초혈관의 확장을 의미하며, 청색은 藏血하여 散血이 안되어 산소공급의 부족상태를 뜻한다.[167]

참고로 '胃主面'이라고 할 때는 脾土의 外候로서 面을 의미하는데 이때는 일반적으로 土의 상징색상인 황색으로 반응한다. 기타 안면의 色素沈着(기미)은 肝이 色을 주관하므로 특히 눈 주위에 나타나게 되는데 이는 肝機能과 관계있는 것이며, 안면에 전체적으로 흑색의 색조를 나타내는 경우는 陰的 경행으로 肝 혹 腎의 만성질환을 의미하는데 이는 難治를 예측하게 된다.[168]

안면을 살펴볼 때 안면을 심이 주관한다는 것은 심화의 발현으로 표현되는 것을 말한다. 이는 안색에 발현되거나 표현되는 총체적인 神의 변화를 설명하며, 개개인의 心之榮華가 顔面에 발현하기에 각자의 개성 있는 얼굴을 표현하여 서로 구분할 수 있는 것이다. 胃主面이라는 것은 心君의 血을 胃가 위임받아서 주로 사용하기 때문이며, 또한 脾胃는 土로 肌肉을 주관하기 때문에 안면의 전반적인 肌肉 상태를 근거로 보아야 한다. 따라서 '胃主面'으로 面의 혈액 충만도는 기본적으로 胃에 의한다. 肝主色으로 안면의 기색을 볼 수도 있는데, 이때 색이 발현되는 것 또한 심장의 화기에 의한 것이다.

166) 세명대, 생리학 교재, p. 346.
167) 대한동의생리학회 편, 동의생리학, 일중사, 2004, p. 318.
168) 대한동의생리학회 편, 동의생리학, 일중사, 2004, p. 319.

6) 기타

(1) 胸

胸은 목 아래에서 橫隔膜까지를 말하니 가슴의 둘레는 四尺五寸이고 缺盆에서 명치뼈까지의 길이는 九寸이다.[169] 胸部는 食道와 氣道 및 心肺가 들어있는 곳으로 腹部와 함께 五臟六腑의 城廓을 이루고 있으니 胸은 心이 위치한 곳이며 背는 肺가 위치한 곳이다.

따라서 胸은 心臟의 部位이다. 心에 熱이 있으면 胸膈이 滿悶하고, 呼吸이 喘滿하게 된다. 이는 心肺가 上焦部의 一家로 經脈 또한 서로 통하여 그 臟이 病들면 함께 병이 된다. 이때 心은 君火로 氣化를 맡지 아니하니 이는 임금이 國政을 직접 간여하지 않음과 같다. 그러므로 諸般心病은 心包가 代行하는 까닭에 風熱, 濕熱, 燥熱 등은 모두 心包에서 생긴다. 즉 表熱로 發斑, 腫瘡, 皮膚熱 등이고 裏熱로 喘滿, 口渴, 大小便閉, 嘔吐, 暴泄, 婦人崩漏, 吐血 등이다. 心包가 心火와 心病을 代身하므로 病의 發熱은 모두 心包의 作用이다.[170]

내경에서는 검상돌기(髑骬)로 심장의 허실강약을 판단하고, 복진가에서는 흉과 심하부위를 심장의 반응처로 이해하고 있다. 또한 심장의 募穴은 巨闕穴이므로 전체적으로 보면 심장은 胸과 명치 부위를 기준으로 진단할 수 있다. 또한, 胸은 肩으로 덮혀 있는데, 이는 心臟이 肺에 의해 싸여진 것과 같은 이유이다.

(2) 汗

汗은 心이 主하는 液으로 腠理를 통하여 분비되는 액체이다. 心은 血을 주하며 血은 脈中을 운행하므로 脈은 뜨거운 것이다. 水火의 相交, 寒熱의 차등에 따라 津液이 陽氣의 蒸騰作用에 의하여 배출되는 체액이 汗이니, 汗은 血之餘로 津液이 변화한 것이고 血 또한 津液이 변화한 것이며, 心君의 혜택이 全身에 이르지 않는 곳이 없으므로 汗은 全身에서 분비되는 것이다.[171]

① 내한과 외한의 구분

腎水가 心으로 들어가면 汗이 되니 汗이 鹹味가 있는 것은 腎主鹹으로 腎에서 올라오는 증거이다. 汗은 內汗과 外汗이 있어서 胃熱에서 나오는 汗은 外汗이니 頭面汗

---

169)『東醫寶鑑・胸』, "咽以下膈以上通謂之胸".

170) 대한동의생리학회 편, 동의생리학, 일중사, 2004, p. 324.

171) 세명대, 생리학 교재, p. 278.

이 이것이며, 小腸에서 나오는 汗은 內汗이니 人中汗이 이것이다. 대개 汗은 大氣의 雨와 같아서 寒熱이 相遇해서 이루어지므로 亢陽暴陰에는 절대로 汗이 없고 오직 한열이 균등하여야 汗이 된다.[172] 그러나 장부에서 노출되는 물건은 二便을 제외하고는 병적이 아니면 노출될 수 없으므로, 노출해서 유익한 것이 있고 노출해서 해가 되는 것이 있으니 汗도 그 중의 하나이다. 汗은 心液이므로 陽이고 陽은 氣이니 陽生陰殺이므로 生하는 것은 나와서는 안되고 殺하는 것은 藏해서는 안된다. 그러므로 二便은 瀉하고 藏해서는 안되고, 汗은 藏하고 瀉해서는 안된다. 그러므로 汗이 그치지 아니하고 흐르는 것을 亡陽이라 하니 心氣가 虛한 때문이며, 盜汗과 虛汗이 모두 亡陽에 屬하니 이것이 內汗으로 小腸에서 나오는 汗이고, 胃에서 나오는 外汗은 外邪가 胃로 들어가서 發熱하면 風은 多汗이 되고 寒은 無汗이 되니 多汗하면 止汗하고 無汗하면 發汗하는 것이 外汗의 治法이다. 일괄적으로 內外汗 治法을 설명하면 外汗은 心이 實해서 나오므로 瀉法을 쓰고, 內汗은 心이 虛해서 나오므로 補法을 쓴다. 胃는 陽明燥熱로 氣에 屬하고 小腸은 太陽寒水로 血에 屬하므로 胃는 實하면 病이 되고 小腸은 虛하면 病이 되므로 外汗은 瀉하고 內汗은 補하는 것을 원칙으로 한다.[173]

② 발한의 기준

氣는 체내외를 막론하고 유행이 가능하나 血은 유형의 액체이므로 체내 유행만 가능하므로 모발의 형태로 화하여 三陽의 부위에 생한다. 少陽相火는 少陰君火를 대신하여 火의 政事를 행하므로 항상 動해서 육부에, 특히 三焦에 火를 공급한다. 火의 경로가 兩腋이 되어서 兩腋의 溫氣로 火의 虛實을 알 수 있다.

그러나 少陽火는 폭급해서 태과하기 쉽고 불급한 경우는 극히 드물기 때문에 모발을 兩腋에 生하게 하여 外氣를 주입시켜서 太過한 열을 조정하고, 모발을 통해서 열을 유인해서 외부로 배설시킨다. 그러나 열이 부족할 때는 그 반대가 되어 배출되는 열을 腋髮이 방지하고, 외부에서 들어오는 風寒을 腋髮이 방지해서 火氣의 상승을 도모한다.

대개 火氣는 下에서 상승해서 上은 大熱하고 下는 少熱해서 이 熱氣의 조정은 중간에 하는 것이 원칙이므로 腋髮이 중간 조정 역을 맡아 下에서 올라오는 열이 太過할 때는 腋髮이 적당량만 남기고 餘熱은 배설시켜 中道를 지키고, 부족할 때는 모공을 폐쇄하여 少陽相火 행정에 차질이 없게 한다. 그러므로 체온의 정상여부를 측정할 때에

172)「素問・陰陽別論」, "陽加於陰 謂之汗".

173) 송점식, 의학집요. 대전, 주민출판사, 2006, pp. 290-291.

는 腋溫을 표준으로 하고, 發汗의 適否를 조사할 때는 腋下를 관찰한다. 즉 腋下에 發汗이 되었으면 汗法이 적중한 것이고, 腋下에 汗이 없으면 面과 四肢에 發汗이 되었어도 그 發汗은 汗法의 효력을 거두지 못한다.[174)]

(3) 丹田

臍下 二寸(어떤 書에는 臍下 三寸)이 丹田이다. 사람의 생명을 주관하는 命門이 바로 밑에 위치하므로 丹田이라는 이름이 생겼다. 즉 心은 赤色을 主하니 心을 丹心이라 하고, 丹田은 心君의 식량을 공급하는 곳이므로 丹田이라 한다. 丹田에서 火氣가 心으로 들어와 心이 火를 主하게 된 것이며, 丹田의 火氣를 眞陽 또는 元陽이라고 한다.[175)]

丹田은 心에 熱을 공급하는 기관이니 이 丹田은 熱을 生하기만 하고 熱을 보유하고 있지는 않다. 그러나 丹田 자체가 凉한 것은 아니고, 항상 腎과 협조해서 心에게 熱을 공급하므로 寒을 배척하고 濕을 억압하니, 丹田에는 寒濕이 없고 항상 溫한 상태로 四時寒熱의 영향을 받지 않고 끊임없이 火를 生한다. 丹田의 길은 玄門으로 通해서 無에서 有를 生하고 有한 것은 長하게 하며, 長한 것은 더 연장시키므로 장부 중에서 이 丹田만이 생명을 연장시킬 수 있는 기관이다. 그러나 이 丹田이 장부모양으로 일정한 형태를 갖춘 것이 아니니, 표면에는 하나의 혈명으로 臍下의 일 부위를 지적하나 內部에는 아무 것도 없고, 다만 氣가 心腎 兩臟을 來往하면서 心腎의 부족함을 補하고, 유여함을 瀉하고, 生命의 장애물을 모두 제거하고, 순수한 生命의 원동력만 배양한다. 그러나 그 활동은 脈으로도 나타나지 않고 聲色臭味液에도 표현되지 아니한다. 한 마디로 말해서 모두 신비하다. ≪黃庭經≫에 "心神을 赤城童子, 肺神을 琉璃童子, 脾神을 黃婆老人, 肝神을 舍明童子, 腎神을 育嬰童子라 하여, 이 五神이 직책에 따라 활동해서 그 활동이 지극히 신비하다"한 것처럼 丹田의 활동 역시 五神처럼 신비하니 사람은 小天地로 天地의 神秘에 아무리 신통한 지식을 가진 사람이라 해도 그 신비를 알 수 없다. 다만 丹田이 사람의 수명을 연장시킬 수 있다는 것만 알고 있지 연장의 방법은 알 수 없다. 증명으로 神仙되는 丹胎가 이 丹田으로 인해서 생기고 사람의 生命水인 唾液이 丹田의 힘으로 生하고 사람의 기둥이 되는 骨格이 丹田으로 인해서 굳어지고 生命의 원천인 血이 丹田으로 인해서 더워진다. 그뿐 아니라 藏府의 糞穢物을 배출하는 前陰과 後陰을 도와서 溫氣를 유지하게 하니 다른 장부는 각각 한 가지 직책으로 한 가지 일만 하는 데에 반해 丹田의 하는 일은 광범위하다. 그러나 丹田이 각

174) 대한동의생리학회 편, 동의생리학, 일중사, 2004, p. 323.
175) 대한동의생리학회 편, 동의생리학, 일중사, 2004, p. 328.

부문을 돌면서 일일이 돕는 것이 아니오, 世人이 아직 알지 못하는 玄牝의 門을 通해서 氣를 산포하면 그 氣가 全部門으로 퍼져서 各 部門이 혜택을 입게 된다.[176]

4. 심 기능계 소속 장기 사이의 상관관계

1) 심과 소장

手少陰心經은 小腸에 연락하고 手太陽小腸은 心에 연락하니 心과 小腸은 經絡의 屬絡을 통하여 表裏관계를 구성하고 상호영향을 미치므로 '心合小腸'이라 한다.

心과 小腸은 생리적으로 상호 협조한다. 心氣는 經을 따라 아래로 小腸之氣와 상합하여 小腸의 受盛, 化物 및 淸濁의 分別機能을 가능케 하고, 小腸이 흡수한 수곡정미는 血液化生의 源을 자양하므로 小腸의 기능 활동은 心血의 化生에 영향을 미친다. 병리적으로 心火가 왕성하면 小腸에 전이되어 小便短赤, 尿痛 等의 症이 나타나고 小腸熱이 心으로 上炎하면 心煩, 舌赤, 口舌生瘡한다.

五藏이 六府와 연계가 되는 것은 크게 두 가지가 있으니 하나가 表裏關系이고, 또 하나는 臟腑相通이다. 즉 心과 小腸은 表裏關系이며 心과 膽은 臟腑相通[177] 관계이다. 원래 膽은 심 기능계에 속하지는 않지만 心이 六府와 연계되는 방식에서 중요한 관계이기에 여기서 설명을 한다. 장부상통은 府病에는 藏을 治療하고 藏病에는 府를 치료하는 방법이다.

膽은 上下竅가 없고 內部에 苦味와 金精液體를 가지고 있으니[178] 苦는 火味이므로 心君의 內政을 干涉하게 되어 있고, 金精液體는 脾의 精으로 脾土諫議의 직책을 겸하고 있으므로 心君의 과실을 교정할 의무가 있고 心君의 나태함을 직언할 책임이 있다. 上下竅가 없는 것은 竅는 열려서 虛하므로 陰에 속하고, 陰은 사욕을 뜻하니, 膽이 上下에 모두 구멍이 없으므로 一毫私心이 없는 청렴결백한 장부이다. 그러므로 中正之官이 되어서 장부의 시비여부를 재판하니 心君의 나태함을 저지하는 것도 당연지사이다. 心이 血을 소비하는 방법은 주로 오장을 통해서 소비하고, 오장은 오장에 부속되어 있는 외부 기관을 이용해서 君命을 수행한다.

心君의 명령은 필요한 때에만 發하면 少陽이 간섭할 여지가 없으나 불필요한 명령

176) 송점식. 의학집요. 대전, 주민출판사, 2006, p. 63.

177) 『醫學入門・臟腑總論』, "「五臟穿鑿論」曰 心與膽 相通 心病怔忡 宜溫膽 爲主 膽病戰慄・癲狂 宜補心爲主".

178) 『醫學入門・臟腑條分』, "異哉 膽也. 無出入竅而附於肝之葉間 水色金精 名淸淨府而避乎胃之私汚".

을 發해서 五藏을 괴롭히므로 膽이 이것을 저지하는 것이니, 房事關係는 肝에 명령하고, 食事關係는 脾에 명령하고, 享樂關係는 肺에 명령하고, 財慾關係는 腎에 명령해서, 房事가 과도하면 吐血 亡陽이 되고, 食事가 과도하면 吐瀉 陽脫이 되고, 財慾이 과도하면 失性 發狂이 되고, 享樂이 과도하면 亡神 傷形이 된다. 이런 일은 모두 血의 소비량이 한계선을 넘어 선 것이므로, 少陽은 시기를 그치지 아니하고 저지에 나서서 心君으로 하여금 물러서게 한다.[179)]

또한 心은 神明을 主하고 膽은 決斷을 主해서 精神情志 활동상 밀접한 관계가 있으므로 心病에 膽을 다스리고, 膽病에 心을 다스리게 된다.

2) 심과 맥, 설, 면

心臟은 胸中에 위치하며 그 合은 脈에 있고 그것의 華는 面에 있으며 舌에 開竅한다. 임상에서 脈象, 面色, 舌色에 의하여 臟腑 전체를 진단하는 것을 보면 心이 五臟六腑의 大主임을 알 수 있다.

脈은 전신에 榮血을 공급하는 것으로 心臟의 推動機能을 바탕으로 한다. 心火가 전신에 영향을 미치고 다시 消息을 받는 것으로 脈搏 및 脈象은 모두 心의 발현이다. 따라서 診脈을 하는 것도 결국은 心의 發顯象에 근거하게 되는 것이다.

舌은 心을 만들고 남은 筋과 血로 만들어지므로 心之苗라 한다. 心氣는 舌로 통하며 心經의 別絡이 舌로 上行한다.[180)] 心은 血脈을 주관하여 舌體의 혈액순환을 풍성하게 하고, 神志를 지배하며 舌의 運動을 원활하게 하고 언어를 주관하니, 舌은 수로 心의 기능 상태를 반영한다. 心은 五臟六腑의 大主이기 때문에 五臟六腑의 기능 상태는 특히 心의 지배를 통하여 舌象으로 반영된다.

心血이 부족하면 舌質이 담박하고 윤택하지 않으며, 心血이 瘀滯되면 舌質이 暗紫色이 되거나 斑狀出血이 발생한다. 心火가 극성하거나 心陰이 손상되면, 口舌에 부스럼이 생기므로 『外臺秘要』에서 "혀는 心이 주관하는데 心臟에 熱이 있으면 瘡이 생기며 혀가 갈라지고 입술이 들리고 붉어진다"고 하였고 舌은 出語音하므로 心이 神志를 주관하는 기능에 이상이 생기면 失語·譫語 등의 병변이 발생한다.

이외에 舌粘膜은 쉽게 潰瘍되고 舌尖이 紅色이면서 糜爛이 있는 것은 心火가 上炎한 것을 나타낸다.

面에 心의 榮華가 표현되는 것은, 火의 성질은 上升하는데 顔面은 위에 있어서 火

179) 송점식, 의학집요, 대전, 주민출판사, 2006, p. 121.

180)「靈樞·脈度」, "心氣通于舌 心和則舌能知五味矣".「素問·陰陽應象大論」, "心主舌 在竅爲舌".

의 부위에 해당하고 心主脈으로 經脈이 面部에 많이 분포하기 때문이다. 顔面內에서 부위를 다시 나눈다면 心火의 발현처는 眼 또는 兩眼 사이의 眉間 및 山根이 되며, 小腸火의 발현처는 人中이 된다. 즉 心은 핵심, 심지 등의 뜻이 있기에 顔面의 정중선을 기준으로 心의 발현을 추산한다.

제 4 절 脾 기능계

장경선 · 최찬헌

1. 비 기능계의 구성

한의학에서의 脾는 단순히 해부학적인 臟器기능과는 다르게 종합개념으로 파악된다. 이러한 개념은 인체에서 발현되는 기능뿐만 아니라 天人相應의 사상에 따라 연계되어 파악된다. 脾는 인체의 생명활동현상에서 발현되는 五種의 기능계 중에서 소화흡수 및 영양물질의 공급을 담당하는 統合機能系를 대표하여 표현한 것이다. 인체에서 음식물의 소화흡수는 口 · 食道 · 脾 · 胃 · 大腸 · 小腸 · 肝 · 膽 등의 기능에 의해 이루어진다. 小腸은 "受盛의 관직으로 化物이 나온다"[181]고 하여 음식물을 소화하며 영양물질을 흡수하고 淸濁을 분별하여 분비하는 기능이 있고, 大腸은 "傳道의 관직으로 變化가 나온다"[182]고 하여 小腸에서 청탁으로 분별된 찌꺼기를 배설하는 기능이 있다. 또한 肝과 膽은 脾胃의 升降作用과 조화되어 정상적인 소화기능에 작용한다. 이를 "木은 疏泄을 주관하는데 식기가 위에 들어오면 전적으로 간목의 기에 의지하여 소설되니 수곡이 이에 변화하게 된다"[183]라고 하고 "肝의 남은 기는 膽에 차게 되니 담즙은 물질을 변화시킨다"[184]라고 하여 간의 소설기능이 비위의 승강작용과 조화되고 담즙의 분비에 작용하여 정상적인 소화흡수기능을 유지시킨다. 그러나 인체에서 肝膽은 운동기계통의 기능을 행하고, 小腸은 心과 합하여 순환기계통의 기능을 행하고, 大腸은 肺와 합하여 호흡기계통의 기능을 주요작용으로 연계되고, 이들이 소화기계통에 작용하는 일

---

181) 洪元植 校合編纂, 精校 黃帝內經 · 素問 · 靈蘭秘典論 第八, 서울, 東洋醫學硏究院 出版部, 1985, p. 24, "受盛之官 化物出焉".

182) 洪元植 校合編纂, 素問 · 靈蘭秘典論 第八, 위의 책, 1985, p. 24, "傳道之官 變化出焉".

183) 唐容川, 血證論 · 卷一, "木主之疏泄 食氣入胃 全賴肝木之氣 以疏泄之 而水穀乃化".

184) 許浚, 東醫寶鑑, 서울, 남산당, 1980, p. 148, "肝之餘氣溢入於膽 膽汁化物".

부 기능을 脾胃에 포함시켜 비위가 소화기계통을 대표하는 것으로 표현하였다.

이와 같이 종합적으로 인식되는 脾는 자연계에서는 만물의 성장발육을 위해 풍요롭고 충실하게 환경을 조성하여 완전한 성숙을 위해 滋潤하는 특성을 갖고, 인체에서는 음식물을 소화흡수하고 그 精微物質을 각 부분에 공급함으로써 생명활동을 영위하게 한다. 따라서 비위를 生化의 源泉 혹은 後天의 根本이라고 한다.

비의 기능발현계를 개괄하면 비의 기능은 口味, 肉의 충실여부, 脣(입술)의 색택, 意의 활동과 思의 정서변화 및 涎의 상태로 유추할 수 있다. 따라서 비의 생리계통은 脾・胃・口・肉・脣・涎・意・思 등 일련의 계통으로 구성된다. 天人合一思想의 이론으로 脾에 관련된 체계를 보면, 인체에서는 그 臟은 脾이고, 그 腑는 胃이고, 그 體(合)는 肉(肌肉)이고, 그 竅는 口이고, 그 榮은 脣이고, 그 色은 黃이고, 그 音은 宮이고, 그 聲은 歌이고, 그 志(情)는 思(慮)이고, 그 藏은 意이고, 그 液은 涎이고, 그 變動은 噦이고, 그 味는 甘이고, 그 臭는 香이고, 그 脈은 緩이다. 또한 자연계에서는 天(六氣)에서는 濕이고, 地(五運)에서는 土이고, 그 方位는 中央이고, 그 季節은 四季長夏이고, 三陰三陽에서는 太陰이고, 그 畜은 牛이고, 그 穀은 稻(稷)이고, 그 果는 棗이고, 그 實은 肉이고, 그 菜는 葵이고, 그 蟲은 倮이고, 그 數는 五・十이고, 그 干은 戊己이고, 그 支는 辰戌丑未이고, 그 卦는 坤이고, 그 星은 鎭性이다.

아울러 그 性狀을 살펴보면 性은 順하고, 그 用은 高下이고, 그 化는 豊備하고, 그 氣는 平하고 充하고, 그 令은 濕하고, 그 政은 安靜하고, 그 候는 溽蒸하고, 그 變은 動注(動驟走)하고, 그 眚(災)은 淫潰이다.

2. 비 기능계의 생리적 특성

한의학에서의 脾는 단순히 해부학적인 臟器를 의미하는 것이 아니라 五運的 五臟으로서의 脾를 의미한다. 五運이란 자연계에서는 生・長・化・收・藏의 변화를 일으키는 다섯 가지 종류의 힘을 가리키고 인체에 있어서는 다섯 가지 종류의 기능으로 인식되는데 脾는 이 가운데 土의 특성과 연결되어 있는 장기이다. 土의 특성은 자연계에서는 化의 현상을 일으키는 統合力이며 인체에 있어서는 統合機能으로 인식될 수 있다.

土運이 자연계에서 일으키는 변화는 '化'로 특징지을 수 있다. 運氣論에서는 이러한 土運의 '化'하는 작용의 强弱을 平氣, 太過, 不及으로 나누어 설명하고 있는데 『黃帝內經・素門・五常正大論』에는 土運의 평기상태를 備化, 태과를 敦阜, 불급을 卑監으로 표현하고 있는데 이는 土運의 특성을 파악하는데 많은 도움을 준다.

1) 備化

備化의 化는 음양작용의 과불급을 조절하는 中和之氣(未土)를 말하나 備化는 化할 수 있는 土로 태과하거나 불급하지 않은 土이다.

脾는 오행의 土에 배속되므로 土氣를 품수한 것으로 土는 만물을 품고 길러주는 母의 역할을 하는 것이니 인신의 脾가 土의 역할을 行하는 바, 四時와 四方에 모두 土氣가 관계하여 木火金水가 제 역할을 수행하고 生·長·化·收·藏의 변화과정이 조화롭게 이루어지도록 보조한다. 또한 萬物이 성실하는 것은 모두 土의 德인 것이니 이때의 土는 과불급이 없는 備化의 특성을 갖춘 土이므로 脾가 行하는 모든 기능은 備化의 특성을 바탕으로 이루어지는 것이다.

2) 脾胃는 後天의 근본이며 氣血을 만들고 변화시키는 원천임[185)]

음식물이 胃로 들어오게 되면 소화시키고 흡수하는 과정을 거쳐야 한다. 이때 胃로 들어온 음식물을 腐熟하는 과정을 거쳐야 하고 이 과정을 거쳐 精微로운 물질을 추출해내어 몸 전체로 잘 퍼질 수 있는 상태로 만들어야 하는데 이를 脾의 運化機能이라고 한다. 이러한 脾의 운화기능을 바탕으로 肝의 疏泄기능이 수반되어 격막 위의 上焦에 위치하고 있는 心과 肺로 정미로운 물질을 분산 유통시키게 된다. 상초에서 心이 지니고 있는 君火의 기운으로 음식물의 정미로운 물질을 다시 한 번 쪄주게 되면 정미물질이 血로 화생되어 전신으로 퍼지게 된다. 이와 같이 脾와 胃는 음식물의 대사과정에 있어 受納과 運化, 升과 降, 燥과 濕의 세 방면으로 상호 협조하여 음식물을 소화흡수하고 기혈과 진액을 화생하고 공급함으로써 전신을 영양하여 생명활동을 영위하게끔 한다. 이러한 脾와 胃의 기능을 중시하여 비와 위는 氣血을 만들고 변화시키는 원천 또는 後天의 근본이라고 부른다.

음식물을 소화시키고 흡수하는 과정에 관여하는 胃의 受納·腐熟과 脾의 運化기능 곧 비위의 소화기능을 종합하여 胃氣라 부르는데, 인체에 있어서 胃氣를 매우 중요시하여 생명활동을 영위하기 위한 기본이 된다. 이것을 "사람은 胃氣를 근본으로 삼는다"[186)]고 하고 『黃帝內經·靈樞·五味篇』에서는 "水穀은 모두 胃로 들어가므로 五臟六腑는 胃에서 氣를 받는다"[187)]고 하였다. 즉 胃氣는 氣血을 만들고 변화시키는 근

185) 王琦 主編, 中醫藏象學, 北京, 人民衛生出版社, 1997, p. 334, "脾胃者 後天之本 氣血生化之源".

186) 李東垣, 東垣十種醫書·脾胃論·飮食勞倦所傷始爲熱中論, 서울, 一中社, 1993, p. 86, "人以胃氣爲本".

187) 洪元植 校合編纂, 精校, 黃帝內經·靈樞·五味篇 第六十三, 1985, p. 312, "水穀皆入于胃 五藏六府皆稟氣于胃".

원으로 胃氣의 强弱 여부는 장부의 기능 활동에 직접 영향을 미치므로 『類經』에서는 "胃氣가 강하면 오장의 기능이 왕성하고 胃氣가 약하면 오장의 기능이 쇠퇴하게 된다"[188]하였다. 또 胃氣는 질병에 대한 저항력이 있어 위기가 약하면 元氣를 충족시키지 못하여 이로 말미암아 질병이 발생하게 된다. 또한 질병의 진단에 있어 胃氣의 유무가 예후판단의 근거가 됨을 『醫宗必讀』에서는 "胃氣가 있으면 살고 胃氣가 없으면 죽는다"[189] 하였다.

胃氣에는 좁은 의미와 넓은 의미의 胃氣가 있다. 좁은 의미의 胃氣란 단순히 胃의 기능만을 의미한다. 胃의 기능은 胃氣의 작용에 달려 있으므로 胃氣는 곧 胃陽을 가리킨다. 胃陽은 수곡을 腐熟시켜서 小腸으로 내려 보내며 음식물의 受納과 消化를 촉진시키는 작용을 한다. 넓은 의미의 胃氣란 脾胃의 소화 기능 전체를 의미한다. 음식물의 소화과정은 脾氣와 胃氣의 배합에 의하여 완성된다. 즉 胃는 脾를 위하여 일차적으로 소화작용을 진행하며, 脾는 胃를 위하여 津液을 운행시키고 수곡의 정기를 肺로 보내어 肺의 散布기능에 의하여 오장육부를 영양함으로써 생명활동을 보존한다. 이러한 胃氣의 기능은 食慾·舌苔·脈象·面色에 의하여 외부로 표현된다.

한편 『脾胃論』에 의하면 "元氣의 충족은 모두 脾胃의 氣가 손상된 바가 없어야 元氣를 자양할 수 있다. 만약 胃氣가 본래 약한데 음식이 過하게 되면 비위의 기가 이미 손상된 상태에 원기 또한 능히 충족될 수 없게 된다. 이것이 모든 병이 발생하는 원인이 된다"[190] 하여 질병의 예방과 양생에 있어서 脾胃의 중요성을 강조하였다.

3) 비는 습을 주관하며 습을 싫어함[191]

藏象에서 脾는 土를 형상하고 土는 濕과 상응하니 脾를 '濕土의 臟'이라 하고, 그 기운은 長夏의 化氣에 상응한다. 그러므로 濕土의 속성은 脾의 생리와 상관성이 있으며 土氣가 적당한 水濕의 滋潤을 얻어 만물을 생하는 土의 생리를 취상한 것이다. 脾는 太陰濕土로 體는 陰이지만 用은 陽으로 燥를 좋아하고 濕을 싫어하는 특징을 지닌다. 脾의 燥를 좋아하고 濕을 싫어하는 생리특징은 濕邪가 쉽게 脾陽을 손상하여 비의 생리활동에 영향을 미침을 말한 것이다.

脾는 陰土로서 太陰濕土의 象을 취하여 생리적으로 濕과 친화성이 있기 때문에 병

---

188) 『類經』, "胃氣强則五臟俱盛, 胃氣弱則五臟俱衰".
189) 『醫宗必讀』, "有胃氣則生, 無胃氣則死".
190) 李東垣, 脾胃論·脾胃虛實傳變論, 앞의 책, 1993, p. 67. "元氣之充足 皆由脾胃之氣無所傷 而後能滋養元氣 若胃氣之本弱 或飮食自倍 則脾胃之氣旣傷 而元氣亦不能充 此諸病之所由生也".
191) 洪元植 校合編纂, 素問·宣明五氣篇 第二十三, 앞의 책, 1985, p. 51. "脾主濕 脾惡濕".

태 생리적으로 過濕해지기 쉬운 속성이 있다. 따라서 脾虛하면 쉽게 濕을 생하고 外感濕邪 또한 쉽게 脾陽을 손상하게 되므로 脾는 濕을 싫어하고 燥性을 취하여 생리적으로 燥濕의 평형을 유지하여 過濕의 예방에 힘써야 하니 '燥를 좋아하고 濕을 싫어하는(喜燥惡濕) 것'을 주요 생리특성으로 한다.

濕邪가 脾陽을 손상하면 음식물의 腐熟과 消化에 필요한 陽氣를 충분히 공급받지 못하기 때문에 체내 소화와 수액대사에 영향을 미치고, 脾陽의 부족으로 濕邪가 안에서 생기게 되면 음식물의 腐熟과 소화기능이 떨어지게 되어 便溏, 腹脹, 食小, 頭身重, 痰飮, 浮腫, 泄瀉 등의 증상이 나타나게 되기 때문에 비의 속성을 '脾는 濕함을 싫어한다(脾惡濕)'라고 한다.

3. 비 기능계 소속 장기와 생리기능

1) 脾

(1) 脾의 위치 및 형태

脾는 中焦에 위치하고 胃와 膜으로 서로 이어져 있다. 脾의 形態는 말발굽 또는 낫과 같으며,[192] 重量은 二斤三兩으로 평평하고 폭이 三寸 길이가 五寸이며 半斤에[193] 해당하는 散膏[194]를 소유하고 있다.

脾의 外候로서는 鼻柱를 관찰하는데, 鼻尖에 黃色을 띠고 腠理가 小理한 者는 脾가 小하고, 粗理한 者는 脾가 大하다. 脣이 上揭된 者는 脾가 高하고 脣이 下垂한 者는 脾가 低하며, 脣이 堅實한 者는 脾가 堅實하고, 脣이 大하고 弛緩된 者는 脾가 脆弱하고, 脣의 上下가 均整한 者는 脾가 端正하며, 脣이 偏擧된 者는 脾가 偏傾하다.

(2) 脾의 기능

비의 주요 생리기능은 運化作用과 升清作用으로 이 두 가지 기능의 상호 협조를 통하여 음식물의 소화와 水穀精微의 흡수, 산포 및 수액의 운행대사를 관장하고 또한 음식물로부터 혈액을 만들어내고 혈액을 경맥 안으로 유행하게 하고 맥 밖으로 넘쳐흐르지 못하게 하는 生血·統血기능을 가능하게끔 한다.

---

192) 李梴, 醫學入門, 台北, 臺聯國風出版社, p. 111, "扁似馬蹄又如刀鐮".

193) 李梴, 醫學入門, 위의 책, "二斤三兩 扁廣三寸 長五寸 有散膏半斤".

194) 散膏는 곧 췌장으로서 형은 膏와 같고 때때로 그 膏의 액체를 십이지장으로 분비하여 소화에 관여하므로 散膏라 한다. 그러므로 역대 의가들의 설명에 근거하면 한의학에서 脾는 그 기능면에서 비장과 췌장의 기능을 포함한다.

① 脾는 運化를 주관함[195]

運은 運輸, 散布, 轉輸의 뜻이며 化는 變化, 消化, 吸收의 뜻으로 비가 운화기능을 주관한다는 것은 비가 水穀의 정미를 운화하여 전신을 영양하고 아울러 水濕을 운화하여 수액대사에 관여하는 작용으로 土의 성질이 敦厚하여 만물을 화육하고 濕의 성질이 濡潤하는 특성과 상통하는 기능으로 인식된다. 따라서 '비는 운화를 주관한다'란 첫째 음식물의 소화흡수와 흡수된 수곡의 精微를 전신으로 散布하고 또 수곡의 정미로부터 기혈을 化生하는 脾의 작용을 말하며, 둘째 胃에 들어온 수분의 轉輸, 散布와 排泄에 대한 조절작용을 말한다.

脾의 運化作用은 脾陽과 脾陰의 협조와 공동작용의 결과로 『血證論』에서는 "脾胃를 고르게 치료하기 위해서는 음양을 구분해야 하니…… 脾陽이 부족하면 수곡이 확실히 不化하게 되고 脾陰이 부족해도 수곡이 不化하게 된다. 脾의 역할은 솥 안에서 음식을 익히는 것과 같아서 솥 밑에 화력이 없으면 확실히 익지 않지만 솥 안에 물이 없어도 또한 익지 않게 된다"[196]라고 설명하였다.

비는 運化를 주관하므로써 "肌肉을 주관하고", "四肢를 충실하게 하고", "胃를 위하여 진액을 운행하게 하고", "영화로움을 순과 사백에 있게 하는"[197] 등의 생리기능을 실현하는데, 그 사이에 淸陽을 上升시키는 기능을 가장 기본적인 활동형식으로 삼는다. 따라서 脾의 생리기능은 운화기능과 아울러 반드시 '脾升'의 역량에 의존하여서 완성된다. 運化機能에는 水穀을 運化시키는 경우와 水濕을 運化시키는 경우의 두 가지가 포함된다.

가. 水穀의 運化

소화 흡수된 음식물 즉 수곡정미를 전신으로 산포하고 또 수곡정미로부터는 기혈을 화생하는 脾의 작용을 말한다. 그러므로 『黃帝內經·素問·厥論』에 "脾는 胃를 위해서 진액을 운행하게 하는 것을 주관한다"[198]라고 하였다.

음식물은 胃로 진입한 후 胃의 腐熟과 小腸의 淸濁을 구분하여 분별하는(泌別)하는 작용을 거쳐 그 가운데의 수곡정미는 흡수되어 脾의 運化作用을 통하여 肺로 전수되

---

195) 楊扶國·齊南 主編, 中醫藏象與臨床, 北京, 中醫古籍出版社, 2001, p. 256. "脾主運化".

196) 唐容川, 血證論, "調治脾胃, 須分陰陽...脾陽不足, 水穀固不化, 脾陰不足, 水穀乃不化也. 脾如釜中煮飯, 釜底無火固不熟, 釜中無水亦不熟也".

197) 洪元植 校合編纂, 素問·六節藏象論 第九, 앞의 책, 1985, p. 27, "主肌肉", "實四肢", "爲胃行津液", "其華在脣四白".

198) 洪元植 校合編纂, 素問·厥論 第四十五, 앞의 책, 1985, p. 90, "脾主爲胃行其津液者也".

고 肺氣의 宣發·肅降作用에 의하여 전신으로 산포되어 오장육부와 四肢百骸 및 皮毛, 筋肉 등을 영양한다.

이러한 수곡정미의 정상적인 대사과정을 『黃帝內經·素問·經脈別論』에서 "곡식의 기운이 胃에 들어가면 精微로운 것은 간으로 산포하여 精微로운 기운을 筋으로 보내고, 곡식의 기운이 胃에 들어가면 탁한 기운은 心에 집결했다가 精微로운 기운을 血脈으로 보내니, 血脈으로 보내진 氣는 經脈을 따라 흐르고 經脈을 따라 흐르던 氣는 肺에 집결하는데, 肺에서 모든 經脈이 모였다가 精微로운 기운이 皮毛로 수송되면 孫絡(毛脈)에 있던 精微로운 기운과 결합하여 氣를 六腑로 운행하게 하니, 六腑를 운행하던 精氣는 神明과 함께 四臟에 머물러 五臟 전체의 氣가 균형을 이루게 한다"[199]라고 하였고 張志聰은 "비는 수곡의 精을 운화하여 肌肉을 기른다"[200]고 하였으며 李東垣은 "脾는 胃에서 수곡의 정기를 품수하여 사방을 灌漑하고 기혈을 영양하는 것이다"[201]고 하였다.

한편 비는 수곡의 정미를 변화시켜 氣·血의 化生에 중요한 역할을 한다. 즉 元氣는 先天에서 유래하나 後天 水穀精氣의 자양을 받아야 하고, 宗氣는 肺가 흡입한 淸氣와 水穀精氣와 서로 합하여 형성되며, "營氣는 수곡의 淸氣가 화생한 것"[202]이고 "衛氣는 수곡의 悍氣가 화생한 것"[203]이다. 또 血은 "中焦가 기를 받고 정미를 취하여 적색으로 변화시킨 것"[204]으로 운화기능의 정상여부는 기혈의 盛衰에 직접 영향을 미친다. 그러므로 脾는 '氣血 生化의 源泉'이라 하며 의가들은 수곡정미에 대한 비의 운화기능을 중요시하여 비를 '後天의 根本'이라고 하였다.

임상적으로 脾虛하여 수곡정미의 운화가 고르지 못하면 소화흡수와 전신에 대한 영양작용이 감퇴하여 食慾不振, 腹脹, 便溏, 倦怠, 四肢無力 등의 증상이 나타나는데 健脾補氣의 치법을 설정한다. 脾虛로 血을 화생하지 못하여 心悸, 健忘, 頭暈, 舌淡, 脈弱 등의 心脾血虛證이 나타날 때는 補脾養心의 치법을 설정한다.

이상과 같이 脾는 氣血 生化의 원천이 되므로 임상에서 補脾法은 脾胃虛弱의 병증

---

199) 洪元植 校合編纂, 素問·經脈別論篇 第二十一, 앞의 책, 1985, p. 48, "食氣入胃 散精於肝 淫氣於筋 食氣入胃 濁氣歸心 淫精於脈 脈氣流經 經氣 歸於肺 肺朝百脈 輸精於皮毛 毛脈合精 行氣於府 府精神明 留於四藏, 氣歸於權衡".

200) 馬元臺·張隱庵 合註, 黃帝內經素問靈樞合編, 台北. 臺聯國風出版社, 1974, p. 87, "脾主運化水穀之精 以生養肌肉 故合肉".

201) 李東垣, 脾胃論·脾胃勝衰論, 앞의 책, 1993, p. 75 "脾稟氣于脾 而澆灌四方 榮養氣血者也".

202) 洪元植 校合編纂, 素問·痺論篇 第四十三, 앞의 책, 1985, p. 87, "營氣者 水穀之淸氣也".

203) 洪元植 校合編纂, 素問·痺論篇 第四十三, 앞의 책, 1985, p. 87, "衛氣者 水穀之悍氣也".

204) 洪元植 校合編纂, 靈樞·決氣篇 第三十, 앞의 책, 1985, p. 266, "中焦受氣取汁 變化而赤 是爲血".

에 사용할 뿐만 아니라 기타 허증에 속하는 기타 장부의 만성병변에 광범위하게 응용할 수 있다.

나. 水液의 運化

체내 수액의 轉輸, 散布와 排泄에 대한 조절작용을 말한다. 인체의 수액대사는 주로 脾, 肺, 腎과 三焦의 작용에 의하는 데, 胃에 들어온 수분은 脾의 運輸作用과 肺의 宣發・肅降作用에 의하여 전신으로 운송되어 각 조직을 滋潤하고 대사 후의 수액은 膀胱으로 전수되어 腎과 三焦의 氣化作用을 통하여 땀이나 소변의 형태로 배설된다. 즉 비는 수액의 운화에 관여하여 체내 수액대사의 평형을 유지시켜주며 水濕의 過多나 沮留를 방지한다.

이를 『黃帝內經・素問・經脈別論』에서는 "水飮이 胃로 들어가면 精微로운 기운이 넘쳐 흐르게 하여 위로 脾에 수송하고, 脾氣가 精微로운 기운을 散布하게 하면 위로 올라가 肺에 집결했다가 물길을 조절하면서 통하게 하여 아래로 방광에 수송하니, 水穀의 精微로운 기운이 사방으로 퍼져 五臟 經脈의 기운과 함께 순행하되, 사계절과 五臟의 기운 변화, 음양의 변화와 병을 진단하는 것 등과 합치하는데, 이것을 일반적인 규율로 삼는다"[205]라 하였다.

만약 脾氣가 虛하여 수액의 운화가 고르지 못하게 되면 수액이 정체하여 痰飮, 浮腫, 泄瀉 등 수액대사의 장애로 인한 병변이 발생하고, 부녀에 있어서는 濕濁이 下注하여 白帶下가 그치지 않는 증상이 나타나기도 한다. 이른바 "모든 濕으로 인한 腫滿은 모두 脾에 속한다"[206]와 '脾는 痰을 만드는 원천이 된다' 등은 수액대사에 대한 脾의 병태생리를 표현한 것이다. 또 濕氣가 熱을 끼면 濕熱로 黃疸, 痢疾, 腹痛이 발생한다.

수액대사에 중요하게 영향을 미치는 脾와 腎 가운데 脾陽과 腎陽의 관계를 보면 腎水를 心으로 끌어올리는 작용을 하는 것은 腎 자체의 힘이 아니라 바로 脾陽이라고 할 수 있다. 脾가 腎에 작용할 때만이 腎陽에 의하여 腎水는 氣化되어 올라가는 힘이 생기게 된다. 膀胱은 반드시 三焦의 氣化에 의지하여야 움직임이 있게 되어 곧 바로 나오게 되므로 "氣化가 되어야 능히 소변이 나올 수 있다"[207]라고 말한다. 腎陽은 陰에

---

205) 洪元植 校合編纂, 素問・經脈別論篇 第二十一, 앞의 책, 1985, p. 48, "飮入于胃 游溢精氣 上輸于脾 脾氣散精 上歸于肺 通調水道 下輸膀胱 水精四布 五經幷行".

206) 洪元植 校合編纂, 素問・至眞要大論 第七十四, 앞의 책, 1985, p. 188, "諸濕腫滿 皆屬於脾".

207) 洪元植 校合編纂, 素問・靈蘭秘典論 第八, 앞의 책, 1985, p. 24, "氣化則能出".

갇혀 있기 때문에 이 자체로는 작동이 안 되기 때문에 반드시 脾陽이 내려와서 腎陽의 기능을 활성화시킬 수 있도록 시동을 걸어주어 腎陽의 기능이 활성화되어야만 腎水의 氣化가 시작된다. 만약 脾陽이 부족하여 濕이 脾胃에 정체되면 될수록 濕은 아래로 腎으로 내려가 腎의 陽을 약하게 만들어 氣化가 잘 일어나지 못하게 되어 水濕이 쌓이게 되고 水濕이 정체되면 될수록 腎의 陽虛를 초래하여 浮腫 등의 증상을 일으킨다. 따라서 水腫의 치료약에 비습을 제거하여 비양을 회복하게 해주는 白朮, 白茯苓, 猪苓, 澤瀉 등의 약물이 들어가게 된다. 임상에서 脾虛濕勝으로 인한 설사에 健脾去濕하고, 脾虛로 水濕이 피부에 정체하여 형성된 浮腫에 健脾行水하며 脾虛生痰으로 인한 해수에 健脾化痰의 치법을 설정하는 것은 脾의 水液 運化機能을 임상에 운용한 사례이다.

② 脾는 음식물의 정미물질을 上升 輸布시킴[208]

升은 上升과 輸布를 뜻하고 淸은 정미물질을 뜻한다. 비는 수곡의 정미를 흡수하여 상부에 있는 폐로 운반하고, 심폐의 작용으로 생성된 기혈로 전신을 영양한다. 이러한 종류의 운화기능은 상승하는 것이 위주가 되기 때문에 '脾氣는 上升을 주관한다'라고 하고, 또한 상승하는 것이 수곡의 정미로운 물질이므로 '脾는 음식물의 정미물질을 上升 輸布시킨다'라고 한다. 이것은 "脾氣는 上升을 주관한다"[209]고 표현하기도 한다.

脾氣가 上升을 주관함은 비기가 상부를 향하여 상승하는 생리특징을 말한다. 즉 비가 음식물의 精微를 轉化하고 운송하여 肌肉과 四肢를 충실하게 하는 것은 모두 '脾氣가 上升을 주관한다'는 특성이 기초가 된다. 또 비기가 상승을 주관하는 것은 각 장부로 하여금 정상위치를 유지하게 한다. 따라서 비의 일체 생리기능은 비기가 상승을 주관해야 활동이 순조롭게 되는데, 이를 '비가 마땅히 상승하면 건강하다'[210]라고 한다.

'비는 음식물의 정미물질을 上升 輸布시킨다'는 것은 胃의 下降機能과 상호협조하여 음식물의 소화 흡수과정을 완성하게 되는 것으로 脾의 運化機能보다 진일보한 설명이다. 만약 비기가 상승하지 못하면 胃의 受納과 腐熟 및 降濁작용에 영향을 미쳐 腹脹, 食少, 惡心, 嘔吐, 泄瀉 등의 증상이 나타나고, 또 음식물의 정미를 흡수하고 산포하는 기능에 영향을 미치면 神疲乏力, 頭暈, 目眩, 肌肉消瘦, 手足軟弱의 증상이 나타난다.

'脾氣는 상승을 주관한다'는 "水穀의 精을 上升시킨다"[211], "水中의 淸을 上升시킨

208) 黃元御, 黃元御醫書十一種(下), 북경, 인민위생출판사, 1990, p. 62, "脾主升淸".
209) 黃元御, 黃元御醫書十一種(下), 위의 책, 1990, p. 61, "脾氣主升".
210) 黃英志 主編, 葉天士醫學全書・臨證指南醫案, 北京, 中國醫藥出版社, 1999, p. 87, "脾宜升則健".

다"[212], "장부의 위치를 유지시킨다"[213], "체내의 혈액을 統攝하고 約束한다"[214] 등의 네 가지 방면을 포괄하고 있다.

가. 水穀의 精을 상승시킴

비는 수곡의 정미를 흡수·수포하여 온몸을 영양한다. 음식물은 위로 들어간 후에 胃의 '腐熟'과 小腸의 '淸濁'을 구분하여 분별하는 과정을 경유하는데 그 중의 수곡정미는 비의 운화를 통해서 상부로 心·肺·頭目으로 수포되고 심·폐의 작용에 의해서 기혈을 화생하여 전신을 영양한다. 그러므로 '脾는 마땅히 상승하여야 튼튼하며', 비기의 불상승은 직접적으로 음식물의 흡수에 영향을 미친다.

만약 비기가 상승하지 못하면 胃의 受納과 腐熟 및 降濁작용에 영향을 미쳐 腹脹, 食少, 惡心, 嘔吐, 泄瀉 등의 증상이 나타나고, 또 음식물의 정미를 흡수하고 산포하는 기능에 영향을 미치면 神疲乏力, 頭暈, 目眩, 肌肉消瘦, 手足軟弱의 증상이 나타난다.

나. 水中의 淸을 상승시킴

脾는 수액을 흡수·수포하고 수액의 체내 정체를 방지하는 작용을 한다. 수액이 전신으로 수포되어 영양작용을 발휘하는 까닭은 脾의 運化機能에 의지하기 때문이나. 바꿔 말하면 脾의 '升淸', 즉 "비기가 상승을 주관하는 작용"[215] 때문이다. 만약 脾氣의 升散이 고르지 못하게 되면 肺의 宣發·肅降작용에 영향을 줄 뿐만 아니라 腎의 升淸降濁도 파괴하여 水濕의 체내 停滯를 초래하여 濕· 痰·飮 등 병리산물을 생성하고 혹은 浮腫, 帶下 등의 증상을 발생시킨다.

"모든 濕으로 인한 부종과 창만은 모두 脾에 속한다"[216]란 내용은 脾가 水 가운데의 淸을 상승시키지 못해서 나타나는 병리기전을 말한다.

다. 장부의 위치를 유지시킴

장부간의 승강이 서로 의지하며 평형을 이루는 것은 인체의 내장이 항상 상대적으로 일정한 위치를 유지하게끔 하는 중요한 요소이다. 脾의 升淸은 內臟을 升托하여

211) 蔻華勝, 中醫升降學, 江西, 江西科學技術出版社, 1992, "升水穀之精".
212) 蔻華勝, 中醫升降學, 위의 책, 1992. "升水中之淸".
213) 蔻華勝, 中醫升降學, 앞의 책, 1992. "繫臟腑之位".
214) 蔻華勝, 中醫升降學, 앞의 책, 1992. "統體內之血".
215) 黃元御, 黃元御醫書十一種(下), 앞의 책, 1990, p. 61, "脾氣主升".
216) 洪元植 校合編纂, 素問·至眞要大論 第七十四, 앞의 책, 1985, p. 188, "諸濕脹滿 皆屬於脾".

장부의 정상위치를 유지하게끔 하는 작용을 함께 지니고 있다. 만약 脾氣가 상승하지 못하고 下陷하면 胃下垂, 腎下垂, 子宮下垂나 脫肛, 子宮脫出 등의 臟器下垂가 나타나기도 한다.

『黃帝內經 · 靈樞 · 口問』에서 "胃가 부실하면 諸脈이 허하고 제맥이 허하면 근맥이 解惰하며……"[217]라고 한 것은 脾氣의 상승이 장부조직에 대하여 升托작용이 있음을 반증한다.

라. 체내의 혈액을 생성하고 統攝하고 約束함[218]

비의 승청은 혈액을 통섭하고 約束하는 작용을 함께 지니고 있다. 『難經 · 四十二難』에 "비는 裹血을 주관한다"[219]라고 한 것은 비가 혈액을 包裹하여 脈 중으로 순환운행하며 脈 외로 溢出되지 않도록 한다는 의미이다. 이는 脾와 血의 관계를 설명한 것으로 血은 음식물에서 유래하는데 脾와 胃는 혈을 만들어내는 원천이라 불린다. 血은 脾胃로 들어온 음식물이 脾의 運化機能에 의해 소화 흡수된 정미로운 물질에서 화생된다. 脾의 淸氣를 上升시키는 기능에는 혈을 만들어낼 뿐만 아니라 또한 혈을 統攝하고 約束하는 작용을 함께 지니고 있다. 統은 統攝과 制御의 뜻으로, 統血이란 혈액을 통섭하고 제어하여 혈로 하여금 혈관 내를 흐르게 하면서 혈관 밖으로 빠져나가지 못하도록 하는 것을 말한다.

脾統血의 기능은 脾氣의 血液에 대한 統攝과 約束작용을 말하는 것이므로 비기가 왕성하면 능히 혈을 통섭하고 약속할 수 있고, 비기가 허약하면 혈의 통섭과 약속작용이 부족하여 혈이 경맥을 이탈하게 된다. 그러므로 『難經 · 四十二難』에서 "비는 裹血을 주관하고 오장을 따뜻하게 한다"[220]라고 하였는데, 裹血은 혈액을 싸서 혈관 내를 흐르게 하면서 혈관 밖으로 빠져나가지 못하도록 하는 것을 말한다. 이를 더 구체적으로 『血證論 · 臟腑病機論』에서는 "비가 혈을 통섭하고 약속하게 되면 혈이 경을 따라 운행하여 망동하지 않는다"[221]고 하여 혈액을 맥 가운데로 운행하도록 역할을 하는 脾氣의 統攝 · 約束작용을 설명하였다.

脾統血의 기전은 '氣能攝血'과 같기 때문에 '脾不統血'과 '氣不攝血'의 기전은 서로 같다. 다만 脾는 肌肉을 주관하고 脾氣는 上升을 주관하므로 습관상 "기가 허약

---

217) 洪元植 校合編纂, 靈樞 · 口問篇 第二十八, 앞의 책, 1985, p. 263, "胃不實則諸脈虛諸脈虛則筋脈解惰".
218) 蔑華勝, 中醫升降學, 앞의 책, 1992. "統體內之血".
219) 滑壽 著, 金恭彬 編譯, 難經本義 · 第四十二難, 서울, 玄同學堂出版局, 2005, p. 270, "主裹血".
220) 滑壽 著, 金恭彬 編譯, 難經本義 · 第四十二難, 위의 책, 2005, p. 270, "主裹血 溫五臟".
221) 唐容川, 血證論 · 臟腑病機論, "脾統血 血之運行上下 全賴乎脾".

임 상 실 례[222)]

만성자궁출혈증상이 있는 여자 환자가 서양의사를 찾아갔다.
의사는 호르몬 치료를 하려고 했지만 심한 부작용 때문에 계속할 수 없었다.
환자는 후에 동양의사를 찾아가서 비기가 허하다는 진단을 받았다.
의사는 백출과 같은 약을 처방하거나 은백혈 등에 침을 놓을 것이다.
이런 치료를 서양의학은 생식 호르몬에 영향을 주는 것이라고 할 것이다.
그러나 동양의학의 이론적 틀을 통해 보면 비의 혈에 대한 통솔기능을 항진시키는 효과를 나타낸다고 이해된다.

하여 능히 혈을 통섭하고 약속할 수 없게 되어"[223)] 출현하는 肌衄(發斑) 및 尿血・便血・崩漏 등의 下部出血을 "脾가 血을 統攝하고 約束하지 못한 것"[224)]이라고 부른다.

③ 脾는 意를 간직하며 脾는 思를 주관함[225)]

五神은 사람의 정신활동을 魂, 神, 意, 魄, 志의 5개 방면으로 분류한 것이다. 이는 정신활동영역인 魂・神・意・魄・志를 五臟에 배속시켜 놓은 것이다. 즉 五臟도 木火土金水 五行의 屬性에 따라 배속하여 놓은 것처럼 精神活動도 五行의 속성에 따라 魂・神・意・魄・志로 나누고 五臟에 貯藏되어 있다고 표현하고 五神의 정신활동을 오장의 생리활동의 일부분으로 인식한다. 그러므로 오신의 생리변화는 정신기능에 영향을 미치고, 또한 정신작용의 이상은 오장에 반영된다. 意는 記憶과 생가이란 뜻이며 脾는 사물에 대한 기억작용에 영향을 미침을 말한다.

『黃帝內經・靈樞・本神篇』에서는 이를 "마음에 기억한 바가 있음을 意라 한다"[226)]고 하였다.

脾는 意와 志를 갈무리하고 있다. 意는 인체 정신활동 중의 하나로 사유 활동의 표현형식이니 비의 생리기능에 의해 표출되는 정신활동이다. 意는 사물과 현상에 대한 기억, 의사를 포함하는 의미이고, 비는 諫議의 官職이라 하여 의사를 결정하는데 과오가 없도록 하는 역할을 담당하고 있으며, 또한 土의 德이 만물을 품어 변화를 창출하는 데 있으므로 意는 과거의 정보를 기억(회상)하고 또한 새로운 상황에 대하여 비교 분석함

---

222) Ted J. Kaptchuk 저, 김영훈 옮김. 벽안의 의사가 본 동양의학, 서울, 가서원. 1992, p. 80.
223) 張介賓, 景岳全書(Ⅱ), 서울, 麗江出版社, 1987, p. 444, "氣虛不能攝血".
224) 楊扶國・齊南 主編, 中醫藏象與臨床, 앞의 책, 2001, p. 353, "脾不統血".
225) 洪元植 校合編纂, 素問・宣明五氣篇 第二十三, 앞의 책, 1985, p. 224, "脾藏意 脾主思".
226) 洪元植 校合編纂, 靈樞・本神篇 第八, 앞의 책, 1985, p. 224, "心有所憶 謂之意".

으로써 판단의 기준을 마련하는 정신활동으로 볼 수 있다. 脾가 기혈을 변화시켜 만들어내는 원천이므로 비의 정신활동인 意도 기혈의 충족을 바탕으로 이루어지는 것이니 비가 손상을 받으면 意도 손상을 받는 것이고, 정신활동이 과도하면 역시 본래 소속된 臟을 손상시키게 된다.

思는 칠정 가운데 하나로 思考, 思慮라는 뜻이며 脾는 인식한 어떤 문제에 반복해서 사고하고 비교・분석하는 과정에 관여한다. 『黃帝內經・靈樞・本神篇』에서는 이를 "志로 인하여 변화가 있음을 思라 한다"[227]고 하였다.

五志는 사람의 정서변화를 怒. 喜, 思, 憂, 恐의 다섯 가지로 개괄한 것이다. 이러한 정서변화 역시 오장의 기능 활동에 의하여 발생한다. 그러므로 五志는 오장의 생리 상태를 반영하고 또 지나친 정서변화는 오장에 영향을 미치게 되므로 "지나친 생각은 脾를 손상하게 한다"[228]고 했고 기운의 흐름에 있어서는 "기를 맺히게 한다"[229]라고 했다.

『黃帝內經・素問・刺法論』에 "비는 諫議의 관직으로 知周가 出한다"[230]이라 하였는데 諫議의 관직은 脾가 사려를 주관하는 것을 말하는 것이며 심신이 사물을 잘 처리하도록 돕고 참여한다. 이러한 諫議와 思를 주관하는 기능은 수곡정미의 영양에 의하므로 『黃帝內經・靈樞・本神篇』에 "脾는 營을 간직하고 營은 意를 간직한다"[231]라 표시하였다. 만약 사려가 지나치면 비를 손상시켜 비기가 결체하는데 脾氣가 結滯하면 不思飮食, 脘腹脹悶하게 되고 정미의 운화와 기혈의 화생에 영향을 미쳐 頭暈, 目眩, 健忘, 手足無力, 便溏 등의 증상이 나타난다.

'脾藏意'와 '腎藏志'에 대하여 『五行大義』에 '意'가 '志'로, '志'가 '精'으로 되어 있고, 『難經・三十四難』에도 "脾가 意와 志를 藏하고 腎이 志와 精을 藏한다"[232]고 하였다. 그러나 『黃帝內經・靈樞・本神』에는 "肝은 血을 藏하고 血에 魂이 살며, …… 脾는 營을 藏하고 營에 意가 살며, …… 心은 脈을 藏하고 脈에 神이 살며, …… 肺는 氣를 藏하고 氣에 魄이 살며, …… 腎은 精을 藏하고 精에 志가 산다"[233]라고 되어 있다. 『黃帝內經・靈樞・本神』을 참고하면 이것은 모두 精神活動의 측면을 말하므로 '腎藏精'은 타당하지 못하고 '腎藏志'가 되어야 하며 당연히 '脾藏意'가 되어야 한다.

227) 洪元植 校合編纂, 靈樞・本神篇 第八, 앞의 책, 1985, p. 224, "因志而存變者".
228) 洪元植 校合編纂, 素問・陰陽應象大論 第五, 앞의 책, 1985, p. 19, "思傷脾".
229) 洪元植 校合編纂, 素問・擧痛論 第三十九, 앞의 책, 1985, p. 79, "思則氣結".
230) 洪元植 校合編纂, 素問・刺法論 第七十二, 앞의 책, 1985, p. 170, "脾爲 諫議之官 知周出焉".
231) 洪元植 校合編纂, 靈樞・本神篇 第八, 앞의 책, 1985, p. 224, "脾藏營 營舍意".
232) 滑壽 著, 金恭彬 編譯, 難經本義・第四十二難, 앞의 책, 2005, p. 233, "脾藏意與智 腎藏精與之也".
233) 洪元植 校合編纂, 靈樞・本神篇 第八, 앞의 책, 1985, p. 224, "肝藏血 血舍魂…… 脾藏營 營舍意…… 心藏脈 脈舍神…… 肺藏氣 氣舍魄…… 腎藏精 精舍志".

④ 肌肉을 주관함

五體는 筋·脈·肉·皮·骨의 조직과 기관을 말하며 역시 오장과 밀접한 관계가 있다. 따라서 오장의 충실은 각각 근·맥·육·피·골로 나타난다고 한다. 五體의 肉은 骨을 싸고 정기가 통하게 하는 작용이 있다.

비의 생리기능이 肌肉에 발현되는 것을 『黃帝內經·素門·委論』에 "脾는 몸의 肌肉을 주관한다"[234] 또는 "脾는 肉에 合한다, 脾는 肉을 간직 저장하고 있다, 脾는 肉을 낳는다, 脾는 肉에 應한다, 脾氣의 충실함은 肌에 나타난다"[235] 등으로 표현하였는데, 이는 비가 수곡정미를 운화하여 전신의 기육을 영양하는 작용을 말한 것으로 張志聰은 "비는 운화를 주하여 수곡의 정미로서 기육을 생하고 기르니 肉에 合한다고 한다"[236]고 하였다. 곧 肌肉은 脾가 주관하여 비의 기능 활동을 외부로 표현하는 한 부분으로 기혈의 공급이 충족하여야 肌肉이 풍만하고 윤택하게 되는 것이니, 脾는 기혈을 화생시키는 원천으로 비가 健壯하면 밥맛이 왕성하여 수곡의 섭취가 정상적으로 이루어지고 운화기능을 통하여 기혈의 화생이 활발하여 기육을 제대로 영양할 수 있는 것이다. 비의 운화기능이 정상이면 기혈이 왕성하여 기육이 발달 풍만하고 비위가 허약하면 수곡정미의 운화기능이 감퇴하여 肌肉이 消瘦하고 軟弱無力하며 심하면 위축되어 기능을 상실하게 된다. 그러므로 李東垣은 "비위가 모두 왕성하면 잘 먹게 되어 살이 찌고 비위가 모두 허하게 되면 잘 먹지 못하여 마르게 된다"[237]고 설명하였다. 또 肌肉의 腠理사이에 濕이 있으면 肌肉不仁의 증상이 나타난다.

⑤ 비의 기운은 입에 발현됨[238]

官竅는 인체와 외계를 연결하는 중요한 기관으로 자연현상과 내장이 서로 감응하는 문호로서의 역할을 하며 '五官', '七竅', '九竅'가 있다. 이들은 오장을 중심으로 하는 기능체계와 밀접한 관계가 있어 오장의 정기가 오관으로 통하고 또 오관은 오장의 정기 상태를 반영한다. 곧 『黃帝內經·靈樞·五閱五使篇』에서 "오관은 오장의 外候가 되니 오장의 상태를 살필 수 있다"[239]라고 한 것이다.

---

234) 洪元植 校合編纂, 素問·痿論 第四十四, 앞의 책, 1985, p. 88, "脾主身之肌肉".

235) 洪元植 校合編纂, 素問·陰陽應象大論 第五, 앞의 책, 1985, p. 19, "脾之合肉", "脾藏肉", "脾生肉", "脾應肉", "其充在肌".

236) 馬元臺·張隱庵 合註, 黃帝內經素問靈樞合編·五藏生成編 第十, 臺聯, 國風出版社, 1974, p. 87, "脾主運化 水穀之精 以生養肌肉 故合肉".

237) 李東垣, 東垣十種醫書·脾胃論·脾胃勝衰論, 앞의 책, 1993. p. 70, "脾胃俱旺 則能食而肥 脾胃俱虛 則不能食而瘦".

238) 洪元植 校合編纂, 素問·陰陽應象大論 第五, 앞의 책, 1985, p. 19 "脾主口 在竅爲口".

口는 脾의 官으로 脾와 口의 관계는 '脾主口'. '在竅爲口'라 표현하였다. 이는 비의 기능변화가 구에 발현된다는 것이다. 입에 開竅함은 구미와 비의 운화기능과 밀접한 관계가 있음을 설명한 것으로 『黃帝內經 · 靈樞 · 脈度篇』에서 "비기는 구와 상통하므로 비장의 기능이 정상이면 구는 오곡의 맛을 분별할 수 있다"[240]고 하여 비의 운화기능이 정상이면 음식이 왕성하고 구미가 정상임을 설명하고 있다.

『黃帝內經 · 素問 · 金匱眞言論』의 "중앙의 황색은 인체에 들어가서 비와 상통하고 입으로 공규가 열리고 비에 정을 간직한다"[241]라는 구절에 대해 張景岳은 "土는 四季에 旺盛하며 中央에 位置하고 脾는 土의 臟에 屬하므로 그 氣가 相通한다. 黃色은 土의 色이고, 口는 脾의 孔竅이고, 土의 精氣가 脾에 간직된 것을 意라 한다"[242]고 하였다. 만약 비의 운화기능이 실조되면 식욕의 변화와 구미에 이상이 생기는데, 비기가 허하면 입맛이 없고, 脾陰虛하여 진액이 口를 자양하지 못하면 口乾脣焦하며, 濕熱困脾하면 口膩 · 口甛 등 식욕에 영향을 미치는 것을 "입으로 孔竅를 연다(開竅于口)"라 한다.

⑥ 비 · 위 기능의 영화로움은 순, 사백에 반영됨[243]

五華는 오장기능의 영화를 반영하는 爪 · 面 · 口脣 · 毛 · 髮을 말한다. 五華 역시 五體와 마찬가지로 오장의 정황을 추단하는 근거가 된다. 口는 脾의 官이고 脣은 脾의 榮華를 나타내는 곳이라 하여 口脣은 脾의 기능 활동을 외부로 반영하는 기관으로 脾 機能의 성쇠를 판단하는 근거가 된다.

口脣은 소화기를 구성하는 일부분으로 음식물을 接하여 口腔으로 진입시키고 저작기능을 수행하고 미각기능의 일부를 담당하고 있는바, 脾가 건장하면 음식을 잘 섭취하게 되고 음식의 五味를 제대로 파악할 수 있으니 脾의 運化機能에 중요한 역할을 하게 된다. 또한 味覺은 五臟의 기능 활동에 따른 臟腑氣의 성쇠에 의하여 口味를 드러내므로 五味의 變動으로 五臟의 기능을 판단하는 근거가 되기도 한다. 口脣의 肌肉은 脾氣가 변화시켜 만들어낸 氣血의 영양작용을 받으므로 脾의 榮華를 반영하는 기관이다.

"그 榮華로움이 脣에 반영된다"[244]함은 비 기능의 정상여부가 脣의 화색으로 표현됨

---

239) 洪元植 校合編纂, 靈樞 · 五閱五使篇 第三十七, 앞의 책, 1985, p. 274, "五官五閱 以觀五氣⋯⋯ 五藏之使也".

240) 洪元植 校合編纂, 靈樞 · 脈度篇 第十七」, 앞의 책, 1985, p. 245 "脾氣通于口 脾和則口能知五穀矣".

241) 洪元植 校合編纂, 素問 · 金匱眞言論篇 第四, 앞의 책, 1985, p. 17, "中央黃色 入通於脾 開竅於口 藏精於脾".

242) 張景岳, "土旺四季 位居中央 脾 爲屬土之藏 其氣相通 黃者 土之色 口者 脾之竅 土之精氣 藏於脾 曰意".

243) 洪元植 校合編纂, 素問 · 六節藏象論 第九, 앞의 책, 1985, p. 27, "其榮在脣 其華在脣四白".

244) 洪元植 校合編纂, 素問 · 六節藏象論 第九, 앞의 책, 1985, p. 27, "其榮在脣".

을 말하며 『黃帝內經・素問・六節藏象論』에서 "비위기능의 영화는 脣四白에 반영된다"[245]고 하였다. 따라서 비의 운화기능이 정상으로 기혈이 왕성하면 口脣이 紅潤光澤하고 脾胃氣虛로 기혈의 화생이 부족하면 구순이 淡白無華하거나 萎黃하게 된다. 이외에도 제반 言語와 聲音이 口脣을 통하여 나오므로 더욱 중요한 부위이다.

『黃帝內經・靈樞・脈度篇』에 의하면 "오장은 얼굴의 칠규를 통하여 내부를 살필 수 있으니 폐기는 비와 통하므로 폐의 기능이 정상이면 비는 냄새를 분별할 수 있고, 심기는 설과 통하므로 심의 기능이 정상이면 설은 오미(미각)를 분별할 수 있으며, 간기는 목과 통하므로 간의 기능이 정상이면 목은 오색을 분별할 수 있고, 비기는 구와 통하므로 비장의 기능이 정상이면 구는 오곡의 향(음식의 맛)을 분별할 수 있으며, 신기는 이와 통하므로 신장의 기능이 정상이면 오음을 분별할 수 있다"[246]라고 한다.

혀는 心竅니 반드시 心氣가 和한 以後에 혀는 能히 五味를 알게 되고, 입은 脾竅니 반드시 脾氣가 和한 以後에 입은 能히 五穀의 맛을 알게 된다. 입이 五穀의 맛을 알게 되면 혀는 五味를 알게 되므로 입과 혀가 비록 둘로 나뉘어 있어 혀의 미각과 입의 입맛의 차이가 있으나 사실은 一竅이다.

⑦ 비는 사지를 주관함[247]

장상에서 비는 토를 형상한다. 이 토를 공간적으로 보면 중앙에 위치하여 사방을 통괄하는 속성을 발현하는데 인체에서 사방은 사지에 해당하기 때문에 "비는 사지를 주관한다"고 했다.

사지의 활동과 운동기능이 모두 비에 의존함은 비가 수송한 수곡정미의 영양에 의하여 그 정상기능을 유지함으로 알 수 있다. 이를 "清陽은 四肢를 충실하게 한다"[248]라 하였는데 청양은 비가 운화한 수곡정기를 말한다. 그러므로 비의 운화기능이 정상이면 사지에 충분한 영양을 공급하여 사지가 가볍고 힘이 있어 활동이 원활하고, 운화기능이 실조되면 사지기육의 영양결핍으로 기육이 萎軟하여 권태무력하거나 심하면 痿證이 발생하게 되는데 이를 『黃帝內經・素問・太陰陽明論』에서 "비가 병들면 사지를 못 쓰게 되는데 그 이유는 무엇인가? …… 비가 병들면 비가 위를 위하여 진액을 운행하지

245) 洪元植 校合編纂, 素問・六節藏象論 第九, 앞의 책, 1985, p. 27, "其華在脣四白".

246) 洪元植 校合編纂, 靈樞・脈度篇 第十七, 앞의 책, 1985, p. 245, "五臟常內閱于上七竅也 故肺氣通於鼻 肺和則鼻能知臭香矣 心氣通于舌 心和則舌能知五味矣 肝氣通于目 肝和則目能辨五色矣 脾氣通于口 脾和則口能知五穀矣 腎氣通于耳 腎和則耳能聞五音矣".

247) 洪元植 校合編纂, 素問・陰陽應象大論 第五, 앞의 책, 1985, p. 18, "脾主四肢".

248) 洪元植 校合編纂, 素問・陰陽應象大論 第五, 앞의 책, 1985, p. 18, "清陽實四肢".

못하게 됩니다. 그렇게 되면 사지가 수곡의 기운을 받지 못하게 됩니다. 기가 날이 갈수록 쇠하게 되고 맥도가 불리해져서 근·골·기육에 기가 생함이 없게 되는 까닭에 사지를 못 쓰게 됩니다"[249]라고 하여 사지 기능 활동의 정상여부가 비의 운화기능과 밀접함을 설명하였다.

⑧ 脾의 液은 涎이 됨[250]

五液은 淚, 汗, 涎, 涕, 唾로 오장이 주관하는 外竅로 진액이 灌注하여 형성되므로 오장은 각각 화생하는 五液이 있다고 한다.

涎은 구강은 윤택하게 하는 비교적 맑고 농도가 옅은 입안의 진액으로 胃 가운데의 진액이 脾의 영양물질을 상승시키는 작용에 의하여 입으로 나온 것이다.

비 기능과 연액의 상관성을『黃帝內經』에서는 "脾主涎", "脾爲涎" 등으로 표현하였다. 涎은 구의 진액으로 타액 가운데 비교적 淸希한 부분을 말하며 구강을 윤택하게 하고 음식물의 嚥下와 消化를 돕는다.

정상적인 상태에서 涎液은 입 밖으로 넘치지 않으나 脾胃가 不和하면 증가하거나 감소하여 식욕과 소화에 영향을 미친다. 예를 들면 脾胃가 虛寒하면 涎液이 口角을 따라 흘러내리는데, 이는 脾虛氣弱하여 기가 진액을 不攝하는 데 기인한다. 脾陰虛하면 연액이 감소하여 口乾의 증상이 출현한다.

2) 胃

胃는 脾의 腑로 음식물을 받아들이므로 '水穀의 바다'라 한다. 위는 인체의 생명 활동에 있어서 오장육부를 자양하고, 기혈을 화생하는 원천이 되는 水穀을 받아들여 소화에 관여하므로 '五臟六腑의 바다'라 하고 '사람은 胃氣를 근본으로 삼는다'고 한다.

小腸, 大腸의 기능이 때에 따라서는 胃에 통솔된다.『黃帝內經·靈樞·本輸』에서는 "대장과 소장은 모두 胃腑에 속한다"[251]라고 하였고,『傷寒論』에서는 때로 大腸, 小腸을 胃라고 통칭하였는데 "胃 가운데 燥屎가 있다"[252]에서 '胃' 자는 곧 腸을 가리켜 하는 말이다.

---

249) 洪元植 校合編纂, 素問·太陰陽明論篇 第二十九, 앞의 책, 1985, p. 62, "脾病而四肢不用 何也…… 今脾病不能爲胃行其津液 四肢不得稟受穀氣 氣日而衰 脈道不利 筋骨肌肉 皆無氣以生 故不用焉".

250) 洪元植 校合編纂, 素問·宣明五氣篇 第二十三, 앞의 책, 1985, p. 51, "脾爲涎".

251) 洪元植 校合編纂, 靈樞·本輸篇 第二, 앞의 책, 1985, p. 209, "大腸小腸皆屬于胃".

252) 蔡仁植, 傷寒論譯詮, 서울, 고문사, 1995, p. 178, "胃中有燥屎".

(1) 胃의 위치 및 형태

胃는 脾와 膜으로 서로 이어져 있으며 횡격막 아래 腹腔의 上部에 위치하며 위로는 食道와 연결되고, 아래로는 小腸으로 통한다. 식도와 접한 부위를 噴門이라 하고 소장과 접한 부위를 幽門이라고 한다. 胃는 또한 胃脘이라고도 하는데 上, 中, 下의 三部分으로 구분하여 胃의 上口(噴門)를 上脘, 胃의 中部(胃의 體部)를 中脘, 胃의 下口(幽門)를 下脘이라 하고 三脘을 통칭하여 胃脘이라고 한다. 위의 形態는 꾸불꾸불하여 둘레가 一尺五寸이고 지름이 五寸이며 펼치면 길이가 二尺六寸이며 용적은 三斗五升이다.

胃의 外候로 骨格이 크고 頸部가 굵으며 胸部가 벌어진 것은 수곡을 수용하는 위의 용적이 크고 기능이 충분한 것이다. 胃는 脾와 表裏의 관계이기 때문에 脾에 상응하는 肌肉으로 胃의 상태를 관찰할 수 있다. 肉䐃이 堅大하면 위벽이 두껍고, 肉䐃이 빈약하면 위벽이 얇으며, 肉䐃이 작교 빈약하면 위가 건실하지 못하다. 肉䐃이 신체와 조화되지 않으면 위가 下垂된 것이고 위가 하수되면 下脘의 通利가 불순해진다. 肉䐃이 불안하면 위가 이완된 것이며 肉䐃에 起伏이 없으면 위가 緊張된 것이고, 肉䐃에 기복이 많으면 위가 結聚된 것으로서 上脘의 通利가 불순하게 된다.

(2) 胃의 생리 특성

위는 음식물을 수납하고 소화기능을 좌우하는 소인이 되는 '윤택함을 좋아하고 조함을 싫어함[喜潤惡燥]'과 "탁한 것을 하강하게 하는 것을 주관함"[253]의 생리적 특성이 있다.

① 潤澤함을 좋아하고 燥함을 싫어함

胃는 陽土로서 陽明燥를 取象하여 생리적으로 燥하기 쉬운 특성을 지니고 있다. 따라서 병태 생리적으로 燥濕의 조절이 되지 않으면 燥하기 쉬운 경향이 있고 지나치게 燥하여 병이 되기 쉬우니 '潤澤함을 좋아하고 燥함을 싫어한다'고 한다. 이는 위가 지나치게 燥하면 胃陰이 손상되므로 생리적으로 胃陰의 보호를 중시해야 함을 말한다. 胃는 水穀을 受納하고 腐熟하는 기능이 있는데 腐熟은 胃의 燥熱한 기운을 바탕으로 이루어지는 것이므로 胃의 本은 燥熱하지만 胃陰의 滋潤에 의하여 降濁作用이 유지된다. 이때 燥熱한 氣運이 强하면 胃陰이 손상되므로 생리적으로 胃는 潤澤함을 좋아하고 燥함을 싫어하는 특성이 있다.

---

253) 黃元御, 黃元御醫書十一種(下), 북경, 인민위생출판사, 1990, p. 62, "主降濁".

생리특성상 胃陽은 쉽게 편벽되게 항성 하여 燥熱의 증을 형성하고 胃陰을 손상시키므로 葉天士는 "陽明胃土는 陰을 얻으면 자연스레 편안해 진다"[254]고 하고 "胃는 柔潤을 좋아한다"[255]고 하였다. 胃의 이러한 생리특성으로 用藥에 있어 甘凉, 濡潤한 것으로써 胃陰을 길러야 하며 剛燥한 약으로 胃陰을 손상시켜서는 안된다. 임상에서 위궤양, 만성위염 등에 一貫煎, 益胃湯의 類로 胃陰을 기르거나 胃中燥熱의 口乾에 玉泉散을 이용하는 것은 위가 潤澤함을 좋아하고 燥함을 싫어하는 생리특성을 이용한 것이다.

② 胃氣는 下降을 주관하고 위는 탁한 것을 하강시키는 것을 주관함[256]

脾와 胃는 중앙에 위치하여 水의 기운이 上部로 상승하고 火의 기운이 下部로 하강하는 기능을 총괄하는 樞軸의 역할을 하고 있다. 비의 기운은 상부로 상승하는 것이 정상이고, 위의 기운은 하부로 하강하는 것이 정상인데 脾는 淸氣를 상승시키는 역할을 胃는 濁氣를 하강시키는 역할을 총괄적으로 담당하고 있다.

위가 濁한 기운을 내리는 역할을 주관하고 있다는 것은 胃氣의 通暢과 降濁作用을 말하는 것으로 위가 수곡을 受納하고 腐熟하는 전제조건이 된다. 위가 수곡을 수납하고 부숙하는 것은 위기가 하강하는 생리적 특성을 통해서 실현된다. 따라서 위의 下降은 계속적인 受納·腐熟의 전제조건이 된다. 胃는 水穀을 受納하여 腐熟시킨 다음 水穀에서 精微를 吸收하는데, 위를 지나면서 부숙되어 흡수된 淸氣는 脾로 運輸되고 肺를 통하여 全身으로 散布되며, 나머지 水穀의 濁物은 小腸으로 운반되어 淸濁을 泌別하는 작용을 거친다. 따라서 胃의 降濁은 일차적인 消化와 吸收를 거친 음식물의 運送機能을 말한다. 곧 위에서 소화된 음식물은 胃氣의 通降작용으로 소장으로 전달되고 소장의 '淸濁을 泌別'하는 작용을 거쳐 濁한 것(糟粕)은 대장으로 내려가 전도 작용을 통하여 대변으로 배출되는 것이다.

만약 위기가 하강하지 못하여 음식물이 위에 체류하면 胃脘脹痛, 不思飮食, 便秘 등 '食滯胃脘'의 證이 나타나고 또한 濁氣가 逆上하면 惡心·嘔吐·噫氣·噦逆 등 '胃失和降'의 證이 나타난다. 그러므로 胃氣는 下降을 順으로 한다. 이외에도 胃의 通降작용은 脾의 升淸작용에 영향을 미친다.

---

254) 黃英志 主編, 葉天士醫學全書·臨證指南醫案 卷三, 北京, 中國醫藥出版社, 1999, p. 87, "陽明胃土 得陰自安".

255) 黃英志 主編, 葉天士醫學全書·臨證指南醫案 卷四, 위의 책, 1999, p. 122, "胃喜柔潤".

256) 黃元御, 黃元御醫書十一種(下), 북경, 인민위생출판사, 1990, p.62 "胃氣主降 胃主降濁".

胃氣가 하강하지 못하면 中焦不和를 초래하여 기타 장부의 氣機升降에 영향을 미치게 된다. 이를 "胃氣가 하강하게 되면 모든 陰도 따라서 하강한다. 脾는 상승해야 건실한 것이고 위는 하강해야 조화로운 것이다."[257]라고 하였다. 이러한 升淸降濁의 작용은 脾氣의 상승하는 기능과 胃氣의 하강하는 기능에 의해서 완성되며 이로써 소화방면의 升降出入이 이루어진다.

(3) 胃의 생리기능

① 胃는 受納을 주관함[258]

수납은 接受와 容納의 뜻으로 水穀이 胃로 들어와 머무는 것을 말한다. 음식물은 입으로 들어와 식도를 거쳐 胃腑에 수납되므로 胃를 '太倉' 혹은 '水穀의 바다'라고 부른다. 비와 위가 중초에 위치하여 수곡을 수납하여 소화시키고 수곡의 정미를 수송하는 작용은 창고의 양식을 관리하는 倉廩의 관직에 비유된다.

胃와 腸은 수납작용을 서로 교착하게 된다. 즉 "水穀이 입에 들어오면 胃는 채워지고 腸은 비어있으며, 수곡이 아래로 내려가면 腸은 채워지고 胃는 비어지기 때문에 實하면서 滿하지 못하고 滿하면서 實하지 못한다"[259]라고 하였다. 위의 수납작용은 胃氣에 의한 것이므로 위기가 장실하면 수납이 잘 이루어지고 위기가 허약하면 수납이 잘 이루어지지 못한다. 이를 "胃 가운데 元氣가 왕성하면 잘 먹으면서도 상하지 않고 밥때가 지나도 배고파하지 않는다. 脾와 胃가 함께 왕성하면 잘 먹으면서 살이 찌고 脾와 胃가 함께 허약하면 잘 먹지 못하고 살이 마른다"[260]라고 하였다. 잘 먹을 수 있으면 수납기능이 강한 것이고 잘 먹을 수 없으면 수납의 기능이 약한 것으로 위의 수납기능을 구체적으로 반영한 것이다.

② 胃는 腐熟을 주관함[261]

부숙은 음식물이 위기의 작용에 의해 위에서 초보적인 소화과정을 거쳐 죽처럼 변화된 상태를 말한다. 受納은 음식물을 받아들이는 것이며 腐熟은 수곡의 초보적인 소

257) 黃英志 主編, 葉天士醫學全書・臨證指南醫案 卷三, 앞의 책, 1999, p. 87, "胃氣降則諸濁陰皆降 脾宜升則健 胃宜降則和".

258) 楊扶國・齊南 主編, 中醫藏象與臨床, 北京, 中醫古籍出版社, 2001, p. 267, "胃主受納".

259) 洪元植 校合編纂, 素問・五藏別論 第十一, 앞의 책, 1985, p. 30, "水穀入口則胃實而腸虛 食下則腸實而胃虛 故曰實而不滿 滿而不實也".

260) 李東垣, 脾胃論・脾胃勝衰論, 앞의 책, 1993. p. 70, "胃中元氣盛則能食而不傷 過時而不飢 脾胃俱旺則能食而肥 脾胃俱虛則不能食而瘦".

261) 楊扶國・齊南 主編, 中醫藏象與臨床, 앞의 책, 2001, p. 268, "胃主腐熟".

화를 말하는 것으로 위가 음식물을 접수하여 소화에 관여하는 작용을 말한다. 胃에 수납된 水穀은 일정한 시간동안 머물게 되고 脾陽의 협조로 수곡을 腐熟시키는 과정을 거쳐 음식물은 초보적인 소화과정을 거친다. 위에서 부숙이 된 음식물은 胃의 通降작용에 의하여 小腸으로 보내어 지는데 초보적인 소화과정을 거치면 수곡은 비의 운화기능과 합하여 정미물질과 기혈진액으로 화생되어 전신을 자양한다. 사람의 생리활동은 水穀의 기운을 바탕으로 이루어지는 것으로 胃의 受納과 水穀의 腐熟이 필수적인 과정이며, 이 과정을 통하여 水穀의 精微가 吸收되어 脾로 運輸시키고 일차 消化된 음식물을 小腸으로 운반하여 완전한 消化와 吸收가 가능하게 된다. 이를 "中焦는 胃中脘에 있어 위로나 아래로 치우쳐 있지 않으며 水穀을 腐熟하는 것을 주관한다"[262)]라고 했다. 만약 위의 병변으로 위의 受納기능에 영향이 미치면 小食, 厭食, 胃脘不適 등의 증상이 나타나고, 腐熟기능에 이상이 생기면 噯腐食臭, 胃脘疼痛 등의 증상이 나타난다.

4. 비 기능계 소속 장기 사이의 상관관계

1) 脾는 胃와 상관관계가 맺어짐[263)]

脾와 胃는 同氣로 土의 장부이며 소화계통의 주요 장기이다. 經絡에서 脾는 足太陰脾經의 氣化를 주관하고 胃는 足陽明胃經의 氣化를 주관한다. 경락상 족태음비경과 족양명위경은 비와 위를 속락의 관계로 상호 연계하므로 비와 위는 표리관계를 형성한다. 그러므로 비와 위는 생리기능에 있어서 상호촉진하고 상호 영향하는데 이를 '비는 위와 상관관계가 맺어진다'라 한다.

비와 위는 음식의 대사과정에 있어 受納과 運化, 升과 降, 燥와 濕의 세 방면으로 상호 협조하여 음식물을 소화흡수하고 기혈과 진액을 화생하고 공급함으로써 전신을 영양한다. 그러므로 비와 위를 '後天의 근본' 또는 '生化의 원천'이라 한다.

(1) 受納과 運化

음식물의 소화와 精微의 흡수는 胃의 受納과 脾의 運化가 서로 협조하는 과정에서 완성된다. 위는 수곡을 수납하여 부숙하고 비는 수곡정미를 흡수하고 운송하여 전신을

262) 滑壽 著, 金恭彬 編譯, 難經本義 · 第三十一難, 앞의 책, 2005, p. 210, "中焦者 在胃中脘 不上不下 主腐熟水穀".

263) 洪元植 校合編纂, 靈樞 · 本輸篇 第二, 앞의 책, 1985, p. 210, "脾合胃".

영양한다. 이처럼 비와 위는 하나는 운화의 기능을 하고 하나는 수납의 기능을 함으로써 음식물의 수납과 수곡정미의 운화에 있어서 상호 협조한다. 따라서 胃의 수납작용이 원활하게 되지 못하면 脾가 精氣를 運化할 수 없고, 脾의 운화작용이 원활하게 되지 못하면 胃에 水穀이 정체되어 계속 수곡을 받아들일 수 없게 된다.

(2) 上升과 下降이 상호의존 하여 일어남[264]

비위는 氣機升降의 樞軸으로 승강이 상호 의존하여 정상적인 소화기능을 유지한다. 곧 脾氣는 상승을 주관하여 수곡정미를 上部로 肺에 보내어 전신으로 散布하고, 胃氣는 下降을 주관하여 胃에서 소화된 음식물을 小腸으로 보내어 淸濁을 구분하여 분별하고 糟粕은 大腸을 통하여 배출시킨다.

상승과 하강이 상호 의존하여 일어나기 때문에 脾氣가 淸氣를 상승시키지 못하면 胃氣는 濁氣를 하강시키지 못하게 되고, 반대로 胃氣가 濁氣를 하강시키지 못하면 脾氣는 또한 淸氣를 상승하지 못하게 된다. 그러므로 "脾氣는 마땅히 상승해야 健運하고 胃氣는 마땅히 하강해야 和順하게 된다"[265] 그러므로 喩嘉言은 "中脘의 기가 왕성하면 수곡의 淸氣가 肺로 상승하여 百脈으로 灌輸되고 수곡의 濁氣는 小腸으로 보내져 대소변으로 배설된다"[266]고 하여 비위가 청기를 상승시키고 탁기를 하강시키는 기능을 설명하였다.

만약 濁氣가 상승하지 못하면 淸濁이 섞여 대장으로 주입되어 泄瀉가 나타나며 濁氣가 하강하지 못하면 상역하여 惡心, 嘔吐, 脘腹脹滿, 不思飮食 등의 증상이 발생한다. 그러므로 『黃帝內經 · 素問 · 陰陽應象大論』에서 "濁氣가 하부에 있으면 소화가 덜 된 설사를 하고, 탁기가 상부에 있으면 胃脘이 막히고 그득하게 된다"[267] 하였다

(3) 조와 습이 상호 다스려짐[燥濕相濟]

脾는 太陰濕土로서 생리적으로 지나치게 濕하기 쉬우니 燥를 좋아하고 濕을 싫어하고(喜燥惡濕), 胃는 陽明燥土가 되어 지나치게 燥하기 쉬우니 潤澤함을 좋아하고 燥를 싫어하여(喜潤惡燥) 脾胃의 燥濕이 조절되어 음식물의 소화와 흡수가 가능해 진다. 만

---

264) 洪元植 校合編纂, 素問 · 六微旨大論 第六十八, 앞의 책, 1985, p. 137 "升降相因".

265) 黃英志 主編, 葉天士醫學全書 · 臨證指南醫案 卷三, 앞의 책, 1999, p. 87, "脾宜升則健 胃宜降則和".

266) 陳熠 主編, 喩嘉言醫學全書 · 寓意草 券一, 北京, 中國中醫藥出版社, 1999, p. 386, "中脘之氣旺 則水穀之淸氣上升于肺 而灌輸百脈 水穀之濁氣下達于大小腸 從便溺而消".

267) 洪元植 校合編纂, 素問 · 陰陽應象大論 第五, 앞의 책, 1985, p. 18, "濁氣在上則生䐜脹 淸氣在下則生飧泄"

약 脾에 濕이 태과하거나 胃의 燥가 태과하면 脾胃가 제 기능을 발휘할 수 없게 된다. 『臨證指南醫案』에서는 "太陰의 濕土는 陽을 얻어야 비로소 움직이고 陽明의 燥土는 陰을 얻어야 스스로 편안해지는 것은 비는 剛燥를 좋아함이오, 胃는 柔潤을 좋아하는 까닭이다"[268]고 하였다.

脾는 燥를 좋아하고 濕을 싫어하는 특성으로 脾에서는 脾陽이 중시되고, 胃는 濕을 좋아하고 燥를 싫어하는 특성으로 胃에서는 胃陰이 중시된다. 脾陽과 胃陰을 중요하게 여긴 대표적인 의가로 李東垣과 葉天士를 들 수 있다. "脾胃에 관하여 李東垣보다 더 상세하게 밝힌 의가는 없다. 그의 補中益氣湯, 調中益氣湯, 益胃升陽湯 등의 처방은 진실로 이전 의가들이 갖추지 못한 것을 보충한 것이다. …… 그러나 李東垣의 치료법은 脾를 다스림에 있어서는 상세하였으나 胃를 다스림에 있어서는 간략해서 脾와 胃를 구분하여 다루지 않았다. …… 葉天士는 脾와 胃를 구분하여 다루었다. …… 만약 脾陽이 부족하여 胃에 寒濕이 있을 경우에는 脾臟과 胃腑는 모두 溫燥한 치법으로 升運시켜야 하기 때문에 마땅히 李東垣의 脾陽을 중시하는 법을 따라야 한다. 만약 脾陽이 이지러지지 않은 상태에서 胃에 燥火가 있을 경우에는 마땅히 葉天士의 胃陰을 기르는 법을 따라야 한다"[269]고 했다.

濕邪가 脾陽을 고달프게 하거나 脾陽이 허하여 수습을 운화시키지 못하면 비의 운화기능이 실조되어 燥熱은 胃의 진액을 손상시키므로 수곡의 受納에 영향을 준다. 그러므로 胃土는 津液이 충족하여야만 비로소 수곡을 수납하고 소화된 음식물을 小腸으로 내려 보내게 되고, 脾土는 陽이 충족하여야만 수습을 운화하여 습사가 脾를 고달프게 하지 못한다. 따라서 脾胃의 燥濕은 적절한 균형을 이뤄야 하는데 이 균형은 濕을 중심으로 이뤄진다고 할 수 있다. 六氣의 分派原理에 의하면 燥의 조절은 濕의 조절을 통해 가능하다고 하였는데, "燥는 濕을 따라서 변화한다"[270]는 것은 바로 이를 말하는 것이라 할 수 있다. 따라서 燥濕의 균형은 주로 濕의 조절을 통해 가능하다고 할 수 있다.

---

268) 黃英志 主編, 葉天士醫學全書・臨證指南醫案 卷三, 앞의 책, 1999, p. 87, "太陰濕土 得陽始運 陽明燥土 得陰自安 以脾喜剛燥 胃喜柔潤故也".

269) 黃英志 主編, 葉天士醫學全書・臨證指南醫案 卷三, 앞의 책, 1999, p. 87, "脾胃之論 莫祥於東垣 其所著 補中益氣・調中益氣・益胃升陽等湯 誠補前人之未備…… 蓋東垣之法 不過祥於治脾 而略於治胃…… 今觀 葉氏之書 始知脾胃當分析而論…… 若脾陽不足 胃有寒濕 一臟一腑 皆宜於溫燥升運者 自當 恪遵 東垣之法 若脾陽不虧 胃有燥火 則當遵葉氏之法. 觀其立論云 納食主胃 運化主脾 脾宜升則健 胃宜降則和".

270) 李正來, 太韓醫學全集 一劵, 서울, 제일문화사, 1989, p. 299, "燥從濕化".

2) 장부의 氣機升降과 脾胃 升降의 관계

氣機升降은 생명활동을 유지하기 위한 기본적인 氣의 운동으로 臟腑가 핵심적인 역할을 담당하면서 圓運動의 형식을 띠고 있다. 이를 臟腑氣機升降의 圓運動이라고 부르며 氣化의 理論으로 臟腑의 상호기능을 설명하는 데 사용된다. 한의학의 생리・병리관과 병을 치료하는 원칙들은 氣化원리와 관계된다. 따라서 升降의 失調는 모든 병의 근원이 되고, 升降에 대한 세심한 관찰은 辨證의 기준이 되며, 升降의 條理는 치료의 강령이 되고, 處方用藥의 지침이 된다. 장부의 기기승강운동은 모두 脾胃의 升降에 바탕하고 있다.

비의 기능이 정상이면 脾의 升에 의해 腎의 陽이 상승하고 肝의 陽(魂 또는 溫한 血)이 升하게 되며 끝으로 心의 神으로 변화한다. 이 과정을 脾氣의 左旋運動 또는 氣機升降의 左半圓運動이라 한다. 위의 기능이 정상이면 胃의 降에 의하여 心의 陰이 하강하며 이 과정에서 肺氣의 肅降작용이 발생하며 끝으로 腎陰으로 변화하여 인체 하부에 있는 陰 가운데에 陽의 기운이 간직되어 저장되게 된다. 이 과정을 胃氣의 右轉運動 또는 氣機升降의 右半圓運動이라 한다. 氣機升降의 左半圓과 右半圓의 모든 과정은 脾와 胃에 의해 주도된다. 따라서 기기의 升降은 좁은 의미로 말하면 脾胃의 升降을 말한다. 바꿔 말하면 脾胃가 인체의 氣機升降에서 매우 중요한 위치를 점유하고 있고 또한 氣機升降이 脾胃의 생리・병리・용약 면에서 아주 중요하다는 의미를 내포한다. 그러므로 升降의 기틀은 脾胃의 健運에 달려 있으며 脾胃를 다스리는 방법은 升降이론을 구체적으로 파악하는 데에서 찾을 수 있다.

오행 가운데 土는 중앙에 위치하고 水・火・金・木의 中氣가 되어 陰土는 상승하고 陽土는 하강하는 '土化作用'을 통하여 수와 화의 기운을 상부와 하부로 왕복하게끔 하는 기능을 총괄하고 있다. 火는 陽의 성질을 가장 많이 가지고 있어서 뜨겁고 상부로 올라가려는 성질을 가져 '炎上'이라고 한다. 반면에 水는 陰의 기운을 가장 많이 담고 있으며 습한 하부로 내려간다는 뜻으로 '潤下'라고 한다. 인간이 살아있다는 것은 火氣가 작용하고 있다는 것인데 火氣가 날아 흐트러지지 않게 하기 위해 水氣가 필요하며 火와 水의 순환을 위해 중앙 土의 중재가 필요하며 이러한 土의 주체적인 작용을 土化作用이라고 한다. 우주 운동의 목적이 水火의 상호작용에 있다고 본다면 水는 火로, 火는 水로 되려는 것이 목적이며 이를 수화의 일체운동, 즉 水升火降이라고 한다. 여기서 土化作用의 궁극적 목적은 수승화강을 완성하여 하나의 圓을 이루는, 循環이라는 변화의 규칙성을 이루는 데 있다. 土는 목・화・금・수를 부드럽게 달래 주며 중재하는 임무를 가진다. 즉 수축과 팽창의 圓運動이 순조롭게 일어날 수 있도록 도와주는 것이다.

따라서 土化作用을 주재하는 脾胃를 기기승강에 있어서 '升降의 樞軸'으로 인식한다.

이와 같이 脾胃는 後天의 근본으로 中焦에 기거하면서 상하로 相通·相連하여 승강운동의 중추가 되고 中洲에 거주하여 사방으로 灌漑하는 역할을 한다. 인체에서 脾胃는 中央土로서 함께 水穀을 運化하며 氣血을 生化하고 血液을 統攝하고 病邪를 防禦하는 등의 기능을 구비하고 있다. 脾의 體는 陰의 속성을 띠지만 用은 陽의 현상을 발현하기 때문에(體陰而用陽) 상승을 주관하고, 胃의 體는 陽의 속성을 띠지만 用은 陰의 현상을 발현하기 때문에(體陽而用陰) 하강을 주관한다. 인체의 기운은 淸陽이 상승하고 濁陰이 하강해야 하는데 이것을 주관하는 비위의 기능을 "비는 청기를 상승시키는 것을 주관하고 위는 탁기를 하강시키는 것을 주관한다"[271]라고 한다. 淸陽은 脾와 肝의 역할에 의해 왼쪽으로 돌아 상승하게 되며 濁陰은 胃와 肺에 의해 오른쪽으로 돌아 하강하게 된다. 그 결과 인체 상부와 하부, 내부와 외부에는 不寒不熱하고 不燥不濕하게 되어 陰陽이 和平하여 氣機가 스스로 돌게 된다. 이와 같이 脾와 胃는 하나는 상승하며 하나는 하강하는 운동형식으로 정상적인 생리기능을 유지한다. 脾升胃降하는 기본적인 운동형식은 인체의 기기승강의 중추가 되며 오장육부 사이의 기능협조에 중요한 조건이 된다.

吳達은 "脾는 陰土로서 陽의 부위인 상부로 상승하고 胃는 陽土로서 陰의 부위인 하부로 하강한다. 土는 가운데에 위치하고 火는 상부에, 水는 하부에, 木은 좌측에, 金은 우측에 위치한다. 左側은 상승을 주관하고 右側은 하강을 주관한다. 오행의 승강은 氣의 승강이지 質의 승강이 아니다. 승강의 권능은 또한 中氣에 달려있다. 상승하게 되는 것은 脾氣의 左旋에 의뢰하고 하강하게 되는 것은 胃氣의 右轉에 의뢰한다. 그러므로 중기가 왕성하면 비가 상승하고 위가 하강하여 四象이 輪廻·旋轉을 得하고 중기가 敗하면 脾가 울체되고 胃가 상역하여 四象이 그 운행을 상실한다"[272]라고 하여 中氣가 잘 승강되면 이에 음양의 기운이 상하로 잘 순행할 수 있고, 脾胃는 공간에서 心·肺·肝·腎의 사이에 거주하여 中樞가 된다. 中氣는 脾升과 胃降을 통해 전체로서의 一氣 升降이 행해지고 이를 통해서 木·火·金·水의 四象이 이루어지며 腎水의 上升, 肝의 升發, 心火의 下降, 肺의 肅降 등의 정상적인 생리기능은 비위의 승강운동과 배합되어 완성된다고 강조하였다.

---

271) 黃元御, 黃元御醫書十一種(下), 앞의 책, 1990, p. 62 "脾主升淸 胃主降濁".

272) 吳達, 醫學求是·血證求原論, "脾爲陰土而升于陽 胃爲陽土而降于陰 土位中而火上水下 左木右金 左主乎升 右主乎降 五行之升降 以氣不以質 而升降的權衡又在中氣 升則賴脾氣之左旋 降則賴胃氣之右轉 故中氣旺則脾升而胃降 四象得以輪轉 中氣衰則脾鬱而胃逆 四象失其運行"

그런데 脾升胃降을 원활하게 하는 전제 조건으로 脾胃의 燥濕調和가 필요하다. 곧 비위의 조습이 조화되어야 비위의 승강이 적절하게 유지되며 이는 '비는 燥를 좋아하고 濕을 싫어하고, 위는 濕을 좋아하고 燥를 싫어한다(喜燥惡濕 喜濕惡燥)'라고 표현된다.

太陰脾土가 升運하면 清陽의 氣가 상승하여 心肺를 자양하고 陽明胃土가 納降하면 濁陰의 氣가 하강하여 肝腎으로 도달한다. 腎水의 上升, 肝의 升發, 心火의 下降, 肺의 肅降 등은 이 과정을 통하여 이루어진다. 이와 같이 비와 위의 승강작용은 각 장부의 기기에 영향을 미쳐 肝腎의 음기는 상승하게 하고 心肺의 양기는 하강하게 하여 장부 기기승강을 원활하게 이루어지게 한다.

만약 太陰의 濕이 陽明의 燥보다 강할 때는 己土인 비기가 상승하지 못하기 때문에 腎水와 肝木 역시 상승하지 못하여 肝의 기운이 鬱結되게 된다. 만약 陽明의 燥가 太陰의 濕보다 약할 때는 戊土인 위기가 하강하지 못하기 때문에 心君火와 膽相火 역시 下降하지 못하여 心의 少陰君火와 膽의 少陽相火의 두 개의 火가 升泄하게 된다. 心과 膽 두 개의 火가 肺의 陰을 손상시키고 肺金이 收斂을 못하면 心의 陽氣가 腎水 가운데로 저장되지 못하여 上部는 熱하고 下部는 寒한 상태를 유발하게 된다.

수의 성질은 潤下인데 脾土의 기능이 정상이면 이를 상부로 올라가게 하여 坎卦(☵) 가운데 陽爻로 표현되는 腎의 陽기운이 陰기운을 위쪽으로 발산 상승할 수 있어서 하부가 차갑게 되지 않고, 화의 성질은 炎上인데 胃土의 기능이 정상이면 이를 아래쪽으로 내려가게 하여 離卦(☲) 가운데 陰爻로 표현되는 心의 陰기운이 陽기운을 수렴 하강할 수 있어서 상부가 뜨겁게 되지 않는다. 곧 中氣가 왕성한 경우에는 水와 火기운을 상하로 돌리는 脾胃의 기능이 정상적이므로 坎卦(☵)와 離卦(☲)가 서로 사귀어 상부에는 치성한 陽의 상태가 초래되지 않아 熱에 의한 병증이 발생하지 않고, 하부에는 외로운 陰의 상태가 초래되지 않아 寒에 의한 병증이 발생하지 않게 된다. 만약 中氣가 쇠약하면 수와 화 기운을 상하로 돌리는 비위의 기능이 정상적이지 못하고 坎卦(☵)와 離卦(☲)가 서로 사귀지 못하여 상부에는 치성한 陽의 상태가 초래되어 熱에 의한 병증이 발생하고, 하부에는 외로운 陰의 상태가 초래되어 寒에 의한 병증이 발생하게 된다.

건강이란 음양이 균형을 이루고 있는 상태를 말하는데 음양의 대표는 水와 火가 담당하고 있다. 수와 화는 溫熱代謝와 관계가 있으며 온도의 편차인 寒熱의 상태로 표현된다. 공간에서 水는 하부에, 火는 상부에 위치하고 있다. 따라서 음양의 평형 유지에 있어 水와 火의 균형이 중요하며 특히 상부와 하부의 온도 편차가 크지 않은 상태가 유지되어야 한다. 질병이란 음양의 평형이 깨어진 상태를 말하는데 음양의 대표인 水와 火의 불균형에 의하여 상부와 하부의 온도 편차가 커지면 일반적으로 상부에서는 熱證을, 하부에서는 寒證을 발현하게 된다. 건강을 회복하기 위해서는 인체 상부와 하부의 온도편차를 줄이는 것이 핵심이 된다. 인체 상부와 하부의 온도편차를 줄이기 위해서는 升降의 方向性을 조절해야 한다. 승강의 방향성을 조절하는데 있어 중심 역할을 하는 것이 中氣이다. 中氣가 健運하면 胃가 降하여 善納하고, 脾가 升하여 善磨하기 때문에 水穀이 腐熟하여 精氣가 滋生하여 病이 없게 된다. 脾가 上升하는데 腎과 肝이 역시 升하게 되므로 水(腎)와 木(肝)이 鬱하지 않게 되고, 胃가 下降하는데 心과 肺가 같이 下降하게 되므로 金(肺)과 火(心)가 滯하지 않게 된다. 곧 中氣의 升降이 정상적이면 心은 下降하여 上熱하지 않게 되면서 腎이 溫하게 되고, 腎이 上升하여 下寒하지 않으면서 心이 上熱하지 않고, 肝은 上升하여 下鬱하지 않는다. 곧 中氣의 정상적인 升降은 肝・心・肺・腎의 升降作用을 정상적으로 運行하게끔 하는 것이다.

비위는 中氣의 역할을 담당한다. 비위의 기능은 脾胃의 升降으로 표현된다. 비위의 승강이 원활하게 이루어지기 위해서는 脾와 胃의 燥濕 균형이 이루어져야 한다. 총괄하면 陰陽升降을 주도하는 것이 中氣이며 中氣의 표현은 脾의 상승을 주관하는 기능과 胃의 하강을 주관하는 기능이며, 脾胃의 燥濕調和가 脾의 상승과 胃의 하강을 원활하게 하는 전제 조건이다.

3) 脾胃와 命門의 상관관계

비위와 명문의 상관관계는 脾의 運化와 胃의 受納기능에 動力이 되는 命門相火의 기능과 관련이 있다. 命門은 생명의 문호로서 相火와 연관되어 있다. 명문상화는 元氣로 인체의 元陽이 되어 機體를 溫暖케 하고, 腠理肌膚를 充實케 하며 오장육부의 氣化機能을 추동하고 生命活動을 유지하는 원동력이 된다. 즉 명문은 오장육부와 十二經絡의 根蒂가 되고 생리기능상 元氣의 발원처가 되며 元氣는 三焦를 통하여 장부경락에 도달하여 각 장부가 생리기능을 발휘할 수 있도록 해주는 것이다. 이러한 명문의 元氣를 통해 脾의 運化와 胃의 受納기능이 정상적으로 이루어지게 되는데, 이를 비유하자면 가마솥이 脾胃가 되어 수곡을 腐熟・受納・運化시키는 기능을 한다면 命門火는 가마솥을 달구는 땔감에 비유할 수 있다.

명문에 대해서는 여러 가지 견해가 있지만 명문은 腎과 관련이 가장 깊기 때문에 腎이 우선적으로 命門相火의 기능을 담당하고 있다고 한다. 腎에서 相火의 기능을 담당하고 있는 것을 腎陽이라고 부른다. 腎陽은 脾陽을 덥혀주어 脾胃로 하여금 음식물의 수납·부숙·운화기능을 발휘하게끔 하여 비의 기능을 정상화하는데 중요한 역할을 담당한다. 음식물이 胃로 들어오게 되면 腐熟되어져야 한다. 脾의 陽氣가 腐熟 과정에서 필요한 熱을 제공해주어 음식물로부터 정미물질을 추출해내도록 한다. 元氣는 위에서 받아들인 음식물을 썩히고 익히는데 필요한 脾陽의 기능을 활성화시켜 주어 정미물질을 추출해낼 수 있게끔 해주는데 이 과정에서 營氣와 衛氣가 만들어진다. 곧 腎 가운데 간직 저장되어 있는 元氣는 음식물의 소화대사과정을 거치는 과정에서 정미로운 물질인 營氣와 衛氣를 만들어내는 데 있어 動力으로서 작용하는 것이다.

제 5 절 肺 기능계

유윤조

1. 폐 기능계의 구성

폐 기능계의 구성은 음양의 상관성으로서 기능을 함축해서 이해할 때 陽中之陰으로 설명하고, 실질적인 체내 작용으로서는 相傅之官으로 이해한다. 華蓋, 朝百脈의 해부학적 위치와 기능으로서 嬌臟, 惡寒의 특성을 통하여 人身之氣를 主하는데 治節의 규칙성을 유지시키는 역할을 지니고 있다. 人身之氣를 主하는 구체적인 기능은 宣發과 肅降, 通調水道를 통하여 內氣와 外氣, 즉 臟腑之氣와 經絡之氣로 이루어지는 체내 대사를 완성시키며, 이는 情志활동 및 진액 대사의 완성까지 포함하고 있다. 大腸과 表裏관계를 통하여 傳導之官으로 水穀運化의 완성과 皮毛와 鼻, 喉嚨 등의 연계성을 통해 呼吸之氣의 완성과 이를 통한 聲音의 생성을 이루어내고 있다.

폐는 방위의 西方, 계절의 秋氣, 六氣의 燥, 오행의 金, 五味의 辛, 五色의 白, 五臭의 腥臭 등과 상응하고, 大腸, 皮, 毛, 鼻, 背, 喉嚨, 涕, 魄, 憂 등이 폐의 기능발현 계통을 형성한다. 따라서 폐 기능계의 작용을 이해하기 위해서는 燥金의 특성을 파악하는 것이 중요하다.

폐 기능은 대사면에서 '氣', 정신면에서 '魄', 육체적인 면에서 '鼻' '咽喉' '皮毛', 속성면에서 '秋氣' 등으로서 이해할 수 있다.[273] 폐의 一身之氣를 主하는[274] 과정에서

273) 『黃帝內經·素問·六節藏象論篇』, "肺者 氣之本 魄之處也; 其華在毛 其充在皮 爲陽中之太陰 通於秋氣".
274) 『黃帝內經·素問·六節藏象論篇』, "肺者, 氣之本".

먼저 이해하고 있어야 하는 것은 腎氣와 脾氣의 도움으로 생성의 바탕을 삼고, 肝氣와의 연계성으로 운용이 이루어져 心氣와 더불어 氣血의 순환을 담당한다는 점이다.[275)]

1) 해부학적 인식

폐는 횡격막상의 흉중에 위치하여[276)] 五臟을 덮고 있는 형상이므로 五臟六腑의 華蓋라고 한다.[277)] 胸膈의 이름에는 특별한 뜻이 들어 있다. '胸'이라는 것은 호흡이 이루어지고, 음식이 통과하는 장소가 되는데,[278)] 이 작용이 상실되면 병이 생기므로 '胸'이라고 한 것이다. 膈膜은 心肺 아래 있고, 背脊胸腹을 연결하는 것으로 새지 않는 막[279)]이라는 의미를 가지고 있으며, 氣의 흐름을 차단하여 心肺가 熏蒸되지 못하게 하는 작용을 하니 '膈'이라고 한 것이다. '肺主氣'를 이해하기 위해서 주목해야 할 것은 12臟腑의 經脈은 모두 膈을 통과하고 있다는 것이다.[280)] 위로 통과하는 것(上膈)과 아래로 통과하는 것(下膈)으로 나누어 보면, 위로 통과하는 것은 五臟之脈으로 心脈만 제외한 肺・脾・腎・肝脈 등이며, 手太陰之脈(屬肺)・足太陰之脈(挾咽 其支者 別上膈注心中)・足少陰之脈(肝膈)・足厥陰之脈(布脇肋) 등에 연결되고, 아래로 통과하는 것은 心脈과 六府之脈으로 心包・胃・大腸・小腸・三焦・膽脈 등이며, 手陽明之脈(屬大腸)・足陽明之脈(屬胃 絡脾)・手少陰之脈(絡小腸)・手太陽之脈(屬小腸)・手厥陰之脈(歷絡三焦)・手少陽之脈(偏屬三焦)・足少陽之脈(貫膈・絡肝・屬膽) 등으로 연결된다. 따라서 11經은 모두 膈을 통과하게 되는데 오로지 足太陽之脈만이 背部로 흐르는 관계로 膈을 통과하지 않는다.

2) 음양 오행

폐는 背部에 위치하고,[281)] 天氣와 상통하여 陽에 포함시킬 수 있으나 四時의 秋氣와 상통하고[282)] 收斂과 肅降을 主하여 陰의 특성도 갖추고 있어 心의 陽中之陽에 비해 폐를 陽中之陰이라 한다. 폐 기능계 자체를 음양으로 보면 肺陰과 肺陽으로 구분

---

275) 『黃帝內經・素問・玉機眞臟論篇』, "肺受氣于腎, 傳之于肝, 氣舍于脾".
276) 『難經・三十二難』, "心肺在膈上".
277) 『黃帝內經・靈樞・九鍼論』, "肺者 五臟六腑之蓋也".
278) 『東醫寶鑑』, "呼吸之所經・飮食之所過".
279) 『東醫寶鑑』, "如幕不漏".
280) 『太平聖惠方・卷第六・治肺氣喘急』, "夫肺爲四臟之上蓋, 通行諸臟之精氣, 氣則爲陽, 流行臟腑, 宣發腠理, 而氣者皆肺之所主".
281) 『黃帝內經・素問・金匱眞言論篇』, "背爲陽, 陽中之陽, 心也; 背爲陽, 陽中之陰肺也".
282) 『黃帝內經・素問・六節藏象論篇』, "肺主秋". 『黃帝內經・素問・臟氣法時論篇』, "肺者, …… 通于秋氣".

할 수 있으며, 肺陰은 淸肅의 특성을 통하여 肺氣를 자양하는 기능을 말하고, 肺陽은 宣發의 특성을 통하여 肺氣로 작용하는 것을 가리킨다. 五行歸類의 속성으로 볼 때, 天氣로서 燥, 地氣로서 金, 體로서 皮毛, 臟으로서 肺, 色으로서 白, 音으로서 商, 聲으로서 哭, 變動으로서 咳, 竅로서 鼻, 味로서 辛, 志로서 憂, 性으로서 涼 등과 관련성을 가지고 있다.[283] 肺氣를 이해하는 데 있어 중요한 속성은 '金'이다. 淸潔, 淸肅, 收斂의 특성을 갖추고 있으며 사계의 秋에 해당하여 涼氣, 燥氣 등과 상통하기 때문이다.

2. 폐 기능계의 생리적 특성

肺氣의 이해는 容平과 審平, 從革, 堅成의 특성을 통해 설명한다.

「素問 · 四氣調神大論」에 "가을 3개월을 容平이라 한다. 천기는 急하게 되고 地氣는 淸明하게 되니, 일찍 자고 일찍 일어나는 것을 닭이 하는 것과 같이 하며, 心志로 하여금 편안하게 하여 秋刑을 緩和하고 精神과 氣分을 거두어들여 秋氣로 하여금 平定되게 하고, 그 心志를 밖으로 향하게 하지 않아서 肺氣로 하여금 맑게 해야 하니 이렇게 하는 것은 秋氣에 적응하는 것이고, 秋氣의 收斂을 기르는 방법이다. 이런 방법에 역행하면 폐를 상하여 겨울에 飧泄이 되고, 閉藏의 氣로 이어 주는 것이 부족하다"[284]라고 하였다 '容平'에 대한 주석서 의견을 보면, 만물이 여름에 盛長하여 꽃과 열매가 이미 이루어지니 형상이 가을에 이르러 和平하고 안정된다라는 의견과 陰氣가 이미 상승하여 만물의 容態가 가을에 이르러 和平하고 안정되므로 그 氣象을 容平이라고 보는 의견이 있다. 이러한 특성은 "天氣는 急하게 되고 地氣는 淸明하게 되니" 라는 문장에 대한 주석서 의견을 통해 이해할 수 있는데 陰陽氣의 상승하강으로 인해 발생되는 상태로 '發明'의 뜻을 추가로 제시하였다.

「素問 · 五常政大論」에 平氣로서 金은 '審平'으로 부르는데 金運의 平氣로 만물을 收斂하여 平定시키는 작용을 말하며, 불급할 때는 '從革'으로 부르는데 金運이 不及하

283) 『黃帝內經 · 素問 · 陰陽應象大論篇』, "西方生燥, 燥生金, 金生辛, 辛生肺, 肺生皮毛, 皮毛生腎, 肺主鼻. 其在天爲燥, 在地爲金, 在體爲皮毛, 在臟爲肺, 在色爲白, 在音爲商, 在聲爲哭, 在變動爲咳, 在竅爲鼻, 在味爲辛, 在志爲憂". 『黃帝內經 · 素問 · 金匱眞言論篇』, "西方白色, 入通于肺, 開竅于鼻, 藏精于肺……, 其味辛, 其類金, 其畜馬, 其谷稻, 其應四時, 上爲太白星, …… 其音商, 其數九, 其臭腥". 『黃帝內經 · 素問 · 五運行大論篇』, "西方生燥, 燥生金, 金生辛, 辛生肺…… 其在天爲燥, 在地爲金, 在體爲皮毛…… 在臟爲肺, 其性爲涼".

284) 『黃帝內經 · 素問 · 四氣調神大論篇』, "秋三月此謂容平, 天氣以急, 地氣以明, 早臥早起, 與鷄俱興, 使志安寧, 以緩秋刑, 收斂神氣, 使秋氣平, 無外其志, 使肺氣淸, 此秋氣之應, 養收之道也. 逆之則傷肺".

면 火氣를 따라 剛한 성질이 변화되는 것을 말하고, 太過할 때는 '堅成'으로 부르는데 금의 성질은 堅鋼하여 능히 만물을 이루어지게 하고, 有餘하면 견고하게 하는 작용이 더욱 왕성해지는 것을 말한다.

1) 五臟之華蓋[285)]

'肺'는 五臟六腑를 덮고 있는 형상으로 四臟의 蓋가 된다 하는 의미로 四臟의 精氣를 通行시키고, 氣를 臟腑로 流行시키고 腠理를 宣發시켜 陽의 작용을 완성시키므로 인체의 모든 氣는 肺가 主한다는 중요성을 강조한 것이다.[286)] 또한 肺氣가 魄의 역할을 하므로 生死之源이 될 수 있어 上將軍이라 칭하는 중요한 기능을 수행하므로 五臟之華蓋라고 한다.[287)] 體幹 내 五臟 중 가장 높은 위치에 있어 '蓋'라는 명칭을 사용했으며, 主氣하므로 一身의 綱領이 되니 마치 꽃이 막 피어나는 형상에 色이 潤澤하고 이슬이 묻어 輕淸한 상태로 아름다운 꽃의 모양이 될 수 있는 작용과 형태를 가지고 있다 하여[288)] '華蓋'라 불리니 이는 肺臟을 찬미하는 형용사로 볼 수 있다.[289)]

2) 嬌臟

폐 기능계는 五臟, 五體, 五官에 있어서 가장 높은 부위, 즉 表에 해당되니 外邪 침입의 관문이 되어 가장 쉽게 邪氣가 들어오게 되며, 머무를 수 있게 된다.[290)] 嬌臟의 뜻은 호흡 과정 중 燥, 寒, 熱邪의 침습을 쉽게 받을 수 있는 조건으로도 설명하는데[291)] 風으로 喘, 寒으로 嗽, 濕으로 痰, 火로 咳 등 다양한 병이 발생되는 肺氣의 특징을 말하는 것으로 이로 인해 폐를 淸虛之府로도 부른다.[292)] 따라서 사기의 침입이 쉽게 이루어질 수 있는 특징으로 병이 쉽게 발생되니 惡寒, 惡熱, 惡燥, 惡濕하는 특성이 있게 되는데 그 중 風火를 가장 싫어하며, 이로 인해 淸肅降의 생리적 기능을 발휘

---

285) 『黃帝內經・素問・病能論篇』, "肺者臟之蓋也".

286) 『太平聖惠方・卷第六・治肺氣喘急』, "夫肺爲四臟之上蓋, 通行諸臟之精氣, 氣則爲陽, 流行臟腑, 宣發腠理, 而氣者皆肺之所主".

287) 『中臟經・論肺臟虛實寒熱生死逆順脈證之法』, "肺者魄之舍, 生死之源, 號爲上將軍, 乃五臟之華蓋也".

288) 『大衆醫藥・第三編・第二十四章・衛生門・健康要覽』, "肺居五臟最高之部位, 因其高, 故曰蓋. 因其主氣, 爲一身綱領, 恰如花開向榮, 色澤流露, 輕淸之體, 華然光采, 故曰華蓋. 華蓋云者, 古人贊美肺臟之形容詞也".

289) 『不居集』, "肺如華蓋, 其位高, 其氣淸, 其體浮, 形寒飮冷先傷之, 至于邪火克金則傷之重也".

290) 『周氏醫學叢書・幼科要略』, "肺位最高, 邪必先傷". 『薛氏醫案・難經本義』, "肺主皮毛而在上, 是爲嬌臟, 故形寒飮冷則傷肺". 『不居集』, "肺爲嬌臟, 所主皮毛, 最易受邪, 不行表散, 則邪留而不去, 若以輕揚之劑投之, 則腠理疏通, 無復有變虛損之患矣".

291) 『雜病源流犀燭』, "肺主氣, 上連喉系, 下通心肝之竅, 司呼吸出入. …… 然嘗病燥與寒熱, 無以輸精布衆, 或太過未及滋化, 或邪乘不得行令, 故反病燥, 反病寒熱也, 古人嬌臟之名所由來矣".

292) 『理虛元鑒』, "肺氣一傷, 百病峰起, 風則喘, 寒則嗽, 濕則痰, 火則咳, 以, 纖芥不容, 難揊易傷故也".

하지 못하는 전반적인 내용으로 '嬌'의 의미를 이해할 수 있다.[293]

3) 淸虛之體

폐는 호흡이 이루어지는 장소로서 이를 통하여 臟腑가 淸氣를 받게 되니 人身之氣는 폐에서 발생되므로 肺氣는 淸肅하고 性은 降이 되며,[294] 肺氣의 순행과 橫逆 여부에 따라 人身之氣의 淸濁 여부가 결정되므로 그 조건이 유지되어야 하는 喜淸潤 惡燥熱의 淸虛之體가 된다.[295]

4) 主宣發

宣發은 宣布, 發散의 뜻으로 肺氣가 向上, 向外로 제시되는 散布, 發散하는 생리적 기능을 말한다. 이러한 특성의 실질적 기능은 폐는 호흡기관으로[296] 生氣의 근원이 되는데 呼와 吸으로 滿과 虛의 상태를 이루어내는 과정을 통해 淸濁之氣의 運化기능을 하며,[297] 脾의 運化과정을 마친 津液과 水穀의 精微를 臟腑를 비롯한 전신으로 공급하여 영양하고 衛氣를 肌肉과 피부로 산포시키고[298] 腠理의 開闔을 조절해서 대사된 진액에서 생성된 汗液을 체외로 배출시킨다.[299]

5) 主肅降

肅降은 淸肅 下降의 뜻으로 호흡지기와 수곡지기로 생성된 精氣를 肺氣로 인해 전신으로 전달되는 과정의 특성을 말하는 것과[300] 더불어 氣와 津液의 대사과정에 대한 肺氣의 작용을 말한다. 폐는 相傳之官으로 一身之氣를 主하는데 經絡之氣와 臟腑之氣의 작용을 이루어내기 위한 과정을 말한다.[301] 이러한 특성은 폐가 흡입한 淸氣를 유지시켜 脾氣로 완성된 津液과 水穀之精을 散布시키며, 上焦의 津液을 방광으로 下

---

293) 『臨證指南醫案』, "肺爲呼吸之橐管, 位居最高, 受臟腑上朝之淸氣, 稟淸肅之體, 性主乎降, 又爲嬌臟, 不耐邪侵, 凡六淫之氣, 一有所著, 卽能致病. 其性惡寒, 惡熱, 惡燥, 惡濕; 最畏風火. 邪著則失淸肅降令, 遂痺塞不通爽矣".

294) 『臨證指南醫案』, "肺爲呼吸之橐管, 位居最高, 受臟腑上朝之淸氣, 稟淸肅之體, 性主乎降".

295) 『醫門法律・肺癰肺萎門』, "人身之氣, 稟命于肺. 肺氣淸肅, 則周身之氣莫不服從而順行; 肺氣壅濁, 則周身之氣易致橫逆犯上".

296) 『中國醫藥匯海・治肺之功用』, "肺爲呼吸器官, ……". "一呼炭氣吐出".

297) 『類經圖翼』, "肺者生氣之原, …… 吸之則滿, 呼之則虛, 司淸濁之運化".

298) 『黃帝內經・靈樞・決氣』, "上焦開發, 宣五谷味, 熏膚, 充身, 澤毛, 若霧露之漑, 是謂氣".

299) 『黃帝內經・靈樞・五癃津液別』, "天暑衣厚, 則腠理開, 故汗出".

300) 『黃帝內經・素問・經脈別論篇』, "飮入于胃, 游溢精氣, 上輸于脾, 脾氣散精, 上歸于肺, 通調水道, 下輸膀胱".

301) 『辨證奇聞・痺證門』, "夫肺爲相傳之官, …… 統轄一身之氣, 無經不達, 無臟不傳".

輸시켜 소변을 통하여 배출하므로[302] 진액대사의 조절에 관여한다. 大腸과 表裏를 이루고 있어 大腸의 傳導기능에 관여하므로 肅降은 肺氣를 下達시켜 大腸에 전달하므로 대변의 배출을 보좌하는 기능도 가지고 있다.

3. 폐 기능계의 생리기능

1) 폐

(1) 主氣

'氣'를 '主'하는 관점을 세 가지 면에서 이해할 수 있다. 첫째는 肺가 모든 氣의 생성을 담당하여[303] 人身之氣의 활동은 폐와 연계성이 있다는 점으로[304] 인체를 구성하고 생명활동의 원동력이 되는 氣와 臟腑와 經絡의 기능을 말하는 氣로서 人身之氣를 말하는데 이는 肺氣의 작용과 깊은 관계를 맺고 있어 호흡을 통하여 완성되고[305] 肺氣의 조절을 통하여 생리적 기능을 발휘하게 되는 것이다. 둘째는 자율적으로 유지되는 血脈 작용과 呼吸 작용을 위한 宗氣의 완성에 관여한다는 점[306]으로 이를 통해서 心氣와 肺氣의 기능 중 일부가 자율적으로 유지되며, 氣血의 작용이 상호연관성을 유지하며 經脈을 통하여 전신에서 일어날 수 있게 되는 것이다.[307] 셋째는 四臟의 上蓋인 폐는 四臟의 精氣를 通行시켜 臟腑의 활동을 촉진시키고 腠理의 宣發을 완성시킨다는 점이다.[308] 주목해야 할 점은 氣 작용의 완성을 위해서는 출입, 승강, 상하, 좌우 등으로 표현되는 氣機가 이루어져야 하는데 氣機의 완성을 위해서 肝氣와 肺氣의 상호역할이 필요하다는 점과 수곡의 精氣는 폐의 宣發 肅降을 통하여 전신에 散布되고, 宗氣의 운행에 의지하여 營衛氣를 비롯한 臟腑之氣가 운행되고 호흡이 조절되며, 人身之元氣는 三焦와 肺의 기능에 의하여 유지된다는 것이다. 따라서 肺가 氣를 主하는 역할은 相傳之官으로 臟腑와 經絡의 기능을 완성할 수 있도록 생성된 氣를 전달하여 一身之氣를 통괄하는 개념이다.[309]

---

302) 『黃帝內經・素問・靈蘭秘典論篇』, "膀胱者, 州都之官, 津液藏焉, 氣化則能出矣".

303) 『備急千金要方』, "肺爲諸氣之門戶".

304) 『黃帝內經・素問・五臟生成篇』, "諸氣者, 皆屬于肺".

305) 『黃帝內經・素問・陰陽應象大論篇』, "天氣通于肺".

306) 『黃帝內經・靈樞・邪客』, "宗氣積于胸中, 出于喉嚨, 以貫心脈而行呼吸焉".

307) 『太平聖惠方』, "夫肺居膈上, 與心臟相近, 心主于血, 肺主于氣, 氣血相隨, 循行表里".

308) 『太平聖惠方・卷第六・治肺氣喘急』, "夫肺爲四臟之上蓋, 通行諸臟之精氣, 氣則爲陽, 流行臟腑, 宣發腠理, 而氣者皆肺之所主".

309) 『辨證奇聞・痺證門』, "夫肺爲相傳之官, 治節出焉, 統轄一身之氣, 無經不達, 無臟不轉, 是乃肺之充, 而肺乃氣之主也".

(2) 主呼吸

체내외의 淸濁之氣를 교환하는 폐의 호흡을 통해 淸氣를 받아들이고 託寄를 배출하므로[310] 天氣가 폐로 통한다고 하는데,[311] 이러한 呼濁吸淸하는 폐의 기능은 氣機의 완성에 중요한 영향을 미치므로 폐가 一身之氣와 呼吸之氣를 主한다고 하고,[312] 호흡기능의 정상 여부가 폐의 主氣하는 기능의 첫 관문[313]이 된다. 따라서 호흡기능은 생명유지를 위한 氣의 생성에 있어서 중요한 역할을 하게 되며, 이로 인해 氣血 작용이 시작된다.[314] 또한 폐의 형태가 벌집과 같다 하여 호흡 상태를 滿과 虛의 상태로 이해하여 淸濁之氣의 교환으로 人身之氣를 유지하기 위한 촉발기로서 중요한 의미를 가지고 있다.[315] 호흡운동은 一呼一吸하는 음양운동을 행하는 것으로 내외출입의 과정을 행하며, 이는 肺氣와 腎氣의 상호관계를 이해하는 데 중요한 점이 된다. 따라서 폐가 呼氣를 主하고 신이 納氣를 主하는 상호협조를 통하여 내외출입이 이루어져 호흡운동이 완성된다고 보며,[316] 이를 통해 폐는 氣를 主하는 주체로서, 신은 精과 氣의 관계로 肺主氣가 가능할 수 있도록 하는 本이 된다.[317]

(3) 通調水道

水臟인 腎氣에 의해 진액대사가 조절되고[318] 五臟六腑之精을 조절하니 신은 臟腑기능을 완성시키는 本이 되는데[319] 진액대사에 있어서 本은 腎氣가, 末은 肺氣가 되는 의미를 가지고 있다.[320] 폐의 이러한 기능은 宣發과 肅降을 통하여 체내의 수액을 운수산포시키고 배설을 조절하는 기능을 말하는 것으로, 通調水道의 기능은 신, 방광, 三焦 등의 생리적 기능의 협조관계를 통해 나타나게 된다. 폐는 水之上源으로서[321] 天氣와

---

310) 『三三醫書』, "天氣至淸, 全憑呼吸爲吐納, 其呼吸之樞則以肺爲主".
311) 『黃帝內經 · 素問 · 陰陽應象大論篇』, "天氣通于肺".
312) 『醫宗必讀 · 醫論圖說』, "肺者生氣之原, 乃五臟之華蓋, 以復諸臟, 虛如蜂巢, 下無透竅, 吸之則滿, 呼之則虛, 一呼一吸, 消息自然司淸濁之運化, 爲人身之橐籥".
313) 『備急千金要方』, "肺爲諸氣之門戶".
314) 『中國醫藥匯海 · 論肺之功用』, "肺爲呼吸器官, 一吸氧氣納入, 一呼炭氣吐出, 肺于以換氣轉血, 實司人身重要之機能".
315) 『醫貫 · 內經十二官論』, "喉下爲肺, 兩葉白瑩, 謂之華蓋, 以復諸臟. 虛如蜂巢, 下無透竅, 故吸之則滿, 呼之則虛. 一呼一吸, 本之有源, 無有窮也. 乃淸濁之交運, 人身之橐籥".
316) 『醫碥 卷一 · 氣』, "氣根于腎, 故曰腎納氣, 其息深深. 肺司呼吸, 氣之出入于是乎主之, 且氣上升至肺而極, 升極則降, 由肺而降, 故曰肺爲氣主. 腎主納氣, 故丹田爲下氣海, 肺爲氣主, 故胸中爲上氣海".
317) 『仁齋直指方』, "肺出氣也, 腎納氣也, 肺爲氣之主, 腎爲氣之本". 『難經 · 四難』, "呼出心與肺, 吸入腎與肘".
318) 『黃帝內經 · 素問 · 逆調論篇』, "腎者, 水臟, 主津液".
319) 『黃帝內經 · 素問 · 上古天眞論篇』, "腎者主水, 受五臟六腑之精而藏之".
320) 『黃帝內經 · 素問 · 水熱穴論篇』, "故本在腎, 其末在肺, 皆積水也".
321) 『醫方集解』, "肺爲水之上源".

地氣의 승강 운동방식을 통해 방광의 氣化 작용의 협조하에 진액대사 일부를 담당하는데[322] 이는 氣와 진액의 관계로 이해할 수 있다. 음식에서 얻은 精氣의 활용을 위해서는 脾氣와 肺氣의 기능이 중요한데 『황제내경』에서는 '上輸' '上歸'로서 표현되며 구체적인 기능은 '散精' '通調水道'로 표현되고 膀胱之氣의 협조가 필요하다.[323]

(4) 主治節

治節의 의미는 相傅之官으로서의 肺의 기능과 같이 이해해야 한다.[324] 治節은 관리, 조절의 의미로 心氣의 활동을 보좌하여 인체의 氣血운행을 비롯한 전반적인 조절기능을 수행하는 개념이다.[325] 心과 더불어 膈上에 위치하고, 人身之氣를 主하여 心氣와 더불어 정상적인 氣血 제공을 통해 營衛와 臟腑의 기능이 차질이 없이 이루어질 수 있도록 하는 규칙성과 자율성을 말한다.[326] 폐가 淸虛之臟의 특성을 가지고 있음에도 불구하고 이러한 기능을 가지고 있기 때문에 營衛를 周行하고, 陰陽氣를 通行시켜 진액대사를 완성하고 조절하는 기능을 가지는 것이다.[327] 따라서 治節은 두 가지 의미를 가지고 있다. 하나는 호흡조절로서 호흡기관인 폐가 자율적·규칙적으로 기능이 일어날 수 있는 의미이며,[328] 다른 하나는 氣機조절로서 승강 방식의 규칙성이 있어야 氣機대사의 완성이 이루어지는데[329] 肝氣와 肺氣의 승강운동에 대한 규칙성을 유지하는 의미이다.[330] 따라서 호흡과 氣機대사의 규칙성과 자율성을 이루어낼 수 있는 治節의 특성을 통해 氣와 血의 관계와 순행의 규칙성 또한 가능할 수 있는 것이다.[331]

(5) 朝會百脈

朝는 회합의 뜻으로 百脈이 폐에 모인다는 것인데 전신의 精血이 經脈을 통하여 폐

---

322) 『黃帝內經素問靈樞合注·經脈別論』, "肺應天而主氣, 故能通調水道而下輸膀胱, 所謂地氣升爲云, 天氣降而爲雨也".

323) 『黃帝內經·素問·經脈別論篇』, "飮入于胃, 游溢精氣, 上輸于脾, 脾氣散精, 上歸于肺, 通調水道, 下輸膀胱".

324) 『黃帝內經·素問·靈蘭秘典論篇』, "肺者, 相傅之官, 治節出焉".

325) 『黃帝內經·素問·五臟生成篇』, "諸血者皆屬于心, …… 諸氣者皆屬于肺".

326) 『類經·藏象類』, "肺與心皆居膈上, 位高近君, 猶之宰輔, 故稱相傅之官. 肺主氣, 氣調則營衛臟腑無所不治, 故曰治節出焉".

327) 『黃帝內經素問注釋匯粹·經脈別論』, "肺雖爲淸虛之臟, 而有治節之司, 主行營衛, 通陰陽, 故能通調水道, 下輸膀胱".

328) 『中國醫藥匯海論肺之功用』, "肺爲呼吸器官, 一吸氧氣納入, 一呼炭氣吐出".

329) 『醫碥·五臟生克說』, "氣有降則有升, 無降則無升, 純降則不升. 何則? 濁陰從肺右降, 則胸中曠若太虛, 無有窒塞. 淸陽則從肝左升, 是謂有降有升".

330) 『臨證指南醫案』, "肺氣從右而降, 肝氣由左上升".

331) 『醫學眞傳·氣血』, "人之一身, 皆氣血之所循行. 氣非血不和, 血非氣不運".

의 호흡을 통하여 받아들인 淸氣를 제공받아 전신으로 운반될 때의 과정과 체계를 의미한다.[332] 心이 血脈을 主하여 血의 기본적 순행을 心氣가 담당하는데 血과 氣의 상호관계상 肺氣의 협조로 血 순환이 완성되는 의미도 포함된다. 精氣의 작용이 이루어지기 위해서는 정상적인 經脈유통이 전제되어야 하는데 여기에는 폐가 主하는 氣의 작용이 필수적이므로 이러한 관계를 표현하는 방법이기도 하다.[333]

(6) 主魄

인체의 정신활동을 神이라 총칭하고 이를 心이 주재하는 것으로 인식하였다.[334] 魄은 肺氣로 발현되는 정신작용으로 보는데 精과 함께 출입하면서 精氣를 보좌하는 것으로 魂에 비유하여 陰神이라 한다.[335] 魄은 人身이 생성되면서 육체와 정신이 발달되는 과정에 있어서는 육체적인 면과 陰的인 神의 활동에 관계하여 五官과 피부의 감각기능과 手足의 운동 기능 및 기억 등 정신활동이 내부로 수장되는 기능을 담당한다. 이러한 魄의 기능은 肺氣의 성쇠에 바탕을 두고 있으니 肺氣가 건강해야 人身의 기백이 드높고 동작이 강건하며 민첩하다. 또한 肺氣의 선발로 진액과 衛氣가 체표의 피부에 산포되어 營衛가 조화를 이루면 피부와 腠理가 치밀하여 감각이 예민해진다.[336]

(7) 主憂悲

憂悲는 폐가 주관하는 정서이며, 심정이 유쾌하지 못하고 우울하거나 비애, 비통의 상태이며 의기가 소침해진다. 이는 폐가 金에 해당하니 秋季에 상응하여 金氣의 처참한 性을 나타내는 것이니 이는 상대적으로 陰氣의 부족으로 나타나는 정서변화이다.

(8) 主聲音

肺氣의 기능으로 소리가 나올 수 있음을 말하는 것으로,[337] 이를 폐는 소리의 문이라 표현하며[338] 형태의 특징과 경락의 순행으로 소리를 主한다.[339] 聲音이 만들어지기

332) 『黃帝內經 · 素問 · 經脈別論篇』, “食氣入胃, 濁氣歸心, 淫精于脈, 脈氣流經, 經氣歸于肺, 肺朝百脈, 輸精于皮毛”.

333) 『類經 · 藏象類』, “精淫于脈, 脈流于經, 經脈流通, 必由于氣, 氣主于肺, 故爲百脈之朝會”.

334) 『黃帝內經 · 素問 · 宣明五氣篇』, “五臟所藏, 心藏神, 肺藏魄, 肝藏魂, 脾藏意, 腎藏志, 是謂五臟所藏”.

335) 『黃帝內經 · 靈樞 · 本神』, “幷精而出入者, 謂之魄”.

336) 『類經 · 藏象類』, “魄之爲用, 能動能作, 痛痒由之而覺也”. 汪昂, “魂屬陽, 肝藏魂, 人之知覺屬魂; 魄屬陰. 肺藏魄, 人之運動屬魄”.

337) 『難經 · 四十難』, “肺主聲”.

338) 『仁齋直指方』, “肺爲聲音之門”.

339) 『黃帝內經 · 靈樞 · 經別』, “手太陰之正, (卽手太陰經別)別人淵腋少陰之前, 入走肺, 散之太陽, 上出缺盆,

위해서는 聲音之主로서의 心, 聲音之門으로서의 肺와 聲音之根으로서의 腎의 상호작용이 이루어져야 하며, 喉嚨에서의 氣의 출입과 會厭의 기능이 수반되어야 한다.[340] 경락적으로 肺氣의 역할이 중요한 이유는 肺系로서 肺氣의 通道라 불리는 喉에서 호흡을 통해 소리 발생의 전제 조건이 되는 氣息出入이 일어나기 때문이다.[341] 따라서 소리 발생의 유무는 肺氣의 상태에 따를 수 있으며,[342] 이는 肺氣의 淸肅한 특성으로 인한 것이어서 폐를 聲音之門이라 한 것이다.[343]

聲音을 내는데 관여하는 기관들에는 口脣(扇), 舌(機; 轉運), 會厭(戶), 咽喉(水穀之道), 喉嚨(氣之所以上下者), 懸雍垂(關), 頏顙(分氣之所泄), 橫骨(神氣所使, 主發舌者) 등이 있다.

소리를 발생시킬 때 관여하는 臟腑와 기관들의 특성 차이로 金聲 響, 土聲 濁, 木聲 長, 水聲 淸, 火聲 燥 등이 나타난다 하여 形局에 따른 聲音의 차이가 있음을 제시하였고, 이를 통해 肝病(聲悲), 肺病(聲促), 心病(聲雄), 脾病(聲慢), 腎病(聲沈), 大腸病(聲長), 小腸病(聲短), 胃病(聲速), 膽病(聲淸), 膀胱病(聲微) 등으로 聽聲音을 통한 病證을 판별하는 진단방법까지 제시하였다.

2) 大腸

(1) 해부학적 인식

대장은 回腸과 廣腸 및 항문을 포함하며 위로는 闌門에서 小腸과 연접하고 아래는 廣腸과 상통하는데 廣腸의 끝을 항문(魄門)이라 한다. 回腸은 배꼽에 접하고 우측으로 돌면서 小腸을 둘러싸고 있으며,[344] 脂로 싸여 있는데 厚하면 腸이 實하고 平安하다.[345]

(2) 생리적 기능

大腸은 腎陰之竅이며, 傳導之官으로 脾胃의 영향을 받아 水穀運化를 완성한다. 肺와 表里관계를 이루어 大腸의 기능은 肺氣의 영향을 많이 받으며 역으로 腸液이 적으

循喉 復合陽明".

340)『黃帝內經・靈樞・憂喪無言』, "喉嚨者, 氣之所以上下者也. 會厭者, 音聲之戶也".

341)『重樓玉鑰』, "喉者空虛, 主氣息出入呼吸, 爲肺系, 乃肺氣之通道也".

342)『臨證指南醫案・失音』, "金實則無聲, 金破碎亦無聲".

343)『古今醫統・聲音候』, "肺者屬金, 主淸肅, 外司皮膜, 風寒外感者, 熱郁于內, 則肺金不淸, 咳嗽而聲啞, 故肺爲聲音之門者, 此也".

344)『黃帝內經・靈樞・腸胃』, "回腸當臍, 左環回周葉積而下, 回運環反十六曲, 大四寸, 徑一寸寸之少半, 長二丈一尺. 廣腸傅脊, 以受回腸, 左環葉脊, 上下辟, 大八寸, 徑二寸寸之大半, 長二尺八寸".

345)『名醫類案』, "人腸皆有脂裹之, 厚則腸實而安, 腸本無血, 血緣有風或有熱, 以消其脂, 腸遂落, 滲入身中血. 除起時, 服冷藥而愈, 服之過當, 則腸豈而脂不生, 其血必再作".

면 肺 역시 건조해지며 연계가 되는 鼻 또한 마르게 되고 呼吸운동까지 영향이 미치게 된다. 위로 小腸과 아래로는 穀道와 연접되어 있는 형태로 '通'의 특징이 있게 되며, 諸泄氣之門이라 칭한다.[346)]

① 水穀 傳導

小腸이 水穀을 소화시켜 精微를 흡수하고 남은 濁物을 傳導받아 수분을 흡수하고 대변을 생성, 배설하는 역할을 말한다.[347)] 腎膀胱과 연계되어 진액대사를 일부 담당하고 있으므로 적당한 수분 흡수와 운동을 통하여 대변을 형성한다. 폐와 表裏관계가 있어 폐의 淸肅 下降기능이 大腸에 전달되므로 大腸의 배변기능은 肺氣의 협조를 받아서 이루어지는 것이다.[348)]

② 主津

液은 津에 비하여 체외의 肌肉과 피부 등을 자양하는 기능이 있으므로 大腸에서 흡수된 진액이 인체의 肌肉과 피부를 자양하는 역할을 小腸이 液을 主하는 기능에 비교하여 大腸이 인체 외부의 진액을 주관한다고 한다.

3) 皮毛[349)]

一身의 表에 해당하는 피부, 腠理, 毫毛 등을 포함하여 말하며, 衛氣가 肌肉과 피부를 운행하여 영양시키므로[350)] 皮毛는 폐가 주관하게 되고, 肺氣의 상태가 皮毛에 발현하게 된다.[351)] 또한 진액대사에 관여하는 폐의 宣發 특성으로 發汗은 폐가 主하는 腠理를 통하여 이루어지고 腠理의 開闔을 衛氣가 담당하므로 피부를 통하여 배출되는 汗液은 肺氣의 조절을 받는다.

皮毛는 人身의 表를 이룬 경계면으로 외부환경에 대하여 신체를 보호하는 역할을 하고 있다. 六淫 外邪는 인체의 表에 해당하는 皮毛와 口鼻를 통하여 침입하게 되는

---

346) 『筆花醫鏡・臟腑證治』, "大腸者, 腎陰之竅, 傳導之官, 受事于脾胃, 而與肺金相表里. 故肺氣虛則腸若墜, 而氣爲之陷. 腸液少則肺亦燥而鼻爲之干, 其呼吸神密邇也. 上接小腸, 下通谷道, 爲諸泄氣之門, 啓門一失職, 而諸臟困矣".

347) 『黃帝內經・素問・靈蘭秘典論篇』, "大腸者, 傳導之官, 變化出焉".

348) 『醫經精義・臟腑之官』, "大腸之所以能傳導者, 以其爲肺之腑, 肺氣下達, 故能傳導".

349) 『黃帝內經・素問・陰陽應象大論篇』, "肺生皮毛". 『黃帝內經・素問・咳論篇』, "皮毛者, 肺之合也". 『黃帝內經・素問・痿論篇』, "肺主一身之皮毛". 『黃帝內經・靈樞・經脈』, "手太陰氣絶則皮毛焦".

350) 『中臟經』, "肺者, 生氣之源 …… 外養皮毛".

351) 『黃帝內經・靈樞・決氣』, "上焦開發, 宣五谷味, 熏膚, 充身, 澤毛".

데 폐가 主하는 衛氣의 기능이 정상적이면 肌肉과 피모에 대한 영양과 腠理의 開闔이 정상적으로 이루어져 外邪의 침습을 방어한다.[352] 즉 邪氣가 들어오면 腠理가 열리고 絡脈을 통해 들어와 머무른 상태에서 제거가 안되면 經으로 전입되고, 제거가 되면 腑로 전입되어 腸胃로 들어오게 되는데 邪氣 → 皮膚 → 豪毛 → 腠理開 → 入於絡 → 色變 → 傳入於經 → 感虛 → 留於筋骨之間의 과정을 거친다.

피부는 脈이 있는 장소로 12經絡 모두 피부를 지배한다. 피부에서 볼 수 있는 經은 浮絡이며, 만약 그 색이 靑하면 痛, 黑하면 痺, 黃赤하면 熱, 白하면 寒이 있음을 진단할 수 있으며, 五色이 모두 보이면 寒熱이 있음을 알아낼 수 있다.

피부를 '腠理'라고도 하여 津液이 滲泄되는 장소를 '腠', 文理가 縫會되는 중간을 '理'라고 구분짓는데 腠理는 玄府로서 땀구멍, 즉 汗空이 된다고 하였다. 땀은 '空'을 통하여 나오게 되므로 汗을 속에서 모아두는 것을 '玄府'라 하고 이때 사용한 '玄'은 汗液의 色을, '府'는 '聚'라는 뜻을 갖고 있다고 하였다.

4) 鼻, 咽喉

(1) 鼻

鼻는 폐의 孔竅[353]로 氣가 출입하는 문호로서 호흡의 통로가 되며, 臭覺기능을 가지고 있다.[354] 肺氣와 腎氣의 상호작용으로 天氣를 받아들일 때 문호가 되는 장소로서 鼻를 통하여 호흡이 이루어져 丹田으로 들어가므로 '神廬' 즉 神의 임시 거처라고 하여 神氣의 出入之門으로 인식하였다. 또한 天氣는 코를 통하여 들어오므로 '玄門'이라 하고 地氣는 입을 통하여 들어오니 '牝戶'라고 한다. 따라서 '玄牝之門戶'라 함은 天地氣運을 받아들이는 코와 입을 말하는 것이다. 폐가 魄을 主하여 人身의 감각기관을 담당하므로 코를 통한 호흡과 吹角의 기능 모두 肺氣에 영향을 받는다. 또한 코에서 나오는 액을 涕라 한다.[355]

(2) 咽喉

口腔部는 咽喉(水穀之道)·喉嚨(氣之所以上下者)·會厭(音聲之戶)·懸雍(音聲之關, 生於上齶) 등으로 나눌 수 있다. 咽과 喉의 역할과 위치는 구분되며, 咽은 嗌에 통하

352) 『難經』, "太陰者肺也, 行氣溫于皮毛者也".
353) 『黃帝內經·素問·金匱眞言論篇』, "西方白色, 入通于肺, 開竅于鼻, 藏精于肺…… 是以知病之在皮毛也". 『黃帝內經·素問·陰陽應象大論篇』, "在臟爲肺…… 在竅爲鼻".
354) 『黃帝內經·靈樞·脈度』, "肺氣通于鼻, 肺和則鼻能知香臭矣".
355) 『黃帝內經·素問·宣明五氣篇』, "五臟化液, …… 肺爲涕".

는 地氣를 '主'하고, 喉는 天氣를 '主'한다. 咽은 胃와 통하고 음식을 삼키는(嚥) 작용을 하나, 喉는 肺와 연결된 기관으로 五臟과 통하므로 氣를 받아들이는 작용을 한다. 또한 咽은 '胃之系'로 '嚥物之門戶'이며, 喉는 肺氣가 소통되는 장소이다. 따라서 '氣喉穀咽'으로 구분된다. 보통 喉와 會厭을 같이 보는데 경우도 있는데 이때는 吸門을 말하는 것으로 司呼吸・主升降의 작용으로 人身 緊關之槖籥門戶라고 한다.

咽・喉・會厭・舌 등은 모두 한 장소에 있으나 작용은 다르다. 喉는 '納氣'작용으로 天氣를 소통시키며, 咽은 '納食'작용으로 地氣를 소통시키고, 會厭은 바깥쪽과 연결하는 대롱 형태로 열고 닫음을 담당하는데, 喉를 막으면 음식이 내려가고 喉를 닫지 않으면 혀가 윗잇몸 쪽으로 젖혀지게 되니 會厭은 喉를 열고 닫는 역할을 말함이다. 따라서 네 가지가 상호 작용하여야만 음식을 받아들일 수 있는 것이다.

4. 폐 기능계 소속 장기 사이의 상관관계

1) 心과 肺

- 위치상 上焦에 同居하고 氣爲血之動力, 血爲氣之載體라 하여 '氣爲血之師 血爲氣之母'의 의미를 설명하였다.356) 또한 '諸血者 皆屬于心' '諸氣者 皆屬于肺'라 하여 心肺의 관계는 氣血의 관계로서 氣血 운행을 설명한다. 心主血은 心이 血 순환을 주지하나 血 운행은 반드시 氣의 추동작용을 받아야 한다. 즉 氣爲血師의 의미이다. 肺主氣는 宣發肅降과 肺朝百脈으로 心行血을 보조 촉진함으로써 氣는 行血할 수 있도록 하는 것이다. 肺主氣는 폐가 인체의 호흡을 주지한다는 것이나 인체의 호흡기능은 心主血이 정상일 때 가능하며 心主血이 이루어져야만 肺主氣할 수 있고 司呼吸할 수 있으니 呼出心與肺의 의미이다.
- 心主行血과 肺司呼吸 사이의 일환으로 흉중의 宗氣가 積한다. 宗氣는 폐를 따라 흡입된 淸氣와 脾胃運化로 인해 생성된 水穀 精氣의 상호 결합으로 완성된다. 宗氣는 貫心脈하고 行氣血함으로써 走息道 司呼吸의 생리기능이 발휘되며, 이로 인해 血 순환과 호흡운동의 상호협조가 이루어진다.357) 心과 肺는 宗氣로서 상호 협조가 이루어져 心主血과 肺主氣의 생리작용이 이루어진다.
- 병리상, 心主血의 기능에 문제가 생기면 肺主氣 기능이상이 나타나며, 반대로 肺主氣의 기능에 문제가 발생하면 心主血의 기능이상이 나타난다. 肺氣가 充沛하여

356) 『太平聖惠方』, "夫肺居膈上 與心臟相近 心主于血 肺主于氣 氣血相隨 循行表裏".
357) 『黃帝內經・靈樞・邪客』, "宗氣積于胸中 出于喉嚨 以貫心肺而行呼吸焉".

宣降이 이루어지면 心主血의 기능이 발휘되어 血 운행으로 자양작용이 이루어지며, 肺氣不足이나 肺失宣肅이면 心行血의 장애를 초래하여 血 운행에 문제가 발생되므로 胸悶 心悸 등이 나타나고, 심하면 面脣靑紫 舌質紫暗 등의 血瘀症狀이 나타난다. 반대로 心主血이 정상이면 血 순환이 정상적으로 이루어져 呼吸이 제대로 이루어지고 규칙성이 지켜지게 된다. 가령 心氣不足이거나 心陽不振시 血行에 이상이 초래되어 瘀阻心脈하니 肺의 宣發肅降 기능이 상실되어 咳嗽 氣促 등의 肺氣上逆證이 나타나게 된다.

2) 肝과 肺

- 肝木主升(疏泄) 肺金主降(肅降)으로 肝肺는 一身氣機升降通道가 되며, 肝은 春溫升發之氣로서, 肺는 秋燥肅殺之氣로서 승강운동을 이루며, 肝氣의 升發은 左로, 肺氣의 肅降은 右로서 작용하니 氣機대사 형식을 左右升降으로 표현하였으며, 이는 肝氣와 肺氣의 상호작용으로 이루어지는 것이다.
- 人體에서 肝氣는 主氣機升發條達하며, 肺氣는 主氣機肅降通調하며, 肝은 主左溫升하고, 肺는 主右凉降하여 肝肺左升右降이라 하며,[358] 肝氣升發, 肺氣肅降으로 人身之氣機調暢과 氣血上下相貫을 이룬다.[359] 升降之氣는 不外淸者升 濁者降이며, 人體之淸升濁降은 氣血通調로 肝肺之升降에 의지한다.[360]

3) 肺와 脾

- 인체 氣의 생성은 肺의 호흡과 脾의 運化에 의지하는데 氣血生化之源이 되는 脾氣의 작용과 肺主氣 관계로 완성되며,[361] 脾胃는 水穀正氣之源이 되나 肺氣의 宣發肅降에 도움을 받아야 전신에 敷布시킬 수 있으므로,[362] 脾는 生氣之源이며 肺는 主氣之樞라 할 수 있다.[363]
- 宗氣의 生成은 脾肺로 이루어지며, 이는 淸氣를 바탕으로 水穀之精의 보충으로 완

358) 『臨證指南醫案』, "肝從左而升 肺從右而降 升降得宜 則氣機舒展".
359) 『黃帝內經・素問・陰陽應象大論篇』, "左右者 陰陽之道路也". 『黃帝內經・素問・五運行大論篇』, "上者右行 下者左行 左右周天 余而復會也".
360) 『黃帝內經・靈樞・陰陽淸濁』, "淸者上注于肺 濁者下注于胃 胃之淸氣 上出于口 肺之濁氣 下注于經 內積于海".
361) 『黃帝內經・靈樞・營衛生會』, "人受氣于穀 穀入于胃 以傳于肺 五臟六腑 皆以受氣".
362) 『醫門法律・先哲格言』, "眞氣所在 其義有之. 曰上中下也. 上者所受于天 以通呼吸者也. 中者生于水穀 以養營衛也⋯⋯ 故上有氣海 曰膻中也 其治在肺 中有水穀氣血之海 曰中氣也 其治在脾胃".
363) 『醫碥・五臟生克』, "飮食入胃 脾胃運行其精營之其 雖曰周布諸臟 實先上輸于肺 肺先受其益 是胃脾土生肺金. 肺受脾之益 則氣愈旺 化水下降 澤及百體 是爲肺金生腎水".

성된다.

- 진액대사에 있어 鼻의 運化기능과 더불어 水之上源인 肺의 肅降 通調水道 작용의 관계가 있다. 脾氣의 진액생성을 통해 肺의 宣發기능으로 津液을 向上向四周하여 上部와 형체, 피모에 산포시키고, 肺의 肅降기능으로 三焦에서 氣化하여 腎에 下達된 후 膀胱에서 氣化作用을 완성시킨다.[364] 津液代謝에는 脾 肺 腎 膀胱 등이 관여하는데, 그 중 脾肺의 기능이 중요하다. 內濕의 생성이 안되는 이유는 肺의 宣發肅降과 通調水道, 脾의 水濕運化 작용에 기인한다. 脾의 轉輸津液과 散精于肺의 기능은 肺의 通調水道하에서 일어나며 이는 肺의 생리기능이 상실되면 水濕停滯되어 傷脾陽하게 되는 것이다.
- 병리상, 脾氣虛損시 肺氣虛證이 나타나며, 肺氣不足시 氣의 생성에 영향을 미쳐 전신 氣虛를 유발시킨다.[365] 진액대사면에서도 '脾爲生痰之源 肺爲貯痰之器'라 하여 임상상 健脾燥濕이 本이 되며, 肅肺化痰이 標가 된다.

4) 肺와 腎

- 진액대사: 肺主肅降과 通調水道를 통하여 체내 진액수송과 요의 생성을 담당하며 腎과 膀胱의 氣化작용을 경유한다.[366] 腎은 水臟으로 主水하며 腎氣의 氣化作用을 이루어 체내 진액의 수포와 배설 유지를 담당한다.[367] 인체의 진액대사과정에 肺의 宣發肅降 通調水道, 腎陽의 溫照작용과 腎의 氣化작용이 관여하며, 腎主水의 기능은 肺의 생리기능에 의지하게 된다.[368]
- 호흡운동: 呼吸之臟의 肺는 腎의 納氣작용의 협조로 호흡운동이 완성된다.[369]

5) 肺와 大腸, 胃, 膀胱

- 大腸과의 관계는 경락상 '肺手太陰之脈 起于中焦 下絡大腸'으로 설명한다.
- 胃와의 관계는 氣血과 진액대사로 설명한다.
- 膀胱과의 관계는 진액대사로 설명한다.

---

364) 『黃帝內經 · 素問 · 經脈別論篇』, "脾氣散精 上歸于肺 通調水道 下輸膀胱 水精四布 五精並行".

365) 『醫貫』, "脾氣一虛 肺氣先絶".

366) 『素問 · 靈樞合注 · 經脈別論』, "肺應天而主氣 故能通調水道而下輸膀胱 所謂地氣升而爲雲 天氣降而爲雨也".

367) 『黃帝內經 · 素問 · 逆調論篇』, "腎者水臟 主津液".

368) 『黃帝內經 · 素問 · 水熱穴論』, "故本在腎 其末在肺 皆積水也".

369) 『難經 · 四難』, "呼出心與肺 吸入腎與肝". 『仁齊直指方』, "肺出氣也 腎納氣也 肺爲氣之主 腎爲氣之本". 『醫碥 · 卷一 · 氣』, "氣根于腎 故曰腎納氣 氣息深深. 肺司呼吸 氣之出入于是乎主之 且氣上升至肺而極 升極則降 由肺而降 故曰肺爲氣主. 腎主納氣 故丹田爲下氣海 肺爲氣主 故胸中爲上氣海".

6) 大腸과 腎, 脾胃, 肺

- 大腸은 腎陰之竅로서 傳導之官이 되며, 脾胃의 영향을 받고, 肺와 表裏관계를 이룬다. 진액대사의 참여와 水穀運化의 완성의 단계로서 신기와 관계가 있다.[370]
- 胃와 같은 陽明之經으로 水穀運化과정에 참여하며 燥金의 특성을 가지고 있어 治病 시 治肺의 방법을 사용한다.[371]

7) 肺氣상태 파악방법

코의 막힘과 건조, 가려움 여부, 피모의 부드러움과 탈락 여부, 피부색과 윤택여부, 대장 기능, 소리 상태, 추위의 감내 능력, 매운 맛에 대한 감응 등으로 살펴볼 수 있는 진단적 가치를 생리적 기능에서 찾아볼 수 있다.[372]

제 6 절 腎 기능계

류도곤

1. 신 기능계의 구성

腎 기능계는 인체의 腎·膀胱을 비롯하여 정신의 志 및 감정의 驚, 恐 그리고 五體의 骨, 五華의 髮, 五竅의 耳와 함께 오행의 속성에 따라 인체 외의 자연방면에서는 五時의 冬, 五氣의 寒 및 骨과 관련이 있는 髓, 그리고 腎의 府이고 外候인 腰와 五液의 唾를 포함하고 二陰을 主司한다.

尹[373]은 沈靜機能活動으로 보아 異化物質을 체외로 배설하는 排尿器 계통과 生殖器 계통을 腎藏에 통합하고 또 생식기능은 생명의 유전기능이며, 생명의 유전으로 생

370) 『筆花醫鏡·臟腑證治』, "大腸者, 腎陰之竅, 傳導之官, 受事于脾胃, 而與肺金相表里. 故肺氣虛則腸若墜, 而氣爲之陷. 腸液少則肺亦燥而鼻爲之干, 其呼吸神密邇也. 上接小腸, 下通谷道, 爲諸泄氣之門, 啓門一失職, 而諸臟困矣".

371) 『血證論』, "大腸司燥金, 寒則滑脫, 熱則秘結, 泄痢后重, 痔漏下血. 與肺相表里, 故病多以治肺之法治之. 與胃同是陽明之經, 故又多以治肺之法治之".

372) 『圖書編·肺臟說』, "皮緩而毛落者, 肺氣先死也. 肺合于大腸, 大腸爲肺之腑. 上主鼻, 鼻爲肺之竅, 故人肺飭則鼻塞. 人之榮色枯者, 肺干也. 人之鼻痒者, 肺有虫也. 人之多汗者, 肺魄離于外也. 入之體黧者, 肺氣衰也. 人之多聲音者, 肺之盛也. 人之不耐寒者. 肺衰也. 人之好食辛者, 肺氣不足也. 人之腸鳴者, 肺壅也. 人之顔色鮮白者, 肺無病也. 肺病食酸以收之, 辛以補之, 苦以泄之, 禁惡寒, 肺惡寒也".

373) 尹吉榮, 東醫學의 方法論 研究, 서울, 成輔社, 1983, p. 42.

명은 보존·발전하는 것이며, 이는 생명의 沈澱에 의한 것이므로 생명의 本源을 沈靜機能에 귀속시키는 의미에서 이도 腎藏에 통합시켜 沈靜機能의 대표 藏器를 腎藏이라고 하였다.

2. 신 기능계의 생리적 특성

동의학에서의 腎은 性徵의 發達과 衰退 그리고 生殖에 필요한 기능을 발휘하는 藏으로 五臟六腑의 精을 간직하고 있다고 본다. 이러한 견해는 현대생리학에서의 腎臟이 濾過·再吸收·排泄이라는 體液代謝에 관여하고 있다고 보는 점과는 근본적으로 차이가 있다. 그러나 동의학에서의 腎이 물(水)을 주관하고 있다고 본 것은 體液代謝와 공통된 견해로 보이기도 한다. 「素問·六節臟象論篇」에 나오는 "腎은 蟄伏을 주관하여 封藏의 근본이고 精이 있는 곳이다"[374]에서 腎은 몸속의 깊고 중요한 곳에 숨기고 간직하는 근본이므로 精이 있는 곳이라고 말한다. 여기서 精을 生殖과 관련된 精液이라고 본다면 精液이 있는 곳이 腎이 되며, 그것은 현대생리학에서의 腎臟과 일치하지 않는다. 즉 동의학에서의 腎은 腎臟과 生殖器와 그 腺體를 모두 포함하는 것으로 해석된다. 腎의 藏象에 있어서 함축된 의미를 요약 정리해 보면 閉藏·隱蔽, 記錄·保存, 浸透·固定으로 인체 내의 藏象으로는 腎이 되고, 사회에 비교하면 記錄과 藝術이 되고, 기계에 비교하면 骨格과 生産이 될 것이다.

1) 作强之官 伎巧出焉

腎精이 풍부할 경우에는 髓海와 精力이 充滿해져서 智力이 强壯되며 耳目이 聰明해지고 動作도 敏捷하게 되니, 이것이 바로 '腎出伎巧'의 표현이다. 이를 「素問·靈蘭秘典論篇」에서는 "腎은 作强의 官이니 伎巧가 나온다"[375]라고 하였는데, 이는 腎이 强하게 하는 역할로 여러 가지의 多才多能하고 精巧한 技術이 여기에서 나온다는 뜻으로 지탱하는(堪耐) 힘(作强)과 多能(伎)하고 精巧(巧)한 재주가 腎의 작용과 관련이 있다고 보았다. 그러나 반대로 腎精이 虧損하여지면 骨髓가 空虛하여 腰腿酸軟, 足痿無力 등의 病態가 나타나고, 이에 腦髓가 부족해짐에 따라 頭暈, 健忘, 失眠 등의 증상이 출현하며 甚하면 思考하는 智力의 遲鈍을 야기하기도 한다.

---

374) 洪元植, 校合編纂, 精校 黃帝內經 素問·六節臟象論篇 第九, 서울, 東洋醫學硏究院 出版部, 1985, p. 36, "腎者主蟄 封藏之本 精之處也".

375) 洪元植, 素問·靈蘭秘典論篇 第八, 위의 책, p. 34, "腎者 作强之官 伎巧出焉".

2) 主蟄・封藏之本

「素問・陰陽應象大論篇」의 "하늘에 있어서는 寒이 되고 땅에 있어서는 水가 되고 인체에 있어서는 骨이 되고 五臟에 있어서는 腎이 된다"[376]로 보면 腎은 寒과 水의 臟이다. 이는 그 德은 추운 寒이고 化는 정숙한 肅이고 政은 고요한 靜이고 令은 閉塞로「素問・六節藏象論篇」의 "腎은 숨기고 간직하는 것을 주관하여 臟腑의 精을 받아 貯藏한다"[377]에서 말한 바와 같이 受動的이고 閉鎖的인, 그러나 차기의 生命力을 간직하는 역할을 하는 藏이다. 인체에 깊숙이 묻혀 作强하는 骨을 主張하고 生命의 種인 精을 간직하고 무한한 創造力을 발휘하는 生殖作用과 腦의 기능도 腎에 속하는 것으로 본다. 그러므로 동의학에서는 腎이 모든 生命力의 근원이라고 본다. 腎의 그와 같은 기능을 志라고 하여 '腎藏志'라고 한 것으로 보인다.

3) 通於冬氣

腎은 北方・壬癸水로 冬은 水에 속하여 冬氣와 서로 通한다. 壬癸에는 極에 달한 陰의 겨울에 閉藏된 땅속의 갈라진 틈에서 물이 스며들어 始生하는 소량의 陽의 종자로서 밖으로 나오려고 기다리는 의미가 함축되어 있다. 水의 平氣인 靜順은 만물을 간직하고 害하지 않아 淸淨하고 柔順하여 사물을 潛藏하며 생명의 종자를 잉태하여 싹트게 하는 창조의 힘을 잉태하고 있다. 冬季의 氣는 寒으로서 凜冽氷冷하여 凝結・阻滯・不通과 牽引・收縮의 의미를 지녀 陽氣를 쉽게 손상시키는 陰邪이다.

4) 主先天

인체를 형성하는데 생명의 근원인 胎는 자신의 몸보다 먼저 생겨나는데 先天[378]은 부모의 精血을 받아 잉태된 때로부터 출생 직전까지의 시기로 先天의 本은 腎에 있다고 한다.[379] 이는 先天에서 稟受한 精으로 부모의 生殖之精으로부터 받게 되는데 타고난 稟氣로 腎에 간직되는 腎精이 그 바탕이 되며「靈樞・本神篇」에서는 "生命의 來源을 精이라 한다"[380]고 하였다. 이러한 精은 腎精에서 化生된 腎氣가 後天의 水穀의 精微에서 産生한 五臟의 精氣와 氣化작용하여 轉化・生成되는 것으로 腎에 저장

---

376) 洪元植, 素問・陰陽應象大論篇 第五, 앞의 책, p. 24, "其在天爲寒 在地爲水 在體爲骨 在藏爲腎".

377) 洪元植, 素問・六節藏象論篇 第九, 앞의 책, p. 36, "腎者主蟄 封藏之本".

378) 한의학용어제정위원회, 표준한의학용어집, 서울, 대한한의학회・대한한의사협회, 2006, p. 177. "先天".

379) 李中梓, 醫宗必讀, 台南, 綜合出版社, 1976, pp. 6-7, "先天之本在腎", "蓋嬰兒未成 善結胞胎".

380) 洪元植 校合編纂, 精校 黃帝內經・靈樞・本神篇 第八, 서울, 東洋醫學研究院 出版部, 1985, p. 68, "生之來 謂之精".

되어 인체의 生殖能力과 生長發育의 과정에서 중요한 역할을 하게 된다. 腎은 先天의 근본으로 藏精과 生髓를 주관하는데 병태생리적으로 房勞過多 등으로 陰精의 耗損이 심하거나 傷骨損髓의 변화가 나타나면 이는 腎精이 虧虛한 것으로 先天의 不足에 기인한다. 先天不足은 稟賦의 虛弱으로 선천적인 腎氣不足을 의미한다. 질병에 잘 걸린다든지 短命·老化 등은 타고난 腎氣의 강약 및 성쇠와 밀접한 관계가 있다. 즉 稟賦가 강하면 신체가 강건하고 精力充沛하고 稟賦가 약하면 身體憔悴, 精神萎靡하여 질병에 잘 걸리고 노화가 빠르게 나타나고 수명이 단축된다. 腎이 先天을 主한다는 것은 건강한 신체를 유지하는 본래 갖추어진 본원적인 强壯을 의미하며 임상에서도 先天不足의 환자에게 補腎·益氣·塡精의 치료방법을 응용한다.

5) 腎精 腎氣 腎陰 腎陽

인체 생명활동의 物質基礎인 腎精으로부터 화생된 腎氣는 腎陽이 腎陰을 蒸化함으로써 생기게 되는데, 腎陰이나 腎陽은 모두가 腎精을 그의 물질적 기초로 삼고 있기 때문에 腎의 精氣에 腎陰과 腎陽이 포함된다고 할 수 있다. 腎陰과 腎陽은 腎藏의 생리기능과 병리변환의 양 방면을 개괄하며, 임상적으로도 진단상 중요한 의의가 있다. 腎陰은 인체의 각 臟腑에 濡潤·滋養작용을 하는 근원이 되는 물질기초로 이는 인체 음액의 근본이며 '元陰·眞陰'이라고도 한다. 이를 「素問·上古天眞論篇」에는 "腎은 水를 주관하며 五臟六腑의 精을 받아 간직한다"[381]고 하였다. 이상에서 腎陰은 인체의 생식과 생장·발육의 근원이고 인체의 精血·津液을 구성하며 생명활동을 유지하는 물질기초로 보인다. 인체의 각 臟腑가 腎陰의 滋養을 받지 못하였을 때는 그에 따라 병태가 발생하는데 이 경우에는 형체와 臟腑가 滋養되지 못하고 精血과 骨髓가 나날이 부족해지며, 腎陰陽間의 상대적 평형이 실조되어 腎陽이 항역하게 된다. 예컨대 肝이 腎陰의 滋養·濡潤작용을 잃으면 頭暈目眩·兩目乾澁·脇肋隱痛·口乾咽燥·耳鳴·頭痛脹感·面赤烘熱 등의 肝陰虛·肝陽亢이 나타나며 심하면 肝風이 되고, 心이 腎陰의 濡養작용을 잃으면 心陰虛·心火上亢하여 心悸心慌·失眠多夢·五心煩熱·口乾咽燥 등의 증상이 나타나고, 肺가 腎陰의 滋潤을 잃으면 咳嗽氣促, 痰中帶血, 咯血, 腰膝酸軟, 骨蒸潮熱, 口乾咽燥, 顴紅 등의 肺腎陰虛證이 나타나며, 腦가 腎陰의 滋養을 잃으면 眩暈·耳鳴 등의 증상이 야기[382]된다. 이외에도 각 臟腑의 陰液

381) 洪元植, 「素問·上古天眞論篇 第一」, 앞의 책, p. 11, "腎者主水 受五藏六府之精而藏之".

382) 한의학용어제정위원회, 표준한의학용어집, 앞의 책, pp. 8, 9, 219, 229, 410. "肝陽上亢證, 肝陰虛證, 心陰虛證, 肺腎陰虛證, 腎陰虛".

이 부족할 때는 腎陰부족이 초래되는데, 만일 熱邪가 침범하여 肺胃의 진액이 灼傷되면 나아가서 腎陰의 손상을 야기한다. 陰이 虛하면 陽이 亢하는 표현을 「素問·調經論」에서는 "陰虛는 內熱을 生한다"[383]고 하고 腎陰虛는 종종 五心煩熱·潮熱·昇火觀紅·盜汗·舌紅少苔·脈細數 등의 熱象이 나타난다. 한편 '元陽·眞陽'이라고도 하는 腎陽은 인체양기의 근본이자 선천의 眞火로서 命門 내에 들어 있으며 腎藏 생리기능의 동적인 인체 열에너지의 원천이 되어 체내 각 장부조직의 생리활동을 溫照·推動하는 작용을 발휘한다. 이러한 腎陽의 허해짐은 인체 각 장부의 생리활동을 추동하는 힘이 부족할 때 야기되는데, 腎陽虛는 腎陽의 溫煦작용과 氣化작용이 그의 기능을 잃어버리고 견고하게 封藏하지도 못함으로써 병태가 초래된다. 예컨대 肺가 腎陽의 추동작용을 잃으면 氣喘 등의 腎不納氣의 증을 발하기 쉽고, 脾胃가 腎陽의 추동작용을 잃으면 五更泄과 水穀의 소화기능이 떨어지는 증상이 나타나며, 心이 腎陽의 추동작용을 받지 못하면 心腎의 陽氣손상으로 溫煦, 行血, 氣化작용이 안되어 血行이 지체되고 수액이 정체되어 形寒肢冷, 心悸氣短, 動則氣促, 脣甲青紫, 心胸憋悶疼痛 등의 心陽이 부족한 증상이 나타나며, 膀胱이 腎陽의 기화작용의 영향을 받지 못하면 小便不利 혹 失禁 혹 遺尿 등의 증상이 나타나며, 津液의 吸收·輪布에 있어서 腎陽의 기화작용을 받지 못하면 水腫 등이 발생하게 된다. 또 腎 자체의 陽氣가 부족하게 되면 陽萎·腰脊酸軟 등의 증상이 나타나며, 腎陽이 쇠갈하게 되면 面色蒼白·四肢厥冷·冷汗如油·脈微欲絶 등의 위험한 증후가 나타나는데 이를 '亡陽'이라 한다. 「素問·調經論」에서 말하는 "陽虛는 外寒을 生한다"[384] 등에 의해 陽虛는 필연적으로 寒象을 나타내어 腎陽의 虛는 胃寒肢冷, 腰膝冷痛, 五便泄瀉, 小便淸長, 耳鳴, 男子陽痿不擧, 女子宮寒不孕, 白帶淸稀, 舌痰嫩, 苔白滑, 脈沚遲無力 등의 寒證을 야기시킨다.

陰陽의 속성으로 관찰하면 精은 陰, 氣는 陽에 속하기에 때때로 腎精을 가리켜 '腎陰'이라 하고, 腎氣를 가리켜 '腎陽'이라고 하는데 腎陰과 腎陽은 상호제약과 상호의존의 관계를 통하여 인체생리상의 상대적 평형을 유지하고 있다. 그러므로 腎의 어떠한 기능이 실조되었다고 하는 것은 腎陰·腎陽間의 조화가 상실된 것으로 볼 수 있다. 이러한 腎陰과 腎陽 사이에는 내재한 연계성이 있어서 腎陰虛는 腎陽에, 腎陽虛는 腎陰에 일정한 영향력을 행사함으로써 결국은 陰과 陽이 모두 虛하게 되어 그로 인한 증

383) 洪元植, 素問·調經論篇 第六十二, 앞의 책, p. 219, "陰虛生內熱…… 有所勞倦 形氣衰少 穀氣不盛 上焦不行 下脘不通 胃氣熱 熱氣熏胸中 故內熱".

384) 洪元植, 素問·調經論篇 第六十二, 앞의 책, p. 218, "陽虛則外寒…… 陽受氣於上焦 以溫皮膚分肉之間 冷寒氣在外 則上焦不通 上焦不通則寒氣獨留於外 故寒慄".

상들이 나타나게 된다. 고로 腎陰虛나 腎陽虛는 본질적으로 모두 腎의 정기부족으로 나타나는 현상으로 보여진다. 腎은 인체의 생식과 발육을 주관하므로 이 방면에서 나타나는 병태현상들은 모두 腎과 관련이 있게 되는데, 예를 들면 영아의 출생 후에 발육면의 장애로서 대부분 선천적인 체질의 허약 및 선천적인 부족으로 인한 腎氣·損 또는 후천의 영양실조로 오는 소아의 解顱·囟陷·鷄胸·龜背·五遲(立·行·髮·齒·語의 발육지연), 五軟(頭項·口·手·足·肌肉의 痿軟 무력)과 남자의 陽痿·早漏·精少無子, 여자의 經閉 불임, 성인의 早衰 및 足痿無力·精神鈍呆·動作遲鈍 등이 모두 腎의 강약과 관계된다. 腎陰·腎陽은 이와 같이 인체에서 매우 중요한 지위를 점유하고 있으며 이를 張景岳은 『景岳全書·傳忠錄』에서 "五臟의 陰氣는 여기가 아니면 滋할 수 없고 五臟의 陽氣는 여기가 아니면 發할 수 없다"[385]고 하였다. 이와 같이 腎陰은 물질기초로서, 腎陽은 생명의 동력으로서 양자는 서로 결합·조화되어 인간의 생식과 생장발육 그리고 생명활동을 유지하는 근본이 된다고 보여진다.

따라서 腎陰은 인체 陰液의 기본이 되어 인체 各 臟腑조직에 대해 濡潤滋養시키는 작용이 있으며 腎陽은 인체 陽氣의 기본이 되어 인체 各 臟腑조직에 대해 溫煦·推動시키는 작용이 있다. 陰陽의 속성에 의하면 精은 陰에 속하고 氣는 陽에 속하므로 흔히 腎精을 腎陰, 腎氣를 腎陽이라고도 하는 것이다. 이러한 腎精이 腎氣로 化生되는 것은 腎陽이 腎陰을 蒸化시켜 이루어지는데 腎陰, 腎陽은 모두 腎精과 관련되어 설명된다. 따라서 腎陰, 腎陽은 病理的으로도 연관을 가지는데 腎陰虛가 지나치면 腎陽에 영향을 미치게 되고 腎陽虛가 지나치게 되면 腎陰에 영향을 미쳐 陰陽俱虛를 초래하게 된다.

3. 신 기능계 소속 장기와 생리기능

1) 腎

(1) 腎의 형상과 부위

腎은[386] 두 개의 형태로 붉은 팥과 비슷한 것이 서로 마주 대하고 있으며 등골의 힘줄에 굽어서 붙어 있고 그 외로는 기름으로 싸여 있고 속은 희고 겉은 검으니 精을 간

385) 張介賓, 景岳全書·上冊(岳峙樓藏板本)·傳忠錄 下·命門餘義, 上海, 上海科學技術出版社, 1984. p. 58, "五臟之陰氣 非此不能滋 五臟之陽氣 非此不能發".

386) 許浚, 原色 東醫寶鑑·內景篇三·腎臟門·腎形象」, 서울, 南山堂, 1980, p. 146, "腎臟有二形如紅豆相幷而曲附於膂筋 外有脂裝裏裏白表黑主藏精" "腎與臍相對, 與腰相應. 京門二穴, 腎之募也. 在背則腎兪, 在脊十四 下兩傍, 乃腎之部位也".

직하는 일을 맡아서 주관한다. 腎과 배꼽은 서로 마주 대하며 腰와 서로 응한다. 京門穴 두 개는 腎의 募穴이 되며 등에서는 腎兪穴의 위치에 해당되는데 제14추 아래 양옆에 있어 腎의 부위와 연관된다.

(2) 腎의 기능

① 腎臟精・主發育・生殖

「素問・上古天眞論篇」에 "여자는 7세에 腎氣가 稍盛하여 幼齒를 갈며 모발이 길어지고, 14세에 天癸가 이르고 任脈이 통하며 太衝脈이 성하여 월경이 때에 맞춰 나온다. 그러므로 자식을 가질 수 있다"[387]고 하였으며 또 "腎藏은 水를 주관하여 五藏六府의 精을 받아 간직한다. 그러므로 五藏이 왕성하여야 瀉할 수 있는데 五藏의 기능이 모두 쇠퇴하여 筋骨이 무력해지고 天癸가 다하기 때문에 모발과 구레나룻이 희어지고 신체가 鈍重하여서 행보가 바르지 못하며, 자식을 가질 수 없다"[388]고 하여 腎은 性徵의 발달과 쇠퇴, 그리고 생식에 필요한 기능을 발휘하는 藏으로 五臟六腑의 精을 간직하고 있다고 보았으며, 「素問・六節藏象論篇」에서는 "腎은 움츠림을 주관하여 封藏의 근본이고 精이 있는 곳이다"[389]라고 하여 腎은 숨기고 간직하는 근본이므로 精이 있는 곳이라 하였다. 여기서 精을 생식과 관련된 정액이라고 본다면 정액이 있는 곳이 腎이 된다. 腎이 간직하고 있는 腎精은 人體生命活動의 物質基礎이며, "腎이 精을 藏한다"란 두 가지 면을 내포하고 있다. 하나는 五臟六腑의 精氣(後天의 精)를 藏하는 것으로 이를 「素問・上古天眞論篇」에서는 "腎은 五臟六腑의 精을 받아 간직한다"라고 하였다. 이러한 五臟六腑의 精氣는 음식물의 정화부분에서 유래하여 인체 각부의 조직과 기관을 영양하고 인체의 생명활동을 유지하는 기본적인 물질기초로[390] 腎에 간직되는 것이며 수시로 五臟六腑의 수요에 응하여 공급된다. 또 하나는 생식기능과 발육을 촉진하는 물질기초인 天癸와 腎氣의 작용을 통하여 생산되는 精(先天의 精)으로, 이는 인체의 생육・번식의 기본이며 남녀媾合의 精氣로서 이러한 精의 생성・저장과 배설은 腎이 주관한다는 것으로 '生殖之精'이라고도 한다. 생식방면의 精은 남녀 성교의 음액으로 볼 수 있으며 인류가 생육번식할 수 있는 가장 기본적

387) 洪元植, 素問・上古天眞論篇 第一, 앞의 책, p. 11, "女子七歲 腎氣盛 齒更髮長 二七而天癸至 任脈通 太衝脈盛 月事以時下 故有子.

388) 洪元植, 素問・上古天眞論篇 第一, 앞의 책, p. 11, "腎者主水受五藏六府之精而藏之故五藏盛 乃能瀉 今五藏皆衰 筋骨解墮 天癸盡矣 故髮鬢白 身體重 行步不正而無子耳".

389) 洪元植, 素問・六節藏象論篇 第九, 앞의 책, p. 36, "腎者主蟄 封藏之本 精之處也".

390) 洪元植, 素問・陰陽應象大論篇 第五, 앞의 책, p. 23, 1985. "味歸形 形歸氣 氣歸精 精歸化".

인 것이기 때문에 인체발육에 있어 성숙단계가 되면 자연히 精氣는 充滿하여 생식작용을 영위할 수 있게 되는 것이다. 이러한 腎臟 자체가 간직하고 있는 精은 先天의 기초로서 부모로부터 稟受되며 後天의 精氣에 의해 영양을 받아서 보다 충실해진다. 이에 대해 「靈樞 · 經脈篇」에서는 "사람이 생겨날 때는 먼저 精이 생겨나고 精에서 발육하여 腦髓가 생기며 점차로 骨이 형성되어 근간이 되며, 경맥이 순환하여 혈기를 통하게 하여 영양하고 筋은 골격을 보강하며 肉이 이를 둘러싸고, 피부가 표면을 단단하게 감싸서 보호하고 모발이 자라서, 음식이 胃에 들어가 脈道가 통하게 되고 혈기가 이에 행하게 된다"[391]라고 하여 인체가 형성되는 과정에 있어 胚胎시에 가장 먼저 생성되는 것이 精임을 설명해 주고 있다. 이러한 精이 기초가 되어야만 腦髓 · 骨骼 · 筋脈 · 皮肉 · 毛髮 등의 형체와 조직이 점차적으로 생장하여 완비케 되므로 精을 생명의 기초라고 하고 精은 선천의 眞氣를 지니고 있다고 하는 것이다. 그러다가 출생 후에도 이러한 氣가 위로 올라가서 후천의 胃氣와 접합으로써 水穀이 胃로 들어가 精微로운 물질을 化生할 수 있게 됨에 따라 사람의 생명은 끊어지지 않고 생생해지는 것이며 그러므로 '先天之精'이라는 명칭을 가지게 되는 것이다. 요컨대 선천의 精은 후천의 精을 마련하는 물질적인 기초가 되며 또한 후천의 精도 선천의 精의 작용에 의뢰하여 비로소 부단하게 생화할 수 있으므로 양자는 '相互依存 · 相互爲用'의 긴밀한 영향을 줌을 알 수 있다. 그러므로 腎은 선천의 근원으로서 다른 臟腑의 精氣를 받아 간지하여서 五臟의 精氣가 충만되면 腎精의 생성이나 저장 및 배설기능이 정상적으로 유지된다. 그렇기 때문에 '腎臟精'을 腎의 주요한 기능 중의 하나라고 할 수 있으며 이러한 腎을 가리켜 「素問 · 六節藏象論篇」에서는 '封藏의 根本'[392]이라고 하였다.

이러한 精은 腎精에서 화생된 腎氣가 후천적인 五臟의 精氣와 결합함으로 해서 전화 · 생성되는 것으로 腎에 저장된다. 精은 腎에 간직되고, 腎이 간직하고 있는 精은 氣로 化할 수 있어 腎精에서 化生된 腎藏精氣의 성쇠는 인간의 생식능력과 발육과정에 결정적인 작용을 한다. 사람은 유년기에는 腎의 精氣가 점점 충성해지므로 점차 齒更髮長의 변화가 일어나고 청년기에 이르러서는 腎의 精氣가 진일보 충성해져서 발육이 성숙되므로 여자는 14세경, 남자는 16세경에 일종의 성기능의 성숙을 촉진하는 물질인 '天癸'가 나타남으로써 남성은 정자를 생산할 수 있게 되고 여성은 배란이 개시되는 월경이 출현하여 성기능이 점점 성숙되고 생식능력을 가지게 되어, 이러한 남녀의 음양

391) 洪元植, 「靈樞 · 本神篇 第八」, 앞의 책, 1985, p. 68. "人始生 先成精 精成而腦髓生 骨爲幹 脈爲營 筋爲剛 肉爲牆 皮膚堅而毛髮長 穀入于胃 脈道以通 血氣乃行".

392) 洪元植, 「素問 · 六節藏象論篇 第九」, 앞의 책. "封藏之本".

이 합쳐지면 자녀를 생육할 수 있게 된다. 그러다가 노년에 이르러서는 五臟이 쇠약해지기 시작하고 腎精의 원천이 고갈되어 부족해지므로 腎의 精氣는 점점 衰消해지고 성기능과 생식능력도 여기에 따라 감퇴되고 소실되며, 형체도 점차 衰老해져 전신의 근골운동이 원활치 못하게 되고 天癸도 衰竭해지기 시작하여 老態를 띠게 됨으로써 두발이 희어지며 생육기능도 쇠퇴해진다. 그러므로 인체의 생식능력과 생장발육의 과정은 곧 腎藏精氣의 자연적인 성쇠의 반영이다. 이에 관해 「素問・上古天眞論篇」에서는 "丈夫는 8세에 腎氣가 실하여 모발이 길어지고 幼齒를 갈며 16세에 腎氣가 왕성하여지고 天癸가 이르러 精氣가 넘쳐흐르고 남녀가 성적으로 交媾함으로써 자식을 가질 수 있으며, 24세에 腎氣가 충만하여 근골이 강건하여지므로 眞牙가 나고 생장이 극에 달하며…… 56세에 天癸가 竭盡되어 精이 적으며 腎藏이 쇠약하여 身形이 모두 쇠잔하게 되며, 64세가 되면 齒牙와 모발이 빠지게 된다"[393]고 하였고 또 "여자는 14세에 天癸가 이르고 任脈이 통하며 太衝脈이 왕성하여 월경이 때에 맞춰 나온다. 그러므로 자식을 가질 수 있고…… 49세에 任脈이 허하고 太衝脈이 衰少하여 天癸가 마르고 월경이 폐지되므로 身形이 쇠잔하여져서 자식을 가질 수 없다"[394]고 하였으며, 「靈樞・天年篇」에는 "사람이 태어나서 10세가 되면 五藏이 비로소 안정되고 血氣가 이미 통하여 氣가 아래에 있기 때문에 달리기를 좋아하고 20세가 되면 血氣가 비로소 왕성하고 肌肉이 바야흐로 장대하여지므로 달아나기를 좋아하고, …… 90세가 되면 腎氣가 마르고 四藏의 경맥이 공허하며, 100세가 되면 五藏이 모두 허약하여 神과 氣가 모두 신체를 떠나고 形骸만 홀로 남아 죽는 것이다"[395]라고 하였다. 이는 腎精 즉 腎藏精氣에 의하여 생식・생장발육과 노쇠병사가 결정되어짐을 설명한 것이다.

② 腎主水

「素問・水熱穴論篇」[396]에 "腎은 어째서 水를 主宰하는지? 腎은 가장 陰性이 강한,

---

393) 洪元植, 「素問・上古天眞論篇 第一」, 앞의 책, p. 11, "丈夫八歲, 腎氣實, 髮長齒更; 二八, 腎氣盛, 天癸至, 精氣溢寫, 陰陽和, 故能有子; 三八, 腎氣平均, 筋骨勁强, 故眞牙生而長極; 四八, 筋骨隆盛, 肌肉滿壯; 五八, 腎氣衰, 髮墮齒槁; 六八, 陽氣衰竭於上, 面焦, 髮鬢頒白; 七八, 肝氣衰, 筋不能動, 天癸竭, 精少, 腎藏衰, 形體皆極; 八八, 則齒髮去".

394) 洪元植, 「素問・上古天眞論篇 第一」, 앞의 책, p. 11, "女子七歲, 腎氣盛, 齒更髮長; 二七而天癸至, 任脈通, 太衝脈盛, 月事以時下, 故有子; 三七, 腎氣平均, 故眞牙生而長極; 四七, 筋骨堅, 髮長極, 身體盛壯; 五七, 陽明脈衰, 面始焦, 髮始墮; 六七, 三陽脈衰於上, 面皆焦, 髮始白; 七七, 任脈虛, 太衝脈衰少, 天癸竭, 地道不通, 故形壞而無子也".

395) 洪元植, 靈樞・天年篇 第五十四, 앞의 책, p. 241, "人生十歲 五藏始定 血氣已通 其氣在下 故好走 二十歲 血氣始盛 肌肉方長 故好趨…… 九十歲 腎氣焦 四藏經脈空虛 百歲五藏皆虛 神氣皆去 形骸獨居而終矣".

396) 洪元植, 素問・水熱穴論篇 第六十一, 앞의 책, p. 213, "腎何以主水? 腎者 至陰也 至陰者 盛水也…… 故

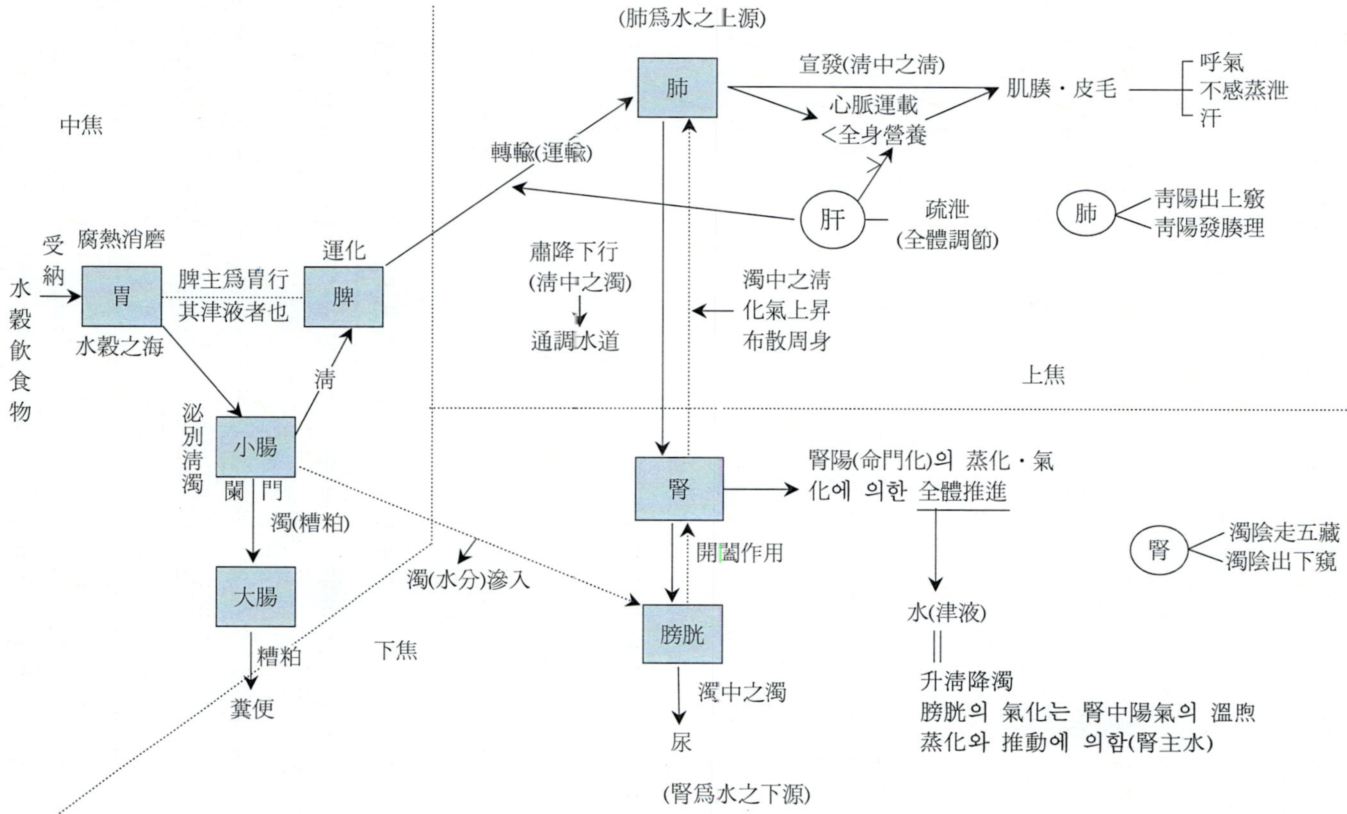

<그림 2-1> 인체 水液代謝 圖表[397)]

즉 至陰의 類이며 게다가 형체 속에서 가장 낮은 위치(五臟中)에 있으며, 물은 낮은 곳에 고이므로 腎은 水氣가 旺盛하며 그리하여 물을 다스린다. …… 물의 근본은 腎이며, 그 末葉은 肺이다"고 하였고 또 "腎은 陰性인 牝藏이며, 천지의 작용에 비추어 地의 氣가 상승하여 雲・雨가 되는 것과 같이 체내에서는 腎에서 水氣가 상승하여 水液이 생겨나므로 至陰이라고 한다"[398]고 하여 腎이 陰藏으로 水液을 주관함을 말하였다. 이와 같은 내용으로 보아 腎主水液은 肺의 通調水道와 함께 그 중심이 되어, 腎이 인체의 수액대사를 조절하고 관리하는 기능을 가지고 있음을 지칭하는 말로 보여진다. 인체수액의 신진대사는 양개방면의 과정을 포괄하고 있다. 하나는 체내의 수액이 胃의 受納작용에서 내원하여 脾의 轉輸, 肺의 肅降기능을 통하여 下注하여 腎에 돌아가며 이는 腎의 기화작용에 이하여 이루어지는 것이며, 수액의 升淸降濁으로 표현되는데, 그 중에서 淸한 것은 다 흡수하여 상행하여 肺에 돌아간다. 즉 음식물에 들어 있는 조직을 濡潤하는 작용이 있는 진액을 전신으로 布散하여 周身케 하는 것이다. 다른 하나는 각 조직에 이용된 후에 나오는 대사산물인 수분을 방광을 통하여 체외로 배출하는 것을 의미하는데, 이러한 진액의 조절작용에 의하여 인체 水液代謝(그림 2-1 참조)의 평형을 유지하는 것이다. 그러므로 「素問・逆調論篇」에서 "腎은 水藏이며 津液을 主한다"[399]고 하였다. 이는 水液의 신진대사과정 중 체내의 수분이 태과하지도 불급하지도 않는 상대적 평형상태를 유지하기 위해서는 肺氣의 宣降과 通調水道, 脾氣의 水濕을 運化하고 升淸하는 기능 외에 반드시 腎陽의 기화작용을 통해서야 비로소 정상적인 인체의 수액대사가 이루어짐을 보여 주는 것이다. 수액대사의 조절에 대한 腎의 작용을 開闔작용이라 표현할 수 있는데, 여기서 '開'라고 하는 것은 輸出・排泄・消耗한다는 뜻이고, '闔'이라고 하는 것은 관폐함으로써 체액을 저장한다는 뜻이다. 이러한 腎의 開闔작용은 방광의 요액을 저장하고 배설하는 기능과 腎의 기화기능을 결합하여 생각해 볼 수 있다. 즉 腎氣의 開闔은 방광으로 下注되는 요액을 주도하여 방광으로 하여금 요액을 저장하고 알맞은 때에 일정량을 배설하게 하는 것으로 보이며, 이에 대해 「素問・靈蘭秘典篇」에서는 "膀胱은 津液을 藏하고 氣化하면 能出한다"[400]고 하였다. 정상적인 생리상태하에서는 腎陰과 腎陽이 평형을 유지하기 때문에 신기의 開闔작용도

其本在腎 其末在肺".

397) 柳道坤 外, 「腎氣能에 對한 東西醫學的 考察」, 『大韓韓醫學會誌』, Vol. 8, No. 1, pp. 103-112, 1987.

398) 洪元植, 「素問・水熱穴論篇 第六十一」, 앞의 책, p. 213, "腎者牝藏也 地氣上者 屬於腎而生水液也 故曰至陰".

399) 洪元植, 「素問・逆調論篇 第三十四」, 앞의 책, p. 127, "腎者水藏 主津液".

400) 洪元植, 「素問・靈蘭秘典篇 第八」, 앞의 책, p. 34, "膀胱者…… 津液藏焉 氣化則能出矣".

서로 조화를 이루게 되고 이로 말미암아 소변이 정상적으로 배설된다. 이리하여 완전한 수액대사는 음식물을 받아들이고 轉輪과 運化를 주관하는 脾胃의 기능과 宣發을 주로 하며 水道를 通調케 하는 肺의 기능, 또 開闔을 주관하여 水量을 조절하는 腎의 기화기능에 의하여 이루어지므로 이러한 세 부분의 기능을 총칭하여 '三焦氣化'라고 할 수 있으며, 이 기화는 일정한 열에너지로서 수액의 변화를 일으키는 것으로 이 열에너지는 腎陽 즉 命門의 火로 볼 수 있다. 인체 각 조직의 수분은 반드시 腎陽의 추동에 의해서 蒸化・轉變되어 대사에 사용된 다음에 쓸모없는 수분으로 체외에 배출되기 때문에 腎이 수액을 주관한다는 말로 표현된 것으로 보인다. 만약 腎 중의 陽氣가 부족하게 되면 기화기능이 실조되어 수액대사의 조절기능에 장애가 생기므로 水腫・小便不利 등의 증상이 나타난다. 이에 대하여 「素問・水熱穴論篇」에서는 "腎은 胃(脾)의 關門(脾胃는 소화기관의 총칭)이다. 이 關門이 막히면 음식물의 水를 방출・운행할 수 없어서 水가 체내에 축적되어 상하가 모두 넘치면, 피부에 고여 부종이 되는데, 고로 浮腫이란 것은 비정상적으로 水가 고여 생긴 병이다"[401]고 하였고 또 "힘을 다해 노력함이 심할 때는 腎에서 땀이 난다. 이 腎汗이 날 때 바람에 쐬어 風邪가 침입했을 때 그 邪가 만약 내부의 藏府로 침입하지 않을 경우는 風으로 인해서도 모공이 닫혀 있으므로 피부에서 달아날 수도 없고, 그 결과 玄府에 머물러 皮裏를 행하여 風邪와 배설되지 못한 땀이 모여서 부종이 되는 것인데 이는 모두 腎이 그 근본이다"[402]라고 하였다. 임상상 腎炎・水腫 등은 腎不主水로 인하여 腎陽이 脾土에 능히 溫煦작용을 하지 못하여 수종이 생겨나는 것인데, 이때에 溫補脾腎을 위주로 치료하면 수종이 점차 소퇴하고 식욕이 증가하며 腎기능이 개선되어 수액의 순환작용이 호전됨을 볼 수 있다. 그리하여 만성 腎陽虛 환자의 치료에서도 그의 병태가 脾腎陽虛하여 氣化기능이 不行케 되고 濕濁이 內阻하여 關格이 不通한다는 데에 인식하여 溫腎利水의 치료방법으로 腎陽을 補하여 水液의 대사를 원활케 하는 효과를 볼 수 있다.

③ 腎主納氣

腎이 納하는 氣란, 광의로는 原氣를 말하며, 협의로는 肺氣를 지칭한다. 肺는 臟腑의 華蓋로서, 장부를 덮는 雨傘과 같은 역할을 하고 있어서, 인체의 精氣는 肺의 肅降작

---

401) 洪元植, 素問・水熱穴論篇 第六十一, 앞의 책, p. 213, "腎者・胃之關也 關門不利 故聚水而從其類也 上下溢於皮膚 故爲胕腫 胕腫者 聚水而生病也".

402) 洪元植, 素問・水熱穴論篇 第六十一, 앞의 책, p. 213, "…… 勇而勞甚 則腎汗出 腎汗出逢於風 內不得入於藏府 外不得越於皮膚 客於玄府 行於皮裏 傳爲胕腫 本之於腎".

용에 의해, 아래의 腎에 歸納된다. 腎은 臟腑의 뿌리(根)이며, 腎의 精氣는 반드시 肺로 상승한다. 腎과 肺를 잇는 經脈은 膈을 貫通해서 상승하여 肺에 入한다. 그러므로 呼吸의 氣를 主하는 것은 肺이며, 그 뿌리(根)는 腎에 있다고 본다. 腎은 原氣가 갖는 激發·推動·固攝 作用을 통하여 肺에 상대하여 呼吸과정에 관여한다. 腎氣가 充滿하여, 攝納이 정상으로 이루어져서, 비로소 肺의 氣道가 원활하게 通하고, 呼吸도 정상화된다. 즉 肺와 腎은 공동으로 인체의 氣體交換을 조절하고 있는 것이다. 임상상, 腎虛로 인해 根이 不固하여, 吸入한 氣가 腎에 내려가지 않으면, 환자는 조금만 움직여도 呼吸困難이 되고, 그것이 長期化해서 喘咳로 발전하는 예를 흔히 볼 수 있다.

納氣라고 하는 것은 臟腑가 호흡에 미치는 영향을 말하는 것으로 腎主納氣에는 腎에 攝納吸入의 기능이 있음을 지칭한 것이다. 腎中의 陽氣에는 흡입된 氣를 아래로 끌어내리는 작용이 있기 때문에, 이에 의해서 肺로 흡입된 氣가 肅降되어 腎에 이르게 된다. 肺는 본래 호흡을 주관하는 藏이지만, 腎에는 이러한 肺의 吸入之氣를 攝納하는 納氣의 기능이 있으므로 張景岳은 "肺는 出氣요 腎은 納氣인 고로 肺는 氣의 主가 되고 腎은 氣의 근본이 된다"[403]고 하여 肺는 乎氣를 主하고 腎은 納氣를 主한다는 이론의 근거를 제시하였다. 腎主納氣의 기능은 인체의 호흡에서 중요한 위치에 있어 腎氣가 충만하고 腎의 攝內기능이 정상적으로 발휘되어야만 비로소 肺의 호흡이 고르게 되고 氣道가 통창된다. 이러한 腎肺의 관계를 「素問·水熱穴論」에서는 "근본은 腎이며 末葉은 肺다"[404]고 하였다. 이와 같이 정상적인 호흡은 肺腎간의 상호협조의 결과이며 이를 『類證治裁·喘證篇』에서는 "肺는 氣의 主이고 腎은 氣의 근본이 된다. 肺는 出氣를 주관하고 腎은 納氣를 주관하여 陰陽이 相交하면 호흡이 정상이 된다"[405]고 하였다.

그러나 만약 腎의 攝納기능이 실조되면 肺에 의하여 흡입된 氣가 腎으로 귀납되지 못하고 오히려 상역함으로써 呼多吸少하거나 吸氣가 곤란한 氣逆·喘息의 상태가 되며 심하면 兩足이 厥冷하고 이마에서 식은땀이 나며 脈이 심한 등의 생명이 위태로워지는 증상이 나타나는데 이는 腎氣不足의 腎虛로 야기되는 腎不納氣의 所致이다.

④ 腎藏志. 主恐驚

腎의 精神活動에 대한 표현을 「靈樞·本神篇」에서 "腎은 精을 간직하고 精에는 志

---

403) 張介賓, 傳忠錄·臟象別論, 앞의 책, p. 45, "肺出氣也 腎納氣也 故肺爲氣之主 腎爲氣之本也".

404) 洪元植, 素問·水熱穴論篇 第六十一, 앞의 책, p. 213, "其本在腎 其末在肺 皆積水也".

405) 林珮琴 編著, 類證治裁·喘證篇, 台北, 施風出版社, 1970, p. 113, "肺爲氣之主 腎爲氣之根 肺主出氣 腎主納氣 陰陽相交 呼吸乃和".

가 깃들여 있다"라고[406] 하였고, 이의 馬註에서 "腎은 五臟六腑의 精氣를 저장하는 곳이며 사람에게 굳은 의지가 있는 것은 신이 간직하고 있는 精氣의 充盛에 달려 있다"[407]고 하였으며, 「素問・解精微論篇」에서는 "志는 骨의 主이다"[408]라고 하였는데, 여기에서 志는 사물을 잊지 않고 기억함을 지칭하는 것으로 堅定不移의 표현이며, 이 또한 「靈樞・本神篇」에서 "意가 存續되는 것을 志라 한다"[409]라고 하였다. 즉 腎精이 充足하면 意志가 강견하고 記憶力이 좋아지며, 腎精이 부족하면 意志가 쇠퇴하여 박약해지고 사물에 대하여 健忘이 심해짐을 나타낸 것으로 보인다. 이와 같이 주로 精神・思惟 등의 각종 高位 中樞神經의 활동이 腎과 서로 연계됨을 「素問・宣明五氣篇, 調經論篇」에서는 "腎藏志"[410]라고 표현하였다.

志는 腎의 기능 활동을 기반으로 발현되는 결정 또는 판단 및 정보를 기억・저장하는 정신활동[411]으로 腎藏志란 腎이 사람의 記憶力 혹은 意志를 주관하는 사유와 의식 활동이다. 이에 대해 김 등[412]은 精이 髓를 생하는 百骸之主를 이루어 現在의 意識 속에는 없지만 貯藏되어 있다가 생각이 가능한 長期記憶이 志가 된다. 따라서 志는 心의 神明主宰下에서 진행되는 정신의식의 사유활동인 認知과정에 속하면서 精髓가 充足되면 技巧가 出하는데 志가 그것의 用이 되어 記憶, 動機, 決心이 균등하게 志의 범주에 속함을 볼 수 있다고 하였다.

恐이란 恐布의 의미로 정신이 극도로 긴장되어 일상적인 현상에 대하여 두려워하는 감정이나 정신상태로 드러난다. 대개 외계의 자극으로 일어나는 것이 대부분이지만 腎氣나 血氣가 부족하거나 심신상태가 불안정한 사람에게 발생하기 쉽다. 腎의 志는 무서워하는 것이며 腎氣가 약해지기 때문에 무서워하며 心이 虛한데 腎氣가 거기로 몰려갔기 때문에 무서움이 생긴다고 보았다.[413] 驚이란 뜻하지 않게 비상사태에 직면하여 精神에 돌연한 緊張이 일어나는 것이다. 예를 들면 갑작스런 위험이나 위기상황 또는 異物이나 큰소리 등에 접하게 되면 놀라는 상태가 야기된다. 놀라게 되면 마음을 의지할 곳이 없고 정신을 한곳에 집중할 수도 없으며 생각도 일관되게 정할 수가 없으

406) 洪元植, 靈樞・本神篇 第八, 앞의 책, p. 69, "腎藏精 精舍志".
407) 張隱庵・馬元臺 合註, 黃帝內經素問靈樞合編. 台北, 台聯國風出版社, 1977, p. 60, "人之精藏於腎 而精則爲志舍".
408) 洪元植, 素問・解精微論篇 第八十一, 앞의 책, p. 324, "志者 骨之主也".
409) 洪元植, 靈樞・本神篇 第八, 앞의 책, p. 68, "意之所存 謂之志".
410) 洪元植, 素問・宣明五氣篇 第二十三, 調經論篇 第六十二, 앞의 책, pp. 92, 216, "腎藏志".
411) 한의학용어제정위원회, 표준한의학용어집, 앞의 책, p. 349, "志".
412) 김완희・김광중, 臟腑學의 이론과 임상, 서울, 일중사, 1996, p. 250.
413) 許浚, 內景 卷之一・神, 앞의 책, p. 96, "腎在志爲恐. 腎氣微弱, 故爲恐. 精氣幷於腎則恐. 由心虛而腎氣幷之, 故爲恐".

니 氣가 어지러워지게 된다[414]고 하였다. 驚은 心身을 어지럽게 할 수 있으나 驚을 만나 動하게 되는 까닭은 心膽의 氣血이 虛하기 때문이며 건강한 사람은 갑작스런 위험에 접하거나 신체가 이상 환경에 부딪쳐도 평상시와 같이 안정된 鎭靜상태를 잘 유지하여 놀라거나 놀라움 때문에 병이 되는 일은 없다. 또한 무서워하는 것과 놀라는 것이 서로 비슷하지만 놀란다는 것은 자신이 알지 못하는 상황에서 놀라는 것이고 무서워한다는 것은 자신이 알면서 무서워하는 것이다. 잘 무서워하는 사람은 마치 다른 사람이 곧 자기를 잡으러 오는 것으로 알고 있어 반드시 다른 사람과 같이 있어야 무서워하지 않는다.[415] 만일 腎氣缺虛, 血氣不足, 志歉神怯한 사람은 외계의 자극에 접하여 의지가 부족하게 되고 쉽게 무서워하게 되며 정신이 주저하게 되어 恐怖心이 표현된다.

2) 膀胱

(1) 膀胱의 형상과 부위

膀胱은 비어서 물을 받아들이므로 津液의 府가 상구는 있으나 하구가 없어 氣海의 氣가 氣化작용을 정상적으로 유지해야만 오줌이 만들어져 나온다. 膀胱은 小腹 안에 있으며 中極 두 穴은 膀胱의 募穴이니 배꼽 아래 4치에 있다. 등에서는 膀胱兪穴이니 척추 제19추 아래 양쪽에 있는데 이것이 膀胱의 부위이다.[416]

(2) 膀胱의 기능

膀胱은 州都之官 또는 津液之腑라 하며 수액을 저장하여 氣化한 후에 소변으로 배출시키는 장기로 淨府・水府・玉海라 한다.

膀胱은 脬라고 하며 속칭 尿脬라고도 하여 인체의 下腹部에 위치하고 있으며, 腎의 기화작용에 의하여 水津을 蒸化하고 소변을 저장하거나 배설하는 작용을 한다. 이에 관하여 「素問・靈蘭秘典論篇」에는 "방광은 州都의 관이니 진액이 이곳에 간직되어 氣化하면 능히 나온다"[417]라고 했다. 이는 膀胱은 州都(물이 모이는 곳)의 역할로 津液을 간직한다는 뜻이다. 현대 생리학에서 腎臟에 의하여 만들어진 尿가 輸尿管을 흘러 膀胱에 간직된다는 견해와 일치한다. 또 동의학에서 腎과 膀胱은 表裏관계에 있으며

---

414) 洪元植, 素問・擧痛論篇 第三十九, 앞의 책, p. 146, "驚則心無所倚, 神無所歸, 慮無所定, 故氣亂矣".

415) 許浚, 內景 卷之一・神, 앞의 책, 1980, p. 96. "恐與驚相似, 然驚者爲自不知也, 恐者爲自知也. 皆驚者, 聞響乃驚. 恐者, 自知如人將捕之狀".

416) 許浚, 內景 卷之三・膀胱腑, 앞의 책, p. 153, "膀胱以虛受水…… 則秘澁不通, 膀胱在小腹之內…… 此膀胱部位也".

417) 洪元植, 素問・靈蘭秘典論篇 第八, 앞의 책, p. 34, "膀胱者 州都之官 津液藏焉 氣化則能出矣".

腎은 作强의 역할로 伎巧와 관련이 있다면 腎과 膀胱은 어떻게 될 것인가. 「素問 · 六節臟象論」의 "신은 움츠림을 주관하여 숨기고 간직하는 근본이다"418)에서와 같이 膀胱도 津液을 일시 封藏하는 역할을 하며 만약 현대 생리학에서의 攝護腺도 동의학에서의 膀胱의 일부라면 作强과 伎巧도 관련이 있는 것으로 보인다. 膀胱 내의 水液은 腎陽의 氣化작용을 거쳐서 淸者는 上蒸하여 氣가 되거나 體表로 外達하여 汗이 되며 濁者는 下注하여 尿가 되는데, 여기에서 膀胱의 이러한 기능과 腎陽과의 밀접한 관계를 볼 수 있다. 즉 腎陽의 固攝작용에 의하여 膀胱은 水液을 저장하며, 또한 腎陽의 氣化작용에 의하여 소변을 배설함을 알 수 있다. 그러므로 "기화하면 능히 出한다"419) 라는 말이 있는 것으로 보인다. 그러므로 만약 膀胱의 氣化작용이 실조되면 小便不利 또는 癃閉 증상이 나타나고 括約과 束縛의 기능이 실조된 즉 多尿, 小便失禁 등의 증상이 나타난다.

膀胱은 尿를 저장하고 배설시키는 작용이 있으며 인체 水液代謝에서 濁中之淸者는 다시 흡수되어서 肺로 上輸되어 전신에 散布되고 濁中之濁者는 膀胱을 통해 尿의 형태로 배출이 되는데 이는 腎의 開闔작용에 의하여 진행이 된다. 이러한 膀胱의 氣化작용은 결국 腎이 근본이 되므로 腎의 開闔작용에 病態가 나타나면 膀胱에 병변을 유발시키게 된다. 이를 「素問 · 宣明五氣篇」에서는 "방광은 不利하면 소변이 不暢하여 방울방울 떨어지고 下焦가 約束할 수 없으면 밤이나 수면중에 자각하지 못하고 배뇨하는 小便失禁이 된다"420)라고 하여 膀胱에 병태가 야기되면 小便癃閉, 尿頻, 尿急, 尿痛, 小便過多, 遺尿, 小便失禁 등의 증상이 나타나게 됨을 말하였다.

3) 腎主骨 · 髓 · 齒 · 通於腦

「素問 · 五臟生成論篇」에 "腎의 合은 骨이다"421)고 하였고, 「素問 · 陰陽應象大論篇」에는 "인체에 있어서는 骨이 되고 五藏에 있어서는 腎이 되며…… 腎은 骨髓를 生한다"422)라고 하였으며, 또 「素問 · 宣明五氣篇」에서는 "五藏은 각기 그 주관하는 바가 있는데…… 腎은 骨을 주관한다"423)고 하였으며 「素問 · 六節藏象論篇」은 "腎은…… 그 충실함이 骨에 있다"424)고 하여 腎과 骨과 骨髓의 生長과 밀접한 관련성을 말하고

418) 洪元植, 校合編纂 素問 · 六節臟象論篇 第九, 앞의 책, 1985, p. 36. "腎者主蟄 封藏之本".
419) 洪元植, 素問 · 靈蘭秘典論篇 第八, 앞의 책, p. 34, 1985. "氣化則能出矣".
420) 洪元植, 素問 · 宣明五氣篇 第二十三, 앞의 책, p. 92, "膀胱不利爲癃 不約爲遺尿".
421) 洪元植, 素問 · 五臟生成論篇 第十, 앞의 책, p. 39, "腎之合骨".
422) 洪元植, 素問 · 陰陽應象大論篇 第五, 앞의 책, p. 24, "在體爲骨 在藏爲腎…… 腎生骨髓".
423) 洪元植, 素問 · 宣明五氣篇 第二十三, 앞의 책, p. 92, "五藏所主…… 腎主骨".
424) 洪元植, 素問 · 六節藏象論篇 第九, 앞의 책, p. 36, "腎者…… 其充在骨".

있다. 또한 「素問 · 陰陽應象大論篇」에는 "북방은 寒을 生하고 寒은 水를 생하며, 水는 鹹을 生하고 鹹은 腎을 生하며 腎은 骨髓를 生한다"[425]고 하였는데 이는 腎이 鹹과 骨髓가 상호 관련된 유기적인 협력생리작용을 하는 것을 말한 것으로 보인다. 腎은 精을 간직하고 精은 髓를 生하며 髓는 骨을 滋養하는데 髓가 骨 중에 소장되어 있기 때문에 骨髓라고 한다. 骨髓가 骨骼을 滋하는 이러한 작용을 「素問 · 解精微論篇」에서는 "髓는 骨의 充實이다"[426]라고 하였다. 그러므로 腎精이 충족하면 骨髓가 充盈하여 풍부하여지고 骨髓도 生長 · 堅實해지므로 腎은 骨을 주관한다고 하는 것으로 보인다. 이와 같이 骨髓가 충족해 있으면 骨骼을 强壯케 하지만 만약 腎精이 虛少하여 骨髓의 化源이 부족해지면 골격을 충분하게 滋養하지 못하게 되어 骨髓가 脆弱 · 무력하게 되고 심하면 발육부전이 되기도 하며 소아에 있어서는 囟門遲閉 · 骨痿軟無力 등의 병태현상이 나타난다. 이에 대하여 「素問 · 痿論篇」에서는 "腎氣가 熱하면 腰脊이 不擧하게 되고 骨枯하여 髓가 減少되어 骨痿가 발병된다"[427]라고 하여 骨痿의 발생도 骨髓의 부족에 의한 것임을 설명하고 있으며, 腎氣의 熱로 인한 것으로 보고 있다. 이러한 骨痿症은 腎痿라고도 하며 身熱이 내부에 성하거나 혹은 熱邪로 腎이 손상됨으로 인해 腎이 熱을 받으면 腎陰을 손상 · 소모하기 때문에 骨이 枯하여 髓가 衰하여져 골수가 메말라 공허해져서 발생하는데 그 주증은 腰膝酸軟으로 屈伸擧動이 불리하고 下肢痿弱으로 보행이 곤란하며, 面色暗黑, 齒牙乾燥 등의 증상을 나타낸다.[428] 여기에서 腎과 腰와의 관련을 말하였는데 이를 「素問 · 脈要精微論篇」에서는 "腰는 腎의 府이다"[429]라고 하였으며, 임상상 腰痛은 虛證에 속하며, 대개가 腎虛에 기인하는 것으로 알려져 있다. 또한 骨과 髓와의 관련성도 「素問 · 脈要精微論篇」에서 "骨은 髓의 府이다"[430]라고 하여 체내에 髓가 간직되어 있음을 설명하였다. 이리하여 「素問 · 逆調論篇」에서는 "腎은 水에 속하고 骨을 生하니 腎이 骨을 生하지 못하면 즉 髓가 채워지지 못한다"[431]고 하여 腎과 骨과 髓의 상호자생적인 관계를 말하였다. 한편 腎은 主骨 · 生髓하고 齒는 骨의 餘로서 腎이 그 營養을 맡고 호흡하는 門戶가 되는 것으로 齒는 骨의 끝이요 骨髓의 영양을 받는다. 그러므로 腎이 쇠약하면 齒豁하고 精盛하면 齒堅하고 虛熱이 나면 齒動한다고 하였으며 牙齒는 骨의 무리로서 腎의 표지이

425) 洪元植, 素問 · 陰陽應象大論篇 第五, 앞의 책, p. 24, "北方生寒 寒生水 水生鹹 鹹生腎 腎生骨髓".
426) 洪元植, 素問 · 解精微論篇 第八十一, 앞의 책, p. 324, "髓者骨之充也".
427) 洪元植, 素問 · 痿論篇 第四十四, 앞의 책, p. 166, "腎氣熱 則腰脊不擧 骨枯而髓減 發爲骨痿".
428) 한의학용어제정위원회, 표준한의학용어집, 앞의 책, p. 37. "骨痿".
429) 洪元植, 素問 · 脈要精微論篇 第十七, 앞의 책, p. 57, "腰者 腎之府".
430) 洪元植, 素問 · 脈要精微論篇 第十七, 앞의 책, p. 57, "骨者 髓之府".
431) 洪元植, 素問 · 逆調論篇 第三十四, 앞의 책, p. 127, "腎者水也 而生於骨 腎不生 則髓不能滿".

다[432]라고 하여 치아의 생장과 견고함의 여부는 腎精의 충쇠에 달려 있게 됨을 시사하였다. 그러므로 腎精이 충족하면 치아가 견고해지지만 腎精이 부족하면 치아가 부실해져서 잘 흔들리게 되며 심하면 빠져 버리기도 한다. 이에 대해 「素問・上古天眞論篇」에서는 "여자는 7세에 腎氣가 稍盛하여 幼齒를 갈며……, 丈夫는 8세에 腎氣가 실하여 幼齒를 갈고……, 24세에 腎氣가 충만하여 筋骨이 강건하여지므로 眞牙가 나고…… 64세가 되면 치아와 모발이 빠지게 된다"[433]고 하였고, 「素問・痿論篇」에는 "腎이 熱한 者는 色黑하고 齒槁한다"[434]고 하였는데 이 또한 腎이 열을 받으면 腎陰이 耗傷되기 때문에 腎精의 虧損으로 인하여 나타나는 병태를 설명한 것으로 보인다.

「素問・痿論篇」에 "腎은 一身의 骨髓를 주관한다"[435]고 하였고, 「素問・五臟生成論篇」에는 "諸髓는 모두 腦에 속한다"[436]고 하여 腎과 骨髓와 腦와의 상호 관련을 말하고 있다. 腦는 諸髓의 會이며 髓도 또한 왕성한 腎氣에 의하여 腎精이 충만하게 되어 화생된 것이므로 腎은 단지 五臟六腑의 근본일 뿐 아니라 骨髓와 腦의 기능에 밀접한 관계를 갖는 것이다. 이러한 腎精의 滋養은 후천적인 水穀의 영양에 의존하는데, 이에 관하여 「靈樞・五癃津液別論篇」에서 "五穀의 진액이 화합하여 膏가 되는 것은 內에 있어서는 骨空에 滲入하여 腦髓를 보익한다"[437]라고 설명하였다. 또 「靈樞・海論篇」에서는 "腦는 髓의 海이다. …… 髓海가 有餘하면 몸이 가볍고 체력이 강건하여 그 정도가 저절로 초과(일반기준)하며 髓海가 부족하면 腦轉・耳鳴・脛痠・眩冒・目無所見・懈怠安臥한다"[438]고 하여 腦의 기능이 인체의 强壯능력을 포함한 氣力과 동작의 민첩성 및 청력과 시력을 포함한 맑은 정신상태와도 유관함을 알 수 있으며 이는 髓海 즉 腦의 건강이 인체에 나타나는 병태를 말하고 있다. 骨髓는 脊髓까지도 포괄하고 있고 脊髓는 腦로 통하며 腦는 髓가 모여서 이루어진 것이기 때문에 "腦는 髓의 海이다"[439]라고 한 것으로 보인다. 그러고 腦髓는 腎精이 변화한 것으로 이에 의해 腦髓의 정상과 병태는 腎藏精氣의 성쇠에 따라 진단되며, "腎은 骨髓를 生한다"[440]는

---

432) 許浚, 外形篇 卷支二・牙齒, 앞의 책, p. 246, "齒者骨之餘, 腎主營養, 呼吸之門戶也. 齒者, 骨之所終, 髓之所養, 腎實主之. 故經云, 腎衰則齒豁, 精盛則齒堅, 虛熱則齒動. 牙齒骨屬, 腎之標也".

433) 각주 21, 22 참조.

434) 洪元植, 素問・痿論篇 第四十四, 앞의 책, p. 166, "腎熱者 色黑而齒槁".

435) 洪元植, 素問・痿論篇 第四十四, 앞의 책, p. 166, "腎主身之骨髓".

436) 洪元植, 素問・五藏生成篇 第十, 앞의 책, p. 39, "諸髓者 皆屬於腦".

437) 洪元植, 靈樞・五癃津液別論篇 第三十六, 앞의 책, p. 183, "五穀之津液 和合而爲膏者 內滲入于骨空 補益腦髓".

438) 洪元植, 靈樞・海論篇 第三十三, 앞의 책, p. 174, "腦爲髓之海…… 髓海有餘 則輕多力 自過其度 髓海不足 則腦轉耳鳴 脛痠眩冒 目無所見 懈怠安臥".

439) 洪元植, 靈樞・海論篇 第三十三, 앞의 책, p. 174, "腦爲髓之海".

관계에 의해 임상상 腦와 骨髓에 일어난 어떤 증상을 진단했을 때에는 치료에 있어서 補腎法을 활용하여 보다 나은 치료효과를 거둘 수 있다. 이러한 임상적 활용은 補腎의 방법에 따라 腦와 骨髓의 증상을 완화 또는 치료할 수 있으며 이러한 예로 熟地黃이나 遠志는 補腎하는 藥材로서 腦 즉 神經强壯藥으로 사용되고 있음을 볼 수 있다. 腦는 정신사고활동을 주관하므로 腦는 元神의 府이다[441]라고도 하는데, 腦의 기능은 腎精의 부단한 滋養에 의존하기 때문에 사람의 정신사유활동은 神明을 주관하는 心뿐만 아니라 腎精과도 밀접한 관련을 맺게 되는 것이다. 그러므로 腎精이 충족하면 生髓기능이 왕성해지고 髓가 충만하여지면 腦로 상통하는 까닭에, 腦가 정신사고활동을 주관하는 것도 궁극적으로는 腎精기능의 한 가지 표현이라고 할 수 있다. 이러한 腦[442]는 骨髓의 海이며 모든 骨髓는 腦에 속하므로 위로는 腦에 이르고 아래로 尾骶骨에 이르기까지 모두 精髓가 오르내리는 道路라고 하였으며 骨髓는 骨의 充滿이며 骨髓가 손상되면 腦髓가 줄어들어 없어지고 인체가 풀어져 힘이 없어져 걸을 수 없게 된다. 또는 腦는 頭蓋骨로써 百會穴을 나눈다고 하였다. 머리는 天谷으로서 만물의 造化를 머금고 虛空을 포용하는 一身의 元神이다. 인간은 天地와 동일하게 타고나는바 역시 谷이 있는데 이 谷은 眞氣를 간직하고 元神을 저장하고 있다고 하였다. 또한 머리는 精氣와 神明이 모이는 곳으로 만일 머리를 기울여서 심각하게 생각하고 보는 것이 깊어 눈이 꺼져 광채가 없다면 정신을 빼앗기게 된다[443]고 하여 精神의 腦기능과 思惟, 記憶 등과 관련이 깊음을 설명하였다.

4) 腎開竅於耳

「素問・陰陽應象大論篇」[444]에서 "腎은 耳를 주관하고 耳에 開竅한다"고 하였고,

---

440) 洪元植, 素問・陰陽應象大論篇 第五, 앞의 책, p. 24, "腎生骨髓".

441) 한의학용어제정위원회, 표준한의학용어집, 앞의 책, p. 74, "腦".

442) 許浚, 外形篇 卷之一・頭 頭爲天谷以藏神, 腦爲髓海, 앞의 책, p. 201, "谷者, 天谷也, 神者, 一身之元神也. 天之谷, 含造化, 容虛空. 地之谷, 容萬物, 載山川. 人與天地同所稟, 亦有谷焉, 其谷藏眞一宅元神. 是以頭有九宮, 上應九天, 中間一宮, 謂之泥丸, 又曰黃庭, 又名崑崙, 又謂天谷, 其名頗多, 乃元神所住之宮. 其空如谷, 而神居之, 故謂之谷神. 神存則生, 神去則死. 日則接於物, 夜則接於夢, 神不能安其居也. 黃帝內經曰, 天谷元神, 守之自眞. 言人身中, 上有天谷・泥丸, 藏神之府也. 中有應谷・絳宮, 藏氣之府也. 下有虛谷・關元, 藏精之府也. 天谷, 元宮也, 乃元神之室, 靈性之所存, 是神之要也. 問, 泥丸宮正在何處. 答曰, 頭有九宮, 中曰泥丸. 九宮羅列, 七竅應透, 泥丸之宮, 魂魄之穴也. 腦爲髓之海. 髓海有餘則輕勁多力, 不足則腦轉耳鳴, 脛痠, 眩冒目無所見. 腦者髓之海, 諸髓皆屬於腦, 故上至腦, 下至尾骶, 皆精髓升降之道路也. 髓者骨之充也. 髓傷則腦髓消爍, 體解㑊然不去也. 註曰, 不去者, 不能行去也. 腦者, 頭之盖骨也, 百會穴分是也. 頭者, 精明之府, 頭傾視深, 精神將奪矣".

443) 洪元植, 素問・脈要精微論篇 第七, 앞의 책, p. 57, "頭者精明之府 頭傾視深 精神將奪矣".

444) 洪元植, 素問・陰陽應象大論篇 第五, 앞의 책, p. 24, "腎主耳 在竅爲耳".

「靈樞・五閱五使篇」에 "耳는 腎의 官이다"[445]라고 하여 腎과 耳와의 관련성을 말하였다. 「靈樞・五癃津液別篇」에서 "耳는 듣는 역할을 한다"[446]고 하였고 또한 耳를 腎의 竅라 하여 腎은 耳를 주관하는데 腎氣는 耳로 통하므로 腎의 기능이 조화로울 때 청각기능이 정상이 되고 腎은 精을 간직[447]하는데 精이 虛脫해지면 귀가 잘 들리지 않는다고 하였으며 대저 腎은 足少陰腎經으로 精을 간직하고 그 氣는 耳에 통하고 이러한 耳는 宗脈이 모이는 곳으로 만약 精氣가 조화로우면 腎氣가 强盛하여 귀가 잘 들리고 만약 氣血이 손상되거나 風邪까지 받아 腎이 손상되고 精氣가 허탈해지면 귀가 어두워져 듣지 못하게 된다[448]고 하였다.

腎의 精氣는 위로 耳竅와 통하므로 귀의 청각기능과 腎藏精氣의 성쇠는 상호 밀접한 관련이 있으며 그리하여 腎은 耳에 開竅한다고 한 것으로 보인다. 이에 대해 「靈樞・脈度篇」에서 "腎氣는 耳에 通하며 腎和하면 능히 五音을 들을 수 있다"[449]고 하여 腎의 精氣가 충만하면 청각이 예민해지므로 腎이 耳를 主한다는 개념은 사실상 청력 및 五音을 분별하는 기능을 가리키는 것으로 보인다. 여기에서 '腎和'란 腎의 기능이 정상적으로 작용이 되고 이는 腎이 간직하고 있는 精氣의 충족을 전제로 한다. 즉 腎의 精氣가 충만해야만 청각이 비루소 靈敏해짐을 의미한다. 그렇기 때문에 腎精이 부족할 경우에는 耳鳴・청력감퇴 등의 병태가 나타나고, 노인들은 대개 腎의 精氣가 허쇠하여 약해지므로 耳聾耳鳴증상이 나타나게 된다. 그러므로 "精이 脫盡한 사람은 耳聾이 된다"[450]고 하며 임상상 일반적인 허증의 耳鳴과 耳聾症狀은 腎과 밀접한 관계가 있어서 치료시에는 마땅히 補腎의 방법을 활용하게 된다.

한편 「靈樞・邪氣藏府病形篇」에서 "12經脈과 365絡은 血氣가 모두 얼굴로 올라가서 空竅로 走行한다. 그 別氣는 耳로 走行하여 들을 수 있다"[451]하였으며 「靈樞・口問篇」에서는 "耳는 宗脈이 모이는 곳"[452]이라 하여 다수의 經絡 및 經脈 등이 面・頭部로 上走하여 耳를 通하거나 挾한다 하였다. 耳를 직접 循行하는 經絡[453]으로 目

---

445) 洪元植, 靈樞・五閱五使篇 第三十七, 앞의 책, p. 186, "耳者 腎之 官也".

446) 洪元植, 靈樞・五癃津液別論篇 第三十六, 앞의 책, p. 183, "耳爲之聽".

447) 洪元植, 靈樞・本神篇 第八, 앞의 책, p. 69, "腎藏精 精舍志".

448) 許浚, 外形篇二・耳門・耳者腎之竅, 앞의 책, p. 233, "內經曰, 腎主耳. 又曰, 腎在竅爲耳. 腎氣通於耳, 腎和則耳能聞五音矣. 內經曰, 腎藏精. 靈樞曰, 精脫者, 耳聾. 夫腎爲足少陰之經, 乃藏精而氣通于耳. 耳者宗脉之所聚也. 若精氣調和則腎藏强盛, 耳聞五音. 若勞傷氣血, 兼受風邪, 損於腎藏而精脫者, 則耳聾無聞也".

449) 洪元植, 靈樞・脈度篇 第十七, 앞의 책, p. 115, "腎氣通於耳 腎和卽能聞五音矣".

450) 洪元植, 靈樞・決氣篇 第三十, 앞의 책, p. 168, "精脫者 耳聾".

451) 洪元植, 靈樞・邪氣藏府病形篇 第四, 앞의 책, p. 37, "十二經脈 三百六十五絡 其血氣皆上於面 而走空竅…… 其別氣走於耳爲聽".

452) 洪元植, 靈樞・口問篇 第二十八, 앞의 책, p. 159, "耳者 宗脈之所聚也".

外眥에서 시작하여 頭角을 上行한 후 耳後로 내려오고 그 支脈이 耳後에서 耳中으로 들어가 耳前을 지나는 足少陽膽經과 無名指의 小指쪽 末端에서 起始하여 頭部의 後面으로 上行하거나 耳後에서 耳中으로 들어가 耳前으로 나와서 膽經과 합해지는 手少陽三焦經이 있다. 또한 足陽明胃經은 頰車를 循行하여 耳前으로 上行하고 手太陽小腸經의 支脈은 目外眥에서 耳中으로 들어가고, 足太陽膀胱經은 頭頂에서 耳上角으로 간다. 이와 같이 耳는 宗脈이 모이는 곳으로 광범위한 經絡을 循行하여 耳鍼을 통한 질병치료의 診斷根據가 된다.

또한 「素問 · 金匱眞言論篇」에서 "남쪽의 붉은색이 체내에 들어와 心에 통하고 耳에 開竅한다"[454] 하여 腎 외에 心과의 관련성을 설명하고 있다. 이는 心과 腎의 水火相濟의 관점에 心火와 腎火가 정상적인 생리상태를 유지하면 건강한 聽力을 유지할 수 있고 心腎의 생리작용이 실조되면 水火不濟의 상태가 되어 聽力의 예민함을 잃을 수 있다. 이외에도 임상에서 耳鳴과 難聽도 腎虛를 원인으로 진단하여 六味地黃丸 등의 補腎劑를 활용하여 치료하여 왔다.

5) 其華在髮

「素問 · 六節藏象論篇」[455]과 「素問 · 五藏生成論篇」[456]에 "腎의 合은 骨이고 그 營華는 髮에 있다"고 하였으며, 「素問 · 上古天眞論篇」에는 "40세에는 腎氣가 쇠잔하여 모발이 빠지고 치아가 마르고 윤택함이 없어진다"[457]고 하였는데 여기서 보면 腎과 髮의 관련성을 頭髮의 營枯와 腎精의 성쇠와의 관점에서 말하고 있다. 그리고 모발은 부위에 따라 그 명칭을 달리한다.[458] 즉 頭에 있는 것은 髮이라 하는데 髮이란 가려뽑아 나오는 즉 길게 쭉 늘어져 있다는 의미이고 目에 있는 것은 眉라고 하는데 眉란 아

453) 洪元植, 靈樞 · 經脈篇 第十, 앞의 책, pp. 79-82, "膽足少陽之脈, 起于目銳眥, 上抵頭角, 下耳後, 其支者, 從耳後入耳中. 三焦手少陽之脈, 起于小指次指之端, 上出缺盆, 上項, 繫耳後, 直上出耳上角, 以屈下頰至䪼; 其支者, 從耳後入耳中, 出走耳前. 胃足陽明之脈, 循頰車, 上耳前. 小腸手太陽之脈, 其支者, 從缺盆循頸, 上頰, 至目銳眥, 却入耳中. 膀胱足太陽之脈, 其支者, 從巓至耳上角".

454) 洪元植, 素問 · 金匱眞言論篇 第四, 앞의 책, p. 20, 195, 1985. "南於赤色 入通于心 開竅於耳".

455) 洪元植, 素問 · 六節藏象論篇 第九, 앞의 책, p. 36, "腎者, 主蟄封藏之本, 精之處也; 其華在髮".

456) 洪元植, 素問 · 五藏生成論篇 第十, 앞의 책, p. 39, "腎之合骨也 其榮在髮也".

457) 洪元植, 素問 · 上古天眞論篇 第一, 앞의 책, p. 11, 1985. "…… 五八 腎氣衰 髮隨齡槁".

458) 許浚, 外形篇四 · 毛髮門, 앞의 책, p. 307, "髮屬腎: 內經曰, 腎主髮, 又曰, 腎之合骨也, 其榮髮也. 髮者血之餘: 血盛則髮潤, 血衰則髮衰, 血熱則髮黃, 血敗則髮白. 髮眉鬚髯髭各異: 在頭曰髮, 髮者拔也, 拔擢而出也. 在目曰眉, 眉者媚也, 有娥媚也. 頤下曰鬚, 鬚者秀也, 物成乃秀, 人成而鬚生也. 在頰曰髯, 隨口動搖, 髯髯然也. 口上曰髭, 髭者姿也, 爲姿容之美也. 髮眉鬚各有所屬: 髮屬心, 故上生, 禀火氣也. 眉屬肝, 故横生, 禀木氣也. 鬚屬腎, 故下生, 禀水氣也. 人之髮眉鬚, 雖皆毛類, 而所主五藏各異. 故有老而鬚白, 眉髮不白者, 或髮白, 而眉鬚不白者, 藏氣有所偏故也. 男子腎氣外行, 上爲鬚, 下爲勢. 放女子 · 宦人, 無勢則亦無鬚, 而眉髮無異於男子, 則知不屬腎也明矣".

름다움이니 예쁘게 자라나 있다는 의미이다. 턱 아래는 鬚이니 秀와 통하니 사물이 자라면 아름답고 사람이 다 자라면 수염이 생긴다 하였으며 頰에 있는 것은 髥이니 입을 따라 움직이며 들썩들썩한다는 것이다. 마지막으로 입 위는 髭이니 髭는 姿態로 이곳에 털이 나와야 얼굴 모습이 아름다워 보인다는 의미이다. 또한 毛髮은 腎에 속하며 血이 왕성하면 모발이 윤기가 나고 血이 衰少해지면 모발이 쇠약해 윤택하지 못하다 하여 모발은 血의 부분적인 의미를 가진 나머지임을 말하여 모발과 腎과 血과의 관련성을 언급하였다. 이에 관하여 「靈樞 · 五音五味篇」[459]에서는 衝脈과 任脈은 모두 胞中에서 일어나서 위로 背의 안쪽을 따라 돌아 經絡의 海가 되고 그 중 일부는 脣口에 絡하는데 血氣가 盛하면 皮膚를 充榮하고 潤澤하게 하여 毫毛를 나게 하는데 여성은 月經과 出産으로 인하여 자주 脫血하여 衝 · 任脈이 口脣을 영양하지 못하여 鬚가 나지 않는다 하였다. 그리고 宗筋을 없앤 宦은 衝脈이 손상되어 失血하여 다시 정상적인 순행경로로 운행되지 못하여 脣口를 영양하지 못해서 鬚가 나지 않으며 선천적으로 衝 · 任脈이 성하지 않고 宗筋이 성장하지 않아 血이 없어 脣口를 영양하지 못해서도 鬚가 나지 않는다고 하였다. 이러한 腎과 모발 그리고 血과의 관계는 腎精과 血 즉 精血同源의 의미에서 근원을 찾아볼 수 있는데 精이 충만하면 血도 왕성하여 모발도 윤택하게 되어 무성하여지며 이러한 관점에서 모발영양의 원천은 血이지만 그 來源은 腎精 즉 腎에 있게 된다. 그러므로 腎精이 왕성하여 충분할 경우에는 두발이 윤택이 나는 흑색을 띠게 되고, 腎精이 부족할 경우에는 두발이 시들어 버리거나 빠지게 된다. 「素問 · 上古天眞論篇」에 보면[460] 남성의 경우 8세에 腎氣가 충실해져 毛髮이 길어지고 40세부터 腎氣가 쇠약해져 모발이 빠지고 48세가 되면 모발과 구레나룻이 반쯤 희어지며 64세에는 모발이 빠진다고 하였으며 여성의 경우 7세에 腎氣가 약간 성하여 모발이 길어지고 28세에 모발의 성장이 최고조에 달하며 35세부터 衝 · 任脈이 虛

459) 洪元植, 靈樞 · 五音五味 第六十五, 앞의 책, pp. 282, 283, "黃帝曰 婦人無鬚者, 無血氣乎? 歧伯曰 衝脈任脈, 皆起於胞中, 上循背裏, 爲經絡之海. 其浮而外者, 循腹右上行, 會於咽喉, 別而絡脣口. 血氣盛則充膚熱肉, 血獨盛則澹滲皮膚, 生毫毛. 今婦人之生, 有餘於氣, 不足於血, 以其數脫血也, 衝任之脈, 不榮口脣, 故鬚不生焉. 黃帝曰 士人有傷於陰, 陰氣絶而不起, 陰不用, 然其鬚不去, 其故何也? 宦者獨去何也? 願聞其故. 歧伯曰 宦者去其宗筋, 傷其衝脈, 血寫不復, 皮膚內結, 脣口不榮, 故鬚不生. 黃帝曰 其有天宦者, 未嘗被傷, 不脫於血, 然其鬚不生, 其故何也. 歧伯曰 此天之所不足也, 其任衝不盛, 宗筋不成, 有氣無血, 脣口不榮, 故鬚不生".

460) 洪元植, 素問 · 上古天眞論篇 第一, 앞의 책, p. 11, "丈夫八歲, 腎氣實, 髮長齒更; 二八, 腎氣盛, 天癸至, 精氣溢寫, 陰陽和, 故能有子; 三八, 腎氣平均, 筋骨勁强, 故眞牙生而長極; 四八, 筋骨隆盛, 肌肉滿壯; 五八, 腎氣衰, 髮墮齒槁; 六八, 陽氣衰竭於上, 面焦, 髮鬢頒白; 七八, 肝氣衰, 筋不能動, 天癸竭, 精少, 腎藏衰, 形體皆極; 八八, 則齒髮去". "女子七歲, 腎氣盛, 齒更髮長; 二七而天癸至, 任脈通, 太衝脈盛, 月事以時下, 故有子; 三七, 腎氣平均, 故眞牙生而長極; 四七, 筋骨堅, 髮長極, 身體盛壯; 五七, 陽明脈衰, 面始焦, 髮始墮; 六七, 三陽脈衰於上, 面皆焦, 髮始白; 七七, 任脈虛, 太衝脈衰少, 天癸竭, 地道不通, 故形壞而無子也".

하여 陽明脈도 함께 허약하게 되니 모발이 빠지게 되며 42세가 되면 모발이 희어지기 시작한다고 하여 노화에 따른 모발의 변화를 설명하였다. 이상에서 볼 때 髮의 생성과 脫落·潤澤 등은 모두 腎藏精氣의 성쇠와 관련이 있음을 알 수 있다. 임상에 있어서는 久病이나 大病으로 인하여 머리털이 빠졌을 경우에 腎精 및 腎氣와 관련한 치법을 응용하여 精血이 회복되고 病이 나으면 그에 따라 머리털의 질환도 점차적으로 호전되는 것을 볼 수 있다. 그러므로 탈모나 백발증상에 대하여는 통상 補腎의 방법을 활용한다. 현대 생리학에서 腎과 髮의 상호연관성에 대해 알려진 바는 없고 다만 毛髮脫落에 남성호르몬이 활용되어 효과를 볼 수 있으니 동의학에서 腎이 내분비선과도 관련된다면 그러한 견해도 근거가 있다고 보인다.

6) 腎司二陰

「素問·金匱眞言論篇」에서 "腎은 二陰으로 그 孔竅가 열린다"[461]고 하여 腎은 精氣를 간직하고 前陰과 後陰 즉 二陰에 開竅한다 하였다. 腎이 二陰을 主司한다는 것은 前陰과 後陰이 生殖과 性活動 및 大·小便과 관련됨을 의미한다. 이는 脾의 水濕을 運化하는 기능과 腎이 水藏이며 그 開闔작용으로 津液代謝에 관여하며 膀胱이 尿脬로서 진액을 저장하여 氣化한 후에 소변으로 배출시키는 작용과 관련된다. 이러한 작용은 腎陰과 腎陽이 정상적인 생리기능을 발휘하여 평형을 유지하기 때문에 脾, 胃, 大·小腸, 膀胱과 腎의 開闔기능이 腎陽의 命門火와 더불어 조화를 이루게 된다. 이 때 腎陰의 水液이 부족하게 되면 小便이 短少·不利하게 되고 大便은 秘結·乾燥하게 되며 腎陽이 부족하게 되면 水樣便과 下利淸穀 등의 大便의 異常과 小便失禁 등의 증상을 야기한다. 脬[462]는 오줌을 담는 용기로 膀胱 안에 있어 津液이 脬에서 왕성하며 가득 찼을 때 스스로 내보내지 못하고 반드시 氣化작용을 통한 후에 점차 물에 잠겨 포외로 조금씩 젖어 축축하게 스며들어 포 아래의 빈 공간에 쌓여서 마침내 小便이 되어 前陰으로 나오는 것이다. 이러한 小便의 생성[463]에 있어 水穀은 항상 胃 속에 머물러 있다가 糟粕을 이루고 함께 大腸으로 내려가며 下焦에서 이루어져 모두 아래

---

461) 洪元植, 素問·金匱眞言論篇 第四, 앞의 책, p. 21, "腎 開竅於二陰".

462) 許浚, 內景篇四·小便·脬爲尿器, 앞의 책, p. 170, "膀胱雖曰津液之府, 至於受盛津液, 則又有脬而居膀胱之中焉. 故內經曰, 脬移熱於膀胱. 靈樞曰, 膀胱之脬, 薄以濡. 類纂曰, 膀胱者, 脬之室也. 夫脬之居於膀胱也, 有上口而無下口, 津液旣盛於脬, 無由自出, 必因乎氣化, 而後能漸漬浸潤於胞外, 積於脬下之空處, 遂爲尿以出於前陰也".

463) 許浚, 內景篇四·小便·小便原委, 앞의 책, p. 170, "靈樞曰, 水穀者, 常幷居胃中, 成糟粕而俱下于大腸, 而成下焦. 滲而俱下, 濟泌別汁, 循下焦而滲入膀胱焉. 內經註曰, 水液自廻腸泌別汁, 滲入膀胱之中, 胞氣化之, 而爲尿以泄出也".

로 스며서 조금씩 흘러 내려가고 이 과정 중 여과되고 분비하여 清濁으로 가려져서 下焦를 돌아 膀胱으로 스며들어 간다 하였으며 『황제내경』의 주에 이르기를 水液은 大腸에서 걸러져서 나눠고 그 즙은 膀胱 안으로 스며들고 脬氣가 기화하여 소변이 되어 밖으로 배설이 된다 하였다. 이외에도 腎이 前陰을 主司한다는 의미에는 生殖기능과도 관련이 있다. 腎精에서 化生된 腎氣는 生殖과 發育을 촉진하는 天癸와 더불어 前陰의 발육과 성숙과정을 주관하게 되어 남성의 性기능, 여성의 月經과 受胎에 영향을 주게 된다. 腎藏·精氣가 充滿하면 소변배출, 성생활, 생식 등의 前陰의 기능이 건강하게 정상적으로 이루어지지만 腎精이 虧冷하면 便秘, 不育, 不孕, 精滑, 早漏 등에 병태가 생기고 腎陽不振으로 腎氣가 虛弱하면 遺尿나 小便不利 등의 排尿困難이 야기된다. 이러한 性기능의 정상 여부는 腎精의 盈虛와 밀접하게 관련되어 陽痿 등은 腎陽의 부족으로 인한 腎氣의 虛衰와 만성적인 腎陰 결핍 등이 원인이 되며 早漏나 滑精 등은 相火의 妄動으로 인한 虛火의 亢進이 그 요인이 될 수 있어 종종 腎陰·陽을 중심으로 그 치료원칙을 결정한다.

腎과 後陰과의 관계는 大便과 관련시켜 이해되는데 「素問·五臟別論篇」에서[464] 魄門은 肛門으로 그 五臟의 부림을 받으나 水穀이 아래로 내려와서 오래 貯藏될 수 없다하여 出을 主하고 不納하는 傳送의 傳導기관으로 말하였다. 또한 肛門은 大腸의 下截이니 一名 廣腸이라고도 하는데 이는 大·小腸보다 廣闊하기 때문이며 肛字는 그곳의 括約筋이 수레의 바퀴통(缸形)과 비슷하게 주름졌기 때문이다[465]라고 하였다. 大便[466]은 胃中의 水穀이 腐熟되면 胃의 下口에서 小腸上口로 전수해 들어가고 小腸의 下口에서 清濁을 거르고 가려내어 맑은 水液은 膀胱에 들어가서 尿가 되고 濁한 찌꺼기는 大腸에 들어가서 大便이 되는데 闌門을 거쳐서 分別이 되어 關과 闌으로 分隔되므로 闌門이라 하였으며 大腸은 傳導의 기관이니 소화된 음식물을 내보내는데 이 소화된 음식물은 大便이라 하였다. 이러한 대변의 배설은 脾의 運化기능과 腎陽의 命門火의 動力에 힘입어 정상적인 消化와 排便작용을 하는데 腎陽의 기능이 充滿하면 脾陽의 기능이 健實하여져 消化力이 증진되고 大腸의 傳導기능이 滋潤되어 건강한 通便을 할 수 있다. 반면 腎陽이 부족하면 脾陽의 運化기능에 장애가 초래되고 이에 따

464) 洪元植, 素問·五臟別論篇 第十一, 앞의 책, p. 42, "魄門亦爲五臟便水穀不得久藏".

465) 李梴 編纂, 精校 批註圖 醫學入門, 台北, 台聯國風出版社, 1973, p. 114, "肛門亦大腸之下截也 又曰廣腸 言廣活於大小腸也 又曰肛門 言其處似車缸形也".

466) 許浚, 內景篇四·大便·大便原委, 앞의 책, p. 181, "難經曰, 大腸小腸會爲闌門. 盖胃中水穀腐熟, 自胃下口傳入於小腸上口, 自小腸下口泌別清濁, 水液入膀胱爲溲尿, 滓穢入大腸爲大便, 由闌門而分別, 闞闌分隔, 故名爲闌門也. 內經曰, 大腸者, 傳導之官, 化物出焉. 註曰, 化物, 謂大便也".

라 大腸을 滋潤하지 못해 潤腸通便의 작용을 제대로 하지 못하며 腎의 陰津이 虧損되어도 大腸에 대한 滋潤작용이 이루어지지 않아 便秘와 泄瀉를 하게 된다.

일반적으로 尿液의 貯溜와 배설을 담당하는 것은 방광이지만 이러한 기능은 腎陽의 氣化作用에 의하지 않고서는 완성될 수 없는 까닭에 腎氣가 蒸化機能을 제대로 발휘하지 못할 경우에는 소변이 通利하지 않게 되며 또한 腎陽不足으로 인한 陽萎症 등이 나타나며, 腎氣가 固攝作用을 하지 못할 경우에는 精滑・早漏・帶下淸冷・遺尿・小便失禁 등의 병태가 초래되는데 이는 모두 腎陽이 부족한 원인이므로 치료시에는 溫腎陽의 방법으로 치료한다. 또한 대변의 배설도 腎陽의 溫煦작용에 의하여 통제를 받기 때문에 腎氣가 쇠약한 환자에게서 보통 대변의 이상변화가 야기되는데 이를 살펴보면 노년기의 습관성 변비는 腎陽不足에 기인한다고 보아 溫腎通便의 치법으로 腸寒氣滯하여 大便乾結한 증을 치료하고, 命門火의 衰消로 오는 五更泄[467]도 腎陽의 부족으로 보아 補火溫土하는 방법으로 치료하며, 이의 病變이 심해지면 大便失禁 등의 증상이 나타남을 볼 수 있다.

大便이 秘結해지는 병태생리는 腎이 五液을 주관하니 津液이 潤澤하면 大便이 정상적으로 배설되고 만약 飢飽와 勞役이 심하거나 辛熱한 음식을 지나치게 먹으면 火邪가 血中에 잠복해 있어서 眞陰이 소모되어 흩어지고 津液이 虧損되어 적어지기 때문에 大便이 말라서 맺혀 便秘가 된다. 또 나이가 들어 氣가 虛하고 津液이 부족하여 맺혀 변비가 되는 것이며 腎은 燥急한 것을 싫어하니 급히 辛味를 먹어 부드럽게 하라는 것이다[468]라고 하였다.

二陰을 順行하는 經絡들은[469] 다음과 같다. 足厥陰肝經은 大腿內側을 따라 陰毛로 진입하여 外生殖器인 陰器를 돌아 小腹에 도달하며 足少陽膽經의 다른 한 分支는 脇肋의 裏面을 따라 氣街로 나와 陰毛의 주위를 돈다. 足陽明經筋은 陰器에 會聚하며 足太陰經筋의 직행하는 것은 上行하여 大腿內側을 順行해서 陰器에 모이고 足少陰經筋은 足太陰의 筋과 함께 大腿內側을 따라 上行하여 陰器에 結하여 각 경근과 聯絡된다. 또한 督脈은 小腹에서 시작하여 恥骨 중앙으로 내려가 여자는 廷孔인 尿道口에 이어지고 絡脈은 前陰을 순행해서 會陰部에서 合한 후에 纂後(肛門後의 長强穴)로 가

467) 許浚, 內景篇四・大便・腎泄, 앞의 책, p. 185, "一名晨泄, 一名瀼泄, 每五更溏泄一次, 此腎虛感陰氣而然. 宜五味子散".

468) 許浚, 內景篇四・大便・大便秘結, 앞의 책, p. 194, "腎主五液, 津液潤則大便如常, 若飢飽勞役, 或食辛熱, 火邪伏於血中, 耗散眞陰, 津液虧少, 故大便結燥. 又有年老氣虛, 津液不足而結者. 經曰, 腎惡燥, 急食辛以潤之者是也".

469) 大韓東醫生理學會 篇, 東醫生理學, 서울, 慶熙大學校 出版局, 1993, pp. 99, 189, 191, 196, 198, 204, 211, 232, 234, 235.

며 남자의 督脈은 陰莖을 따라 하행하여 會陰部에 이른 후 역시 纂後로 간다. 任脈은 下腹部의 中極穴의 하방(胞中)에서 起始하여 아래의 會陰으로 나오며 陰蹻脈은 下肢內側의 후방으로 上行하여 陰部를 지난다. 또한 「素問・厥論篇」에서 "前陰은 宗筋이 모이는 곳이고 太陰과 陽明이 合해지는 곳이다"[470]라고 하여 대변이 나오는 곳은 後陰이고 陰器는 前陰으로 宗은 總括한다는 의미로 인체의 大筋이 총괄해 모여 前陰이 되며 水穀의 氣로 모든 筋을 영양하니 足太陰, 足少陰, 足厥陰, 足陽明 등의 脈이 陰器에 모여 宗筋이 됨을 설명하였다. 그리고 足太陰經別의 一支는 위로 尻下 五寸部位인 承扶穴에 이르고 別行하여 肛門으로 들어가 後陰을 순행한다고 하였다.

4. 신 기능계 소속 장기 사이의 상관관계

腎은 水藏으로 精을 간직하고 眞陰과 眞陽이 머무는 곳으로 生長・發育, 生殖의 근본이 되며 臟腑機能活動의 원동력이 된다. 膀胱은 津液의 府[471]로서 腎의 氣化작용에 의하여 小便을 체외로 배설하는 인체의 水液代謝와 관련된다. 이러한 水液代謝의 霧(안개)와 같이 퍼지게 하는 작용을 하는 上焦, 漚(거품)와 같이 분해・흡수하는 작용을 하는 中焦, 瀆(下水道)처럼 배설하는 작용을 하는 下焦의 작용[472]은 三焦가 腎・膀胱과 더불어 水液代謝의 通道가 되어 상호 협력작용을 하고 있음을 시사한다. 「靈樞・經脈篇」에서 "足太陽經은 腎에 絡하고 膀胱에 屬하고 足少陰經은 腎에 屬하고 膀胱에 絡한다"[473] 하였고 「靈樞・本輸篇」에서 "腎은 膀胱과 相合한다"[474] 하여 腎과 膀胱은 經絡에 있어서 絡屬의 연계관계에 있어 臟腑 사이에 表裏관계를 이루고 있다. 膀胱에 저장된 水液은 腎의 氣化작용에 의한 開闔에 힘입어 그 濁者를 小便의 형태로 배출하여 정상적인 水液代謝를 이루게 한다. 이러한 尿의 저장과 배설은 腎氣의 固攝작용과 腎陽의 推動・氣化작용이 주도하고 있으며 이러한 腎氣가 充滿하고 腎陽이 充盛하면 氣化기능과 開闔작용이 정상이 되어 尿液의 排泄과 水液代謝가 건강하게 이루어진다. 만약 腎氣가 부족하고 腎陽이 虛衰하게 되면 氣化작용이 失調되고 膀胱이 그

---

470) 洪元植, 素問・厥論篇 第四十五, 앞의 책, p. 169, "前陰者 宗筋之所聚 太陰陽明之所合也".

471) 洪元植, 靈樞・本輸篇 第二, 앞의 책, p. 22, "膀胱者, 津液之府也".

472) 洪元植, 靈樞・營衛生會篇 第十八, 앞의 책, p. 120, "上焦如霧, 中焦如漚, 下焦如瀆".

473) 洪元植, 靈樞・經脈篇 第十, 앞의 책, p. 81, "膀胱足太陽之脈, 起于目內眥, 上額, 交巓. 其支者, 從巓至耳上角; 其直者, 從巓入絡腦, 還出別下項, 循肩髆內, 挾脊, 抵腰中, 入循膂, 絡腎, 屬膀胱. …… 腎足少陰之脈, 起于小指之下, 邪走足心, 出于然谷之下, 循內踝之後, 別入跟中, 以上踹內, 出膕內廉, 上股內後廉, 貫脊, 屬腎, 絡膀胱".

474) 洪元植, 靈樞・本輸篇 第二, 앞의 책, p. 22, "腎合膀胱".

기능을 잃어 小便不利, 尿少, 尿閉, 小便失禁, 遺尿, 頻尿 등의 증상이 나타나고 膀胱에 濕熱이 鬱結되면 尿急, 尿澁, 尿痛, 尿黃赤濕濁, 尿血 등의 증상과 次證으로 腰痛, 發熱, 尿中有砂石 등이 나타난다.[475] 이상에서 볼 때 인체의 水液代謝는 腎・膀胱과 더불어 三焦가 그 通路가 되어 肺・脾・腎 등을 通한 전체 氣化기능을 流通・調節하게 된다. 또한 「靈樞・本藏篇」에서 "腎은 三焦・膀胱과 合하니 三焦・膀胱은 腠理와 毫毛가 그것과 相應한다"[476]하여 腎・膀胱이 三焦와 함께 皮毛・腠理와의 관련성을 말하였으며 「靈樞・五癃津液別」에서는 "三焦에서 氣를 보내어 肌肉을 따뜻하게 하고 皮毛를 充足하게 한다"[477]고 하였다. 이러한 내용은 三焦와 膀胱이 下焦로서 작용함을 의미하고 三焦의 上焦로서의 宣發의 의미와 膀胱이 太陽經으로 人身의 表部를 주재하고 腎은 膀胱과 相合하기 때문에 腠理와 相應한다 한 것으로 보인다.

5. 기 타

1) 腎爲唾

「素問・宣明五氣篇」에서는 "五臟은 각각의 液을 만드는데…… 腎은 침(唾)이 되니 이를 五液이라 한다"[478]고 하였으며 『難經・四十九難』에서는 "腎은 五液을 주관하여…… 스스로에 들어가면 침이 된다"[479]고 하였다. 침이란 腎의 液으로 舌下의 속에서 나와 뱉을 때 나오는 것으로 양 볼에서 나와 입 안에 고이는 군침(涎)과는 구별이 되며 혀 밑의 침은 腎精과 관련이 된다. 『東醫寶鑑・內景篇・津液門』에서[480] 唾란 腎의 液이다. 내경에서 腎이 唾가 되고 唾는 이에서 생긴다. 물이 입에 있으면 華池라 하고 玉泉이라고도 한다. 『黃庭經』에서 "玉泉의 맑은 물이 靈根을 축여 주니 살펴서 수련할 수 있으면 오래 살 수 있다. 영근은 혀다"고 하였으며 또 "대개 입 안의 진액인 침은 참으로 귀한 수액이기 때문에 종일토록 침을 뱉지 않고 있다가 머금어 삼키면 사람으로 하여금 精氣가 항상 머물고 얼굴과 눈에 광채가 있게 된다. 대개 사람의 몸은

---

475) 한의학용어제정위원회, 표준한의학용어집, 앞의 책, p. 123. "膀胱濕熱證".

476) 洪元植, 靈樞・本藏篇 第四十七, 앞의 책, p. 22, "腎合三焦膀胱, 三焦膀胱者, 腠理毫毛其應".

477) 洪元植, 靈樞・五癃津液別論篇 第三十六, 앞의 책, p. 183, "故三焦出氣, 以溫肌肉, 充皮膚".

478) 洪元植, 素問・宣明五氣篇 第二十三, 앞의 책, p. 92, "五臟化液…… 腎爲唾 是謂五液".

479) 凌耀星 主編, 難經校注・難經 四十九難, 北京, 人民衛生出版社, 1991, p. 88, "腎主液…… 自入爲唾".

480) 許浚, 內景篇二 津液門・唾, 앞의 책, p. 127, "唾者, 腎之液也. 內經曰, 腎主唾, 唾生於牙齒. 水之在口, 曰華池, 亦曰玉泉. 黃庭經曰, 玉泉淸水灌靈根, 審能修之可長存. 靈根者舌也(活人心). 廻津法盖口中津液, 是金漿玉醴, 能終日不唾, 常含而嚥之, 令人精氣常留, 面目有光. 盖人身以津液爲本, 在皮爲汗, 在肉爲血, 在腎爲精, 在口爲津, 伏脾爲痰, 在眼爲淚. 曰汗, 曰血, 曰淚, 曰精, 已出則皆不可廻. 惟津唾則獨可廻, 廻則生生之意又續矣".

津液으로써 근본을 삼으니 피부에서는 땀이 되고 肉에 있는 것은 血이 되고 腎에서는 精이 되고 입에 있는 것은 津이 되고 脾에 잠복하여서는 痰이 되고 눈에서는 눈물이 된다. 汗, 血, 淚, 精이라 하는 것은 이미 나오면 모두가 되돌릴 수 없는데 津唾만은 다시 거두어들일 수 있다. 거두어들이면 생생한 뜻이 이어져 몸이 건강해질 수 있다"고 하여 腎의 津液인 唾의 중요성을 강조하였다. 만일 腎기능이 저하되면 침이 말라 입이 타는 듯하고 口臭가 나기 쉬우며 극도로 피로하거나 과도한 성생활을 하였을 때 구취가 쉽게 나는 것도 唾液의 양이 줄어든 때문이고 증상도 마르고 입맛이 깔깔한 증세를 나타낸다. 이는 唾는 腎의 건강 여부를 나타내고 腎에 의하여 조절됨을 반영한다.

2) 腰

「素問・脈要精微論篇」에서 "腰는 腎의 府이니 허리를 돌리거나 흔들지 못하면 腎이 장차 困憊하게 된다"[481]고 하여 腰와 腎과의 관련성을 말하였다. 또한 腰는 腎의 外候[482]로 一身이 이 腰로써 돌리고 움직이고 구부렸다 폈다 하는 것이다. 그러므로 모든 경맥은 腎을 관통하여 腰脊의 骨에 연결되므로 일반적으로 腰部의 질환에 있어서 外感과 內傷은 그 病因이 같지 않겠지만 반드시 腎虛한 후에 邪氣가 모여들어 침범하므로 凉藥만 사용해도 안되고 人蔘, 黃芪 등의 補氣藥만으로도 안된다 하여 腎과 관련시켜 자타각증상을 진단한 후 腎을 중심으로 치료방침을 결정한다. 이러한 腰痛에는 腎虛腰痛, 痰飮腰痛, 食積腰痛, 挫閃腰痛, 瘀血腰痛, 風腰痛, 寒腰痛, 濕腰痛, 濕熱腰痛, 氣腰痛 등이 있으며 房勞過多와 勞倦傷 등의 腎虛腰痛과 風熱보단 寒濕으로 인한 腰痛이 많으며 임상에서 흔히 腎을 위주로 치료한다. 鍼灸治療에 있어서도 腎兪血 등을 응용한다.

3) 臍

臍[483]는 가지런하다라는 의미로 위아래의 길이가 같음을 뜻하여 몸의 절반이 臍에

481) 洪元植, 素問・脈要精微論篇 第十七, 앞의 책, p. 57, "腰者, 腎之府, 轉搖不能, 腎將憊矣".

482) 許浚, 外形篇三, 腰, 앞의 책, p. 278, "腰者, 腎之府, 轉搖不能, 腎將憊矣. 腰者, 腎之外候, 一身所恃以轉移・開闔者也. 然諸經貫於腎, 絡於腰脊. 雖外感內傷種種不同, 必腎虛而後邪能湊之, 故不可純用凉藥, 亦不可純用參芪補氣也".

483) 許浚, 外形篇三・臍, 앞의 책, p. 277, "臍居一身之中: 臍者齊也, 言其上下齊也. 身之半, 正謂臍中也. 當伸臂指天, 舒足至地, 以繩量之, 則中正當臍. 天樞之穴, 正當臍兩傍各二寸, 是爲身半也. 臍下有丹田: 下丹田在臍下三寸, 方圓四寸, 着於脊梁兩腎之間. 煉臍延壽 : 夫人之臍也, 受生之初, 父精母血相受凝結以成. 胞胎在母腹中, 母呼兒呼, 母吸兒吸, 是一身臍帶, 如花果在枝而通蔕也. 旣生之後, 從口呼吸, 臍門自閉. 旣長之後, 外耗精神, 內傷生冷, 眞氣不得條暢, 所以蒸臍固蔕, 如水灌土培, 草木自茂壯也. 人常依法熏蒸, 則榮衛調和, 安魂定魄, 寒暑不侵, 身體輕健, 其中有神妙也. 夫人賴精血而成形, 其在胞胎, 惟有臍帶與母氣相通, 隨母呼

해당된다 하였다. 또한 天樞穴이 바로 臍의 兩傍 二寸에 해당하니 몸의 절반에 해당된다 하였다. 특히 臍下三寸에는 兩腎 사이에 大海라 하는데 精血을 저장하고 있다. 12經脈은 모두 生氣의 근원에 매어져 있으니 이른바 生氣의 근원이란 腎間動氣로서 곧 下丹田인데 이는 五臟六腑의 근본이 되고 12經脈의 뿌리가 되는 것이며 呼吸의 관문이요 三焦의 근원이 된다. 대체로 인간의 臍는 生命을 稟受하여 凝結하여 胞胎를 이루고 태아가 母體에 있을 때 母體와 태아가 呼吸을 같이하여 이는 한몸의 臍帶가 마치 꽃과 열매가 나뭇가지에 달려 있을 때 꼭지를 통하는 것과 같다. 출생 후 입으로 호흡하면 臍門이 저절로 닫히고 성장 후에 밖으로 精神을 소모하고 안으로 生冷之物에 손상되어 眞氣가 잘 條暢하지 못하기 때문에 臍를 熏함은 물을 대고 흙을 북돋아 주어 초목을 잘 자라게 함과 같다고 하였다. 이러한 치료법은 營衛가 調和되고 魂魄이 안정되며 寒暑가 침입하지 못하고 신체가 가벼워지고 건강하게 된다 하여 臍와 先天稟賦之氣를 보존하고 길러 주는 下丹田의 養生을 강조하는 근거가 된다. 이러한 養生法은 生命의 根源을 熏蒸하고 원기를 튼튼히 하여 신체를 보호하여 백병을 물리치는 치료방법으로 활용할 수 있다. 임상에서 臍 부위가 팔딱팔딱하면서 서늘하고 아픈(湫痛) 증세는 난치병인데 이때 湫는 深의 의미이다. 대체로 臍는 生氣의 근원이 되는데 통증이 다져지는 것(築痛)은 生氣가 이미 끊어진 것이다. 臍下가 築痛하는 것은 腎氣가 動하는 것이라고 하여 臍下가 아픈 것은 腎經에 생긴 病이므로 熟地黃을 사용해야 한다[484] 하였다.

제 7 절 命門, 心包, 三焦

이용태 · 권영규

1. 명 문

1) 명문의 개념

명문에 대한 학설은 역사적으로 秦漢代, 金元代 및 그 이후로 나누는데, 『黃帝內經

吸. 十月脫胎, 漸長成人, 七情六慾, 內外交侵, 喪失眞元, 殞軀喪命, 良可惜也. 余哀閔世人, 特傳良方, 壯固根蔕, 保護形軀, 熏蒸本源, 除却百病, 其效如神. 每年中秋日, 熏蒸一次, 却病延年".

484) 許浚, 外形篇三 · 臍, 앞의 책, p. 278, "臍築湫痛, 命將難痊. 湫者, 深也. 盖臍爲生氣之源, 築痛者, 生氣已絶也. 臍下築者, 腎氣動也. 臍下發痛者, 腎經也, 非熟地黃不能除".

八十一難經』(이하 『난경』)이론을 중심으로 인체 생명현상의 근본인 氣의 생성과 순환을 주관하는 힘의 근원을 동의학의 기본이론에 따라 腎으로 보고 陰的·靜的인 腎水에 대비되는 陽的·動的인 명문의 개념을 설정하여 음양조화의 관점에서 설명되던 시기와 明대 이후 溫補學派의 형성 및 발전과 궤를 같이하여 명문의 실질과 기능에 대하여 여러 학자들이 각기 주장을 펼치면서 『난경』이론을 동조하거나 비판하고 또는 새로운 학설을 제기함으로써 그 개념이 확대되고 기능상, 위치상의 개념이 여러 학설로 나뉘어 발전, 성숙된 시기로 나누어진다.

최초의 개념은 『黃帝內經』[485](이하 『내경』)에서 穴位 또는 '目'의 의미로 언급한 후, 『난경』[486]에서 "左腎水 右腎命門"의 장기개념으로 해석하였고, 『黃帝內經太素』[487](이하 『태소』)에서는 『내경』과 『난경』의 이론을 종합, 절충하여 "左腎藏志, 右腎藏精"의 논리와 함께 "腎爲命門", "腎與命門 旣分又合"의 이론을 제기하였으나 이후 唐대까지 새로운 논술은 거의 없었다.

金代 劉完素가 명문과 相火를 결합시켜 命門相火論을 주장한 후 張元素, 李東垣 등이 명문상화설을 주장하였고 明代에 이르러 명문의 실질에 관한 有形·無形 등의 관점의 차이와 위치에 관한 관점의 차이로 가장 활발한 이론이 나와 명문학설을 완전하게 정립시켰는데, 薛己, 李梴, 虞摶, 李時珍, 孫一奎, 趙獻可 및 張介賓 등이 대표적인 학자이다.

『난경』의 명문이 두 개의 腎 중 하나의 신을 지칭한 것인데 비해 楊上善은 『태소』에서 腎間動氣가 곧 명문이라는 설, 두 개의 신 중 右腎이 명문이라는 설, 또한 두 개의 신 모두 명문이라는 주장을 함께 함으로써 후대 명문의 실질과 위치에 대한 논란을 야기하였다.

이에 따라 명문의 위치에 대해 丹田,[488] 兩腎間,[489] 兩腎[490] 및 右腎[491]이라는 학설이 제기되고 나아가 命門子宮說[492]도 제기되었다.

---

485) 『내경·靈樞·根結篇, 衛氣篇』, "命門者 目也".

486) 『난경·第三十六難, 第三十九難』, "腎兩者 非皆腎也 其左者爲腎 右者爲命門".

487) 楊上善, 태소·脈標本, "腎爲命門 上通太陽于目 故目爲命門". 태소·臟腑氣液, "腎有二枚 左箱爲腎 腎藏志也, 在右爲命門 藏精也".

488) 당종해, 혈증론·음양수화기혈론, "蓋人身之氣 生于臍下丹田氣海".

489) 孫一奎, 赤水玄珠全集·醫旨緖余·命門圖說, "命門乃 兩腎中間動氣". 趙獻可, 醫貫·內經十二官論, "命門無形之火 在兩腎有形之中". 李時珍, 本草綱目 卷三十·果部·山果類·胡桃條, "夫命門氣與腎通".

490) 虞摶, 醫學正傳·或問. "兩腎固爲 眞元之根本".

491) 滑壽, 難經本義 三十六難·注. 李涎, 醫學入門·臟腑總論, "命門卽右腎".

492) 李東垣, 東垣十種醫書·蘭室秘藏·斑疹論, "命門爲子宮". 張介賓, 類經附翼·三焦, 包絡, 命門辨. "立命之門戶".

명문에 대한 이해를 위하여 초기개념에 대한 이론적 배경을 『내경』, 『난경』 및 『태소』를 중심으로 알아보고, 그 이후에 나타난 학설은 여러 학자의 공통된 관점을 중심으로 학설을 분류하고 비교하여 이해하는 것이 바람직하다.

2) 명문학설

(1) 『내경』

명문이라는 용어는 최초에 『내경·靈樞(이하 「영추」)·根結篇, 衛氣篇』에서 足太陽膀胱經이 끝나는 부위인 睛明穴 또는 目內眥를 지칭한 "命門者 目也"에서 비롯되었다. 이는 구체적인 穴位 개념으로 제시되었으므로 『난경』 이후의 독립된 장기로 설명하는 개념과는 의미가 전혀 다르다. 그처럼 후대의 명문이 장기개념으로 발달하게 된 이론적 근거를 살펴보면 다음과 같다.

첫째, 『내경·素問(이하 「소문」)·上古天眞論』의 腎氣說[493]로 인체는 신기의 성쇠에 따라 太衝脈과 任脈의 성쇠 및 通, 不通 그리고 天癸의 성쇠가 결정되므로 신기에 의한 경맥순환의 원활 여부가 생식활동과 신체활동 및 오장활동의 관건이 됨을 강조하여 신에는 主水, 藏精하는 음적 기능[494]의 대사활동 이외에 양적 기능인 陽化氣의 대사활동이 있다는 추론에 의해 신의 음적 기능에 대비되는 양적 기능의 대표를 설정하였다. 인체기능의 음양조화의 대표 장기이며 선천지기의 근원으로서 兩腎 중 그 하나를 명문으로 설정하고 명문이 目이라고 한 내용과 目과 관련된 心의 기능 및 腎精의 관계[495]를 연관시켜 신정의 정화가 눈에 나타나게 하는 양적 기능을 명문으로 해석한 것이다.

또한 신기는 太衝脈을 통하여 『난경』에서 언급된 신간동기와 유사한 기능을 발휘하니 충맥은 「소문·擧痛論」에서 "충맥은 관원에서 시작하여 배 위로 곧게 올라간다"고 하였고, 「영추」[496]에서 "十二經之海", "五臟六腑之海", "注少陰之大絡" 혹은 "走於腎下"라고 하였고 "出於氣街"라고 하여 그 기가 신과 서로 통하며, 임맥과도 통하고, 氣

---

493) 「소문·上古天眞論」, "女子七歲腎氣盛…… 二七而天癸至 任脈通 太衝脈盛…… 丈夫八歲 腎氣實…… 二八腎氣盛 天癸至".

494) 「소문·上古天眞論」, "腎者主水 受五臟六腑之精而藏之".

495) 「소문·解精微論」, "夫心者 五臟之專精也. 目者 其竅也". 「영추·口問篇」, "心者 五臟六腑之主也. 目者 宗脈之所聚也 上液之道也". 「영추·大惑論篇」, "五臟六腑之精氣 皆上注於目而爲之精. 目者 五臟六腑之精也 榮衛魂魄之所常營也 神氣之所生也. 目者 心使也. 心者 神之舍也".

496) 「소문·痿論」, "衝脈者 經脈之海 主滲灌谿谷 與陽明合於宗筋 陰陽總宗筋之會 會於氣街 而陽明爲之長 皆屬於帶脈 而絡於督脈". 「소문·骨空論」, "衝脈者 起於氣街 竝少陰之經". 「영추·逆順肥瘦篇」夫衝脈者 五臟六腑之會也…… 其下者 注少陰之大絡 出於氣街". 「영추·動輸篇」, "衝脈者 十二經之海也 與少陰之大絡 走於腎下 出於氣街".

街와 관련하여 경맥순환을 담당하는 宗氣와 연계되는 등의 기능을 갖고 있어 이를 근거로 명문개념이 나타난 것이다.

둘째, 「소문 · 天元紀大論」의 相火說로서 오운과 육기의 배합에서 상화를 추가하여 "君火以明 相火以位"의 군화와 상화를 각각 상하 또는 體用의 개념으로 해석[497]하여 하부에 있는 신과 상화를 연관지어, 하부의 장기인 兩腎 중의 하나를 火의 속성을 발현하는 명문으로 설정한 것이다.

셋째, 「소문 · 刺禁論」의 小心說로서 "七節之旁 中有小心"의 '小心'에 대한 부위를 척추의 상부에 해당 부위로 해석[498]하는 것과 아래에서 위로 七節 부위인 兩腎 중간으로 해석하는 것에 따라 내용이 달라진다. 즉 위에서부터 아래로 칠절이라고 보면 그 부위가 바로 心包絡 또는 膻中이므로 오장육부와 삼음삼양의 경락과의 배합관계에서 三焦에 배합되는 臟의 경맥은 심포락맥이므로 手厥陰包絡脈을 小心의 경으로 해석할 수 있다. 이와는 달리 척추 아래로부터 위로 칠절[499]이라고 보면 이 부위는 『난경』의 신간동기가 발현하는 부위와 동일한 부위이므로 소심은 바로 신간동기가 된다. 장부와 경맥을 배합할 때 삼초에 배합되는 臟의 경맥을 명문으로 설정하고 명문을 장부로 해석할 수 있으나 결국 십이경맥 중 삼초에 배합되는 경맥은 심포경이므로 명문은 장기로는 신간동기이며 경맥으로는 심포경이라고 하는 논리에 의해 명문이 심포가 된다는 설이 제기되었다. 한편 『내경』의 소심은 그 내용상 "膈肓의 위 가운데 父母가 있다"라는 문구의 대구이므로 위에는 부모, 아래에는 소심이 있는 것으로 추론하여 척추하부의 칠절 부위로 보는 것이 타당하다.

넷째, 「영추 · 본수편」의 腎兩藏說[500]로서 "少陽屬腎 腎上連肺 故將兩臟"을 해석함에 장과 부가 표리로 배합될 때 신이 兩臟이 되어 하나는 방광과 합하고 다른 하나는 소양 삼초와 합한다고 보는 것으로 삼초는 相火이므로 이에 배합되는 장은 역시 火의 성질을 갖는 장이어야 되므로 兩腎 중 一腎을 명문로 설정한 것으로 생각되며 이는 「영추 · 본장편」에서 "腎合三焦膀胱"이라고 한 내용과 결부시킨 것으로 생각된다. 한편 『태소 · 輸穴 · 本輸』에서는 '少陽'이 '少陰'으로 되어 있으나 역시 신을 兩臟으로 해석하였으며, 洪[501]은 『甲乙經』과 「素問 · 水熱穴論」에 의거하여 兩臟을 신과 폐로

497) 張介賓, 類經 · 運氣類, "君火以明 相火以位". 章虛谷, 醫門棒喝 · 六氣陰陽論, "是故君火爲體 相火爲用 體用誰二 究其源實則 一火而已".

498) 馬蒔 編註, 新編黃帝內經素問注證發微, 대성문화사, 1994, p. 310.

499) 楊上善, 태소 · 設方 · 知鍼石, 대성문화사, 1991, p. 331, "七節之傍 中有志心". 李時珍, 本草綱目 卷三十 · 果部 · 山果類 · 胡桃條. 趙獻可, 醫貫 · 內經十二官論, "七節之旁 中有小心 是也 名曰 命門".

500) 張元臺 · 馬蒔, 張馬合註 黃帝內經靈樞 · 本輸篇, "少陽屬腎 上連肺 故將兩藏". 尹吉榮, 東醫學의 方法論研究, 성보사, 1987, p. 45.

해석하였고, 내용상 폐와 신 모두 쌍장기를 의미하는 것으로 생각된다.

다섯째, 『내경』의 장부 개념과 경락 개념의 차이에서 오는 것으로, 장부는 오장육부설을 근간으로 하고 있으나 경락은 육장육부설을 근간으로 하는 바, 마왕퇴 한묘에서 출토된 경맥에 관한 『陰陽十一脈灸經』과 『足臂十一脈灸經』은 십일경맥 즉 오장육부설에 따른 경락체계를 설명하고 있으나, 「영추・본수편」에 심경락을 설명함에 있어 현재 심포경락의 원혈인 大陵을 심의 원혈이라고 하였는바, 이는 심포경락의 형성을 의미하는 것으로 경락체계는 심포를 포함한 육장육부설임을 주장하는 것으로 생각된다.

이상과 같이 『내경』에서 제시된 여러 학설 즉 腎氣說, 相火說, 小心說 및 腎兩臟說의 공통점은 먼저 신의 기능을 음양조화, 수화기제라는 측면에서 심과 관련시켜 인체의 정신활동과 火의 본성을 발현하는 것으로 설명될 수 있으니 이를 근거로 『난경』에서는 오장 중 신을 다른 장과 해부학적으로 비교할 때 두 개이므로 신 중에서 하나는 음적 기능을 주관하는 장으로, 다른 하나는 양적 기능을 주관하는 장으로 설명하고 이를 명문라고 지칭한 것이다.

(2) 『난경』

명문의 장기 개념은 『난경』 이전에 道家의 『太上黃庭外景經』[502] 중에 "上有黃庭下關元 後有幽闕前命門"이라고 하여 명문의 상・하・전・후의 위치가 설명되었으나 기능에 대한 상세한 언급은 보이지 않고 秦越人 扁鵲의 저서로 알려진 『난경』에 와서 부위와 기능이 처음으로 나타난 것으로 보인다.

『난경』의 「第八難」과 「第六十六難」에서 인체생명의 근본이 되는 氣의 근원을 腎間動氣로 규정하고 십이경맥, 오장육부의 기능과 호흡 및 삼초가 모두 신간동기에 의하며 그 명칭을 原이라고 한 후, 「第三十六難」과 「第三十九難」에서는 신을 兩腎으로 분류하여 左腎은 신, 右腎은 명문이라 하고 오장육부가 육장육부로 됨을 설명하였다. 그 기능은 정신을 저장하고, 원기와 연계되며, 남자는 정을 저장하고, 여자는 자궁과 연결된다고 하였다. 명문의 기는 신과 상통한다고 하였으며, 「第三十八難」과 「第三十九難」 및 「第六十二難」에서 "삼초는 外府로서 오장과 구별되어 오장에 속하지 않고 諸陽을 行하고 오장과 기를 공유하여 오부의 조절을 주관"함을 시사하였고, 「第二十五難」에

501) 洪元植, 精校黃帝內經靈樞・本輸篇, 동양의학연구원, 1984, p. 30.

502) 嚴世芸 主編, 中醫學術史, 상해중의학원출판사, 1989, p. 320. 金圭烈・洪元植, 張景岳의 命門學說에 關한 文獻的 考察, 慶熙大學校 大學院 碩士學位論文, p. 39, 晉代에 나온 道經으로 丹田에 關한 많은 論述과 練功 等에 關한 內容이 실려 있음.

서는 십이경맥과 오장육부의 배합에서 결여된 一經이 心主別脈으로서 삼초와 표리가 된다고 하였다.

이와 같이 명문의 기능을 현대적 의미로 살펴보면 인체의 정신활동, 생식활동 및 신기능과 상관성으로 요약된다. 신간동기와 관련된 내용은 신간동기가 명문이 아님에도 불구하고 앞서 언급한『내경』의 이론을 근거로 하여 후대에서는 "명문즉 신간동기설" 및 "양신명문설"로 발전하게 된다.『난경』에서 삼초와 표리가 되는 경맥이 心主別脈이라고 하였음에도 불구하고 명문이 "原氣之所繫"이며 삼초는 "原氣之別使"라고 한 내용을 인용하여 명문합삼초설과 명문즉심포설로 변화하고 나아가 심포즉삼초설로서 개념의 전화가 이루어졌음을 알 수 있다. 또한『내경』의 운기론에서 언급된 상화설을 근거로 장부 경맥배합 관계에서 삼초 經 및 腑의 배합으로서 명문을 설정하여 명문상화설로 발전되었음을 알 수 있다.

(3)『태소』

『내경』의 최초의 주석서로 알려진 楊上善의『태소』에서는『내경』과『난경』의 이론을 결합하여 명문을 설명함으로써 후대의 학자들에게 커다란 영향을 끼쳤다.『태소』의 명문학설은 다음과 같이 요약된다.

첫째, 신이 명문이다.

『내경』의 "腎藏志", "腎藏精", "腎藏精志" 및 "腎者主水 受五臟六腑之精而藏之" 등의 이론을 바탕으로『난경』의 "左者爲腎 右者爲命門" 이론을 결합하여『태소 · 臟腑氣液』에서 "신은 둘이며, 좌신은 신으로서 지를 저장하고, 우신은 명문으로서 정을 저장한다"고 하여 좌신과 우신명문으로 나누어『태소 · 臟腑之一』에서 "명문은 정을 저장하고 정은 오장의 정액이다"라고 하였으며『태소 · 臟腑氣液』에서 "명문이 저장하는 정은 오장이 생성하는 것이다"라고 하여 신을 "左腎藏志 右命門藏精"의 이론을 펼쳤다.『내경』의 "命門者 目也"를『난경』이론과 절충하여『태소 · 經脈標本』에서 "신은 명문으로서 위로는 태양경의 눈과 상통하므로 눈이 명문이 된다"고 하였고『태소 · 臟腑氣液』에서는 "명문은 신과 이름이 같은 것이기 때문에 肝의 母가 된다"고 하였으며『태소 · 邪論 · 邪傳』에서는 "신과 명문은 성생활을 주관한다"라고 하였고『태소 · 補瀉 · 虛實補瀉』에서는 "신은 정을 저장하고 정은 뜻을 간직한다"라고 하여 신과 명문이 분리되어 둘이 될 수 없으며 신이 곧 명문이라 주장하였고 나아가『태소 · 經脈之一』에서 "(족)소음경맥 병은 음기가 유여하므로 소화가 되지 않는다", "신허를 온보하면 다리와 허리가 가볍고 날래진다. 이는 火氣가 잘 순환하는 것이다"라고 하여 신의 개념이 인체 수화의 근원적인 장이 됨을 시사하여 후대의 학자들이 내세운 명문상화설[503]의 이론적 근거가 됨과 동시에 命門精室論,[504] 兩腎命門說[505] 및 坎中陽氣論[506]의 시원이 되었다.

둘째, 명문지기는 신간동기다.

『난경 · 八難』의 신간동기는 生氣之原으로 오장육부의 근본이 된다는 이론을 바탕으로 『태소 · 輸穴 · 變輸』에서 "명문지기는 신간동기이다. 오장육부와 십이경맥 및 성명의 뿌리이다"라고 하였고 『태소 · 經脈之三 · 衝脈』에서는 "배꼽 아래의 신간동기는 사람의 생명으로 십이경맥의 근본이 된다"고 하여 신간동기설을 강조한 명대의 孫一奎에 앞서서 명문신간동기설을 세우고 명문을 右腎에만 국한시킨 것이 아니라 兩腎에 모두 적용하여 左腎藏志 右命門藏精 이론을 신간동기에 포함시켜 형신관계로 설명하였으니 『태소 · 傷寒 · 熱病說』에서 "신간동기가 쇠하면 神志가 없어진다"고 하였고 『태소 · 說方 · 知湯藥』에서는 "신간동기가 화하면 정이 생하고 정이 생하면 형체가 왕성하다"고 하여 腎이 명문이 됨을 확실히 하였다.

한편 신간동기가 생명의 근본임을 내세워 맥상 중 眞藏脈의 출현과 관련됨을 주장하여 『내경』의 胃氣說[507]과 함께 신간동기설을 주장하였으니 『태소 · 診候一 · 眞藏脈形』에서 "신병은 운동이 모두 쇠하여진다. 신간동기가 강대하여 眞藏脈이 보이지 않으면, 신기가 극히 쇠한 것이 아니므로 명운을 일 년 정도 기대할 수 있으나 진장맥이 보이면 곧 사망할 수 있다"고 하여 신기를 생사진단의 근거로 삼았다.

3) 명문의 위치, 속성 및 기능

명문에 관한 학설은 신이 좌우에 짝으로 배치되어 있는 신과의 연관관계로 인하여 左腎右命門說, 兩腎命門說, 腎間命門說로 크게 구분할 수 있다. 그 외에도 小心, 子宮과 연관시킨 학설도 있다.

(1) 左腎右命門說

『난경』에서 제기된 '좌신 우명문설'은 후대의 많은 학자들에게 상당한 영향을 끼쳤

---

503) 代表的인 學者로는 劉完素가 있다. 劉河間傷寒三六書 · 傷寒直格, "夫命門者 右腎也 屬火 不屬水乃手厥陰心包絡之藏".

504) 張介賓, 類經附翼 · 三焦, 包絡, 命門辨, "命門 爲水火之府 爲陰陽之宅 爲精氣之海".

505) 虞搏, 醫學正傳 · 或問, "兩腎固爲眞元之根本⋯⋯ 兩腎總司爲命門".

506) 孫一奎, 醫旨緖余 · 命門圖說, "右腎水火辨".

507) 「소문 · 玉機眞藏論」, "臟氣者 不能自致於手太陰 必因於胃氣⋯⋯ 故病甚者 胃氣不能與之 俱之於手太陰故眞藏之氣獨見⋯⋯".

으며 상화설이 본격적으로 대두되는 明代 이전의 학자들이 이 학설에 동의하여 논술을 펼쳤다. 대표적인 학자로는 晉代의 王叔和, 元代의 滑壽, 明代의 薛己, 李梴 등이 있다.

王叔和는『脈經 卷一 · 兩手六脈所主五臟六腑陰陽逆順第七』에서「脈法贊」을 인용하여 "간심맥은 좌에서 출하며, 비폐맥은 우에서 출하고 신과 명문맥은 모두 척부에서 출한다"고 하여 명문의 맥진법을 설명하고 이어서 "左手의 관부 후의 척중에 있는 신맥은…… 방광이 합하여 府가 되고……, 右手의 관부 후의 척중에 있는 신맥은…… 좌는 신이 되고 우는 子戶가 되어 삼초라고 한다"고 하여 兩腎의 각각 표리가 되는 腑가 좌신은 膀胱, 우신은 三焦가 됨을 시사하여 命門合三焦說을 처음으로 제시하였다.

楊上善은 앞서 논술한 바와 같이 左腎藏志 右腎藏精說을 주장하여『난경』이론을 일부 추종하였으나 전체적인 맥락에서 볼 때 腎爲命門說을 주된 이론으로 삼고 있다.

劉完素는『劉河間傷寒三六書 · 傷寒直格論』에서 右尺脈에서 명문, 삼초 상화를 살핀다고 하고 "명문은 우신이다, 화에 속하며 수에 속하지 않아 수궐음심포락의 맥이다", "좌수는 양이 되고 우수는 음이 된다", "군주는 위에 있고 신하는 아래에 있다"라고 하여 명문상화는 陰火로서 심포락과 같은 개념으로 해석함으로써 命門卽心包絡說을 주장하였다.

滑壽는『難經本義』중「第三十六難」과「第三十九難」의 注에서 각각 상반된 해설을 했는데, 신은 兩藏으로 좌신과 우신명문으로 나뉜다고 전제하고 그러나 原氣인 신간동기와 관련하여 볼 때 一이 二로 나뉜 것일 뿐이라는 해석으로(北方常配二物說[508])과, 신과 명문의 기는 상통하므로 모두 신이 된다는 해석을 하여 楊上善과 함께 兩腎命門說의 기초를 세웠다.

薛己는 신과 명문을 맥으로 분별하고 좌우로 나누어 치료에 응용했는바「明醫雜著 · 勞瘵注」[509]에서 "만약 좌척맥이 허약하고 細數하면 신의 眞陰이 부족한 것이니 六味丸을 쓰고, 우척맥이 遲輕하거나 沈細하고 數하며 끊어질 듯하면 이는 명문상화의 부족이니 八味丸을 쓴다"고 하였다.

李梴은『난경』의 右腎命門說과 六藏六腑說 및 五臟五腑說,『脈經』의 命門在右尺說을 綜合하여『醫學入門 · 臟腑總論』에서 "藏이 여섯이 있는 것은 좌신 우명문이 되어…… 藏도 여섯이다"라고 하고「臟腑條分」에서 "명문은 아래로 신의 우측에 붙어

508) 滑壽, 難經本義 · 第三十六難, "腎爲兩者 其實則一爾, 故項氏家說 引沙隨程可久曰 北方常配二物 故惟坎加習, 於物爲龜爲蛇, 於方爲朔爲北 於大玄爲罔爲冥. 難經曰 藏有一而腎獨兩 此之謂也".

509) 嚴世芸 主編, 中醫學術史, 상해중의학원 출판사, 1989, p. 321, "右尺脈遲輕…… 是命門之相火不足也".

있어 그 絲系가 방광과 광장의 사이를 曲透하여 위로 심포와 횡격막의 脂漫 밖으로 연결되니, 좌신과 짝이 되어 眞精을 저장하고, 남녀, 음양, 相君火로 나뉘나 元氣에 연결된 것"이라 하였다. 또 "그 같은 점은 유형의 質이니 같이 水에 속한 것이며, 차이점은 무형의 火로서 寒을 주사하지 않는 것……"이라고 한 후에, 그 주에서 "신은 방광과 합하여 左尺脈에 나타나니 순전히 水이며, 명문은 삼초와 합하여 右尺脈에 나타나니 순전히 火이다", "심포는 명문이다. 그 경맥은 手厥陰이고 그 부는 삼초이며 그 장은 심포락"이라고 하여 좌신은 방광과 표리가 되고 명문은 삼초와 표리가 되며 또한 명문은 심포가 신의 우측에 寄하여 나타나는 장으로서 심포는 곧 명문이므로 六臟六腑說을 설명하고 心包卽命門說과 命門合三焦說을 주장하였다. 역시 「臟腑條分」에서 "명문은 우신으로서 寄한다고 한 것은 명문은 正臟이 아니며, 삼초도 正腑가 아니기 때문이다", "명문이 配成之官이 됨은 좌신이 혈을 수렴하여 정으로 화하여 운화하고, 명문은 저장하니 남자는 이로써 정을 장하고, 여자는 이로써 胞胎한다", "상화의 장은 원기가 연결된 것이다"라고 하여 명문을 삼초의 표리가 되는 심포로 보고 홀로 기능을 수행하는 것이 아니라 元氣 또는 腎과 배합되어 기능을 나타내므로 삼초와 함께 非正臟腑라고 해석하여 형질면에서는 오장오부가 됨을 설명하였다.

(2) 兩腎命門說(兩腎總號命門說)

兩腎命門說의 대표적인 학자는 虞搏으로서 『醫學正傳 · 或問』에서 "인신의 兩腎은 수레에 兩輪이 있는 것과 같아서 그 혀와 색이 같은데 王叔和가 左腎屬水, 右腎屬火로 나누고 우신명문을 삼초경에 배합한 이유를 모르겠다"고 한 후 신이 一臟으로 오행에 배속하면 水에 속하고, 형상으로 양신이 둘이 되는 것은 좌우를 陰陽, 水火, 血氣 등 음양, 강유로 나누면 오장의 근원이 되어 左右手의 맥법과 관련하여 우신만 홀로 명문이 될 수 없다고 전제하고, 양신이 眞元의 근본, 성명의 소관이므로 水臟이 되나 상화가 그 가운데 붙어 있어서 水中의 龍火와 같이 그 동함으로 인하여 발하는 바이는 『明堂』과 『銅人』 등 경전에서 명문 一穴이 "脊中 十四椎下 陷中 兩腎之間"이라고 한 것과 같은 이치로 마땅히 양신을 모두 명문이라고 해야 한다고 하였다.

한편 『난경』의 신간동기를 臍下의 氣海, 丹田의 地라고 하고 臍는 背의 命門穴과 정반대 위치에 있어 신맥과 상통하므로 신의 뿌리가 된다고 하여 兩腎命門說의 입장을 확고히 했다.

(3) 腎間命門說

명문이 兩腎 중간에 위치한다는 관점에서 腎間動氣說, 小心命門說 및 子宮命門說을 함께 신간명문설로 묶어서 하나의 학설로 분류할 수 있으나 腎間의 부위를 해석함에 있어서 무엇을 지칭하는가와 유형, 무형의 형질적 차이에 따라 각각을 따로 살펴보고자 한다.

① 신간동기설

신간동기설은 楊上善이 『태소・輸穴・變輸』에서 "명문의 기가 곧 신간동기"라고 하고 『태소・經脈之三・衝脈』에서는 "배꼽 아래의 신간동기가 胞에 있어 오장육부에 衝脈을 통하여 諸陽, 諸精을 공급한다"고 주장하였다.

明代의 孫一奎가 『醫旨緖余・命門圖說』에서 太極과 陰陽 관계에 관한 철학 사상을 인신의 形氣 관계에 원용하여 "태극은 眞氣, 原氣로서 動하면 陽動하여 氣化하고 靜하면 陰靜하여 形化하므로 사람의 정이 합하면 남녀가 결정되기 전에 먼저 兩腎을 生하고 내부에 一點의 眞氣가 저장되어 生生不息의 틀이 되면 動氣 또는 原氣라고 命한다" 하고 動氣가 곧 명문으로 신간동기가 된다고 하였다. 또 명문은 신간동기로서 兩腎 사이의 태극이 되고 兩腎은 陰陽現象 내지는 形氣關係의 일면으로서 이때 비로소 水火가 나타남을 주장하였다. 그러면서 명문의 형질에 관하여 "水火, 臟腑에 속하는 것은 형질이 있는 물체이므로 밖으로 마땅히 경맥이 있어 형체로써 진단하며, 명문에 경맥이 없는 이유로 명문은 형질이 없으며 生生不息하는 動氣일 뿐"이라고 하여 命門無形質說을 주장하였다.

명문의 속성에 대하여 『醫旨緖余・右腎水火辨』에서 "모든 물체는 오행에 속하고 오행은 하나의 음양이며 또 음양은 하나의 태극이라고 전제하고 坎中의 一陽은 곧 兩腎의 動氣로 양이라고 해야 하며 火라고 할 수는 없고, 二陰은 곧 二腎으로서 二陰一陽의 象인 坎卦를 二腎과 一命門 즉 水火가 아닌 음양"으로 해석하였다. 또 『醫旨緖余・命門圖說』에서 명문상화설에 대하여 『내경』의 三陰三陽, 手足十二經은 十二時, 十二月 및 十二律의 의미를 갖는 상에 배합한 것으로, 이미 십이경맥이 각각 배합을 이루어 달리 명문과 배합할 경이 없으므로 兩腎은 모두 少陰水에 속한다고 하여 명문상화설을 부정하였다. 이어서 명문이 삼초상화에 배합됨도 부정하여 삼초는 手少陽經으로, 手厥陰에 이미 배합하여 표리가 되니 手經에 手經을, 火에 火를 배합하여 정우가 되므로 명문과 삼초가 표리를 이루지 못한다고 주장하였다.

② 小心命門說

小心에 대한 내용은 『내경 · 素問 · 刺禁篇』에서 "七節之旁 中有小心"이라고 하여 척추의 칠절 부위에 小心이 있다고 하였는바, 그 후 칠절에 대한 부위가 척추의 상부로부터 칠절인가 아니면 하부로부터 칠절인 十四椎下인가에 대한 논란과 이에 따른 小心에 대한 해석이 논쟁의 중심이 되었다.

『태소』에서는 小心이 志心으로 되어 있고, 楊上善은 칠절을 脊椎二十一節中 신이 있는 부위인 下七節之旁으로 해석하였으며 따라서 지심도 腎之神으로 보아 신간동기와 같은 개념임을 시사하였다.[510]

王冰은 『태소』의 해석에 동의하였으나 馬蒔는 칠절을 上七節로 해석하여 심포라고 밝히고 심은 大心, 심포는 小心이라고 하여 소심을 臣使之官인 膻中으로 해석하였다.

한편 晉의 皇甫謐은 『黃帝鍼灸甲乙經』에서 『내경』에서와 마찬가지로 穴位개념으로 나타냈으나 위치상으로는 督脈經 十四椎節下間을 명문이라고 하여 『내경』과 『태소』의 小心說에 영향을 받은 것으로 생각된다. 小心命門說을 주장하는 대표적인 학자는 劉完素, 李時珍 및 趙獻可 등이다.

劉完素는 "소심이 下七節之旁에 있으므로 칠절의 좌측은 신이 되고 우측은 명문이 되어 명문이 곧 소심이라고 하였으며, 우신명문소심은 수궐음포락의 장이므로 수소양삼초와 표리가 된다고 주장하였다. 또 膻中은 신사지관으로 삼초상화라고 하고 아래로는 우신과 합하여 氣海가 된다고 하여 小心命門說을 주장하였으며 이는 李梴의 心包卽命門說의 근간이 된 것으로 생각된다.[511]

李時珍은 『本草綱目 卷三十』에서 칠절의 위치를 양신지간으로 보는 한편 原氣를 명문으로 해석하여 삼초는 原氣之別使가 되고 명문은 삼초의 본원이라고 하여 『내경』의 소심과 『난경』의 신간동기를 동일한 장기로 해석하고 삼초와 명문은 體와 用을 달리한 이름이라고 하였다.

趙獻可는 『醫貫 · 內經十二官論』에서 칠절을 하부 칠추로서 양신 중간의 배꼽과 마주보는 곳으로 해석하고 그곳에 명문혈이 있으므로 소심이 곧 명문이라고 하였다. 또 명문은 眞君眞主로서 십이관의 모든 기능이 명문이 아니면 제 기능을 발휘하지 못하므로 『내경』에서 "主不明則 十二官危"라고 한 것이며, 명문의 본질은 "無形之火"이며 "一

510) 楊上善, 태소 · 設方 · 知鍼石, 대성문화사, 1991, p. 331, "七節之旁 中有志心, 注; 脊有三七 二十一節 腎在下七節之傍 腎神曰志 志心者 腎之神也".

511) 劉完素, 劉河間傷寒三六書 · 素問病機 · 熱論, p. 55, "膻中者 臣使之官 名三焦相火 下合右腎爲氣海也". 劉完素, 原病式 · 火類, p. 278, "命門者 小心也…… 右腎命門小心 爲手厥陰包絡之藏 故與手少陽三焦 合爲表裏 神脈同出……".

身之太極", "氣血之根 生死之關 十二經之綱維"라고 하여 命門君火說을 제창하였다.

③ 子宮命門說

子宮命門說은 흔히 張景岳에 의하여 최초 언급된 이론으로 알려져 있으나 실은 그 뿌리를 李杲의 『蘭室秘藏』과 『此事難知』에서 찾아볼 수 있다.

李杲는 『蘭室秘藏 · 瘢疹論』에서 "胞는 일명 赤宮, 丹田. 命門으로 남자는 정을 저장하여 베풀고, 여자는 자궁으로 잉태하고 생화하는 근원이다. 五行, 水火로 해석하면 되지 않으니 이는 天地의 다른 이름이니 坤土의 만물을 생하는 상을 취한 것으로 사람 생명의 시작이다"라고 하였고 『此事難知 · 問三焦有機』에서 "포락 역시 삼초로 지칭하니 명문의 火가 된다"라고 하여 胞命門說을 提示하였다. 또한 許浚의 『東醫寶鑑 · 胞門』에서도 東垣의 논술을 그대로 인용하고 장기개념으로서의 명문에 대한 언급이 없는 것으로 보아 명문이론을 인정하지 않았음을 알 수 있다.

張景岳은 전대의 저서와 논술을 폭넓게 고찰하여 『類經附翼 · 求正錄』, 『質疑錄』, 『傳忠錄』 등에서 명문학설을 종합, 정리하여, 명문의 의미는 생명의 선천, 후천이 출입하는 立命之門으로서 남자의 施化, 여자의 攝納이 이루어지는 문이며 胎元이 출하는 문이고 그 부위는 남자의 장정, 여자의 계포가 귀착되는 곳인 양신지중이며 直腸의 전, 방광의 후로서 關元穴과 氣海穴의 중간으로 남녀 모두 소유하여 남정, 여혈이 보존되어 자식이 이를 말미암아 생하는 자궁이라고 하였다.

또한 생명의 선천인 天一의 정이 거하는 곳이 精室 즉 명문으로 眞陰之府가 되며 정은 陰中之水이므로 元精이라고 하고 기가 여기에서 화하여 陰中之火가 되므로 元氣라고 하였으며 이러한 명문의 수화는 태극이 음양으로 나누어지는 이치와 같이 좌우로 나뉘어 발현하는 것으로 좌는 신중의 眞陰(元陰)을 주관하고 우는 신중의 眞陽(元陽)을 주관하는 것일 뿐 좌신우명문으로 나누는 것은 불가하며 다만 오장이 각각 하나인데 신만 둘이므로 그 나타나는 상이 다를 뿐이라고 하여 命門與腎 本同一氣, 命門總主乎腎 및 兩腎皆屬於命門의 立場을 취했다.

그러므로 명문은 元氣의 뿌리, 水火의 집으로서 오장의 음기를 자양하고 오장의 양기를 생발하므로 오장육부의 화원이 된다고 하여 명문학설을 완전하게 정립하였다.

그러나 명문이 자궁의 문호라고 할 때 실질상 産門으로 보여지며 이는 關元과 氣海穴의 중간이라고 설명한 위치와 맞지 않는 점과 명문을 설명하는 용어가 水火, 元陰(元精)元陽(元氣) 및 腎中之元陰(眞陰)元陽(眞陽) 등으로 일관되지 않고 혼용하여 논술함으로써 이론의 혼란을 일으킨 점, 명문을 水火之府, 陰陽之宅으로 설명하고 상과 진단을 하나로 종합하여야 함을 강조하고 다시 양신을 음양으로 나누어 신을 수에, 명문을 화에 배속한 점 및 天一을 양으로 정의하고 명문은 天一이 거하는 곳이며 그것이 眞陰이라고 하여 天一의 음양개념에 혼란을 일으킨 점을 통하여 경악이론의 개념상 혼동을 살펴볼 수 있으며 명문과 관련된 질병을 치료하는 약물, 처방이 사실 腎精과 腎氣 즉 신을 치료하는 약물, 처방과 다를 바가 없어 명문설의 실용적 의의가 사실상 없다는 것이 경악의 명문설뿐만 아니라 명문학설 자체의 이론상 결점으로 볼 수 있다.

『東醫寶鑑』에서는 앞서 언급한 바와 같이 명문에 대한 의미를 축소시킨 면이 있으니 그 근거로서 『동의보감・장부』에서 『의학입문』의 "五臟穿鑿論"을 인용함에 있어 명문과 胃의 상통에 관한 내용을 삭제하고 심포－위 상통에 관한 내용을 다른 편에 제시하였는바, 이는 『내경』에서 장부－오장육부설, 경락－육장육부설을 근간으로 하는 것을 계승하는 의미라고 생각한다.

이상의 명문학설을 종합하여 보면 명대 이전 특히 『난경』설은 양신과 관련하여 오장 중 각 장은 하나이나 신만이 둘이 된다고 착각하고, 좌신은 음장으로서 主精, 主水하고 우신은 양장으로서 主志, 主生殖하는 것으로 보아 일반적으로 신이 陰水에 속한다는 고정관념하에 陽火의 기능을 발휘하는 신기의 기능을 명문으로 대치하고자 하는 논리에서 세워졌으며, 장부의 표리관계에 따르는 음양배속의 법칙에 벗어나는 삼초를 신간동기가 발현하는 外腑 즉 위치와 기능이 고정되어 있지 않는 개념으로 본 것과 경맥으로서의 삼초를 심의 별맥인 심포락맥에 배합함으로써 발생되는 삼초개념의 혼란을 합리화하기 위한 논리에서 이루어졌다고 보인다.

이러한 명문의 구조적, 기능적 모호성에 명확성을 부여하기 위하여 후대에서는 『내경』의 명문개념과 『난경』설과의 관점차이를 절충하고 발전시켰으며 이는 右腎命門說, 腎間動氣說, 兩腎命門說 小心命門說 및 子宮命門說로 요약되며 이러한 이론은 거의 모두 명대에 주창되고 확립되었고 청대를 비롯한 후대의 학설은 腎間命門說로 귀납된다.

명문에 대한 공통적 인식은 명문이 신과 기를 상통하므로 신과 명문이 불가분의 관계가 있으며 오장육부, 십이경맥 등 모든 생리기능의 근본으로서 활동의 근원이 되고 또한 명문은 생명의 문과 같아서 선천지화 또는 원양이 되므로 후천에서는 그 구조와 기능을 명확히 관찰하기 어렵다는 주장으로 요약된다. 따라서 『난경』에서의 명문에 대한 기능에서 명문과는 다른 기능으로 설명된 신간동기를 명문으로 대치함으로써 原氣之繫가 原氣로 됨과 아울러 오장육부, 십이경맥의 진군이며 근본이 명문이라는 명문개념의 확대 이외에는 기능상의 이론적, 임상적 발전이 이루어지지 않았다.

2. 심 포

1) 심포의 개념

심포(心包)는 「영추」의 여러 편에서 "心主", "心包絡", "心之包絡"으로 표현되었고 「영추・창론」의 "膻中者 心主之宮城也"와 「소문・靈蘭秘傳論」의 "膻中者 臣使之官 喜樂出焉"에 근거하여 膻中이라고도 하였다. 또한 심포의 작용은 군주에 비유되는 심을 밖에서 에워싸 보호하므로 군주를 대신하는 신하에 비유하여 "臣使之官"이라 표현하였다. '臣使'는 遣使傳達의 의미로, 심포가 군주를 대신하여 명령을 수행하는 신하와 같다는 의미로 심포는 바로 '心'의 뜻을 전달하는 역할을 한다고 이해되었다.[512) 『내경』 이후 『난경』에서 심포는 삼초와 표리가 되며 이들은 "有名無形"이라고 언급하면서부터 심포의 유무형 논란이 제기되었는데 대부분의 견해는 심포를 유형으로 보고 있다. 이는 심포가 심을 싸고 있는 막으로 인식됨으로써 무형이란 논란에서 벗어났다고 볼 수 있다.[513)]

한편 『난경』에서 말한 '무형'의 의미는 구체적인 형체나 형태도 없다는 의미로 해석해야 한다. 왜냐하면 『난경』의 해부기록 중 삼초와 심포를 제외한 나머지 장부에 대한 해부기록은 구체적인 길이, 폭, 넓이, 용량 등이 제시되어 있기 때문이다. 이후 孫一奎는 심포에 대하여 구체적인 묘사를 하였는데 즉 심포락은 심의 脂膜으로 심과 따로 분리될 수 없으며 특별한 형체[形]가 없는 特臟이라고 주장하면서부터 심포는 脂膜, 赤黃裹脂, 裹心之膜 등으로 표현되었고 趙獻可는 심포의 형태[象]는 목이 높은 그릇[仰盂]과 같다고 구체적으로 묘사하였다.

심포가 유형이라는 주장은 심포가 형태조차 없는 관념적인 장이 아니라는 의미로 보아야 한다. 즉 심포가 유형이라는 주장의 근거로 膜을 예로 들고 있는데 막은 오장과 같이 독립된 형체를 가지지는 않았지만 막의 형태는 있다는 의미로 보아야 하는 것이다. 하지만 심포는 심과 별도로 분리될 수 없는 장으로 인식됨으로써 삼초와는 달리 별다른 논쟁이 일어나지는 않았다.

---

512) 朴贊國, 臟象學, 서울, 成輔社, 1992, pp. 168-169를 비롯한 중의기초이론, 중의학도론 등의 서적을 참조할 것.

513) 程自勉 등은 논문 「'삼초'의 실제적인 고찰」('三焦'實義考辨), 河南中醫, 1992; 2: pp. 10-12에서 '삼초'와 '심주'의 형태가 서로 같다는 논점을 제기하였는데 즉 '심주'와 '삼초'는 서로 표리의 관계이고, 이들은 모두 '무형'인데 '무형'은 다른 장기와 같이 구체적인 형태를 가지지 않았다는 의미로 해석하면서 '심주'는 '심'을 싸고 있는 조직 및 혈관계통으로 인식할 수 있다고 주장하였다.

<표 2-1> 심포에 대한 역대논의 개괄

시대 구분	심포에 대한 주장
漢代(經學)	「靈樞 · 經脈篇」, "心主手厥陰心包絡之脈 起于胸中 出屬心包絡". 「靈樞 · 邪客篇」, "心者 五臟六腑之大主 精神之所舍也 其臟堅固 邪弗 能客也 客之則 心傷 心傷則神去. 神去則死矣 故諸邪之在于心者 皆在于心之包絡". 『難經 · 25難』, "心主與三焦爲表裏 俱有名而無形".
宋明(理學)	孫一奎, 『醫旨緖餘』, "心包絡乃心包之脂膜 實不離乎心也…… 以其質無特形 是故不得爲特臟也". 張元素, 『臟腑虛實標本用藥式』, "心藏神爲君火 包絡爲相火 主血 主言 主汗 主笑". 趙獻可, 『醫貫 · 內經十二官論』, "心之下有心包絡 卽膻中也 象如仰盂 神卽居其中". 張介賓, 『類經附翼 · 三焦包絡命門辨』, "包絡者 少陰君主之護衛也 而, 『二十五難』, 曰 心主與三焦爲表裏 俱有名. 而無形 若謂表裏則是 謂無形則非 夫名從形立 若果有名無形則內經之. 言爲鑿空矣…… 心主亦曰無形矣…… 使無其形 又當受之何所. …… 客曰 心之包絡 于文于義 猶爲可曉 而古今之諸賢歷指 其爲裹. 心之膜 固無疑矣 …… 心包絡爲君 主之外衛 猶夫帝闕之重城 故皆. 屬陽 均稱相火." 虞摶, 『醫學正傳 · 醫學或問』, "其心包絡 實乃裹心之膜也 包于心外 故曰心包絡 其系與三焦之系連屬".
淸(考證學)	何夢瑤, 『醫碥 · 心包絡三焦說』, "心包絡 『難經』謂其無形 然考『內經』論十二官 無心包絡之名而膻中之號 盖膻. 中乃心之窩 若包裹然 則膻中固卽 心包絡非無形也". 唐宗海, 『血證論 · 臟腑病機論』, "包絡者 心之外衛 心爲君主之官 包絡卽爲臣 故心稱君火 包絡稱相火 相火經. 宣布心火 凡心之能事 皆包絡爲之". 程知, 『醫經理解』, "心包絡 子戶 子宮 丹田 命門說".

2) 심포의 기능

심포는 심의 작용을 대신하고 병사도 대신 받으므로 심과 분리될 수 없는 특별한 장으로 인식되어 비교적 논란이 없었지만 심포를 심과 다른 별도의 장으로 볼 것이냐 또 삼초와 표리가 되므로 무형으로 볼 것이냐의 문제가 있었다.

심포는 경맥상 삼초와 표리를 이루지만 심을 싸고 있는 막으로 심과 분리될 수 없으므로 심에 포함되어 별도의 장으로 인식되지 않았고, 심포의 유무형 문제도 『난경』에서 삼초와 함께 무형이라고 주장한 이래 유형의 형을 형태의 의미로 보아 대부분 유형이라고 주장하였다.

形에는 形態와 形體의 두 가지 의미가 있다. 형태는 사물의 생김새이고 형체는 물건의 생김새와 바탕이 되는 몸이란 의미이므로 형태의 의미는 형체에 포함된다. 그리고 "無形之物 必假有形之物以實之"라는 의미에서 보면 모든 사물은 유무형에 관계없이 형태인 겉모습은 가지고 있지만 속이 있으면 유형이 되고 속이 없으면 무형이 된다.[514] 그러므로 무형의 형을 형태로 해석하면 겉모습조차 없다는 의미가 되고 형체로

514) 漢語大辭典 卷3, p. 1112, 形의 의미에는 ① 形象, 面貌 ② 形體, 身體 ③ 形狀 ④ 情況 ⑤ 趨勢, 形勢

해석하면 겉모습은 있지만 속이 비어 있다는 의미가 된다.

따라서 심포를 막이라고 볼 때 막은 속이 없으므로 형체가 없는 무형이 되고 또 속이 없을 때의 막은 고정된 형태가 없으므로 역시 무형이 되지만, 비록 속이 없는 막이라도 막이라는 그 자체의 형태는 있다고 보면 유형이 된다. 즉 심포를 막으로 보면 무형체인 무형이 되지만 유형체인 심을 싸고 있을 때는 유형태인 유형이 되는 것이다.

결국 심포의 유무형 문제는 심포의 包나 包絡이 심을 싸고 있는 脂膜으로 형태는 있지만 다른 오장처럼 형체가 없다는 점에서 비롯된 것으로 볼 수 있다. 즉 다른 장은 모두 구체적인 형체를 가지고 있는 장으로 실질장기[515]와 흡사하고 심포는 구체적인 실체가 없는 막으로 유강장기와 흡사하기 때문이다.

심포는 심을 대신하여 사기를 받고 심을 밖에서 보호하는 역할이 인정되었고 심포의 병증이 심의 병증과 유사하기 때문에 심에 포함되어 논의되었지만 청대 온병학파들은 '心不受邪'의 견해를 발전시켜 외감열병시 나타나는 神昏, 譫語 등의 병증을 '熱入心包' 혹은 '熱邪蒙蔽心包'로 설명하고 있다.[516]

3. 삼 초

1) 삼초 용어의 쓰임

삼초는 명문, 심포와 함께 그 구조적인 개념이 명확하게 규정되지 않은 개념 중의 한 부로서 『내경』에서는 인체 수분대사를 주관하며 영위기의 생성을 담당하여 기의 순환을 주사하고 如霧, 如漚, 如瀆의 형태로서 각각 상, 중, 하부에서 그 기능이 나타나는 것으로 설명하고 있다. 이후 『난경』에서는 삼초무형설을 주장하여 原氣인 신간동기의 삼종 변화상이며 수곡의 도로로서 主持諸氣하는 육부 중의 一腑로서 설명한 이래 유형과 무형의 논란이 해결되지 않았다.

각가학설의 공통점은 첫째, 삼초의 기능이 인체 내 기순환의 근원으로서 후천 수곡지기를 받아들여 변화시킴으로써 인체의 기를 생성, 순환시키는 수곡의 통로인 육부 중의 하나라는 것, 둘째, 인체의 대사과정 중 생성되는 노폐물의 배설과 재흡수라는 기능

---

⑥ 陳勢, 布局 ⑦ 前兆 ⑧ 形成, 産生 ⑨ 形容 등의 의미가 있다.

515) 정일천, 기본조직학, 대학의학협회, 1982, p. 46 참조, 장기를 그 구조에 따라 구분하면 실질장기(parenchymatous organs; liver, pancreas, kidney, spleen, salivary gland 등)와 속이 비어 내강(lumen)을 가진 유강장기(hollow organs; stomach, small intestine, large intestine, gall bladder, lungs, urinary bladder 등)의 두 종류로 나눈다.

516) 印會河 외 主編, 中醫基礎理論, 北京, 人民衛生出版社, 1989, p. 65 등 중의기초이론과 관련한 서적의 개괄적인 서술을 참고할 것.

을 담당하는 주관 장기인 신과 관련하여 決瀆, 通調水道하는 수분대사기능을 수행하는 부의 개념으로 보는 관점, 셋째, 인체를 삼분하여 인체 내부 장기를 상, 중, 하로 나누어 배속시켜 각각의 기능을 상초는 심과 폐를, 중초는 비와 위를, 하초는 간과 신의 기능으로 보는 관점이다.

삼초학설의 근원을 살펴보면 前漢 중기의 문헌으로 알려진 『扁鵲傳』[517]에 육부 중의 하나로서 삼초라는 명칭이 나타나나, 扁鵲의 일화를 전하는 『韓氏外傳』[518]에는 육부 중 하나로서 삼초 대신 인후가 포함되어 있고 인후를 量入之府로 설명하고 있으며 「영추 · 憂恚無言」에서도 인후를 '수곡지도로'로 설명하여 공통된 견해를 보이고, 1973년에 長沙馬王堆漢墓에서 출토된 양생방인 『十問 · 一卷』 중에 三咎[519]라는 명칭이 오장과 동격으로 사용되어 현재의 육부를 총칭한 개념으로서의 삼초개념을 살펴볼 수 있으니 「영추 · 本輸」에서 "삼초는…… 짝이 없는 부이다. 이것이 육부가 각각 합하는 것이다"라고 하여 이와 공통된 견해임을 밝히고 있다.

한편 삼구에 대한 劉 등[520]의 해석을 살펴보면 당시의 咎와 焦의 음이 비슷하였으며 咎와 春 및 臼가 통용되었고, 「靈樞 · 營衛生會」의 삼초에 대한 부위설명을 볼 때 상, 중, 하초 모두가 음식을 받아들이고 변형시켜 기를 생성하는 과정이 절구의 형태뿐만 아니라 기능까지 유사하게 닮았으므로 삼구는 곧 삼초로 생각할 수 있어서 삼초의 근원은 형태학적, 기능학적으로 관찰하여 성립된 학설이라고 주장하였다.

삼초에 대한 이해를 위하여서는 『내경』을 비롯하여 현대까지 개념 및 관점의 변화를 중심으로 개념을 살펴보는 것이 바람직하다.

2) 삼초학설

(1) 『내경』의 삼초개념

『내경』의 삼초개념은 비교적 명확하게 설명되고 있다. 즉 음식물을 변화시키고 운반하며 인체에 필요한 기와 진액 등을 얻어 활용하는 육부[521] 중의 하나로서 특히 입

---

517) 山田慶兒 編, 新發現 中國 科學史資料의 硏究 · 論考篇, 경도대학인문과학연구소, 일본, 경도, 1985, p. 34.
518) 洪元植 編著, 中國醫學史, 동양의학원구원, 1984, p. 24. 『太平御覽 · 人文部 第4』, "何謂六腑 咽喉 量入之腑……".
519) 山田慶兒 編, 新發現 中國 科學史資料의 硏究 · 譯註篇, 경도대학인문과학연구소, 일본, 경도, 1985, p. 298.
520) 劉士敬 · 張曉陽, 中醫函授通訊 · 三焦新解, 1991; 4: p. 22, "黃帝問於 天師曰…… 食陰 陽 稽於神明 食陰之道 虛而五臟 廣而三咎……".
521) 「영추 · 經水」, "六腑者 受穀而行之 受氣而揚之. 「영추 · 衛氣」, "六腑者 所以受水穀而 行化物者也". 「영추 · 本藏」, "六腑者 所以化水穀而 行津液者也".

에서부터 항문까지 관련된 腑인 위, 소장, 대장 및 방광을 총칭하는 개념[522]으로서 모든 수곡의 통로일 뿐만 아니라 이로부터 얻어지는 기와 수액의 통로라는 개념하에 각각을 상, 중, 하로 나누어[523] 상초는 입에서부터 위까지, 중초는 위에서부터 廻腸까지, 하초는 회장에서부터 항문까지와 방광까지로 나누고, 상초에서는 기를 생성하고 중초에서는 혈과 진액을 생성하며 하초에서는 대변과 소변을 생성하여 배설하는 작용이 있다고 하였다.

그러나 단순히 수곡의 통로 및 생성된 기와 수액의 통로개념이 아닌 이로부터 생성된 기, 혈 및 진액이 전신에 순환되고 수포되는 통로인 경맥과 혈맥의 개념[524]을 포함하고 있어 후대의 『난경』에서 삼초를 原穴 개념으로 설명하는 근거가 되며 또한 생성된 기는 일반적으로 생각하듯 건조한 기가 아닌 수분이 함유된 수증기 형태의 기[525]로써 설명하여 기와 수액의 통로가 둘이 아닌 하나가 됨을 시사하고 있다.

따라서 삼초를 決瀆之官 또는 中瀆之府라 하고 水道出焉하는 기능이 있다고 정의하여[526] 단순히 수액대사에 관련된 부로 인식하기 쉬우나 기에 진액이 포함되어 있으므로 삼초의 기능은 인체의 모든 後天之氣를 생성하고 이의 순환과 활동을 주관하는 육부 전체이며 대사과정의 마지막 과정인 배설과 관련하여 볼 때 나타나는 형태가 우리의 감각으로 인식하기 용이한 물의 형태이므로 水道出焉이라고 설명한 것이다. 그 근거로는 삼초와 관련된 병증을 보면 수분이 정체된 병증이 대부분이지만 병리상으로 보면 기의 순환이 원활하지 못한 상태 즉 기화작용의 부진에 의한 병이기 때문이다.[527]

한편 삼초의 유형과 무형설은 내경의 논리상 무의미한 것이다. 『내경』 속의 삼초는 분명히 수곡의 통로인 오부를 분할한 개념으로 삼초 자체의 형태가 독립되어 있지는 않으나 수곡이 인체에 들어와 대사과정을 거치고 나가는 과정 중 세 가지 형태의 변

---

522) 「소문 · 五臟別論」, "夫胃大腸小腸三焦膀胱 此五者 天氣之所生也 其氣象天 故瀉而不藏 此受五臟濁氣 名曰傳化之府".

523) 「영추 · 營衛生會」, "上焦出於胃上口 竝咽以上 貫隔而布胸中 走腋 循太陰之分而行……. 常與營俱行於陽二十五度 行於陰 亦二十五度 一周也. 中焦亦竝胃中 出上焦之後 此所受氣者 泌糟粕 蒸津液 化其精微 上注於肺脈 乃化而爲血 以奉生身者 莫貴於此 故獨得行於經隧 命曰榮氣. 下焦者 別廻腸 注於膀胱 而滲入焉 故水穀者 常竝居於胃中 成糟粕 而俱下於大腸(而成下焦 滲而俱下) 濟泌別汁 循下焦而滲入膀胱焉".

524) 「영추 · 五味」, "血脈者 中焦之道也. 手太陰之脈 起於中焦".

525) 「영추 · 五隆津液別」, "水穀皆入於口 其味有五 各注其海 津液各注其道 故三焦出氣 以溫肌肉 充皮膚 爲其津 其留而不行者爲液". 「영추 · 邪氣臟腑病形」, "十二經脈 三百六十五絡…… 其氣之津液 皆上熏於面 而皮又厚 其肉堅 三焦病者 腹氣滿 小腹尤堅 不得小便 窘急 溢卽爲水留 卽爲脹". 「영추 · 決氣」, "上焦開發 五穀味 熏膚 充身 澤毛 若霧露之漑 是謂氣".

526) 「소문 · 靈蘭秘傳論」, "三焦者 決瀆之官 水道出焉". 「영추 · 本輸」, "三焦者 中瀆之府也 水道出焉 屬膀胱 是孤之府也".

527) 「영추 · 經脈」, "三焦 手少陽之脈……. 是主氣所生病者……". 「영추 · 本藏」, "腎合三焦 膀胱 三焦膀胱者 湊理毫毛其應". 「영추 · 脹論」, "三焦脹者 氣滿於皮膚中 輕輕然而不堅".

화[528]가 일어나는 부위를 지칭한 것으로 볼 수 있다. 皮膚, 腠理와 관련하여 삼초유형설[529]을 주장하지만 수곡의 대사가 원활하면 당연히 주리에서 기의 소통이 원활하여 윤택하고 건강한 상태를 보이며 배설 또한 원활하여 대소변의 상태가 양호하므로 대사의 최종단계에 대한 삼초와 방광기능의 반응으로 보아야 한다. 상초, 중초, 하초를 각각 살펴보면 다음과 같다.

① 상초

상초의 부위는 입에서부터 식도를 거쳐 胃上口까지이며 경맥상으로 볼 때 榮·衛氣가 순행하는 십이경맥을 지칭하였으나 이는 衛氣의 순행을 설명하기 위한 것으로 상초에서 위기의 생성이 이루어짐을 의미하며 중초와 비교할 때 상초는 맥외를, 중초는 맥내를 지칭함으로써 상하의 개념에 표리의 개념이 포함된 것이다.

상초에서는 위기가 생성된다. 『내경』에서는 위기가 하초에서 생성된다고 하였으나 상초를 설명함에 위기의 행도를 설명하였고, 상초의 기능이 모두 위기를 의미하는 기의 생성, 순환 및 작용을 설명하고 있으며 『태소』[530]에서는 상초에서 위기가 출함을 분명히 하였다. 따라서 상초는 안개의 형태로 묘사되는 위기를 생성하여 전신에 수포시키고 인체의 외부 특히 양 부위인 피부 주리에 그 기능이 발현됨을 설명하였다. 이로 볼 때 상초는 그 반응이 피부 주리에 있음을 알 수 있다.[531]

② 중초

중초의 부위는 상초 아래인 胃中에서부터 회장까지이며 중초에서 소화된 수곡에서 營氣 즉 혈이 생성되어 경맥과 혈맥을 통해 전신에 수포된다. 중초의 기능은 수곡을 오랫동안 간직하여[532] 서서히 흐르게 함으로써[533] 糟粕을 분리하여 정미로운 진액을

528) 「영추·邪客」, "伯高曰 五穀入於胃也 其糟粕 津液 宗氣 分爲三隧".

529) 「영추·本藏」, "腎合三焦 膀胱 三焦膀胱者 湊理毫毛其應". 「영추·脹論」, "三焦脹者 氣滿於皮膚中 輕輕然而不堅". 「영추·五味」, "三焦之道 皆閉而不通 故變嘔". 「영추·論勇」, "勇士者 目深以固 長衡直揚 三焦理行, 怯士者 三焦理縱". 張仲景, 金匱要略·臟腑經絡先後病脈證竝治, "奏者 是三焦通會元直之處 爲血氣所注".

530) 楊上善, 황제내경태소·榮衛氣·調食, 대성문화사, 1991, "衛出於上焦", "衛氣出胃上口 榮氣出於中焦之後 故曰兩行道也. 血脈從中焦而起 以通血氣. 上焦衛氣 行於脈外 營湊理諸陽".

531) 「영추·營衛生會」, "上焦出於胃上口 竝咽以上 貫隔而布胸中 走腋 循太陰之分而行……. 常與營 俱行於陽二十五度 行於陰 亦二十五 度 一周也. 上焦如霧". 「영추·平人絶穀」, "上焦泄氣 出其精微 慓悍滑疾". 「영추·決氣」, "上焦開發 宣五穀味 熏膚 充身 澤毛 若霧露之漑 是謂氣". 「영추·五味」, "上焦者 受氣而營諸陽者也". 「소문·調經論」, "陽受氣於上焦 以溫皮膚 分肉之間. 寒氣在外則 上焦不通 上焦不通則 寒氣獨留於外 故寒慄. 上焦不通則 皮膚 緻密 湊理閉塞 玄府不通 衛氣不得泄越 故外熱". 「영추·癰疽」, "上焦出氣 以溫分肉 而養骨節 通湊理".

얻은 후 진액으로부터 영기와 혈을 생성하니 이를 이슬의 형태로 설명하고 있으며 이때 생성된 영기는 經隧 즉 맥내를 통하여 전신에 수포된다.[534]

③ 하초

하초의 부위는 회장으로부터 항문까지와 방광까지이고 완전한 대변과 소변을 형성하기 이전에 기와 진액을 조박으로부터 재흡수하는 것이므로, 하초의 기능은 기와 진액의 재흡수와 대변과 소변의 분리 및 배설이다. 이때 재흡수된 기와 진액으로 모든 腸 자체를 자양하는 것으로 생각된다. 이로 인하여 방광－태양경－폐로 연결되는 생리체계와 『난경』의 신간동기－명문－삼초설과 金元時代에서 비롯된 명문상화설 및 명문신간동기설에 의하여 하초위기의 개념이 형성되었다. 그러나 『내경』의 상초와 중초는 수곡으로부터 기를 받아 인체의 기와 혈로 전화시켜 경맥과 혈맥을 통하여 수포시키는 작용이 있으나, 하초는 수곡의 기를 얻는 과정보다는 대사산물의 배설과 관련된 작용을 중시한 것으로 보아 위기의 생성은 상초에서 이루어지는 것으로 보아야 한다.

한편 삼초의 개념 중 상초; 심, 폐, 중초; 비, 위, 하초; 간, 신으로 장부를 구분하는 개념은 『내경』에서는 형성되지 않았으며, 『내경』의 삼초는 수곡의 대사가 이루어지는 세 가지 과정을 담당하는 부위인 오부를 나누어 관찰하는 개념이다.[535]

(2) 『난경』의 삼초 개념

『난경』의 삼초 개념은 비교적 복잡하다. 우선 『내경』의 부의 개념을 인정하여 부위 및 기능에 대하여 「三十一難」[536]에서 상초는 수곡의 수납, 중초는 소화흡수, 하초는 배설을 담당하는 총체적인 부로 설명하고, 삼초의 府가 氣街에 있다고 설명하면서, 「二十五難」과 「三十八難」에서 각각 심포경맥과 표리가 되어 유명이 무형이며 外腑라는 개

532) 中焦如區: 楊上善, 태소・營衛氣, "區, 屋豆反. 久漬也. 中焦血氣 在脈中 潤一頃 謂之 區也".

533) 泌糟粕 蒸津液: 楊上善, 태소・營衛氣, "泌音必…… 泌去糟粕 承精液之汁".

534) 「영추・營衛生會」, "中焦亦竝胃中 出上焦之後 此所受氣者 泌糟粕 蒸津液 化其精微 上注於肺脈 乃化而爲血 以奉生身者 莫貴於此 故獨得行於經隧 命曰榮氣", "營出於中焦. 中焦如區". 「영추・癰疽」, "中焦出氣如露 上注溪谷 而滲孫脈 津液和調 變化而赤爲血". 「영추・決氣」, "中焦受氣 取汁變化而赤 爲血". 「영추・五味」, "血脈者 中焦之道也. 手太陰之脈 起於中焦".

535) 「영추・營衛生會」, "下焦者 別廻腸 注於膀胱 而滲入焉 故水穀者 常竝居於胃中 成糟粕 而俱下於大腸(而成下焦 滲而俱下) 濟泌別 汁 循下焦而 滲入膀胱焉. 衛出於下焦 下焦如瀆". 「영추・平人絶穀」, "下焦 下溉諸腸". 「소문・宣明五氣」, "下焦 溢爲水 膀胱不利爲隆 不約爲遺溺".

536) 『난경・三十一難』, "三焦者 水穀之道路 氣之所終始也. 上焦者 在心下 下膈在胃上口 主內而不出 其治在壇中 玉堂下 一寸 六分. 中焦者 在胃中腕 不上不下 主腐熟水穀 其治在臍傍. 下焦者 當膀胱上口 主分別淸濁 主出而不內 以傳道也 其治在臍下一寸 故名曰三焦 其府在氣街".

념[537]을 추가하여 후대의 논란을 일으켰다.

먼저 外府의 개념을 살펴보면 「소문 · 脈要精微論」에 "五臟者 中之守也"라고 되어 있으나 『태소 · 遺文』에는 "五臟者 中之府也"라고 되어 있다. 이에 대한 楊上善은 "육부는 수곡을 저장하므로 외부가 되고, 오장은 정신을 저장하므로 중부가 된다"고 하여 오장이 중부가 되면 육부는 외부가 됨을 시사하였으며, 「영추 · 百病始生」에서는 "그러므로 虛邪가 사람을 병들게 하면⋯⋯ 머물러서 제거되지 않으면 腸胃의 밖과 募原의 사이에 전해져서⋯⋯"라고 하였는데 이에 대한 『태소 · 邪傳』의 주는 "腸胃之外 有募原"이라 하여 오부의 외측에는 모혈과 원혈이 된다고 하여 삼초의 원혈 개념의 근거를 밝혔다. 또한 「영추 · 衛氣」에서 "육부의 氣街를 알면 능히 문호를 열고 닫는 법을 안다"고 하였는데 이에 대한 『태소 · 經脈標本』의 주는 "街는 육부의 기가 운행하는 길이요 문호이고 輸穴이다"고 하여 삼초에서 생성된 위기가 경맥을 순환하므로 이를 삼초 개념에 경맥 개념도 포함된다는 이론적 근거로 삼았음을 알 수 있다.

한편 三과 관련된 有名의 유래를 살펴보면 『老子 · 一章』에 "有名이란 만물의 어미이다"라고 하였고 또한 『老子 · 四十章』에서는 "천하 만물은 有에서 생하며 有는 無에서 생한다", 『老子 · 四十二章』에서는 "道生一 一生二 二生三 三生萬物"이라고 하여 만물을 생하는 三이라는 수의 개념이 곧 유명이며 유명은 곧 만물을 대표하는 개념임을 시사하였다.

『老子 · 德經』에서는 "大象無形"이라고 하였으며, 『淮南子 · 原道訓』에서는 "所謂無形者 一之謂也"라고 하여 무형의 개념은 전체로서 一의 수리 개념이며 전체를 포용하는 의미가 있음을 시사하여[538] 결국 삼초의 三은 전신에 발현되는 기를 의미하는 유명이라면 무형은 삼초의 근원이 되는 生氣之原 즉 신간동기를 의미하여 신간동기로 귀일되면 一의 무형이 되고, 전신에 퍼지면 大象으로 무형이 되는 동시에 전체의미를 갖는 유명의 의미가 되는 것으로써 이를 『華氏中藏經』에서는 "名屬三而歸一"이라고 하였다.

이로써 보면 무형의 의미는 무존재의 의미가 아닌 신체 내 특정 부위, 하나의 부위를 점하지 않고 전신에 걸쳐서 관찰되는 즉 여러 부위에서 살펴볼 수 있는 의미를 갖는다고 하겠다. 따라서 『난경』에서는 인체의 가장 중요한 기의 근원을 신간동기로 정의[539]하고 신간동기는 오장육부와 십이경맥 및 삼초의 근본이 되며 삼초에서 생성되

537) 「난경 · 二十五難」, "手少陰與心主別脈也⋯⋯. 心主與三焦 爲表裏 俱有名而無形". 『난경 · 三十八難』, "三焦也 有原氣之別焉 主持諸氣 有名而無形 其經屬手少陽 此外府也".

538) 朱寶忠, 三焦別論, 上海中醫藥雜誌, 1982; 11: p. 35, "道是 無形 實有形".

539) 「난경 · 八難」, "生氣之原者 十二經脈之根本也 謂腎間動氣也 此五臟六腑之本 十二經脈之根 呼吸之門 三焦之原".

는 수곡지기는 신간동기에 의하여 전신을 순환하되 이를 연결하고 반응이 나타나는 부위가 곧 原穴이라고 정의[540]하여, 『난경』의 삼초 개념은 『내경』의 유형질인 총체적 부 개념과 함께 삼초로부터 생성된 영・위기가 순환하는 경맥을 포함하여 오장육부를 연결하는 십이경맥의 原穴 개념을 추가한 것이 특징이다.

(3) 『태소』의 삼초 개념

『태소』의 삼초 개념은 『내경』과 『난경』의 학설을 종합한 것에 불과하다. 우선 『내경』의 부 개념으로서 상초는 수곡을 받아 위기를 생성하여 맥외로 순환시켜 주리제양을 영양하며, 중초는 수곡을 소화하여 영기를 생성, 맥중을 통해 전신에 수포시키고 하초는 방광과 합하여 소변으로 체외로 배설하는 기능을 각각 수행한다고 하였다.

특히 삼초는 단순히 수곡의 통로로서의 위, 소장 및 대장과는 달리 이에서 생성된 기를 순환하는, 즉 傳於穀氣하는 부로 설명한 것이 『내경』과의 차이점이며, 如霧, 如漚, 如瀆을 하늘의 안개, 공중의 비 및 땅의 도랑물로 표현한 것과 여구를 '久漬', 곧 오랫동안 물에 담겨 있는 수곡이 변화하는 상태로 설명한 것이 특징이다. 그러나 다른 한편으로는 삼초를 방광에 포함시켜 인체에는 육부가 아닌 오부가 된다고 하여 『난경』의 학설과 절충함으로써 삼초개념에 대한 혼란된 면을 보였으며 이때의 삼초는 신・방광의 소변배설과 관련된 하초 개념으로 보아야 한다.

한편 『난경』의 삼초 원혈개념을 영・위기 순환과 관련하여 보다 확실히 하였으나 "有名而無形"에 대한 해석으로 삼초 자체의 형질이 없으므로 무형이며 삼초의 기가 순행하는 手少陽三焦經이 있으므로 유명이라는 설을 주장하였다. 이를 볼 때 한의학적 사고 내에서는 경맥의 존재를 분명히 인식하였음을 알 수 있으며 따라서 후대에서 삼초경맥이 존재하므로 삼초는 경맥으로는 유형이며 장부로는 무형이라는 학설이 제기되었다.[541]

---

540) 「난경・六十二難」, "藏井滎有五 府獨有六者 何謂也. 然府者陽也 三焦行於諸陽 故置一兪 名曰原 府有六者 亦與三焦共一氣也"; 『난경・六十六難』, "五臟兪者 三焦之所行 氣之所留止也 三焦者 原氣之別使也 主通行三氣 經歷於五臟六腑. 原者 三焦之尊號也"; 이는 「영추・九鍼十二原」의 내용과 상치 되는 바, 『내경』의 원혈은 오장 경맥의 원혈과 고황, 구미를 의미 한다.

541) 楊上善, 태소・榮衛氣・十二水, "府受穀行之者也". "衛出於上焦". 楊上善, 태소・榮衛氣・調食, "衛氣出胃上口 榮氣出於中焦之後 故曰兩行道也. 血脈從中焦而起 以通血氣. 上焦衛氣 行於脈外 營湊理諸陽". 楊上善, 태소・經脈之一, "上焦在心下 下膈在胃上口 主納不出 其理在壇中 中焦在胃中口 不上不下 主腐熟水穀 其理在臍傍. 下焦在臍下 當膀胱上口 主分別淸濁 主出而不納 其理在臍下一寸 上焦之氣 如霧在天 中焦之氣 如區雨在空 下焦之氣 如溝瀆流地也. 三焦是氣 血脈是形 而言屬者 謂脈氣相入也". 楊上善, 태소・榮衛氣, "上焦在胃上口……. 中焦在胃中口……. 下焦在臍下 當膀胱上口……. 上焦之氣 如霧在天 霧含水氣 謂如雪霧也. 區 屋豆反 久漬也 中焦血氣在脈中 潤一頃 謂之 區也. 下焦之氣 水(溺)液等 如溝瀆 流在地也". 楊上

3) 삼초의 실질과 기능: 개념의 변화

(1) 漢~唐의 제가학설

『내경』과 『난경』의 부 개념과 경맥 및 원혈 개념을 통하여 삼초에 대한 병리와 병증을 연구하는 과정에서 삼초 개념의 확대가 이루어졌다.

漢-唐時期의 의학저작 중 張仲景의 『傷寒論』과 『金匱要略』에서는 다음과 같이 삼초를 상·중·하에 있는 장부를 대칭하는 의미로 사용하였다. 『傷寒論·124條』, 「243條」에서는 신과 방광을 하초로서 대칭하였고, 「159條」에서는 비위를 중초로, 腸을 하초로 표현하였음을 알 수 있다. 또한 『金匱要略·證治 第七』, 「證治 第九」에서는 심과 폐를 상초로 대칭하였으며, 「證治 第十一」에서는 위를 중초로, 신과 방광을 하초로써 대칭하여 오장육부를 삼초로 나누어 보는 관점을 제시하였다.

華陀의 저서로 알려진 『中藏經』에서는 삼초를 경락순환의 개념으로 설명하여 『난경』의 氣會三焦說을 지지하였다.

한편 隋의 巢元方은 『諸病源候論』에서 삼초지기의 유여, 부족에 관한 병후를 기재하였으나 대부분의 삼초에 관한 설명은 수곡으로부터 생성된 영위기혈의 순환과 인체의 상중하에 소속된 장부개념 및 병증발현의 부위개념으로 표현하였으며, 唐의 孫思邈은 『千金要方·三焦虛實篇』에서 이를 더욱 명확히 하여 상초는 "主心肺之病", 중초는 "主脾胃之病", 하초는 "主肝腎之病"이라고 하여 후세의 삼초변증의 효시가 되었고, 또한 『三焦脈論』에서는 『난경』의 무형설에 동조하였으며, 唐의 王燾는 『外臺秘要·三焦脈病論』에서 『千金要方』의 내용을 그대로 인용하였다.

(2) 金·元의 제가학설

金·元時代의 삼초론은 한-당시기의 병리기전과 관련된 학설을 이어받아 이를 임상에 적용시켜 설명하는 학설이 주종을 이루며 따라서 삼초의 개념 중 무형설에 대한 부정과 함께 삼초의 유형질에 대한 논설이 대두되어 삼초무형설과 함께 삼초의 형질론이 활발하게 이루어졌으며, 인체 내부의 상화학설이 제기됨에 따라 명문상화설과 함께

善, 태소·腸度, "三焦府 傳於穀氣 膽府 受於穀精 三腸及胃 傳穀糟粕 傳穀糟粕者 行穀之要. 二焦之氣 從胃上口而出 其氣精微 慓悍滑疾 則衛氣. 下焦別廻腸 注膀胱 譬之溝瀆 下漑諸腸 膀胱爲黑腸 及廣腸等也". 楊上善, 태소·臟腑氣液, "三焦亦能 輸瀉精氣於魄門也". 楊上善, 태소·咳論, "三焦無別屬藏 與膀胱合". 楊上善, 태소·五臟名分, "六腑亦五 三焦一府 屬於膀胱 故唯有五". 楊上善, 태소·臟腑應候, "腎合三焦 膀胱 故有五腑也. 三焦之氣 如霧 區 溝瀆 與膀胱水府是同 故合爲一府也". 楊上善, 태소·十二水, "府受穀行之者也 五腑與三焦共氣 故六腑受氣. 三焦行之爲原 故曰揚也". 楊上善, 태소·輸穴·本輸, "原者 三焦之尊稱也. 是五臟六腑皆有原……. 此以輸爲原者 以輸是三焦所行之氣 留止處也". 楊上善, 태소·經脈之一, "心有兩經也 心中起者 名手少陰 屬於心包 名手厥陰 有脈別行 無別藏形 三焦有氣有脈 亦無別形".

三焦相火說이 제시되었다.

金의 劉完素는 「素問病機氣宜保命集·吐論」, 『熱類』 및 『傷寒直格論·論脈』에서 삼초는 부를 삼분하는 육부의 개념으로 유형임을 명확히 하였고, 「素問病機」 중 「卷上·本草論」, 「卷中·熱論, 吐論」, 「卷下·消渴論, 腫脹論, 小兒班疹論」과 『宣明論方』 중 「卷2·三焦約證」, 「卷4·論熱」 등에서 삼초와 관련된 질병은 삼초기능의 실상에 따른 삼초의 기 선포 실조와 이에 의한 삼초상화발생, 수액정체 및 대소변실조라고 하였다.

張子和는 『儒門事親』 중 「卷10·撮要圖」에서 폐·심포락을 상초에, 간·담을 중초에, 비·신을 하초에 배속한 것이 특징이며, 「卷5·大小便不利」에서 대소변불리를 三焦約證으로 설명하고 "約은 순환하지 못하는 것"이라고 하여 삼초가 수곡의 통로임을 밝혔다.

南宋의 陳言은 『三因極一病證方論』에서 『龍川志』에 근거하여 "삼초는 손바닥만한 脂膜으로 방광과 바로 상대하고 있으며, 두 개의 白脈이 중앙에서 나와 척추를 끼고 위로 뇌에 뚫고 들어간다"고 하여 삼초유형설을 주장하고 "상초는 膻中으로 안으로 심에 응하고, 중초는 中脘으로 비에 응하며, 하초는 신간동기로서 인신의 상·중·하에 분포되는 것이 다를 뿐이다. …… 그래서 이 부를 精府라고 한다"고 하였다. 또한 동시대의 張季明도 『張氏醫說·五臟六腑其說有謬』[542]에서 삼초는 유형으로 右腎之下의 지막이며 인체의 상·중·하로 분포된 것이라고 주장하였다.

李東垣은 『內外傷辨惑論·卷上·辨陰證陽證』에서 장부의 삼분 논리로써의 삼초를 설명하였으나 『辨內傷飮食用藥所宜所禁』, 『脾胃論·卷中·三焦元氣衰旺』에서는 삼초를 수곡지기의 인체 내 순환으로 설명하였다. 한편 『醫學發明』에서는 삼초의 기능을 비위의 작용으로부터 시작되어 발생되는 기능으로 소화기계통의 총칭임을 주장하였다.

이러한 東垣의 영향으로 元의 王好古는 『此事難知·卷上·加減凉膈退六經熱』, 「卷下·問三焦有幾」에서 하초는 足三焦, 상초는 手三焦, 중초는 명문, 심포락으로써 합하여 一氣가 되어 전신을 호위하니 『난경』설에 부합하는 기혈순환의 의미로써의 유명, 무상의 삼초가 있으며, 또한 기혈의 생성이 이루어지는 유형상의 삼초 즉 『내경』설의 삼초가 있어 기혈생성은 유형상의 삼초에서 이루어지며 기혈의 순환은 무형상의 삼초가 되어 삼초에 두 가지 실질이 있다고 하였다.

袁坤厚는 『難經本旨』[543]에서 삼초는 무형이나 격막의 내이며 장부지간의 空腔 부

542) 王新華, 中醫歷代醫論選, 江蘇科學技術出版社, 1983, pp. 166-167.

543) 嚴世芸, 中醫學術史, 上海中醫學院出版社, 1989, pp. 329.

위라고 하였다.

(3) 明 · 淸의 제가학설

이 시기는 명문학설이 가장 활발하게 논의되고 정립됨에 따라 삼초학설이 명문상화설과 관련된 분야로 논의되었고 대부분의 논설은 유형론과 무형론으로 나뉘어 보다 확실한 개념의 삼초학설을 정립시키고자 하는 노력이 엿보이며, 삼초유형론의 경우 구조상 여러 가지 형태로 제시하였다. 한편 淸代에서는 서양의학의 영향을 받아 임파계통이나 호르몬계통의 장기로 해석하는 학설도 대두되었다.

虞摶은 『醫學正傳 · 或問』에서 인체 내의 상화가 순환하는 전신의 육장오부를 담고 있는 腔子(복강)를 삼초라고 주장하였다.

李梴은 『醫學入門 · 臟腑條分 · 三焦』에서 『내경』과 『난경』의 설을 절충하고 또한 삼초를 "非正腑也"라고 하여 구조상의 형태가 없으므로 무형이며, 主氣 主食 主便하는 부 기능의 총칭이므로 유용이라고 설명하였다.

孫一奎는 『醫旨緖余 · 難經正義 · 三焦評』에서 馬蒔의 三焦有二說을 인용하여, 『三因方』의 "右腎下脂膜"은 수소양삼초의 유형지물이며 상중하삼초는 무형이라고 주장하고 그러나 "고대에는 焦와 膲는 통용되었으므로 유형의 증거가 되기에는 부족하므로 脂膜說을 믿을 수 없다"고 하였다. 또한 『내경』의 삼초설은 실제로 부를 지칭한 것이 아니라 경맥을 언급한 것이므로 삼초는 무형이라고 하고 『赤水玄珠 · 難經正義 · 三焦評』에서 부는 무형, 경맥은 유형인 外有經而內無形論을 주장하여 삼초는 상화로써 "主持諸氣"하고 "原氣之別使"가 되어 生生不息의 기능을 돕는 것이라고 하였다.[544]

張介賓은 『類經附翼 · 三焦, 包絡, 命門辯』에서 인체 내의 복강 주위 상하를 대낭으로 표현하고 이를 삼초라고 하였다. 그러나 『質疑錄』에서는 『내경』과 『난경』 및 제가학설을 종합하여 경맥개념의 수소양삼초경맥 순행으로서의 삼초와 부 개념으로 족태양방광과 관련된 "三焦屬膀胱"의 "有形有狀之三焦" 및 기 개념으로 "腎間原氣之別使"이며 "如霧如漚如瀆"으로 설명되는 무형의 원기로서 삼초가 있어 삼초는 세 가지 개념이라고 주장하여 『類經附翼』의 논술을 정정하였다.

淸의 羅美는 『內經博議 · 太衝三焦論』에서 삼초 經氣의 순환과 위경의 순환이 기본적으로 일치하기 때문에 삼초는 곧 胃部라고 하였고 후에 沈金鰲는 『雜病源流犀燭』

544) 孫一奎, 『赤水玄珠 · 難經正義 · 三焦評』, "外有經而內無形", "手少陽三焦 焦作膲 是有形之物也, 上中下之三焦 焦字從火 謂能腐熟水穀變化也" 『赤水玄珠 · 醫旨緖余 · 丹溪相火議 · 問十二支土多, 問十二支火多議』 "三焦, 包絡爲 相火".

에서 羅美의 학설에 동조하는 견해를 밝혔다.

吳有性은 『溫疫論』[545]에서 열성전염성질환의 원인을 '戾氣'라고 하고 변증을 瘟疫과 溫熱로 나누어 하는 瘟病學說을 제창하였고, 喩嘉言은 『尙論篇』[546]에서 온역의 변증과 치료를 삼초로 나누는 방법을 제시하여 삼초분치법을 정립하였으며 특히 吳有性의 溫熱辨證은 후에 葉桂의 삼초와 관련된 衛氣營血辨證으로 발전하고 이를 바탕으로 吳塘은 三焦辨證으로 발전시켜 열성전염성질환의 병리와 치법을 확립하고, 인체의 형체를 상·중·하로 삼분하는 삼초개념을 완성하였다.

唐大勲이 편집간행한 『吳醫匯講』 중 顧彭年은 삼초무형설을 주장하고 陳無擇의 삼초지막설을 부정하였으며, 周自閑은 삼초는 무형지기로서 기의 활동이기 때문에 무형이라고 주장하였다.

吳塘은 『溫病條辨』에서 삼초를 변증강령과 병세추세를 반영하는 부위로 설명하고 이에 따라 습·열의 원인에 따라 발병 부위가 각각 달리 나타나며 따라서 치법을 달리 해야 한다고 하여 온병학설의 확립과 함께 삼초의 신체분부 개념을 정립하였다.

陳修園은 『醫學三字經』에서 삼초를 수분대사와 관련된 장기로 해석하였다.

唐宗海는 『醫經精義·臟腑之官』에서 인체내의 油膜이 삼초라고 주장하고 상초의 유막은 手·背·胸前의 주리와 연결되고 중초의 유막은 腰·腹의 주리와 연결되며 하초의 유막은 臀·脛, 小腹의 주리와 연결된다고 하여 『내경』의 주리관련설을 재해석하였다. 한편 『醫經精義·臟腑所合』에서는 "삼초는 인체의 膜油로서 장위, 방광과 연결되고…… 膈膜으로 퍼져 가니 격막이 삼초이다"라고 하여 새로운 삼초유형설을 주장하였으나 이는 서양의학의 해부학을 근거로 하여 삼초를 단지 수분대사와 관련된 미관개념의 장기로 해석하는 우를 범하였다.

(4) 근대 여러 학자들의 학설

근대에 이르러서는 서양의학의 생리기전이 소개됨에 따라 이와 비교하여 삼초를 재해석하는 경향이 나타났는데 대표적인 학설이 임파계통설과 내분비계통설이다.

章太炎은 『猝病新論』[547]에서 胸管(ductus thoracicus)을 비롯하여 정맥 및 임파관과 임파결절을 상·중·하로 나누어 각각을 상초·중초·하초라 하였다.

尹吉榮은 『東醫學의 方法論硏究·一腎說의 正誤와 三焦』에서 "우선 신장과 관련

545) 傅維康, 中國醫學史, 上海, 上海中醫學院出版社, 1990, pp. 324-329.

546) 李其忠, 關于三焦病理的文獻硏究, 上海中醫藥雜誌, 1992, No. 3, pp. 41-43.

547) 趙珍玉, 三焦現談, 中醫藥學報, 1991, No. 4, pp. 8-11.

이 있어야 한다. 그리고 인체 각 장기에 생기작용을 하며, 생식작용에도 관여하고 온열 작용(상화)에도 관여하는 장기라야 한다. …… 인체 내의 모든 '호르몬'장기를 이에 통합하여 '호르몬'장기의 대표적 장기로 보면 삼초라는 것은 '호르몬'장기를 지적한 것이다"라고 하여 삼초의 내분비계통설을 주장하였다.

金完熙는 『臟腑生理學・生體協關系』에서 삼초는 현대해부학적 견지에서 독립된 機構로서의 실재 장부는 아니라고 전제하고 "삼초는 따라서 신체 각부를 통제, 조절하는 신경성 협관과 액체성(화학성) 협관 작용으로 발현되는 각 조직이나 기관간의 상승작용이나 길항작용을 한방적 사고로 관찰한 것이다. …… 따라서 이들이 갖는 상호관련성은 실질적으로 신체의 상・중・하부라는 해부학적 위치에 구애받지 않고 그 기능현상의 관찰측면에 따라서 전신적 사항으로 존재하는 것이며 상・중・하로 나누어 보는 것은 다만 주 장기 기능의 발현 부위를 나타내는 의미에 지나지 않음을 알 수 있다. 그러므로 삼초에 있어 가장 중요한 것은 이들 현상간의 관계를 설명하는 데 있는 기능적인 면, 명문・삼초의 기에 관한 연구이다"라고 하여 삼초의 기능적인 면, 즉 신체 각부를 통제, 조절하는 기의 작용이 삼초의 본질이라고 주장하였다.

4. 심포, 삼초, 명문의 생리학적 의의

1) 심포, 삼초, 명문의 대사 및 수화의 관계

심포와 삼초는 흉복강 내에 있으며 심포는 심을 감싸고 삼초는 장부를 감싸면서 수화대사를 담당하고, 명문은 생명의 탄생 및 유지에 있어서 중요한 역할을 하는데 이를 심포와 삼초의 승강대사, 명문의 화(火) 중심의 대사로 요약할 수 있고, 이들 세 장부의 생리학적 의의는 수화관계로 볼 수 있다.

(1) 심포, 삼초의 승강대사

심포와 삼초는 경맥상 표리의 관계이므로 『난경』의 주장처럼 무형의 장으로서 동일한 역할을 담당하는 장과 부로 볼 수 있다. 심포는 심의 화를 대신하고 삼초는 수를 대신하므로 이들 장부는 물과 불의 관계로 설명할 수 있다. 이는 자연현상에 대한 관찰사실을 그대로 인체에 도입하여 설명하는 비유의 방법이다.

자연에서 보면 땅 위의 물이 수증기로 변하여 하늘로 올라가지만 무한정 올라가지 않고 일정한 높이에서 구름으로 머무르고 또 물이 불을 끌 수 있는데도 불구하고 하늘의 열기가 구름의 찬 기운에 의해서도 꺼지지 않으니 이는 물이 더 이상 올라가지 않

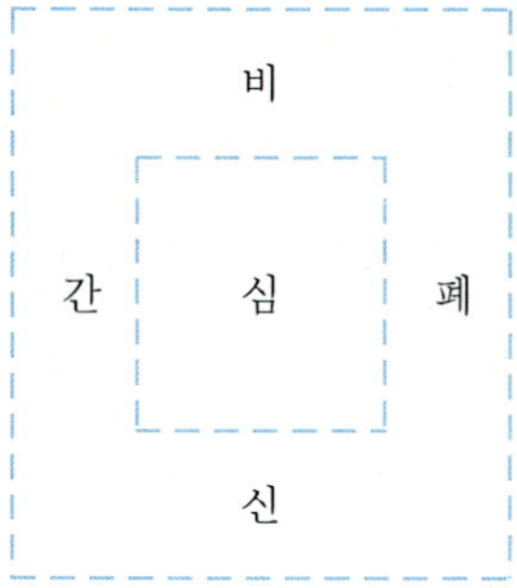

<그림 2-2> 심포, 삼초가 무형인 경우

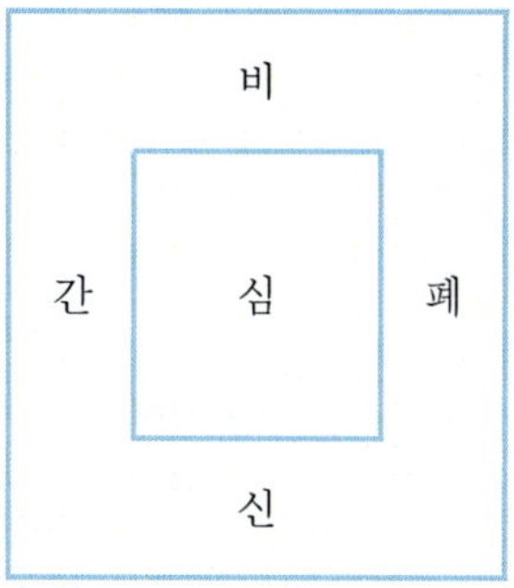

<그림 2-3> 심포, 삼초가 유형인 경우

기 때문이다. 이처럼 신체에서도 심의 불을 물로부터 보호하는 일정한 경계를 설정하면 이 경계가 심포가 된다. 이때 경계는 구름이 있을 때만 관찰 가능하므로 경계는 고정된 형태를 가지지 않은 것이 되며 이러한 사실에 근거하여 심포를 비유하면 심포는 형태조차 없는 장이란 인식도 가능하게 된다. 즉 자연계의 관찰 사실을 바탕으로 할 때 심포는 물이 심의 불을 끌 수 있는 상황이 발생할 때만 심의 불이 꺼지지 않도록 막을 쳐서 불을 보호하는 역할을 하는 장으로 볼 수 있다. 이를 삼초와 연관시켜 그림으로 나타내면 아래와 같다. 그림의 안쪽 선은 심포, 바깥쪽 선은 삼초를 의미하는데 그림 2-2는 심포와 삼초가 형태가 없는 경우이고 그림 2-3은 심포와 삼초가 각각 형태를 가진 막으로 보는 경우이다.

이처럼 경계가 형태조차 없다고 하는 근거는 기온이 낮거나 습기가 많은 날은 구름이 생기고 기온이 높거나 날씨가 맑은 날에는 구름이 거의 생기지 않으므로 경계는 찬 기운과 구름이 있을 때만 생긴다는 점이다. 즉 경계는 구름이나 찬 기운에 의하여 하늘의 불이 꺼지지 않도록 할 경우에 그 모습을 나타내므로 이 경계는 고정된 형태조차 없다고 볼 수 있다. 그러므로 이러한 사실을 심포와 관련시키면 지상의 물이나 찬 기운이 경계에 의하여 더 이상 위로 올라가지 않듯이 심포는 삼초가 주관하는 물이 올라오거나 찬 기운이 많은 경우에 심을 밖에서 감싸 보호하고 물이 없거나 열이 많은 경우에는 그 모습을 드러내지 않는 장이 된다. 역대의 논의 중 유형이라는 주장은 구름이 더 이상 올라가지 않는 경계와 같이 심을 싸고 있는 막을 심포라고 본 것이며, 무형이라는 주장은 구름이 있거나 없음에 따라 경계가 나타나므로 심포도 마찬가지로 고정된 형태가 없다고 보았다고 정리할 수 있다.

(2) 명문의 대사

명문중심의 생명관은 명·청대 이전에도 찾아볼 수 있다. 李東垣은 우신을 명문이라 하였는데 일명 胞 또는 赤宮, 丹田이라 하였으며 "藏精施火 繫胞有孕 生化之源"이라 하여 명문이 생식기능과 관련이 있고 또한 생명의 기원에 관여하고 생명을 주재한다고 보았으며 元氣가 오장육부의 근본이 됨을 설명하면서 腎中伏火는 元氣之賊이 된다고 주장하였다.

이후 명청대에는 이 주장과 달리 명문이 右腎에 국한되지 않고 그 개념이 인체의 생명 전체로 확대되는데 곧 명문을 생명의 본체, 원기, 선천의 태극, 생명이 본시, 성명의 문, 인신의 군주, 수화지택, 음양지부, 선천지기라고 개념을 설정함으로써 오장육부, 12경맥을 포함한 전신의 대사에 관여하며 생명의 발생단계에서부터 명문이 작용한다고 주장하였다. 특히 趙獻可는 心火, 腎水의 수화와는 다른 차원의 수화개념을 제시하여 相火는 선천무형의 화로 후천유형의 심화와 다르고 眞水는 선천무형의 수로 후천유형의 수와 다르다고 주장하였다. 특히 『내경』에서 12관직에 비유한 각 장부의 기능이 명문의 작용 없이는 제대로 이루어질 수 없다고 주장하였으니 이 주장은 陳士擇, 張景岳 등에 의하여 그대로 인용되거나 많은 공감을 얻었다.

張景岳은 명문을 선천의 기를 주관하는 장으로 설정하고 이에 상대되는 후천의 기는 비위로 설정하였으며 이러한 선후천의 구분은 이후 계속 인정되었다. 그런데 張景岳은 명문을 眞陰之府라 하여 정을 저장하는 精室로 보았으며 동시에 명문에 수화가 함께 존재한다고 보아 명문을 水火之府 혹은 陰陽之宅이라 주장하였다. 이는 심화와 신수에 의한 수화상제의 생명관이 심화와 신수의 역할을 대신하는 명문심포와 삼초에 의한 수화상제의 생명관을 거쳐, 오장육부보다 상위개념[548]의 장부인 명문이 혼자서 수화상제를 수행한다는 생명관을 성립시키는 계기를 만들게 되었다.

즉 오행의 각각에 해당되는 오장이 상생상극의 관계를 통하여 생명을 유지한다고 보았던 오행평형의 생명관이 수화관계를 중심으로 생명현상을 설명하고자 한 『난경』의 주장에 의해 오행관계보다 우선되는 생명관으로 바뀌게 되었으며 이러한 생명관에서 생명현상의 근원을 주관하는 장부로서 명문이 자리 잡게 되었다.

(3) 심포, 삼초, 명문과 수화의 관계

심포, 삼초, 명문의 세 장부 중 『내경』에서 언급된 심포와 삼초는 12경맥의 수궐음

548) 상위개념이란 오장육부보다 우선된다는 의미로 이는 명문과 오장육부가 母와 子의 관계, 先과 後의 관계라는 의미로 명문이 오장육부와 별도로 구분되는 별개의 장부라는 의미는 아니다.

경과 수소양경으로 서로 표리가 되고, 심포는 전중으로 "臣使之官", 삼초는 "決瀆之官"에 비유되어 고유한 기능을 가지게 된다. 이와 달리 명문은 『내경』에서 생명의 전체적인 상태가 밖으로 드러나는 관문인 눈으로 인식되어 별도의 장부나 경맥이 없었는데 『난경』에서 신체의 근원적인 생명력과 연관되어 신체 내부에 있는 장부로 인식되기 시작하였다. 특히 심포와 삼초는 『難經』에서 "有名而無形"이라 하여 유무형의 문제가 제기되었고, 명문은 "左腎右命門"이란 표현으로 인하여 별도 장부의 문제가 제기되었다.

유무형의 장부라는 논란을 일으킨 원인이 되기도 한 『난경』의 심포, 명문, 삼초는 시대를 거치면서 생명현상의 근원이라는 원 의의는 그대로 존속되었고 새로운 생명관을 잉태시키는 중요한 계기를 마련하였으며 이로써 동의학의 신체 내 대사의 핵심인 수화상제의 관점을 확고히 자리 잡게 하였다고 볼 때 『난경』의 문제제기는 상당한 의의가 있다. 하지만 이들 장부에 대한 최근의 연구가 대부분 그 기능을 서양의학적으로 재해석하는 데 치중함으로써 상대적으로 이들 장부의 생리학적 의의를 『내경』의 장부체계 내에서 해석하는 연구는 미흡하다. 이들 장부는 오장기능계와는 다른 별도의 체계에서 논의되어야 한다. 즉 물과 불에 대한 관찰방법이 이들 장부를 이해하는 기본적 전제가 되며, 또한 물과 불의 형체가 있느냐 없느냐의 기준이 이들 장부의 유무형을 논의하는 근거가 되기 때문이다.

물과 불은 관찰 가능한 형태와 관찰 불가능한 형태가 동시에 존재한다. 즉 물과 불이라는 실물은 구체적인 형태를 띠지만 이들이 변하면 구체적인 형태를 가지지 않는 경우도 있다. 즉 물의 경우 아래쪽에 있을 때는 구체적인 형체를 가지고 그릇이 있으면 일정한 형태도 유지하지만 물이 수증기가 되어 구름이 되면 일정한 형체를 가지지 않게 된다. 그리고 불의 경우 아래쪽에 있을 때는 불꽃이라는 구체적인 형태를 가지지만 불이 타오르면 열기로 변하여 형태를 가지지 않게 된다. 그러나 물과 불이 구체적인 형체를 가지지 않은 상태에서도 물과 불이 있음을 알 수 있으니 물의 경우 촉촉히 적셔지는 습기를 통하여 물이 있음을 알 수 있고 열기를 통하여 불이 있음을 알 수 있다.

이처럼 물과 불은 형체의 유무와 관계없이 그 존재유무를 알 수 있지만 그 형체는 언제든지 구체적으로 드러나기도 하고 사라지기도 하므로 어떠한 상태의 물과 불을 설명하느냐에 따라 그 실체가 달리 표현된다. 즉 물은 상·중·하에 따라 안개·습기·물의 형태로 변하고 불은 상·중·하에 따라 빛·열기·불꽃의 형태로 변하므로 심포, 삼초, 명문을 수화와 연관시켜 설명할 때 어떤 상태의 물과 불을 연관시켜 설명하고 있는지 그 관찰측면을 이해해야 한다.

심포와 삼초는 『내경』에서부터 언급되었고 명문은 『난경』에서부터 신체 내부의 장부로 언급되었는데 이들과 수화의 관계는 대부분 심포는 화, 삼초는 수 혹은 화, 명문은 화와 연관되었다.

심포는 오행 중 화에 속하는 심의 역할을 대신하므로 자연히 화와 연관되어 비교적 논란이 없었다. 삼초는 수액을 관장하는 장부라는 입장에서는 수와 연관이 되지만 상중하에 따라 물의 형태가 변하고 그 변화의 근본적 힘인 열기와 관련된 장부라는 입장에서는 화와 연관이 됨으로써 수 혹은 화의 배속논란이 있었다. 그러나 명문은 수에 해당하는 신과 대비되어 생명의 근원적인 화로 연관되어 별다른 논란은 없었다. 다만 수와 화의 동시적 작용에 의하여 생명현상이 이루어진다는 측면에서 명문을 수화 모두에 배속하기도 하였고, 화의 경우 심에 해당하는 군화와 이에 대비되는 상화가 운기론에서 상정됨으로써 상화의 배속과 관련하여 많은 논란이 있었다.[549]

『내경』의 장부별 수화배속에서는 심은 화, 신은 수에 해당되는데 이때 수화는 오행의 수화이며 심신은 正臟과 正腑로 오장에 포함된다. 그러나 심포와 삼초는 오행의 수화를 대신하는 수화 혹은 오행의 수화와는 다른 별도의 수화로 인식되어 오장에서 배제되었다.[550]

수화는 오행에 속하지만 음양과 밀접한 관련을 가진다. 곧 수화는 음양의 징조로서 수는 음, 화는 양으로 음양을 상징한다. 그리고 天은 양, 地는 음이 되므로 천지의 기운이 서로 교류하여 일어나는 기화는 바로 수화에 의하여 일어나며 천지의 만물변화가 수화교류에 의한 기화에 의하여 이루어지듯이 전신의 오장이 정상적인 기능을 유지하기 위해서는 수화교류가 이루어져야 한다.

이러한 입장에서 보면, 신체의 근원적인 양에 해당하는 심포와 근원적인 음에 해당하는 삼초는 바로 오행에 속하는 수와 화가 아니라 하늘과 땅의 수와 화를 상징하는 장과 부에 해당되므로 심포는 화, 삼초는 수를 대표하게 된다. 그러므로 심포와 삼초는 오장오부와 달리 실체적 장부로 존재하지 않으면서 전신을 순환하는 기를 교류시키는 역할을 담당하게 된다. 즉 물이 불의 힘을 얻어서 올라가면 심의 불이 꺼지지 않도록

---

549) 군화상화와 명문의 연관성에 대한 연구는 黃元德의 「君火相火와 命門의 聯關性에 關한 硏究」(東義大學校 大學院, 1994), 화나 상화에 대한 연구는 李文宰 · 李相日의 「火의 槪念에 對한 東洋醫學的 考察」(東洋醫學, 1979, 5(2), pp. 21-31), 金完熙 · 金廣中의 「相火에 對한 文獻的 考察」(大邱漢醫科大學論文集, 1984, 2, pp. 45-59)을 참조할 것.

550) 『내경』의 간, 심, 비, 폐, 신 오장은 오행배속시 목, 화, 토, 금, 수에 해당되고 또 四象의 경우는 소양, 태양, 소음(태음), 태음(소음) 등으로 배속되지만 심포는 「소문」의 전중에 대한 언급 외에 「영추」에서 경맥명으로 언급하여 오행배속이 분명치 않고 삼초는 「소문 · 六節藏象論」에서 나머지 五腑와 함께 至陰의 종류로 언급하고 있을 뿐이다.

심포가 막고 물은 구름의 형태로 머물러 있다가 다시 물의 본성에 의하여 아래로 내려가 구체적인 형체를 가지는 물이 되는데 물을 타고 내려온 불은 위쪽에서 밝음만 가지고 있지만 아래로 내려가면 열기로 변하여 전신을 데우는 것이다. 그러므로 심포와 삼초는 물과 불의 상호작용에 의하여 오장기능이 제대로 이루어지도록 하는 대표적인 장과 부가 된다.

삼초의 배속이 수 혹은 화인지에 대한 논란이 제기된 이유는 물과 불을 별도로 보느냐 함께 보느냐의 측면이 원인이 되었다. 즉, 몸속에는 자연계의 불과 같은 불꽃이 없으므로 물과 불을 구분하지 않고 물이 데워져서 올라가고 또 식어서 내려가는 것이 모두 물의 변화라고 보면 삼초는 물을 관장하는 부로서 수에 해당된다. 그리고 몸속에 비록 불꽃은 없지만 땀이나 소변이 몸에서 배출될 때 따뜻하므로 몸속에도 열기가 있고 이 열기는 자연계의 불과는 다르지만 불이라고 보는 입장에서는 삼초가 물을 데우는 역할을 하는 부로서 화에 해당된다.

2) 협관계의 의의

생체협관계라는 표현은 『臟腑生理學』에서 처음 사용되었으며, '協關系', '協關機能系', '協關系機能系' 등으로도 표현되었다. 협관계에 속하는 장기는 해부학적인 특정 장기 즉 해부학적으로 독립된 기관으로서의 실제장기가 아니고 인체 기능현상의 각 측면에서 관찰하는 현상개념으로 전신활동의 균형과 관계있는 각종 대사기능을 중심으로 하여 관찰된 장기이다. 협관계에 속하는 장부와 관련하여 '協關機能系'에서는 명문과 삼초, '協關系機能系'에서는 심포를 포함시켜 심포, 삼초, 명문을 협관계의 범주로 보고 있다.

협관계에 속하는 장부는 오장기능계의 장부와 함께 인체의 생명활동을 영위하는 장부로서 이들은 음양오행론을 근거로 하여 성립된 동의생리학의 독특한 개념이다. 즉 심포와 삼초는 『내경』에서 경맥으로 설명되었고 명문은 『난경』에서 신체의 생명현상을 인체 내부로 도입한 최초의 개념이 되었다. 협관계는 서양의학의 해부조직학적인 장기와 전혀 다르며 실체를 가진 오장오부와도 구분되고 있다. 오장기능계를 실체적인 형태를 가진 해부조직학적인 장기로 볼 수 있는 반면 협관계는 서양의학의 해부조직학적 장기에 해당하는 구체적인 실체는 없지만 신체 전신의 기능을 조절하여 전신의 기화활동을 담당하는 장부로 볼 수 있다. 즉 심포는 심의 화를 대신하고 동시에 심의 화를 에워싸서 보호하는 화의 대표적인 장으로, 삼초는 신의 수를 대신하고 동시에 불의 힘을 빌려서 물의 형태를 변화시키면서 흉복강 내의 기화를 가능하게 하는 수의 대표적인 부로서 이들은 서로 경맥상 표리관계를 이루게 된다. 그리고 명문은 비록 『내경』의 개념과 다르지만 흉복강 내부의 생명현상을 담당하는 장부로서 『난경』에서 처음 제시된 명문의 개념은 수에 대비된 화의 역할 혹은 수와 화를 동시에 가진 근원적 역할을 담당하는 장부로 볼 수 있다.

그러므로 심포와 삼초는 심과 신의 수승화강을 대신하고, 물과 불을 분리시키지 않을 경우 명문은 수승화강의 원동력이 된다는 인식이 가능하게 되어 인체 내 수승화강이라는 원리를 도출하였으니 이는 동의생리학의 독특한 생명관 · 생리관이 된다.

협관계와 오장기능계의 관계는 바로 음양오행설에 있어서 음양과 오행의 관계, 천지와 만물의 관계, 수화와 만물의 관계 등으로 비유될 수 있다. 음양의 협조하에 오행이 성립되거나 하늘과 땅의 대표적 기운인 수와 화에 의하여 천지의 기가 서로 교류함으로써 만물이 이루어지는 관계와 같다.

생명의 근원에 대한 연구는 아직 세포학설에서 벗어나지 못하고 있지만 수승화강이라는 형식에 의하여 자연의 모든 변화가 일어나고 이러한 형식이 인체에도 그대로 적용될 수 있다는 입장이 한의학적 생명관을 형성하는 전제가 된다는 점에서 협관계에 속하는 장부의 생리학적 의의를 찾을 수 있다.

결국 생리학의 생명관은 협관계에 속하는 장부에 의하여 신체 내 수승화강이 이루어지고 이들의 정상적인 기능을 바탕으로 오장기능계의 장부가 생리적 상호 협조관계를 유지한다는 것이다. 그리고 협관계에 속하는 심포, 삼초, 명문에 의하여 전신의 기화작용이 이루어지므로 협관계는 오장기능계보다 우선되는 수화 중심의 장부체계라 할 수 있다.

제 8 절 奇恒之腑

권강범

1. 기항지부의 개념

「素問 · 五臟別論篇」[551]에 "腦 · 髓 · 骨 · 脈 · 膽 · 女子胞 이 여섯 가지는 地氣가 生하는 것이니 모두 陰氣를 간직하고 地氣를 본받았으므로 간직은 하되 쏟아내지는 않

551) 洪元植 校合編纂, 精校 黃帝內經 · 素問 · 五臟別論篇, 서울, 東洋醫學硏究院 出版部, 1985, p. 42, "腦 · 髓 · 骨 · 脈 · 膽 · 女子胞 此六者 地氣所生也 皆屬於陰 象於地 故藏而不瀉 名曰奇恒之府".

으니 奇恒의 腑라 한다"고 하여 이 여섯 가지가 모두 地氣에서 생겨 간직하고 버리지 않아 藏이 될 것이 腑가 되었으므로 奇恒 즉 非正常的인 腑라 하였다. 또 「素問 · 五臟別論篇」[552]에 "胃 · 大腸 · 小腸 · 三焦 · 膀胱 이 다섯 가지는 天氣에서 생겨났으니 그 氣가 天氣를 본받았으므로 쏟아내기는 하되 간직하지는 못하고 이것들은 五藏의 濁氣를 받으니 傳化의 腑라 하고 이들은 濁氣를 오래 머물게 할 수 없고 실어서 쏟아내는 것이다"고 했다. 즉 胃 · 大腸 · 小腸 · 三焦 · 膀胱은 天氣에서 생겨 그 氣는 天을 본받았으므로 버리고 간직하지 않으니 이것은 五臟濁氣를 받았으므로 이름하여 傳化之腑(傳하는 腑)로서 오래 머물지 못하고 輸送해 버리는 것이다. 腦 · 髓 · 骨 · 脈 · 膽 · 女子胞는 형태에 있어 中空으로 腑와 유사하고 기능상 臟과 비슷하여 精氣를 간직하고 있으므로 奇恒之腑라 하였다.

특히 女子胞는 腑에 해당되지만 陰에 속하고 奇恒之腑에 포함된 것으로 보여진다. 즉 腑는 陽에 속하며 버리고 간직하지 않는데 胞는 腑이면서도 받아서 간직하고 버리지 않기 때문에 非正常的인 腑인 것이다. 胞는 현대생리학에서 子宮을 말하는 것이며 受胎 · 妊娠 · 出產 · 月經 등의 기능을 가진 기관이다. 이렇게 보면 女子胞도 달마다 버리는(瀉) 작용을 하고, 때로는 임신된 태아를 성장시켜 분만하여 버리는(瀉) 작용을 한다고 볼 수 있으나, 胃 · 大腸 · 小腸 · 膀胱 등의 버리는 작용과 같다고는 볼 수 없는 것으로 奇恒之腑에 포함시켰다.

2. 기항지부의 생리

1) 腦

「靈樞 · 海論篇」[553]에서 "腦는 髓의 海로서 위로는 頭蓋骨에 아래로는 風府에 輸가 있다" 하였으며, 「素問 · 脈要精微論篇」[554]에서는 "頭는 五臟之腑의 精氣가 모두 머리로 上走하여 七竅의 작용을 형성하므로 精明의 腑이니 머리를 아래로 떨어뜨려 들지 못하고 눈이 함몰되고 광채가 없어지면 정신이 장차 奪失되는 것이다"라고 하여 腦가 頭蓋內에 있으며 정신작용과 관련이 있음을 언급하고 있다. 또한 "頭[555]는 道敎에서

552) 洪元植, 素問 · 五臟別論篇, 위의 책, 1985, "夫胃 · 大腸 · 小腸 · 三焦 · 膀胱 此五者 天氣之所生也 其氣象天 故瀉而不藏 此五氣 五臟濁氣 名曰傳化之府 此不能久留輸瀉者也".

553) 洪元植 校合編纂, 精校 黃帝內經 · 靈樞 · 海論篇 第三十三, 서울, 東洋醫學硏究院 出版部, 1985, p. 174, "腦爲髓之海 其輸上在於蓋 下在於府".

554) 洪元植, 素問 · 脈要精微論篇 第十七, 앞의 책, 1985, p. 57, "頭者 精明之府 頭傾視深精神將奪矣".

555) 許浚, 原色 東醫寶鑑 · 外形篇 卷一 頭, 서울, 남산당, 1980, p. 201, 「頭爲天谷以藏神」"谷者, 天谷也, 神者, 一身之元神也. 天之谷, 含造化, 容虛空. 地之谷, 容萬物, 載山川. 人與天地同所稟, 亦有谷焉 其谷藏眞一

말하는 泥丸宮으로 天谷을 말하고 頭에 간직되는 神은 인체의 元神이며 天谷은 만물의 조화를 품고 虛空을 포용하고 地谷은 만물을 포용하고 山川을 싣는다 하였다. 즉 인간은 天地와 동일하게 부여받은바 또한 谷이 있는데 이 谷은 眞氣를 간직하고 天神이 머무르는 곳이다"라고 하였으며 "天谷의 元神은 자신의 眞氣를 지킨다고 하였으며, 人身의 上部에는 天谷인 泥丸宮이 있으니 神을 간직하는 腑이고 가운데는 應谷인 絳宮이 있으니 氣를 간직하는 腑이고 下部에는 虛谷인 關元이 있으니 精을 간직하는 腑다"고 하였다. "天谷은 元宮이니 곧 元神의 室이요 靈性이 있는 곳이니 이것이 정신의 중요한 장소이다"라고 하여 道家의 사상을 근거로 精·氣·神의 수련과 上·中·下 丹田의 역할을 연계하여 보다 깊은 정신작용을 설명하였다.

또한 "腦는 骨髓의 海로 髓海가 有餘하면 가볍게 힘을 써도 기운이 넘쳐 튼튼하다는 것을 알고 髓海가 不足하면 머리가 어지럽고 귀에서 소리가 나고 정강이가 시큰거리고 눈이 아찔하여 잘 보이지 않는다"고 하였으며 "모든 骨髓는 腦에 속하므로 위로 腦에 이르고 아래로 尾骶骨에 이른다" 하고 "모든 精髓가 오르내리는 道路이다"라고 하여 뇌와 운동능력, 현훈, 청각, 시각과의 관련성을 설명하고 있다.

「靈樞·大惑篇」[556]에서는 "五臟六腑와 筋·骨·血·氣의 精氣와 經脈이 한 묶음이 되어서 目系가 되고 위로 올라가 腦에 연결되고 뒤로 項中으로 나오므로 邪氣가 항부로 침입하여 몸의 허약한 상태를 만나면 邪氣가 깊이 들어가서 眼系를 따라 腦에 들어간다. 이러한 경로로 邪氣가 腦에 들어가면 頭旋하는 腦轉의 증상이 발생하고 腦가 眩轉하면 目系가 당겨 팽팽하게 되고 目系가 당겨 팽팽하게 되면 눈이 아찔하고 어지러워진다"고 하여 眩暈의 병태생리를 말하였다. 眩暈은 眩冒라고도 하는데 眩은 그 껌껌함(黑)을 말하고 暈은 도는 것(轉)을 말하며 冒는 어지러움(昏)을 말하는 것인데 그 의미는 같다[557]고 하였다. 이러한 眩暈은 대부분 痰이 火로 인하여 動한 것으로 대개

宅元神. 是以頭有九宮, 相應九天, 中間一宮, 謂之泥丸, 又曰黃庭, 又名崑崙, 又謂天谷, 其名頗多, 乃元神所住之宮. 其空如谷, 而神居地, 故謂之谷神. 神在則生, 神居則死. 日則接於物, 夜則接於夢, 神不能安其居也. 黃帝內經曰, 天谷元神, 守之自眞. 言人身中, 上有天谷·泥丸, 藏神之府也. 中有應谷…… 絳宮, 藏氣之府也. 下有虛谷…… 關元, 藏精之府也. 天谷, 元宮也, 乃元神之室, 靈性之所存, 是神之要也". 「腦爲髓海」 "腦爲髓之海. 髓海有餘則輕勁多力, 不足則腦轉耳鳴, 脛痠, 眩冒目無所見. 腦者髓之海, 諸髓皆屬於腦, 故上至腦, 下至尾骶, 皆精髓升降之道路也. 髓者骨之充也. 髓傷則腦髓消爍, 體解㑊然不去也. 註曰, 不去者, 不能行去也. 腦者, 頭之盖骨也, 百會穴分是也".

556) 洪元植, 靈樞·大惑篇 第八十, 앞의 책, 1985, p. 342, "五臟六腑之精氣 皆上走於目而爲之精…… 裏擷筋骨血氣之精而與脈幷爲系 上屬于腦 後出於項中 故邪中於項 因逢其身之虛其入深 則隨眼系以入於腦 入於腦則腦轉 腦轉則引目系急 目系急則目眩以轉矣".

557) 許浚, 外形 卷之一 頭, 眩暈, 앞의 책, 1980, p. 202, "眩暈或云眩冒 目眩言其黑, 暈言其轉 冒言其昏 其義一也, …… 眩暈者 痰因火動也 盖無痰 不能作眩 雖因風者 亦必有痰…… 眩暈 有風有熱有痰有氣有虛有濕".

痰이 없으면 眩하지 않으나 비록 風으로 인한 것이라도 반드시 痰이 있으므로 임상에서 二陳湯加味方을 활용한다 하였으며 中風의 초기증으로 이해되며 風暈, 熱暈, 痰暈, 氣暈, 虛暈, 濕暈 등이 있다 하였다. 또한「靈樞 · 口問篇」[558]에서도 "上部의 氣가 不足하면 腦가 充滿하지 못하여 腦空하고 이는 耳鳴症이 있어 괴롭고 頭部는 바로 지탱하기 힘들며 耳鳴, 頭傾視深, 目眩 등의 증상이 나타날 수 있음"을 시사하였다.「素問 · 示從容論篇」[559]에서는 五臟六腑와 더불어 腦髓, 涕唾, 哭泣悲哀는 五液이 서로 좇아서 水氣가 운행하는 것이니 이러한 것들은 모두 인체가 생존하는 데 물질적인 기초가 된다 하였고,「素問 · 解精微論篇」[560]에서도 "울 때에 콧물이 나오는 것은 腦에 그 근본을 둔다. 腦라는 것은 陰이고 髓라는 것은 骨에 채워져 있는 것이니 腦로부터 스며나와 콧물이 된다. 志라는 것은 骨을 主宰하므로 눈물이 나오면 콧물이 이것을 따라 나오는 것은 같은 종류이기 때문이다"라 하여 콧물이 腦에서 생기기 때문에 腦는 水의 海이고 髓는 骨을 채우고 있으며 腎의 合은 骨이고 志도 骨을 주관하는 것으로 腦는 인체의 津液 중 보다 濃厚하고 粘濁한 液과 관련이 되며 이를 간직하고 있다가 情緖나 氣機의 변화에 應하여 눈물이나 콧물로 내보낸다고 설명하고 있다. 이러한 腦에 저장되어 있는 津液에 대하여「靈樞 · 決氣篇」[561]에서는 "穀氣가 들어와 精微로운 氣가 充滿하여 骨로 注入되어 潤澤하게 하여 骨과 關節을 屈伸케 하고 腦髓를 원활하게 補益하고 皮膚를 潤澤하게 하는 것을 液이라" 한다 하였고「靈樞 · 五癃津液別論篇」[562]에서는 "五穀의 津液이 和合하여 생성된 脂膏는 骨空으로 스며들어 髓를 補益하며 頭蓋腔으로 스며들어 腦를 補益하고 陰氣로 흘러내려 精을 補益한다" 하여 粘稠한 液이 腦髓나 腦의 空竅에 滲入分布되어 濡養작용을 나타낸다고 설명하고 있다. 또한「靈樞 · 決氣篇」[563]에서는 "液이 不足하면 骨關節의 屈伸이 원활하지 못하고 腎은 骨을 主하고 骨髓는 腦와 通하므로 腦髓가 적어서 脛痠하고 耳鳴症이 자주 나타난다" 하여 腦髓液의 衰消와 耳 및 骨질환의 관련성에 대하여 말하고 있다. 腎이 髓를 생성하므로 腎氣

---

558) 洪元植, 靈樞 · 口問篇 第二十八, 앞의 책, 1985, p. 159, "故上氣不足, 腦爲之不滿, 耳爲之苦鳴, 頭爲之苦傾, 目爲之眩".

559) 洪元植, 素問 · 示從容論篇 第七十六, 앞의 책, 1985, p. 311, "五藏六府, 膽胃大小腸脾胞膀胱, 腦髓涕唾, 哭泣悲哀, 水所從行, 此皆人之所生".

560) 洪元植, 素問 · 解精微論篇 第八十一, 앞의 책, 1985, p. 324, "泣涕者腦也, 腦者陰也, 髓者, 骨之充也, 故腦滲爲涕. 志者, 骨之主也, 是以水流而涕從之者, 其行類也".

561) 洪元植, 靈樞 · 決氣篇 第三十, 앞의 책, 1985, p. 168, "穀入氣滿, 淖澤注于骨, 骨屬屈伸, 洩澤補益腦髓, 皮膚潤澤, 是謂液".

562) 洪元植, 靈樞 · 五癃津液別論篇 第三十六, 앞의 책, 1985, p. 183, "五穀之津液, 和合而爲膏者, 內滲入于骨空, 補益腦髓, 而下流于陰股".

563) 洪元植, 靈樞 · 決氣篇 第三十, 앞의 책, 1985, p. 168, "液脫者 骨屬屈伸不利 色夭 腦髓消 脛痠 耳數鳴".

가 왕성하면 精液이 충만하여 精의 원천이 된다. 이는 또한 後天의 水穀이 化生된 바에 의존한다. 「靈樞 · 五癃津液別論」[564]에서는 "五穀의 津液이 和合하여 생성된 脂膏는 骨空으로 스며들어 腦髓를 補益한다"고 하였다. 그렇기 때문에 腦와 髓가 만들어지는 원천은 先天의 腎臟精氣와 관련이 있으며 또한 後天의 水穀精微와도 관련이 있다.

2) 髓

「素問 · 解精微論篇」[565]에서 "髓라는 것은 骨에 채워져 있는 것이다"고 하였는데, 이는 骨髓가 충분하면 골격이 건강해진다는 것이고, 骨髓가 부족하면 골격의 생장이 부족함을 말한 것이다. 「素問 · 痿論」[566]에서는 "骨髓가 마르고 감소되어 骨痿가 발생한다"고 하여 骨痿의 발생 역시 骨髓의 不足에 의한 것임을 설명하였다. 또한 腦髓와 腎과의 관계에서 腦髓는 腎精이 化生된 것으로 腦髓의 정상과 병변은 腎藏의 虛實로써 轉移(移轉 · 轉化)되지 않을 수 없다. 「素問 · 陰陽應象大論」[567]에 나오는 "腎은 骨髓를 생산한다"의 논리를 근거로 임상에서 腦와 骨髓의 부족으로 발생되는 증상에는 반드시 補腎의 치법으로 치료하여 응용한다. 즉 補腎의 범위 내에 補腦와 補骨髓의 개념을 포함해 활용한다.

3) 骨

「靈樞 · 經脈四時氣篇」[568]에서는 "骨은 몸의 근간을 이루는 줄기와 같다"고 하였는데, 이는 骨이 인체의 몸과 사지를 세워 형체를 유지하고 안으로 五臟六腑를 보호하는 역할을 하는 즉 지탱하는 생리기능을 말하는 것이다. 한의학에서 腎은 精을 간직하고 精은 髓를 생산하고 髓는 骨을 기른다는 관점에서 '腎主骨'이라 인식하고 있으며, 또한 '齒爲骨之餘'라 이해된다. 그러므로 腎精이 充足하고 骨髓가 充盈하면 骨質이 堅强하게 된다 하였고, 반대로 腎精이 不足하고 骨髓가 疏空하면 骨質이 脆弱하게 되고 심하면 不能久立, 骨痿 등의 병이 생기게 된다. 소아가 腎氣不足하면 牙齒의 발생 성장이 느려지고, 노년에 腎精虛衰로 인하여 牙齒脫落 · 骨質變脆하는데, 이는 모두 骨과 腎의 관련성을 말한 것이며, 骨과 齒의 병변을 치료할 때 대개 腎을 중심으로 치료를 시작한다.

---

564) 洪元植, 靈樞 · 五癃津液別論 第三十六, 앞의 책, 1985, p. 183, "五穀之精液和合而爲膏者 內滲入于骨空 補益腦髓".

565) 洪元植, 素問 · 解精微論篇 第八十一, 앞의 책, 1985, p. 324, "髓者 骨之充也".

566) 洪元植, 素問 · 痿論篇 第四十四, 앞의 책, 1985, p. 166, "骨枯而髓減 發爲骨痿".

567) 洪元植, 素問 · 陰陽應象大論篇 第五, 앞의 책, 1985, p. 24, "腎生骨髓".

568) 洪元植, 靈樞 · 經脈 第十, 四時氣 第十九, 앞의 책, 1985, pp. 79, 124, "骨爲幹".

4) 脈

「靈樞・邪客篇」[569]에서 "營氣는 津液으로 분비되어 脈 내를 흐르며 血이 된다"라 하였고 「靈樞・營衛生會篇」[570]에서 "中焦 역시 胃中에서 나와 上焦의 뒤로 나오는데 糟粕을 분별하고 津液을 蒸騰・氣化하여 그 精微를 만들어 肺脈으로 흘러 化生하여 血이 된다"고 하였으며 「靈樞・癰疽篇」[571]에서는 "胃腸이 水穀을 받아들여…… 이슬과 같은 氣를 中焦가 出하여 상부 谿谷으로 注하면 孫脈으로 스며들어 津液과 조화되어 赤色으로 변화된 것이 血이다. 血의 순환이 정상적으로 진행되면 孫脈이 먼저 가득 차면 넘쳐 絡脈으로 흐르고 絡脈이 가득 차면 經脈으로 흐른다"고 하였다. 이상의 내용을 살펴보면 血의 來源은 水穀이요 水穀이 津液이 되고 津液이 脈中에서 血이 되고 腸胃를 통과하여 孫脈으로 스며들어 血이 絡脈으로 흘러 들어가 다시 經脈으로 흘러가는 과정을 설명하고 있다. 이러한 血이 흐르는 脈에 대하여 「靈樞・玉版篇」[572]에서는 "胃에서 나오는 氣血은 經隧로 운행되며 그 經隧는 五臟六腑의 大路이다"라고 하였으며 「靈樞・本藏篇」[573]에서는 "經脈은 氣血을 운행시켜 陰陽을 영양하고 筋骨을 濡養하며 관절의 활동을 원활하게 해 준다"고 하여 굵고 바른 脈管인 經隧와 經脈에 대하여 말하였다. 「靈樞・脈度篇」[574]에서는 "經脈은 인체의 안쪽 깊은 부위에서 순행하는데 分支로 갈라져 나와 橫으로 순행하는 것은 絡脈이고 絡脈에서 別支로 갈라져 나온 것은 孫絡이다"라고 하였고 「素問・皮部論篇」[575]에서는 "浮絡을 보아 푸른색이면 痛하고 검은색이 많으면 痺하고 黃赤色이 많으면 熱나고 흰색이 많으면 寒하다"고 하였으며 「靈樞・血絡論篇」[576]에서는 "奇邪는 經脈에 있지 않고 血絡에 있다" 하여 經脈보다 체표의 비교적 얕은 부위에서 縱橫으로 운행하여 전신에 그물같이 분포하는 絡脈은 孫絡, 浮絡 등이 있으며 이는 임상에서 刺絡療法의 이론적 근거가 되었다.

---

569) 洪元植, 靈樞・邪客篇 第七十一, 앞의 책, 1985, p. 298, "營氣者, 泌其津液, 注之于脈, 化以爲血, 以榮四末, 內注五藏六府".

570) 洪元植, 靈樞・營衛生會篇 第十八, 앞의 책, 1985, p. 120, "中焦亦並胃中, 出上焦之後, 此所受氣者, 泌糟粕, 蒸津液, 化其精微, 上注于肺脈, 乃化而爲血".

571) 洪元植, 靈樞・癰疽 第八十一, 앞의 책, 1985, p. 345, "中焦出氣如露, 上注谿谷, 而滲孫脈, 津液和調, 變化而赤爲血, 血和則孫脈先滿溢, 乃注於絡脈, 皆盈, 乃注於經脈".

572) 洪元植, 靈樞・玉版篇 第六十, 앞의 책, 1985, p. 261, "胃之所出氣血者, 經隧也. 經隧者, 五藏六府之大路也".

573) 洪元植, 靈樞・本藏篇 第四十七, 앞의 책, 1985, p. 213, "經脈者, 所以行血氣而營陰陽, 濡筋骨, 利關節者也".

574) 洪元植, 靈樞・脈度篇 第十七, 앞의 책, 1985, p. 115, "經脈爲裏, 支而橫者爲絡, 絡之別者爲孫".

575) 洪元植, 素問・皮部論篇 第五十六, 앞의 책, 1985, p. 198, "視其部中, 有浮絡者. … 其色多靑則痛, 多黑則痺, 黃赤則熱, 多白則寒, 五色皆見, 則寒熱也".

576) 洪元植, 靈樞・血絡論篇 第三十九, 앞의 책, 1985, p. 192, "其奇邪而不在經者. 血絡是也".

다음은 血脈으로서의 작용을 두 가지로 나누어 본 것이다.

(1) 氣血운행의 통로가 된다

「素問・脈要精微論」[577]에서는 "脈이란 것은 血의 腑다"라 하였고, 「靈樞・決氣篇」[578]에서는 "營氣를 막아서 바깥으로 넘어가지 않도록 하는 것이 脈이다"고 하여, 脈은 혈액을 일정한 궤도와 방향으로 운행할 수 있도록 구속 통제하고 촉진하는 역할을 함을 나타낸 것이다.

(2) 水穀之精微를 運載하여 전신을 영양한다

「靈樞・五味論篇」[579]에서는 "血脈은 中焦의 도로가 된다"고 하였는데, 이는 血脈이 中焦 즉 脾胃의 水穀之精微를 온몸의 도로에 수송하는 것을 말한 것이다. 마땅히 脈道는 氣血을 운행하고 水穀의 精微를 수송하여 전신을 영양하는 작용을 하며, 이는 臟腑의 기능 즉 心, 肺의 기능과 밀접한 관계가 있다. 즉 心主血로써 脈과 직접 서로 연결되어 있으며, 肺主氣・朝百脈으로써 血液이 脈內에서 순환・왕복하여 그 운행이 쉬지 않도록 하는 것으로, 心氣의 고동작용과 肺의 추진작용에 의존하는 것이다. 그러므로 心肺의 기능이 건전하면 血脈이 통창하고 心肺의 기능이 건전치 못하면 血脈계통의 병변을 초래한다. 폐원성 심장병에서 紫紺, 肝脾腫大, 水腫 등이 나타나는데 한의학에서는 이를 心肺 기능이 정상의 기능을 잃어 血脈에 영향을 끼쳐 脈道不利의 상태에 이르고 氣血瘀阻의 결과를 낳게 된 때문이라고 본다.

5) 膽

「素問・靈蘭秘典論篇」[580]에서 "膽은 中正의 官이니 決斷이 나온다"고 하였고, 「六節臟象論篇」[581]에서는 "각 臟腑들은 모두 膽에서 결단을 취한다"고 말하고 있다. 中正이란 不偏不倚이며 정확이란 의미를 포함하고 결단이란 결정하고 판단하여 최후의 판단을 내린다는 의미로 膽은 中正(치우치지 않도록 바로잡는)의 역할로 결단이 여기서 나온다고 하고 十一臟腑가 모두 膽에서 결재를 받는다고 했다. 여기서 말하는 膽은 사물을 판단하고 결단을 내리는 능력을 가진 정신의식을 가리키는 것으로서, 膽의 이

577) 洪元植, 素問・脈要精微論篇 第十七, 앞의 책, 1985, p. 57, "夫脈者, 血之府也".
578) 洪元植, 靈樞・決氣篇 第三十, 앞의 책 , 1985, p. 168, "壅遏榮氣 令無所避 是爲脈".
579) 洪元植, 靈樞・五味論篇 第五十六, 앞의 책, 1985, p. 270, "血脈者 中焦之道也".
580) 洪元植, 素問・靈蘭秘典論篇 第八, 앞의 책, 1985, p. 34, "膽者中正之官, 決斷出焉".
581) 洪元植, 素問・六節臟象論篇 第九, 앞의 책, 1985, p. 37, "凡十一藏, 取決於膽也".

러한 결단기능은 정신에 자극을 주는 불량한 요소들을 방어 또는 제거하여 氣血의 정상적인 운행을 유지함으로써 장기간의 상호협조 관계를 확보케 하는 작용을 한다. 흔히 담력이 있다든지 膽이 크다든지 하는 표현은 결국 결단력이 있다 또는 수행(실천)력이 있다는 표현이라고 볼 수 있으며, 한의학적인 견해가 일반적인 언어로 통용되는 예이다. 현대 생리학적으로는 간에서 생성되는 담즙을 저장했다가 십이지장으로 흘려보내 소화에 관여하는 기관으로, 정신적인 작용과 관련 있는지 여부는 알려져 있지 않다. 그러나 한의학에서는 결단과 수행에 관련이 있는 것으로 되어 있으며, 실제로 담석증 환자가 어떤 일이 뜻대로 실현되지 않을 때 발작을 일으키는 일을 흔히 볼 수 있는 것이다. 한 사람의 謀慮와 판단은 다만 膽氣의 강약에 의해 결정될 뿐만 아니라 肝臟과도 또한 일정한 관계가 있다. 왜냐하면 肝과 膽은 상호 表裏하기 때문이며, 「素問·奇病論篇」[582]에서는 "무릇 肝은 가운데에 있는 장군이요, 膽에서 결단을 取한다"고 하여 肝主謀慮와 膽主決斷이 일정한 상호관계에 있다 하였으며, 張介賓은 "膽은 肝에 붙어 서로 表裏가 되니 肝氣가 비록 강하더라도 膽에서 決斷을 취하지 않으면 肝膽이 相濟하여 勇이 감히 형성될 수 없다"[583]고 하여 肝膽 양자의 기능이 相互結合·相互爲用하여 사람의 정신의식의 정상적인 표현을 가능케 해 준다는 것을 말하고 있다. 임상에 중에서도 膽火旺盛한 사람은 대부분 肝陽偏亢의 현상이 있어 대부분 갑자기 떠들어 대거나 노하기 쉽고, 膽氣不足한 사람은 대개 肝氣偏衰의 현상이 있어 떨기 쉽고 말이 없다. 치료에서 약을 사용함에 있어서도 肝을 평정케 하는 약품은 거의가 膽火를 瀉할 수 있고, 膽火를 瀉하는 약품은 또 肝을 平靜케 할 수 있는 것이 매우 많다. 한의학에서 臟腑의 五行 配列에 첫째로 膽을 꼽는 것은 주목할 만하다. 즉 十藏을 天干五行에 맞출 때 甲膽·乙肝·丙小腸·丁心·戊胃·己脾·庚大腸·辛肺·壬膀胱·癸腎이 된다. 膽과 肝은 표리관계에 있으며 肝이 謀慮와 관련이 있는데 膽이 결단과 관련이 있다고 보는 데도 묘가 있는 듯하다. 즉 어떤 계획(謀慮)이든 결단이 내려지면 수행되기 때문이다. 肝과 膽은 木에 속하고, 일 년 중 봄과 상통하고, 하루 중 아침에 해당된다. 모든 일은 일 년 중 봄에, 하루 중 아침에 시작되고, 또한 계획·실행된다. 그러므로 "凡十一藏 取決於膽也"라고 한 것으로 보여지며, 이는 인체의 心의 통일적인 주도(心主神明)하에 받아들여 이루어지고 있으며, 膽에서 결단을 내려 정신의식활동을 조절함에 膽의 중요한 역할을 지칭한 것으로 보여진다. 그렇기 때문에 膽病은 정

582) 洪元植, 素問·奇病論篇 第四十七, 앞의 책, 1985, p. 177, "肝者, 中之將也, 取決于膽".
583) 張介賓(景岳) 編著, 類經(上), 서울, 大星文化社, 1982, p. 44, "膽附於肝 相爲表裏 肝氣雖强 非膽不斷 肝膽相濟 勇敢乃成".

지활동의 이상을 초래하는데, 임상에서 膽氣가 건장하고 과단적인 사람은 정신에 미치는 자극이 격렬하다고 해도 그렇게 큰 영향을 받지 않으며 회복도 비교적 빠르지만, 膽氣가 怯弱한 사람은 그로 말미암아 驚恐·失眠·多夢 등의 증상이 나타나는데, 이에 대하여 「素問·奇病論篇」[584]에서는 "이 병을 가진 사람은 수차례 謀慮하되 결단을 하지 못하므로 膽氣가 虛하여져 膽氣가 위로 넘치면 입이 쓰게 되는 것이다"고 하였다. 그러므로 이러한 환자들은 膽에 주안점을 두고 치료해야 하는 것이다. 臟이 각기 다른 정신활동에 있어 진일보한 연계를 나타내었다. 즉 내장기관의 모든 정신활동은 「靈樞·本輸篇」[585]에서는 "膽은 中精의 腑이다"고 하였고, 張景岳은 "膽은 中正의 官으로 淸淨한 液을 저장하기 때문에 中精의 腑라고 하고 다른 腑들은 담는 것이 다 탁하지만 이것은 홀로 맑다"[586]고 하였으며, 『難經·35難』에서는 "膽은 淸淨의 腑이다"[587]고 하였는데, 여기에서 말하는 淸淨之液이란 곧 膽汁을 가리키는 것으로 膽汁은 비록 膽에 저장되어 배출되나 肝에서 생성되며 腸 내 주입되어 음식물의 소화를 촉진시키는 작용을 한다. 여기서 精汁은 膽汁이며, 이러한 膽汁의 배설을 肝의 疏泄작용에 의지한다고 보는 것이 한의학 견해이다. 膽은 비록 六腑의 일종이기는 하지만, 외계와 직접적으로 상통하는 것도 아니고 水穀 또는 糟粕을 받아들이는 것도 아니며 단지 膽汁을 저장했다가 배설시키는 기능만을 하기 때문에, 이를 가리켜 '奇恒之腑'라고 한다. 즉 膽은 六腑의 하나로 나머지 五腑와는 다른데, 일반적으로 六腑는 膽을 제외하고는 모두 음식물 및 대편·소변 등의 탁한 물질을 저장 혹은 운송하는데, 다만 膽汁만이 탁하지 않으므로 '中精의 腑'라 한 것으로 보여진다. 이러한 肝膽의 기능이 실조되면 膽汁의 배설에 이상이 생겨 脾胃의 소화기능에 영향을 미쳐 厭食, 腹脹, 消化不良 등의 증상이 나타나거나 黃疸 현상을 일으키게 되고, 膽汁은 본래 맛이 쓰고 노란색이므로 膽病에서는 膽火가 上逆함에 따라 口苦, 嘔吐苦水 및 膽汁이 밖으로 넘침에 따라 얼굴과 눈 그리고 전신에 황달 증상 등이 나타나는데, 이러한 때는 舒肝利膽의 치법으로 치료하게 된다. 한의학에서 膽은 현대의학의 담계를 포괄하며 정신의식 활동의 일부까지를 지칭하는 것으로 보여진다.

584) 洪元植, 素問·奇病論篇 第四十七, 앞의 책, 1985, p. 177, "此人者 數謀慮不決 故膽虛 氣上溢 而口爲之苦".

585) 洪元植, 靈樞·本輸篇 第二, 앞의 책, 1985, p. 22, "膽者 中精之府".

586) 張介賓(景岳) 編著, 類經(上), 앞의 책, 1982, p. 47, "膽爲中正之官 藏淸淨之液 故曰中精之府 蓋以他府 所盛者皆濁 而此獨淸也".

587) 凌耀星 主編, 黃帝難經校注·難經·三十五難, 北京, 人民衛生出版社, 1991, p. 66, "膽者 淸淨之府".

6) 女子胞

女子胞는 일명 胞宮이라 하며 또한 子宮이라고도 한다. 그 위치는 小腹의 정중선에 있으며 방광의 뒤, 직장의 앞에 있으며, 아래 입구는 陰道에 연결되어 있다. 또한 그 형상은 배[梨]와 비슷하며 여자의 생리기능상 특수한 기관이다. 女子胞의 작용은 월경과 임신을 주관하는 것이며 그 생리기능은 衝·任脈의 지배와 臟腑 氣血의 충분한 공급이 이뤄져야만 발휘된다.

(1) 月經을 주관한다

「素問·上古天眞論篇」[588]에서 "여자는 14세가 되면 天癸가 이르고 任脈이 통하게 되고 太衝脈이 盛하게 되어서 月經이 때에 맞추어 나온다"고 하여 여자가 14세쯤이면 腎氣가 왕성해짐으로 인해서 생식기능과 발육을 촉진하는 물질인 天癸의 작용이 시작되어 그 영향하에서 월경이 시작되고 생식능력이 가능해진다고 하였다. 동시에 女子胞가 월경과 임신을 주관한다고 하였으나, 월경의 생성과 조절은 衝任脈의 영향과 지배를 받아야만 가능해진다. 衝·任脈이 안으로 女子胞에 연결되어 있어 衝脈은 十二經脈 경혈이 모이는 곳으로 '血海'라고 하며, 任脈은 陰脈이 모이는 부분으로 총괄적으로 인체 내의 陰液(精血 津液)을 주관한다. 여자는 발육 및 성숙 후에 衝脈이 왕성하며 血海가 충만하여 任脈이 통창하면 陰血이 女子胞로 下注하여 월경이 개시되며, 월경이 나타나면 受孕·生育의 능력이 있게 된다.

衝任脈의 기능이 실조되거나 혹은 氣血을 固攝하지 못하게 되면 月經不調, 崩漏, 經閉 등의 질병이 야기된다.

(2) 胎孕(受胎)를 주관한다

女子胞는 임신중이 아닐 때는 주로 월경을 다스리나, 임신 후에 태아를 보호하고 孕育(育生)하는 중요한 장기이다. 태아가 女子胞에 있을 때의 영양 공급은 주로 모체의 衝·任脈에 존재한다. 衝脈은 十二經의 海이고 任脈은 陰脈의 海이므로 兩脈의 氣血은 이때 가장 충실해지므로 여자의 임신에 있어서 월경이 정지한 후 衝·任脈은 곧 월경을 다스리는 任脈에서 태아에 영양을 공급하는 임무로 전향한다. 만약 衝·任脈이 손상되면 女子胞를 자양하고 固攝(固持)하지 못하게 되어 胎漏·墮胎·小産 등의 병변이 야기된다. 치료면에 있어서도 衝·任을 補하는 처방을 이용하여 衝任의 氣血

588) 洪元植, 素問·上古天眞論篇 第一, 앞의 책, 1985, p. 11, "女子…… 二七而天癸至 任脈通 太衝脈盛 月事而時下".

을 공급시켜 태아에 영양을 주는 것이다. 이와 같이 하여 태아를 안정시키는 목적을 달성할 수 있다. 이외에 女子胞는 督·帶의 두 脈과 밀접한 관련이 있다. 督脈은 전신의 陽脈을 총괄적으로 감독하여 陽氣가 모이게 되며, 아울러 任脈과 서로 어울리어 兩脈이 循環往復하여 陰陽脈氣의 협조를 이루게 되어 여자의 정상 생리기능이 유지되도록 한다. 帶脈은 골반 사이에 위치해 있으며 안으로 女子胞와 연결되며 그의 주요한 기능은 다른 經脈을 구속하여 經脈間의 연계를 더욱 강하게 해 주는 것이다. 요컨대 衝·任·督·帶의 4脈은 十二經脈과 연계되어 있으며, 女子胞와도 밀접한 관계가 있어 여자의 생식계통과 전체의 긴밀한 관련성에서 온다는 것을 파악해야 한다.

女子胞는 그 여타의 臟腑인 肝·脾·腎의 3臟과 서로 밀접한 관계에 있다. 그렇기 때문에 經水는 血이 化生된 것으로, 五臟 중의 肝藏血·脾統血이 또한 榮血의 生化之源이 되며, 腎은 精을 간직하고 髓를 主하므로 血은 精髓가 化生된 것이다. 이들은 모두 血液의 生化·貯藏·統攝·調節의 중요한 작용을 나누어 맡고 있기 때문에 五臟이 안정되고 조화되며, 더욱이 肝·脾·腎 3臟의 기능이 건강하고 왕성하면 血脈이 통창하고 血海가 충영되어 비로소 월경과 임신의 정상적 기능이 이루어져 유지된다.

다른 방면으로는 肝·腎의 經脈과 衝任脈이 서로 관련되어 있다는 것으로 衝脈이 氣衝에서 시작하여 足少陰腎經의 經脈과 더불어 서로 병행하여 배꼽을 끼고 위로 유주한다. 足厥陰肝經의 支脈은 目系로 연결되어 任脈과 만난다. 肝腎의 병변은 衝任脈에 영향을 미쳐 衝任脈이 실조되면 이는 반드시 女子胞의 기능 상실로 이어져 崩漏, 月經不調, 滑胎 등의 병증이 나타나게 한다. 그래서 부인과병의 치료에는 肝腎을 조절하고 자양하는 것이 중요하다. 그러므로 女子胞는 腑에 해당되지만 陰에 속하고 奇恒之腑에 포함된 것으로 보여진다. 다시 말하면 腑는 陽에 속하여 버리고 간직하지 않는데 胞는 腑이면서도 받아서 간직하고 버리지 않기 때문에 비정상적인 腑인 것이다.

제 9 절　장부 사이의 관계

권영규

1. 장과 장 사이의 관계

장과 장 사이의 관계는 음양, 오행에 따른 연계 혹은 임상병증에서 두 장(臟) 이상의 장부관계를 의미하며 이론이나 임상경험으로부터 유추된 생리기능의 연관관계라 할 수 있다. 생리기능은 주로 음양오행의 이론에 근거하여 설명되지만, 경우에 따라서는 변증의 허실, 한열이 복합되거나 허실의 전변 혹은 동시발병에 따른 장부연관으로부터 유추된 경우도 있다. 오장 사이의 생리기능이 음양과 오행의 근거에 따라 완전히 다른 성격으로 구분되지 않지만 그 관점에 따라 차이를 보이기도 한다. 음양과 오행은 특성에 따라 구분할 수 있는데 예를 들어 음양은 상호대대의 특성에 따라 음양 사이에는 선후나 主次의 관계를 고려하기 어렵지만, 오행은 상생과 상극의 특성에 따라 오행 사이에는 변화의 방향이 결정됨으로써 시간개념이 반영되어 장과 장 사이의 생리기능에는 선후 혹은 주차의 관계가 성립하며 질병해석에서도 전변의 예측, 예후 등을 판단하는 근거를 제공하게 된다.

1) 음양에 근거한 오장 사이의 생리기능

음양에 근거한 오장의 관계는 오장을 음양의 속성에 따라 짝을 지워 생리기능의 연관관계를 이해하는 것이다. 오장에서 간과 심, 폐와 신은 음양의 관계로 볼 수 있다. 이는 4계절을 한열이라는 온도개념으로 구분하면 봄과 여름은 양, 가을과 겨울은 음으로 구분하는 것처럼 간과 심은 열, 폐와 신은 한의 생리기능의 공통성이 있다고 본다.

이러한 관계에 따라 생리구성요소로 해석하면 간과 심은 간의 소설기능과 심의 혈맥유동기능으로 전신의 (음)혈을 소통시키므로 '기'와 '혈'의 기능으로 연관되며, 구체적으로 '肝藏血'과 '心主血脈'의 생리기능으로 연관된다. 폐와 신은 폐의 宣肅기능과 신의 납기기능으로 전신의 수액을 조절하며 동시에 수액의 소통과 연관된 기의 순행을 담당하므로 '기'와 '수' 혹은 '기'와 '기'의 기능으로 연관되며, 구체적으로 '肺主宣發'과 '腎主水液' 혹은 '腎主納氣' 그리고 '肺主肅降'과 '腎主水液' 혹은 '腎主納氣'의 생리기능으로 연관된다.

2) 오행에 근거한 오장 사이의 생리기능

오행에 근거한 오장의 관계는 두 가지로 구분할 수 있는데, 오행의 상생관계와 상극관계에 근거하여 오장의 짝을 지워 생리기능의 연관관계를 이해하는 것으로 상생상극에 의한 장과 장의 관계는 짝을 결정하고 이들 기능의 主次 혹은 질병의 예후와 관련된 轉變의 선후를 이해하는 근거가 된다.

일반적으로 오행의 상생상극은 장과 장의 관계를 한쪽 방향으로만 설정하지만, 상호관계는 상생 혹은 상극의 역방향에 의한 관계도 설정할 수 있으므로 장과 장의 기능의 주차 혹은 질병예후의 선후가 역전되는 관계는 오행의 相乘·相侮 혹은 反乘·反侮의 관계[589]로 설명한다.

(1) 상생관계에 근거한 오장 사이의 생리기능

오행의 상생에 근거하면 목→화→토→금→수의 순서대로 간과 심, 심과 비, 비와 폐, 폐와 신, 신과 간의 관계를 짝 지울 수 있다. 간과 심, 폐와 신의 관계는 음양의 관계로 설명하는 방식과 같은데 다만 오행에서는 기능의 주차 혹은 질병예후의 선후관계를 해석할 때 간 혹은 폐가 위주가 되어 심 혹은 신으로 영향을 미치는 과정을 고려할 수 있다.

심과 비는 심의 혈맥기능과 비의 운화기능으로 수곡으로부터 기혈을 생성하고 동시에 기를 통하여 혈을 전신에 순환시키므로 '혈'과 '기' 혹은 '혈'과 '혈'의 기능으로 연관되며, 구체적으로 '心主血(脈)'과 '脾主運化' 혹은 '心主血(脈)'과 '脾主統血'의 기능으로 연관된다. 비와 폐는 비의 운화기능으로 기를 생성하고 폐의 선발 혹은 숙강기능으로 전신의 기를 생성 혹은 승강시키므로 '기'와 '기'의 기능으로 연관되며, 구체적으로 '脾主運化'와 '肺主宣發' 혹은 '脾主運化'와 '肺主肅降'의 기능으로 연관된다. 신과 간은 신의 藏精기능으로 전신의 음을 저장하면서 전신의 음을 보충하며 간은 음을 바탕으로 혈을 저장하므로 '精(陰)'과 '血(陰)'의 기능으로 연관되며, 구체적으로 '腎藏精(陰)'과 '肝藏血(陰)'의 기능으로 연관된다.

(2) 상극관계에 근거한 오장 사이의 생리기능

오행의 상극에 근거하면 목→토→수→화→금의 순서대로 간과 비, 비와 신, 신과 심, 심과 폐, 폐와 간의 관계를 짝 지울 수 있다. 이들의 관계에서도 음양의 待對개념으로 기의 승강을 설명할 때는 신과 심이 음양의 대표인 수와 화의 관계로 설명되기도 하고, 폐와 간이 승강의 外輪으로 '肝主升', '肺主降'으로 설명되기도 한다.

간과 비는 간의 소설기능과 비의 운화기능이 함께 수곡으로부터 기혈을 생성하므로 '기'와 '기'의 생리기능으로 연관되며, 구체적으로 '肝主疏泄'과 '脾主運化'의 기능으로 연관된다. 비와 신은 비의 운화기능과 전신 음양의 근원이 되는 신의 음양에서 주

589) 相乘·相侮 혹은 反乘·反侮의 관계에서 '相'은 기운이 지나쳐 다른 장에 영향을 미치는 상태를 의미하고, '反'은 기운이 부족하여 다른 장으로부터 영향을 받게 되는 상태를 의미하며, '乘'은 상극방향으로 영향을 미치는 관계를 의미하고, '侮'는 상극의 역방향으로 영향을 미치는 관계를 의미한다. 자세한 내용은 오행편을 참조할 것.

로 腎陽이 함께 작용하여 수곡을 腐熟, 蒸化시키므로 '氣(陽)'와 '陽(陽)' 혹은 '氣(陽)'와 '水(陰)' 혹은 '氣(陽)血(陰)'과 '精(陰陽)'의 생리기능으로 연관되며, 구체적으로 '脾主運化(升)'와 '腎主(元)陽' 혹은 '腎主水' 혹은 '腎主(元)陽(元)陰'의 기능으로 연관된다. 신과 심은 심신수화관계로 설명하는데 심신은 기화의 근원으로 심은 양(神, 火), 신은 음(精, 水)이 되며 '腎'과 '精' 혹은 '陽'과 '陰' 혹은 '陽中陽'과 '陰中陰' 혹은 '陽中陰'과 '陰中陽' 등의 생리기능으로 연관되며, 구체적으로 '心藏神'과 '腎藏精', '心惡熱'과 '腎惡寒' 혹은 '心主陽'과 '腎主陰', '心主血(脈)'과 '腎主水(液)'의 기능으로 연관된다. 심과 폐는 심의 주혈맥기능과 폐의 장기(藏氣) 기능으로 전신의 기와 혈이 함께 순환하는 기능으로 연관되며 특히 군주(君主)인 심과 상부(相傅)인 폐의 기능으로 전신의 생명활동이 이루어지므로 '血'과 '氣', '心熱(陽)'과 '肺寒(陰)'의 기능으로 연관되며, 구체적으로 '心主血脈'과 '肺主氣' 혹은 '心主陽'과 '肺主淸肅'의 기능으로 연관된다. 폐와 간은 폐의 主(藏)氣 기능과 간의 소설기능으로 기의 승강이 이루어지고 폐의 藏氣 기능과 간의 藏血 기능이 전신의 기혈순환 및 기혈저장의 원천이 되므로 '氣'와 '氣' 혹은 '氣'와 '血'의 기능으로 연관되며, 구체적으로 '肺主肅降'과 '肝主疏泄', '폐주강(主降)'과 '간주승(主升)'으로 기화승강의 기능으로 연관되고 동시에 '肺主(藏)氣'와 '肝藏血'의 기능으로 연관된다.

3) 육경에 근거한 장과 장 사이의 생리기능

육경은 소양, 태양, 소음, 태음에 양명과 궐음이 추가된 것으로 음양을 셋으로 구분하여 장부 혹은 경락과 연관되는데, 음양의 대대개념으로 보면 태음과 양명, 궐음과 소양, 소음과 태양이 서로 짝을 이룬다. 이러한 관계는 경락에서 주로 활용되므로 장과 장 사이의 생리기능에서는 오장에 포함되지 않은 장인 심포와 삼초에 대한 생리기능이 주가 된다.[590] 심포는 火의 外衛, 삼초는 水의 外衛로서 수화승강의 외부경계가 되어 기화의 승강기능으로 연관된다. 심포를 단순히 심의 외막으로만 기능을 한정시키면, 삼초가 담당하는 수액의 기화기능은 심포와 짝이 되지 않는다.

이외에도 육경생리에서 개합추, 표본중기, 경맥기화 등은 오장의 생리기능보다는 육경 자체의 의미로 전신의 생리기능을 설명하는 경우가 대부분이므로 이를 오장 사이의 생리기능으로 연관시키는 근거는 보다 구체적인 연구가 필요한 분야로 볼 수 있다.

590) 심포와 삼초에 대한 상세한 내용은 명문, 심포, 삼초의 관계를 참조할 것.

2. 장과 부 사이의 관계

장과 부 사이의 생리기능은 장부의 표리, 속락에 의하여 생리기능이 연관된다. 장부의 표리는 음과 양의 속성에 따라 정기를 저장하는 기능을 담당하는 장은 흉복강안 깊은 곳에 위치하며 수곡으로부터 기혈을 만드는 기능을 담당하는 부는 수곡이 통과하는 부위에 가까이 위치하여 각각 장은 리, 부는 표로 연관된다. 장부의 속락은 경맥과의 생리기능이 연관되어 한 경맥이 그에 해당하는 장이나 부에 속하면서 동시에 오행 혹은 육경의 짝이 되는 장이나 부에 絡하게 되므로 이들의 생리기능은 속락에 의하여 연관된다. 예를 들어 간과 담은 간이 裏, 담이 表가 되는 장부표리관계가 있으며, 족궐음간경이 간에 속하면서 동시에 담에 絡하게 되며, 족소양담경은 담에 속하면서 동시에 간에 絡하게 되므로 간과 담은 경맥에 의하여 속락관계로 생리기능이 밀접하게 연관된다.

이러한 장과 부 사이의 관계 이외에 『醫學入門 · 五臟穿鑿論』에서는 심과 담, 간과 대장, 비와 소장, 폐와 방광, 신과 삼초의 관계를 '臟腑相通'이라 하여 臟의 병을 腑에서 치료하고 腑의 병을 臟에서 치료하는 원칙을 제시하였다. 심병에 溫膽, 담병에 補心, 간병에 대장의 소통, 대장병에 平肝, 비병에 소장의 瀉火, 소장병에 潤脾, 폐병에 방광의 水淸利, 방광병에 淸肺氣, 신병에 삼초의 조화, 삼초병에 補腎의 치료원칙을 제시하였는데 이 원칙을 『東醫寶鑑』에서 인용함으로써 현재 임상에서도 활용하고 있다.

장과 부 사이의 생리기능은 臟이 주로 精氣의 저장이 주 기능이고 腑는 주로 수곡의 傳化가 주 기능이므로, 오장은 주로 정기 예를 들어 정 · 신 · 기 · 혈 · 진액 등의 생리기능과 연관되고, 육부는 수곡의 수납, 운수 그리고 조박 및 청탁의 소통, 배설의 생리기능과 연관된다. 따라서 생리기능의 차이에 따라 오장은 대부분 보법, 육부는 대부분 사법 혹은 소통이 위주가 되는 치료원칙과 연관된다.

3. 부와 부 사이의 관계

부와 부 사이의 생리기능은 수곡으로부터 정 · 신 · 기 · 혈 · 진액 등의 정기를 만드는 과정에 직접 관여하는 공통적인 생리기능이 있다. 육부에서 膽을 제외한 나머지 부들은 수곡이 전달되는 과정에 순서적으로 '실'과 '허'가 반복되고, 끊임없이 청탁을 가리고 수액과 조박을 轉化, 배설하는 기능이 있으므로 수액의 소통과정인 위 → 소장 → 대장, 조박의 소통과정인 위 → 소장 → 방광은 수액과 조박의 전화를 담당하는 생리기능으로 연관된다. 그리고 삼초는 수액과 조박의 전체 과정에서 상초, 중초, 하초의 단계별 생리기능인 기화와 연관된다.

이처럼 육부는 어느 한 부와 부의 관계보다는 육부 전체가 가지는 공통적인 생리기능과 연관되므로 '六腑以通爲補'라는 치료원칙이 성립하게 된다. 동시에 장과 부의 생리기능이 각각 '藏精氣'와 '傳化物'로 뚜렷하게 구분되지만, 정기를 제대로 만들기 위하여 육부의 소통이 제대로 이루어져야 하고 정기가 충실해야만 육부의 소통기능도 원활하게 유지되므로 장과 부, 부와 부의 생리기능은 서로 밀접하다.

참고문헌

江 瓘 編著, 名醫類案, 中國中醫藥出版社, 1997.

江涵暾, 筆花醫鏡, 天津科學技術出版社, 1999.

高世式 撰, 醫學眞傳, 醫聖堂, 1994.

권영규, 동의생리학에서의 장기개념에 관한 연구, 대구한의과대학 대학원, 1989.

권영규, 생리학 용어의 개념통일과 객관화 방안, 현곡학회 제40차 월례발표회, 1997.

권영규, 심포 삼초 명문의 생리학적 의의에 관한 연구, 경희대학교 대학원, 1995.

권영규, 중국의 생리학관련 분야의 연구경향, 동의생리학회지, 1994; 19(1).

권영규・김광중・김완희, 동의생리학의 장기개념과 대사에 대한 고찰, 동서의학, 제한동의학술원, 1992; 17(2).

김교빈・박석준 외, 동양철학과 한의학, 아카넷, 2003.

김병수・강정수, 血生成機轉에 대한 연구, 동의생리병리학회지, 2001; 15(4).

김완희, 장부생리학, 경희대학교 한의과대학 생리학교실, 1983.

김완희, 한의학원론, 성보사, 1993.

김완희・김광중, 臟腑學의 이론과 임상, 서울, 일중사, 1996.

김용희・김광중・김완희, 명문에 관한 생리학적 고찰, 동서의학회지, 11(2), 1986.

김흔수, 中藏經의 生理・病理・診斷・治療諸論에 대한 연구, 원광대학교 대학원, 2004.

羅昌洙 외 17人, 한의학총강, 서울, 의성당, 2001.

難 經.

魯兆麟, 中國醫學名著 珍品全書, 遼寧科學技術出版社, 1995.

凌耀星 主編, 難經校注, 北京, 人民衛生出版社, 1991.

唐容川, 血證論, 中國中醫葯出版社, 1999.

唐宗海, 中西匯通醫經精義, 서울, 木과土, 2000.

大韓東醫生理學會 編, 東醫生理學, 慶熙大學校 出版局, 1993.

대한동의생리학회 편, 東醫生理學, 서울, 일중사, 2004.

동국대학교 한의과대학 생리학교실, 장상생리학, 1997.
東醫寶鑑.
柳道坤 外, 腎氣能에 對한 東西醫學的 考察, 大韓韓醫學會誌, 1987; 8(1).
裘慶元 輯, 三三 醫書, 中國中醫葯出版社, 1998.
山田光胤・代田文彦 저, 오담 역, 도설 동양의학, 논장, 1992.
徐春甫 編集, 古今醫統大全, 人民衛生出版社, 1991.
徐春甫 編集, 古今醫統大全, 人民衛生出版社, 1998.
葉天士, 臨證指南醫案, 上海科學技術出版社, 2000.
세명대학교 한의과대학 생리학교실, 생리학 교재(복사본), 2005.
孫思邈, 備急千金要方, 大星文化社, 1984.
송점식, 의학집요, 대전, 주민출판사, 2006.
송지청・권강범・이수엽・이헌재・류도곤, 심포(心包・삼초(三焦)・명문(命門)에 대한 연구, 동의생리병리학회지, 2007; 21(2).
신홍묵, 명문에 관한 문헌적 고찰, 동국대 한의학연구소 논문집, 1993; 2권.
신홍묵・김길훤, 명문에 관한 문헌적 고찰, 동의대 연구소논문집, 1993; 2(1).
신홍묵・김길훤, 오장의 생리발현에 관한 연구, 동의생리학회지; 1994; 19(1).
沈金鰲, 雜病原流犀燭, 中醫古籍出版社, 1999.
양 력, 周易與中醫學, 북경, 북경과학기술출판사, 1992.
烟建華, 命門與命門學說硏究述評, 北京中醫藥大學學報, 1994; 17(1).
오 곤 외 8명, 新安醫籍叢刊, 安徽科學技術出版社, 1995.
王 琦, 中醫藏象學, 人民衛生出版社, 2004.
汪 昂, 醫方集解, 一中社, 1998.
喩嘉言, 醫門法律, 東南出版社, 1986.
윤길영, 동의학의 방법론 연구, 성보사, 1983.
李慶雨 譯, 編注譯解黃帝內經靈樞(1), 서울, 여강출판사, 2001.
李其忠, 關于三焦生理的文獻硏究, 上海中醫藥雜誌, 1992; (10).
이남구, (懸吐, 註釋)類經, 法仁文化社, 2006.
李中梓, 醫宗必讀, 台南, 綜合出版社, 1976.
李中梓, 醫宗必讀, 書苑堂, 1976.
李 梴, 編註醫學入門, 서울, 대성문화사, 1989.
林珮琴 編著, 類證治裁, 台北, 施風出版社, 1970.
張介賓, 景岳全書 上冊(岳峙樓藏本), 上海, 上海科學技術出版社, 1984.
張介賓 編著, 類經, 大星文化社, 1982.
張崇泉, 中華醫書集成, 中醫古籍出版社, 1999.
張隱庵・馬元臺 合註, 黃帝內經素問靈樞合編, 台北, 台聯國風出版社, 1997.
張慧芳・尹廣謙 主校, 薛氏醫案, 中國中醫葯出版社, 1997.

丁建國, 君相二火探微, 河南中醫, 1992; 12(3).
程士德. 中國醫藥匯海, 人民衛生出版社, 1982.
程自勉, "三焦", 實義考辨, 河南中醫, 1992; (1).
정호진, 비위와 명문을 중심으로 한 승강의 원동력에 관한 고찰, 경희대학교 대학원.
鄭洪新・李敬林 主編, 明淸名醫全書大成, 中國中醫葯出版社, 1999.
趙珍玉, 三焦瑣談, 中醫藥學報, 1991; (4).
周德生, 命門相火辨, 浙江中醫學院學報, 1992; 16(2).
重慶時中醫研究所, 三焦槪念의 檢討와 그 臨床上의 應用, 東洋醫學, 1982; 8(2).
陳士鐸, 辨證奇聞, 中醫古籍出版社, 1993.
陣士鐸, 外經, 대전, 주민출판사, 2004.
陳永萍 校注, 中醫古籍校注釋譯叢書, 學苑出版社, 1998.
蔡陸仙 編, 中國醫藥匯海, 新文豊出版, 1979.
編輯部, 試論三焦的微循環實質, 湖南中醫雜誌, 1993; 9(5).
何裕民, 中醫學導論, 上海中醫學院出版社, 1987.
何淸湖・周愼, 中華醫書集成, 中醫古籍出版社, 1999.
한동석, 우주변화의 원리, 서울, 대원출판사, 2006.
한상모 외, 동의학개론, 여강출판사, 1991.
한의학용어제정위원회, 표준한의학용어집, 서울, 대한한의학회・대한한의사협회, 2006.
許 浚, 東醫寶鑑, 서울, 남산당, 1990.
許 浚, 原色 東醫寶鑑, 서울, 南山堂, 1980.
洪元植 校合編纂, 精校 黃帝內經素問, 東洋醫學研究院, 1985.
洪元植 校合編纂, 精校 黃帝內經靈樞, 東洋醫學研究院, 1985.
홍원식 편저, 정교황제내경, 서울, 동양의학연구원 출판부, 1981.
황원어. 황원어11종의서 중 사성심원, 북경, 인민위생출판사, 1990.
黃帝內經.
欽定 四庫全書 子部 五醫家類, 大星文化社, 1995.
Gershon, Michael, The Second Brain(A Groundbreaking New Understanding of Nervous Disorders of the Stomach and Intestine), Harper Collins, 2000.
Ted J. Kaptchuk 저, 김영훈 옮김, 벽안의 의사가 본 동양의학, 서울, 가서원, 1992.

제 3 장

경락생리

제 3 장 경락생리

신홍묵

경락생리는 인체 氣血의 유주에 기초하여 생명현상을 연구하는 이론체계이다. 장부생리와 더불어 한의학의 중요한 지위를 점유하고 있다.

제 1 절 경락의 개념과 구성

1. 경락학설의 주요 개념

1) 經絡의 개념

經絡은 臟腑의 氣血의 운행통로이며 인체 육기의 항상성을 유지하는 생리체계이다. 그 유주와 분포에 근거하여 經脈과 絡脈으로 구분된다. 經脈은 氣血이 직행하는 간선으로 비교적 深層에 분포되어 있고, 絡脈은 經脈의 분지로 氣血의 운행이 간선에서 분리되어 횡행하는 經脈의 분지로 체표에 산포 한다.[1] 따라서 經絡은 인체를 그물망처럼 연락하여 전신 氣血의 운행과 분포를 인식하는 좌표가 된다.

---

1) 『黃帝內徑・靈樞・經脈篇』에서 "經脈十二者 伏行分肉之間 深而不見…… 諸脈之浮而常見者 皆絡脈也", "經脈者 常不可見也 其虛實也 以氣口知之 脈之見者 皆絡脈也", "經脈爲裏 支而橫者爲絡 絡之別者爲孫". 『醫門法律・絡脈論』, "絡者兜絡之意 卽十二經之外城也…… 稍大者在兪穴肌肉間 營氣所主外廓 繇是出諸皮毛 方爲小絡 方爲衛氣所主". 「靈樞・脈度篇」, "經脈爲裏 支而橫者爲絡 絡之別者爲孫". 『醫學入門・經穴起止篇』, "經徑也 徑直者爲經 經之支派旁出者爲絡". 『難經本義』, "直行者謂之經 旁出者謂之絡". 馬蒔曰, 經脈爲裏者 如手太陰肺經 自中腑至少商 乃直行之經在于裏 裏者卽上文之所謂經隧也 其支而橫者 卽如肺經有列缺穴 橫行手陽明大腸經者爲絡也 其絡之別者爲孫. 張志聰曰, 夫經脈內營于臟腑 外絡于形身 浮而見于皮膚者皆絡脈也.

2) 經絡의 인식

經絡의 인식은 순환하며 흐르는 기의 본질적인 것에 바탕을 두고 있다.[2] 기원전 7세기경의 『管子・水地篇』에 "물은 땅의 血氣로 마치 인체의 筋脈이 流通하는 것과 같다(水者地之血氣 如筋脈之通流者也)" 하고, 후한의 왕충이 『論衡』의 道虛篇에서 "血脈이 몸에 감추어 있는 것은 땅에 강이 흐르는 것과 같다"고 하였으며, 書虛篇에서 "천지에 백가지 하천이 있는 것은 또한 인간에게 혈맥이 있는 것과 같다"하고, 寒溫篇에서는 "물이 도랑에 있는 것과 氣가 몸에 있는 것은 진실로 하나이다"고 한 것은 經絡이 인체 기혈의 흐름을 파악하는 본질로서 水利的 인식에 입각하여 일반화 되어가고 있었다는 것을 엿보게 한다. 즉 經絡을 통한 인체 기혈의 흐름을 자연계의 하천에 비유하고 있다. 經絡論이 이러한 수리공학적 발상에서 유래하였을 가능성은 「靈樞・經水篇」의 "十二經脈은 外로 十二經水에 상합하고 內로 五臟六腑에 屬한다"는 十二經水와 十二經脈의 類比에서도 엿볼 수 있다.[3]

이처럼 인체생리의 유지에 있어서 정상적인 기혈 소통의 중요성에 대한 인식으로서 經絡의 전제는 토지의 비옥과 생산의 풍요를 위하여 막힌 물길을 통하게 하고 홍수를 다스리는 등 灌漑나 담수량을 조절하는 治水에 상응하는 생명관이다.[4] 즉 內經醫學에서 생리의 메카니즘으로서 기혈의 운행은 생명활동의 절대적 조건이었으며, 기혈의 운행을 매개하는 통로로서 經絡이 전제되어야 했다. 이러한 經絡 개념의 도입과 완성은 서양의 해부생리학에 해당하는 주목해야 할 내용이다.

3) 經絡의 의의

經絡學은 첫째, 거시적으로 사람과 자연의 氣交를 매개하는 天人相應의 생명관을 구축하였으며,[5] 臟腑와 皮膚・肌肉・筋骨・肢節 등 전신의 조직・기관을 밀접하게 연계하여 유기체로서 인체의 전면적 인식을 가능케 하였다. 둘째, 인체의 생리・병리・진단・치료・방제의 중요한 관건이 됨을 「靈樞・經別篇」에서 "十二經脈者 人之所以生 病之所以成 人之所以治 病之所以起 學之所始 工之所止"라 하고, 「靈樞・經脈篇」

---

2) 「靈樞・脈度篇」, "氣之不得無行也 如水之流 如日月之行不休 故陰脈榮其臟 陽脈榮其腑 如環之無端…… 其流溢之氣 內漑五臟 外濡腠理".

3) 「靈樞・經水篇」, "經脈十二者 外合于十二經水 而內屬于五臟六腑".

4) 經絡의 기혈운행은 시내나 도랑의 물의 흐름에 비유되는데, 『醫述』에서 "人身有經 有絡 有孫絡 氣血由脾胃而滲入孫絡 由孫絡而滲入各經大絡 而入十二經 譬之溝澗之水流入溪 溪之水流入江河也 溝澗溪流有盈有涸 至于江河則古今如一 永無乾涸 若有乾涸 則人物消滅盡矣 中風偏枯之疾 一邊不知痛痒 而不死者 以其孫絡 大絡爲邪氣壅塞 血氣不能周流故也 然十二經中之元氣 猶周流不息 是以久延不死"라 하였다.

5) 「靈樞・經別篇」, "十二經脈者 此五臟六腑之所以應天道".

에서는 "經脈者 所以能決死生 處百病 調虛實 不可不通"이라 하였다. 특히 병리나 치료에 있어서 鍼灸나 方藥을 통한 經絡의 氣血 소통의 중요성을 『吳醫匯講』에서 "周身氣血 無不貫通 故古人用針通其外 由外及內 以和氣血 用藥通其裏 由內及外 以和氣血 至于通則不痛 痛則不通"이라 하였고, 『醫論 · 三十篇』에서 "故治病以理氣爲先 而用藥以通絡爲主 盖人之經絡不通 則轉輸不捷 藥不能盡其功 瀉劑之通絡不待言 而補劑如四君子必用茯笭 四物必用川芎 六味地黃必用丹皮 澤瀉 皆通爲補"라 하였다.

2. 경락학설의 형성과 발전

1) 經絡의 유래

經絡의 由來는 첫째 點에서 線으로 발전한 관점과, 둘째 經絡의 路線을 먼저 인식한 후에 穴位가 定해졌다는 線에서 點으로의 관점이 있다.

(1) 點에서 線으로의 발전

古代의 의가들은 장기간에 걸친 의료경험을 통하여 체표상의 治療效果가 있는 '點[穴位]'을 파악하고, 이들 穴位의 자극을 통하여 鍼感이 특정한 부위로 전달되는 感傳現象을 인식하였다. 「靈樞 · 邪氣藏府病形篇」의 "中氣穴 則針游於巷"은 바로 鍼刺의 感傳現象을 지적한 것으로, 氣穴은 穴位를 지칭하고 巷은 鍼感傳導의 路線을 말한다.

이러한 穴位와 感傳現象에 기초하여 일정한 點을 연결한 일련의 線으로부터 경락을 인식하였는데, 이것이 點에서 線으로 발전한 經絡의 유래이다.

(2) 線에서 點으로의 발전

經絡의 感傳現象을 먼저 인식한 후에 치료작용이 있는 穴位가 定해 졌다는 線에서 點으로의 관점으로 『陰陽十一脈灸經』과 『足臂十一脈灸經』의 "由感傳現象開始 逐漸發展到穴位"에 의하여 그 가능성이 인정되고 있다.

다시 말하면 按摩 · 鍼灸 등의 치료과정 중에 나타나는 體表上의 感傳現象을 통하여 일정한 경로를 설정하고, 이 경로에 장기간의 임상경험을 통하여 축적된 체표의 反應點들을 分類, 歸納함으로써 경락이 형성되었다는 說이다.

2) 經絡學說의 형성

經絡學의 형성은 오랜 의료실천을 통하여 체표의 反應點과 感傳現象의 체험, 穴位

의 主治性能의 概括, 당시에 관찰할 수 있었던 일정한 해부・생리지식의 결합이 그 이론적 기초가 되었다.

(1) 反應點과 感傳現象의 歸納

臨床經驗 및 鍼刺治療시에 나타나는 체표의 反應點과 放射性 感覺은 經絡學說의 成立에 일정한 영향을 미쳤다.

古代의 의가들은 內臟 혹은 어떤 부위에 病이 발생하면 체표의 일정부위에 壓痛이나 反應點이 나타나기도 하고, 그 부위를 누르면 疼痛이 緩和을 발견하였다. 또 反應點에 鍼 자극을 가하면 酸・痲・重・脹의 感覺이 일정한 경로로 放散된다는 感傳現象을 발견하였다. 나아가 이러한 鍼 자극이 內臟疾患을 치료할 수 있음을 관찰하게 되었고, 또 按摩・氣功에 의한 脈氣의 運行을 통하여 체내의 복잡하고 다양한 연계통로의 존재를 인식함으로써 經絡의 '內連臟腑 外絡肢節' 개념을 형성하였다.

(2) 穴位의 主治性能의 總括

일상생활 중 신체의 어느 부위가 우연히 부딪치거나 손상되었을 때 어떤 질병이 완화 혹은 治愈되고, 또 신체 부위의 불쾌한 감각이 손으로 문지르거나 눌러서 경쾌해지는 것을 경험하였다. 이로부터 體表 어떤 부위의 치료 작용에 대하여 일정한 인식을 가지게 되었고 이를 穴位라 칭하였다.

그 후 반복되는 의료경험에서 새로운 穴位가 발견되고, 동시에 치료할 수 있는 病症의 지식도 점차 확대되어 穴位의 작용에 대한 인식이 깊어졌다. 더우기 疾病을 치료하기 위하여 의식적으로 체표의 특정 부위를 刺戟함으로써 穴位의 主治性能에 대한 知識이 풍부해지고, 穴位의 主治를 분류하여 기본적으로 主治의 性能이 동일한 穴位가 어느 부위상에 系統的으로 분포되어 있음을 발견하였다.

(3) 解剖・生理知識의 綜合

經絡이 형성된 또 다른 하나는 인체의 해부와 생리현상을 관찰한 결과이다. 『黃帝內經』의 記載를 살펴보면 「靈樞・經水篇」의 "其臟之堅脆 腑之大小 穀之多少 脈之長短 血之淸濁 氣之多少 皆有大數", 「靈樞・經脈篇」의 "經脈十二者 伏行分肉之間 深而不見…… 諸脈之浮而常見者 皆絡脈也" 및 「靈樞・本藏篇」의 "經脈者 行血氣而營陰陽"의 論述로부터 解剖・生理知識은 經絡의 형성에 상당한 영향을 미쳤음을 알 수 있다.

3) 經絡學說의 발전

經絡學說은 오랜 역사적 시기를 거쳐서 발전하였는데 1973年 長沙부근의 馬王堆漢墓에서 發掘된 醫學資料가 이 점을 실증하였다.

經絡학설의 발전은 ① 萌芽期 ② 定型과 發展期 ③ 經絡實質의 硏究期로 나누어 설명할 수 있다.

(1) 萌芽期

經絡學說이 어느 시기에 發現되었는지는 醫史資料 中에 명확한 記載가 없어서 알 수는 없으나, 현존하는 최고의 의서인『黃帝內經』에 이미 그 기본 定型이 있었다. 이로 볼 때『黃帝內經』이전을 經絡學說의 萌芽期로 간주할 수 있다.

이 시기에는 경락의 개념과 그 모형이 발생하였으며 대표적 저작으로 1973년 長沙부근의 馬王堆 漢墓에서 出土된『足臂十一脈灸經』(以下『足臂』)과『陰陽十一脈灸經』(以下『陰陽』)의 經脈學書가 있다. 이는 초기 경락의 모형을 보유하고 있어 침구학 발전사의 귀중한 자료를 제공하고 있다.

『足臂』와『陰陽』은 十一脈에 관한 記述로 十一條의 名稱, 起始点·終止点, 走行路線의 部位 및 治病과 生病을 言及하였다. 이것은「靈樞·經脈篇」의 十二經脈 내용과 매우 유사하나 다른 내용도 있고,「靈樞·經脈篇」에 비하여 간략화 되어 있다. 이러한 사실은『足臂』와『陰陽』이「靈樞·經脈篇」으로 발전하는 초기단계의 경락학설임을 시사하는 것으로 名稱, 流注, 疾病의 분류를 요약하면 다음과 같다.

① 經脈의 名稱

명칭은 기본적으로 手足과 陰陽을 구분하였는데, 手脈을 臂로 稱하였다. 脈의 수는 手厥陰(臂厥陰)이 缺乏된『足臂』와『陰陽』의 十一脈으로 되어 있다.

『足臂』의 명칭은 足의 足泰陽温·足少陽温·足陽明温·足少陰温·足泰陰温·足卷(厥)陰温과 臂의 臂泰陽温·臂少陽温·臂陽明温·臂少陰温·臂泰陰温의 十一脈이다.

『陰陽』의 명칭은 足의 鉅陽脈·少陽脈·陽明脈·太陰脈·厥陰脈·少陰脈과 手의 肩脈·耳脈·齒脈·臂鉅陰脈·臂少陰脈의 十一脈이었다. 특히 手三陽經을 齒脈(手陽明經), 肩脈(手太陽經), 耳脈(手少陽經)이라 하여 陰陽의 개념이 없는 소박한 해부학적 명칭으로 記錄하였다.

② 순행과 장부배속

經脈의 流注는 『足臂』가 四肢末端에서 軀幹을 向하는 向心性 순행으로 되어있으며, 『陰陽』은 肩脈이 頭(耳後)에서 手, 太陰脈이 胃에서 足으로 走行하는 원심성이고 나머지는 四肢의 말단에서 몸통으로 순행하는 向心性의 순행을 나타내고 있다.

한편 『陰陽』과 『足臂』는 經과 經 사이의 聯繫나 兪穴의 名稱 및 『黃帝內經』에서와 같은 '如環無端'의 循環槪念이 없다.

十一脈 中 四條의 脈[6]만이 臟腑와 연계하고 있으며, 이 중 少陰脈이 腎과 연계되었다는 것 외에는 「靈樞 · 經脈篇」의 장부배속과 상이하다. 手足, 陰陽, 臟腑의 연계는 「靈樞 · 經脈篇」에서 체계화 되었다.

③ 병증의 기재

두 자료에는 모두 각 脈의 疾病이 記載되어 있으나 『黃帝內經』와 비교하면 간략하다.

『足臂』는 각 脈의 병증을 기재하고, 치료로서 灸法의 적용을 제시하여 최초에 『足臂』가 灸法의 지침서임을 시사 하는 것으로 생각된다. 그러나 『陰陽』에서와 같은 病狀의 분류는 없다.

『陰陽』에서는 各 脈의 病狀을 '是動則病'과 '其所產病'으로 분류하여 기재하고 있으며 治法은 제시하지 않았다.[7]

이로 볼 때 『足臂』와 『陰陽』은 최초의 經脈學 전문서일 뿐 아니라 灸療法書로 鍼灸學 발전사의 귀중한 典據를 제공해 주며, 비록 유기적 總體觀이 부족하였지만 초기 經絡의 模型을 保有하고 있다.

(2) 定型과 發展期

『黃帝內經』에서 經絡學說이 定型化되고 이후 역대에 걸쳐 많은 발전이 있었다.

① 『黃帝內經』에서의 經絡學說의 체계화

가. 鍼灸理論과 방법을 논술하고 있다. 그중 有關 經絡學說은 16여 편에 걸쳐 十二經脈, 奇經八脈, 十二經別, 十五絡脈, 十二經筋, 十二皮部 및 孫絡 等의 구체적

---

6) 『足臂』의 足少陰溫이 肝, 臂太陰溫이 心 및 『陰陽』의 太陰脈이 胃, 少陰脈이 腎에 연계하고 있다.

7) 『足臂』의 臂少陽脈의 병증을 보면 "其病 產聾 □痛 諸病此物者 皆灸臂少陽之脈"이라 하였고, 『陰陽』의 耳脈을 보면 "是動則病 耳聾 渾渾淳淳 嗌腫, 是耳脈主治其所產病 目外眦痛 頰 耳聾 爲三病"으로 기재하였다.

인 經絡의 내용을 제시하였다.

나. 經絡과 臟腑의 相互聯繫 이론을 제시하였다.

다. 穴의 개념을 명확히 제시하였다. '穴' 字를 이용하여 會, 節, 井, 滎, 兪, 經, 合 等의 명칭을 통일하였다.

라. 鍼刺의 關鍵을 제시하였다. 「靈樞 · 邪氣臟腑病形篇」에 "刺此者 必中氣穴 無中肉節 中氣穴則針游于巷 中肉節則皮膚痛"이라 하여 鍼感을 발생시키려면 반드시 氣穴[兪穴]을 刺하여야 하며, 鍼感의 有無 및 强弱이 疾病의 치료효과와 밀접한 관계가 있음을 설명하였다.

마. 十二經이 循環하는 動態의 개념을 제시하였다.

② 『黃帝內經』 이후 經絡學說의 발전

『黃帝內經』 이후 經絡學說에 대한 歷代의 일정한 보충과 발전이 있었으며 그 내용은 아래와 같다.

가. 秦越人의 이름으로 著作된 『難經 · 66難』에서 '腎間動氣'는 脈氣가 產生되는 根源이 됨을 제시하였고, 命門의 元氣는 經絡이 기능을 발휘하는 근본이 됨을 설명하였다. 동시에 55難에서 臟 · 腑 · 氣 · 血 · 筋 · 脈 · 骨 · 髓의 精氣가 모이는 8개의 會穴[8]이 鍼灸臨床에 대하여 일정한 가치가 있음을 제시하였다. 또한 十二經皆有動脈이나 獨取寸口의 脈診방법을 闡明하고 많은 脈象을 설명하여 후세 脈學발전의 기초가 되었다.

나. 後漢 『傷寒論』에서는 十二經 中 手足同名經을 合하여 六經으로 臟腑의 기화를 해석하고 六經辨證法의 운용을 臨床의 지침으로 삼았다. 동시에 陰 · 陽 · 表 · 裏 · 寒 · 熱 · 虛 · 實의 八綱辨證 規律을 제시하여, 후세 臨床 各科에 있어서 診斷의 기초가 되었다.

다. 晉代 『鍼灸甲乙經』에서는 十二經絡의 支別에 대하여 상세히 설명하고, 당시 兪穴의 總數와 部位를 정리 · 개정하였다. 아울러 穴位의 鍼刺深度 및 主治病症을 기술하여 鍼灸臨床의 應用에 經絡學說을 중요한 근거로 삼았다.

『脈經』은 脈診에 관한 최초의 전문서로서 다양한 脈象을 記述하여 각종의 脈象이 主하는 疾病을 論述하였는데, 晉代 以前의 切脈에 대한 經驗을 總括하고

---

8) 「45難」, "經言八會者 何也 然腑會太倉 臟會季脇 筋會陽陵泉 髓會絶骨 血會膈兪 骨會大杼 脈會太淵 氣會三焦外一直兩乳內也野 熱病在內者 取其會之氣血也".

있다. 이는 四診中 切診의 基礎를 定한 것이며 經絡學說을 診斷方面에 발전시킨 것이다.

라. 隋代『黃帝內經明堂』에서는 經絡穴位圖를 제작하고 전신의 穴位를 經絡路線에 歸屬시켰다.

마. 唐代『千金方』과『外台秘要』에서는 六經에 대하여 出入輸注의 요점을 보충하였다.『千金方』에서는 阿是穴의 取穴法과 應用이 提起되어 鍼灸의 穴位範圍를 확대시켰으며, 이는 經絡學說 中에서 유관한 絡脈, 經筋 및 皮部 등의 이론을 구체적으로 응용한 것이다.

바. 宋代『新鑄銅人兪穴鍼灸圖經』과『鍼灸資生經』에서는 十二經脈과 奇經八脈의 任脈과 督脈을 같이 나열하여 十四經을 형성하고, 동시에 몇몇 새로운 穴位를 추가하였다.

사. 元代『十四經發揮』에서는 十四經脈의 分布部位와 循行路線에 대하여 고증 분석하였고, 氣血의 經絡循行 원리에 대하여 새로운 해석을 하였다.『珍珠囊』에서는 藥物의 主治性能을 分析하여 各經의 證候群에 歸屬킨 '藥物歸經'의 개념을 제시하였다.

아. 明代『奇經八脈考』에서는 奇經의 循行部位, 奇經과 十二經脈이 相通하는 경로, 奇經의 작용 및 그 所主病候를 闡明하였다.『鍼灸大成』에서는 歷代의 經絡과 유관한 鍼灸治療의 자료를 수집하고 針灸方面에 있어서 經絡學說의 응용을 비교적 상세히 논술하였다.

자. 淸代『經脈圖考』에서는 인체 骨格의 部位로 穴位의 位置를 考證하여 摸骨取穴(뼈를 짚어서 취혈하는 방법)의 方法을 제시함으로써 穴位를 定하는데 비교적 명확한 지표가 되었다.『圖書集成 · 醫部全錄』에서는 經絡과 유관한 歷代醫家의 論述을 收集하여 싣고 있는데, 내용이 비교적 풍부한 참고서이다.

이상에서『黃帝內經』으로부터『圖書集成』에 이르는 약 二千餘 年의 기간이 經絡學說의 形成과 發展期로 그 내용이 끊임없이 풍부해지고 발전하였다.

(3) 經絡實質의 硏究期

근래 國內外에서 經絡의 實質에 대하여 一系列의 연구가 진행되고 있다. 經絡實質에 대한 각 방면의 討議와 硏究의 주요 내용을 槪括하면 다음과 같다.

가. 經絡의 각종 自發的 可見的 經絡現象에 대한 연구
나. 循經感傳에 대한 연구
다. 각종 객관적인 經絡現象에 대한 연구
라. 經絡形態學 방면에 대한 연구
마. 經穴의 相對特異性에 대한 연구
바. 經絡과 인체의 構造關係에 대한 연구
사. 經絡과 神經體液關係에 대한 연구
아. 經絡의 六經 氣化調節에 대한 연구
자. 有關 經絡學說외 其他方面에 대한 연구 등이다.

이처럼 經絡의 實質問題와 관련하여 많은 학자들이 각자의 觀点을 제시하였으나, 經絡의 實質이 비교적 광범위하고 내용이 복잡한 면을 감안하여 볼 때, 앞으로 이에 대한 전문적인 토론과 연구가 기대된다.

제 2 절 경락의 운용과 작용

1. 생리적 운용

經絡은 氣血의 運輸를 통하여 전신을 소통·연계하고, 장부의 생리활동과 인체의 陰陽을 조절한다.

1) 聯絡作用

經絡은 인체의 內外·表裏·上下를 소통하고 五臟·六腑·五官·四肢·골격 및 皮肉을 밀접하게 연계함으로써 인체의 전면적 인식과 생체기능의 유기적 통일성을 가능케 한다.

十二經脈은 內로 五臟六腑에 屬하고 外部로 肢節을 연락하여 臟腑와 四肢를 연계하고, 五臟과 五官을 연계 한다.[9] 또 臟과 腑를 屬絡하여 臟腑의 表裏關係를 강화하

9)『黃帝內徑·素問·海論篇』, "夫十二經脈者 內屬于臟腑 外絡于肢節". 「靈樞·脈度篇」, "故肺氣通於鼻 肺和則鼻能知香臭矣, 心氣通於舌 心和 則舌能知五味矣, 肝氣通於目 肝和則目能辨五色矣, 脾氣通於口 脾和則口能知五穀矣, 腎氣通於耳 腎和則耳能聞五音矣".

는데, 陰經은 臟에 屬하고 表裏의 腑를 연락하며 陽經은 腑에 歸屬하고 表裏의 臟을 연락한다. 예를 들면 心經은 心에 屬하고 小腸을 연락하며 그 絡脈은 上行하여 舌本에 이어지고, 肝經은 肝에 屬하고 膽을 연락하며 上行하여 目系와 相連한다. 胃經은 胃에 屬하고 脾를 연락하며 위로 口唇과 相連한다.

2) 運輸・調節作用

經絡은 氣血의 운행과 조절을 통하여 장부조직을 영양하고, 체내 陰陽의 상대적 평형을 유지한다.[10)]

3) 傳道作用

經絡은 鍼을 놓을 때 발생하는 酸・痲・重・脹의 감각을 經絡의 분포 경로를 따라 傳導・放散하는데, 이를 經絡의 感傳現象이라 한다. 刺鍼 時에 발생하는 酸, 痲, 重, 脹의 감각을 得氣 혹 氣至라 한다.

4) 防衛作用

經絡은 衛氣의 산포를 통하여 外邪의 침습을 방어한다.

5) 天人相應의 관계유지

人體는 經絡을 매개로 氣交를 通하여 자연과 상통 상응의 관계에 있다. 이로 말미암아 인체는 자연과 밀접한 관계로 정상적인 생명현상을 유지한다. 곧 「靈樞・經別篇」에서 "人之合于天道也…… 十二經脈者 此五臟六腑以應天道"라 하여 經脈이 인체와 자연의 상응 관계 매개를 설명하였다.

2. 병리적 운용

1) 反映作用

經絡은 인체의 병리변화를 反映한다. 五臟의 질병은 해당 經脈의 12原穴에 반영되

10) 『難經・23難』, "經脈者 行血氣而通陰陽 以榮於身者也". 「靈樞・本臟篇」, "經脈者 所以行血氣而營陰陽 濡筋骨 利關節者也". 「靈樞・邪客篇」, "營氣者泌其津液 注之於脈化以爲血 以榮四末 內注五臟六腑". 「靈樞・經水篇」, "五臟者 合神氣魂魄而藏之 六腑者受穀而行之 經脈者 受血而營之". 「靈樞・經脈篇」, "經脈者 所以能決死生 處百病 調虛實 不可不通".

고,[11] 經絡의 연계에 의하여 상응하는 八虛의 부위에 나타난다. 이에 「靈樞 · 邪客篇」에서는 八虛로 五臟을 살필 수 있는데, "肺와 心에 邪氣가 있으면 그 邪氣가 兩肘에 留住하고; 肝에 邪氣가 있으면 그 邪氣가 兩腋에 留住하며; 脾에 邪氣가 있으면 그 邪氣가 兩髀에 留住하고; 腎에 邪氣가 있으면 그 邪氣가 兩膕에 留住하는데, 이곳에 邪氣가 머물러 經絡이 손상되면 관절의 굴신이 불리하여 拘攣의 病이 발생 한다"고 하였다.[12]

또한 大腸經病의 齒痛, 鼻衄; 胃經病의 口喎, 唇胗; 脾經病의 舌本强痛; 心經病의 目黃; 小腸經病의 耳聾, 目黃 역시 臟腑의 병변이 經絡의 연계에 의하여 五官에 반영되는 예이다. 이 외에 臟腑의 병변이 그 經絡의 순행 · 분포부위에 나타나는 예로는 肝이 病들면 양쪽의 脇下가 아프고 少腹이 당기며, 心이 病들면 양 팔뚝의 內側이 아프고, 脾病은 腹滿하고, 肺病은 肩背가 아프며 腎病은 大腹 · 小腹이 아프다. 小腸病은 小腹이 아프고 耳前에 熱이 나며, 膀胱病은 肩上에 熱이 나고 아프다.[13] 肺經病의 臑臂內前廉痛厥, 大腸經病의 大指次指의 疼痛과 不用, 胃經病의 氣街 · 股 · 伏兎 · 骭外廉 · 足跗의 疼痛, 中指不用 및 12經筋의 病候 역시 經絡의 순행과 분포와 관련한 병변의 반영이다.

2) 傳導作用

經絡은 病邪의 表에서 裏, 裏에서 表로의 傳變을 매개한다. 일반적으로 外感의 邪氣가 皮膚를 침범하면 孫絡과 絡脈을 거쳐 經脈으로 深入하여 內臟에 전하여지고,[14] 內傷의 병변은 經脈으로부터 다른 臟腑로 傳導되거나 絡脈, 孫絡을 통하여 체표로 전이된다. 이를 病邪의 '傳變' 혹은 '傳經'이라 칭한다.

『傷寒論』에서의 太陽病이 少陽病 혹은 陽明病으로 傳變하거나, 표리의 관계에 있는 少陰病으로 변하는 六經病의 傳變은 經絡의 병리적 傳導作用이다.

---

11) 「靈樞 · 九鍼十二原篇」에 "五臟有疾也 應出十二原"이라 하였다. 十二原은 肺經의 左右 太淵 2穴, 心經의 左右 大陵 2穴, 肝經의 左右 太衝 2穴, 脾經의 左右 太白 2穴, 腎經의 左右 太谿 2穴과 膏之原인 鳩尾, 肓之原인 脖胦(일명 下氣海, 下肓)의 12原穴을 말한다. 膏者臟腑之肓膜 肓者腸胃之募原.

12) 八虛는 兩肘, 兩腋, 兩髀, 兩膕의 8곳으로 五臟의 虛를 살필 수 있는 곳이다. 「靈樞 · 邪客篇」, "肺心有邪 其氣有于兩肘 肝有邪 其氣有于兩腋 脾有邪 其氣有于兩髀 腎有邪 其氣有于兩膕 凡此八虛者 皆氣關之室 眞氣之所過 血絡之所游 邪氣惡血 固不得住留 住留則傷經絡 骨節氣關不得屈伸 故病攣也".

13) 「素問 · 臟氣法時論」, "肝病者 兩脇下痛 引少腹; 心病者…… 兩臂內痛; 脾病者…… 腹滿; 肺病者…… 肩背痛……; 腎病者…… 大腹小腹痛……". 「靈樞 · 邪氣臟腑病形篇」, "小腸病者 小腹痛…… 當耳前熱; 膀胱病者…… 肩上熱"은 臟腑의 병변이 經絡의 분포하는 부위에 반영됨을 설명한 것이다.

14) 「素問 · 繆刺論」, "邪之客於人也 必先舍於皮毛 留而不去 入舍於孫脈 留而不去 入舍於絡脈 留而不去 入舍於經脈 內連五臟 散於腸胃 陰陽俱感 五臟乃傷 散于腸胃".

3) 經氣의 厥逆과 終絶

經氣의 厥逆은 經氣가 역행함을 말한다. 經氣가 厥逆하면 營衛가 막히고 氣血이 정상적으로 운행하지 못하여 經脈의 순행부위와 소속 臟腑의 병변을 초래한다.

『黃帝內徑・素問・厥論』에서는 經氣의 厥逆으로 인한 증상과 병태를 足六經의 분포에 기초하여 상세하게 기술하고 있으며,[15] 「靈樞・經脈篇」에서는 肺經과 心經의 厥證을 臂厥, 胃經의 厥證을 骭厥, 膽經의 厥證을 陽厥, 膀胱經의 厥證을 踝厥, 腎經의 厥證을 骨厥이라 하였다.

「靈樞・經脈篇」과 「素問・診要經絡論」에서는 五臟의 經氣의 枯竭이나 終絶로 인한 병변의 특징과 예후를 설명하고 있다. 예를 들어 手少陰의 氣가 絶하면 脈이 不通하고 脈이 不通하면 血이 不流하고 血이 不流하면 髦色이 윤택하지 못하고 얼굴이 마치 옻을 칠한 것처럼 검게 되는데, 이는 血이 先死한 것이다. 太陽經의 經氣가 끊어지려할 때에는 눈을 치켜뜨고(戴眼), 몸이 활처럼 휘고(角弓反張), 사지의 근맥이 땅기거나 늘어지며(瘛瘲), 얼굴이 창백하고, 絶汗이 나는데 絶汗이 나면 죽는다.[16]

3. 진단적 운용

經絡에 대한 전면적 인식은 인체의 질병을 진단하는 중요한 기초가 된다. 이에 「靈樞・衛氣篇」에 "能別陰陽十二經者 知病之所生"이라 하였다.

1) 經絡의 연계와 진단

經脈의 腧穴과 經絡의 연계는 진단의 중요한 단서가 된다. 12原穴은 五臟의 질병을 반영하므로 진단에 응용할 수 있으며,[17] 임상에서 心火上炎으로 인한 舌部赤痛, 肝火上炎으로 인한 兩眼紅赤, 腎氣虛陷으로 인한 耳無所聞, 肺氣壅阻로 인한 鼻塞不通은 五臟의 병변이 經絡의 연계에 의하여 해당 부위에 반영되는 것으로 진단에 중요한 의

---

15) 「素問・厥論」, "願聞六經脈之厥狀病能也 岐伯曰 巨陽之厥 則腫首頭重 足不能行 發爲 眴卜 陽明之厥 則癲疾欲走乎 腹滿不得臥 面赤而熱 妄見而妄言 少陽之厥肢 則暴聾頰腫而熱 脇痛 骱不可以運 太陰之厥 則腹滿䐜脹 後不利 不欲食 食則嘔 不得臥 少陰之厥 口乾溺赤 腹滿 心痛 厥陰之厥 少腹腫痛 腹脹涇溲不利 好臥屈膝 陰縮腫 骱內熱".

16) 「靈樞・經脈篇」, "手太陰氣絶則皮毛焦 太陰者 行氣溫手于皮毛者也…… 少陰氣絶則脈不通 少陰者 心脈也 心者脈之合也 脈不通則血不流 血不流則髦色不澤 故其面黑如漆柴者 血先死……". 「素問・診要經絡論」, "十二經之終奈何? 岐伯曰 太陽之脈其終也 戴眼反折瘛瘲 其色白 絶汗乃出 出則死矣 少陰終者 耳聾百節皆縱 目環絶系".

17) 「靈樞・九鍼十二原」, "五臟有疾也 應出十二原 十二原各有所出 明知其原 覩其應 而知五臟之害矣".

의가 있다. 특히 內臟의 질환이 體表의 특정 부위에 반영되는 過敏點은 진단이나 침구치료의 穴位로서 의미가 있는데, 충수염의 환자에게서 上巨虛의 穴位에 나타나는 과민현상이 그 일례이다.

2) 經絡의 분포와 진단

經絡의 분포에 대한 정확한 이해는 변증의 기초가 된다. 陽明經은 얼굴의 前面에 분포하므로 前頭痛은 陽明頭痛에 속한다. 太陽經은 목덜미에 분포하므로 後頭痛은 太陽頭痛에 속한다. 少陽經은 頭部의 兩側에 분포하므로 偏側頭痛은 少陽頭痛에 속한다. 「靈樞 · 官能篇」에서는 "五臟六腑의 병변은 그 아픈 부위와 얼굴의 左右上下의 顔色을 살펴서 그 질병의 寒溫의 속성과 어느 經脈에 병이 존재하는가를 알 수 있다"고 하여 經脈의 분포와 관련한 臟腑의 병변의 진단을 설명하였다.[18)]

한편 絡脈이 분포하는 부위의 色澤과 관련하여 魚際 부위의 絡脈이 청색을 띠면 胃中의 寒을 나타내고, 胃中에 熱이 있으면 魚際 부위의 絡脈이 赤色을 띠며, 邪氣가 오랫동안 머물러 痹症이 발생하면 魚際 부위의 絡脈이 갑자기 흑색을 띠는 등 진단의 근거가 된다.[19)] 絡脈에 邪氣가 침습하면 痿病이 발생하고 심하면 中風의 偏枯證을 유발한다. 또 絡脈은 陽絡과 陰絡으로 구분되어 陽絡이 손상되면 血이 상부로 넘쳐 코피가 나고, 陰絡이 손상되면 血이 內溢하여 대변출혈이 나타난다.[20)] 이외 해당 絡脈의 유주 · 분포 부위에 출현하는 皮下硬結, 隆起, 함몰의 병변에 대한 인식이 있다.

3) 脈診

脈診의 三部九候診, 人迎氣口診,[21)] 手太陰肺經의 脈動인 寸口(氣口 혹 脈口)診은 經絡學說을 기초로 하고 있다. 기타 絡脈의 색택과 형상을 관찰하여 질병을 진단하는 皮膚絡脈의 診法 역시 經絡學說에 근거하고 있다.[22)]

---

18) 「靈樞 · 官能篇」, "五臟六腑 察其所痛 左右上下 知其寒溫 何經所在 審皮膚之寒溫滑澁 知其所苦".

19) 「靈樞 · 經脈篇」에서는 "凡診絡脈 脈色青則寒且痛 赤則有熱 胃中寒 水魚之絡多淸矣 胃中有熱 魚際絡赤 其暴黑者 留久痹也 其有赤有黑有青者 寒熱氣也 其青短者 少氣也"라 하여 絡脈의 색태에 의한 변증을 제시하였다.

20) 「靈樞 · 百病始生篇」, "陽絡傷則血外溢 血外溢則衄血 陰絡傷則血內溢 血內溢則後血". 張志聰曰, 絡脈者 卽臟腑所出血氣之別絡也 陽絡者 上行之絡脈 傷則血外溢于上而爲衄 陰絡者 下行之絡脈 傷則血內溢而爲後血. 葉天士는 "大凡邪中于經爲痺 邪中于絡爲痿"라 하여 經脈과 絡脈의 병변을 구별하였다.

21) 『脈經』에 왼쪽 손의 寸口脈을 人迎이라 하고, 오른쪽의 氣口라 하였다. 또한 人迎은 結喉 양쪽의 1.5寸 떨어진 경동맥의 박동 부위를 말하는데 足陽明胃經에 속한다.

22) 「靈樞 · 經脈篇」의 "凡診絡脈 脈色青則寒且痛 赤則有熱 胃中寒手魚之絡多青矣 胃中熱 魚際絡赤 其暴黑者 久留痺也"는 絡脈의 색태에 의한 진단을 설명하고 있다.

4. 치료적 운용

經絡學說은 針灸, 湯藥, 氣功, 按摩 등의 치료방법에 있어서 강령이 된다.

1) 鍼灸治療의 응용

① 각 經의 질병은 本經 특유의 증후[是動所生病]를 나타내므로 해당 經絡의 循經取穴이 기본이 된다.

② 鍼刺法에 있어서 經絡 분포의 상호 교차적 정황에 근거한 左病刺右, 右病刺左의 巨刺나 繆刺의 치료 방법[23]이 있다. 예를 들면 足陽明胃經은 承漿穴에서 左右가 교회하므로 左側의 口眼喎斜는 右側의 頰車穴, 四白穴을 刺하고, 반대로 右側의 口眼喎斜는 左側의 頰車穴, 四白穴을 刺鍼한다. 또 경락의 傳道에 의한 外而治內病의 치료가 있다.

③ 삼릉침을 사용한 刺絡療法은 經絡學說의 침구치료에의 응용이다.

2) 用藥의 응용

약물의 효능이나 반응이 특정 經脈에 작용한다는 歸經學說이나 치료에 있어서 해당 經에 작용하는 약물을 응용하는 引經藥의 사용은 經絡學說의 구체적 운용이다. 예를 들어 傷寒의 太陽病은 마땅히 太陽經으로 歸經하는 麻黃, 桂枝를 응용하면 치료가 우월하고, 少陽病은 少陽經에 작용하는 처방인 小柴胡湯으로 치료한다. 만약 병이 少陽經에 있는데 陽明經의 약물을 응용하면 병을 치료 할 수 없을 뿐 아니라 상반작용을 일으킬 수 있다. 또 病情이 복잡할 때는 비록 多經의 약물을 채용하지만 그 원칙은 經絡學說에 근거하고 있다.

제 3 절 경락계통의 구성

經絡系統은 인체 氣血의 운행·분포를 인식하는 좌표로서 經脈, 絡脈 및 連屬部分으로 구성되어 있다. 그 주요 내용은 표 3-1과 같다.

---

23) 고대 鍼刺法의 하나로 인체의 어느 한쪽에 병이 있으면 반대쪽의 經穴을 취하여 치료하는 방법이다. 巨刺는 經에 刺鍼하고 繆刺는 絡을 刺鍼한다.

<표 3-1> 經絡系統의 구성

- 經絡
  - 經脈
    - 十二經脈: 經絡의 主體로 縱行하는 幹線
    - 奇經八脈: 十二經에 속하지 않고 別道를 奇行하는 經脈
    - 十二經別: 十二經脈에서 별도로 순행하는 正經
    - 氣血運行의 주요부분
  - 絡脈
    - 十五絡脈: 十二經脈과 任脈, 督脈의 別絡 및 脾의 大絡
    - 孫　　絡: 絡脈의 細小한 分支
    - 浮　　絡: 體表에 浮現하는 孫絡
    - 血　　絡: 皮膚上에 露出된 細小한 血管
    - 全身을 網羅
  - 連屬
    - 外連
      - 十二經筋: 十二經脈의 순행부위에 분포된 근육의 총칭
      - 十二皮膚: 十二經脈의 분포 구역
    - 內屬 — 臟腑: 經脈의 屬絡
    - 經氣의 濡養을 받는 부분

1. 十二經脈

12經脈은 經絡系統의 주제로 手足의 三陰三陽이 六臟六腑의 어느 하나와 결합하여 형성된 臟腑의 氣血 순환체계이다.

1) 名命

十二經脈의 명칭은 手足・六經(三陰三陽)・臟腑로 구성되어 있으며, 그 命名은 手足과 臟腑의 陽陽概念에 기초하고 있다. 上肢를 순행하는 經을 手經이라 하는데, 다시 上肢의 內側을 순행하는 手三陰經과 外側을 순행하는 手三陽經으로 구분된다. 下肢를 순행하는 經을 足經이라 하는데, 다시 下肢의 內側을 순행하는 足三陰經과 外側을 순행하는 足三陽經으로 구분한다. 또 陰臟인 六臟은 手足의 陰經에, 陽腑인 六腑는 手足의 陽經에 배속되어 있다.

단 下肢下半部에서는 肝經이 앞쪽에 있고 脾經은 中間에 있게 된다. 內踝에서 八寸되는 곳에서 교차하여 脾經이 앞쪽에 위치하고 肝經은 中間에 있게 된다.

<표 3-2> 十二經脈의 순행과 連屬臟腑

名稱			主要 循行部位			連屬臟腑
手	三陰	太陰肺經	上肢	內側	前緣	肺
		厥陰心包經			中間	心包
		少陰心經			後緣	心
	三陽	陽明大腸經		外側	前緣	大腸
		少陽三焦經			中間	三焦
		太陽小腸經			後緣	小腸
足	三陰	太陰脾經	下肢	內側	前緣	脾
		厥陰肝經			中間	肝
		少陰腎經			後緣	腎
	三陽	陽明胃經		外側	前緣	胃
		少陽膽經			中間	膽
		太陽膀胱經			後緣	膀胱

12 경맥	기시혈		종지혈
手太陰肺經	中府	列缺	少商
手陽明大腸經	商陽		迎香
足陽明胃經	承泣	衝陽	厲兌
足太陰脾經	隱白	腹哀	大包
手少陰心經	極泉		少衝
手太陽小腸經	少澤	觀髎	聽宮
足太陽膀胱經	睛明		至陰
足少陰腎經	湧泉	神藏	兪府
手厥陰心包經	天池	勞宮	中衝
手少陽三焦經	關衝	翳風	絲竹空
足少陽膽經	瞳子髎	足臨泣	竅陰
足厥陰肝經	大敦	中焦	期門

<그림 3-1> 十二經脈의 流注와 交接

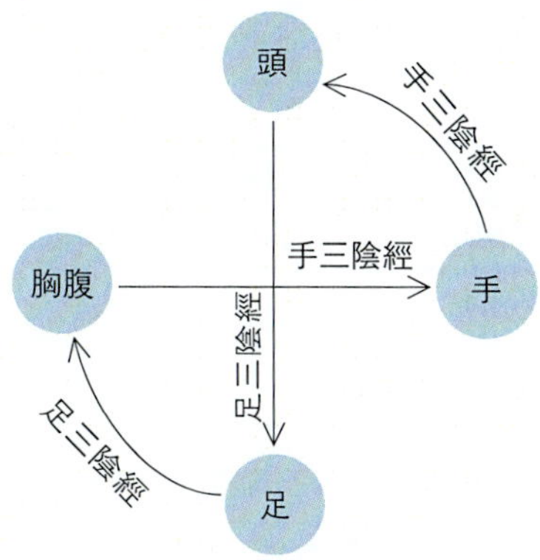

<그림 3-2> 手足陰陽經脈의 走向과 交接

2) 走行과 交接

十二經脈은 일정한 走行과 交接의 규율이 있다. 手三陰經은 胸腔의 內臟에서 起하여 上肢의 內側을 거쳐 手指末端에서 手三陽經으로 이어지고, 手三陽經은 手指末端에서 上肢의 外側을 거쳐 頭面部로 주행하여 足三陽經으로 이어진다. 足三陽經은 頭面部에서 몸통(軀幹)과 下肢의 外側을 거쳐 足趾末端으로 주행하여 足三陰經脈으로 이어지고, 足三陰經은 足趾에서 下肢의 內側과 胸腹으로 주행하여 胸部에서 다시 手三陰經으로 이어지는 '陰陽相貫 如環無端'의 순환을 한다.[24] 또 陽經과 陽經은 두면부, 陰經과 陰經은 흉·복부, 陰經과 陽經은 手指나 足趾에서 交接한다.

3) 十二經脈의 表裏

12經脈은 手足의 陰經과 陽經이 표리로 6쌍의 짝을 이루어 표리가 되는 兩經의 연계를 强하게 할 뿐만 아니라, 표리의 一臟一腑가 生理·病理上 상호 영향하는 臟腑相合의 이론적 근거로서의 중요한 의의가 있다.[25] 예를 들면 足太陰經과 足陽明經의 표리는 飮食物의 消化와 흡수에 있어서 脾와 胃의 配合이며, 足少陰經과 足太陽經의 표리는 水液代謝에 있어서의 腎과 膀胱의 配合이다. 또한 手太陰經은 手陽明經과 표리를 이루어 肺의 熱이 大腸으로 轉移되고, 手少陰經이 手太陽經과 표리로 心의 熱이 小腸으로 轉移되는 등의 병리는 經脈의 표리에 의한 氣交가 기초가 된다.

---

24) 「靈樞·逆順肥瘦篇」, "手之三陰 從藏走手 手之三陽從手走頭 足之三陽從頭走足 足之三陰 從足走腹". 「素問·擧痛論」, "經脈流行不止 環周不休".

25) 「素問·血氣形志篇」, "足太陽與少陰爲表裏 少陽與厥陰爲表裏 陽明與太陰爲表裏 是爲足之陰陽也 手太陽與少陰爲表裏 少陽與心主爲表裏 陽明與太陰爲表裏 是爲手之陰陽也".

<표 3-3> 十二經脈의 表裏配合

구 분	手 經			足 經		
表	手陽明經	手少陽經	手太陽經	足陽明經	足少陽經	足太陽經
裏	手太陰經	手厥陰經	手少陰經	足太陰經	足厥陰經	足少陰經

4) 十二經脈의 分布規律

十二經脈은 人體의 左右 兩側을 대칭으로 분포하며, 內로 臟腑에 連屬하는 부분(內行線)과 外로 體表部分을 순행하는 부분(外行線)이 있다.

(1) 外行線의 分布特徵

① 陽經은 위로 頭面部에 분포하나 陰經은 頭面部에 도달하지 않는다. 陽經의 分布는 陽明經이 面部・額部로 행하고, 太陽經이 面頰・頭頂 및 後頭部를, 少陽經이 頭側部를 순행한다.

② 四肢의 분포에 있어서 手의 陽經은 上肢의 外則에 분포하고 陰經은 上肢의 內側에 분포한다. 足의 陽經은 下肢의 外側에 분포하고 陰經은 內側에 분포한다.

일반적으로 外側의 앞쪽은 陽明經, 중간은 少陽經, 뒷쪽은 太陽經이 분포하고 內側의 앞쪽은 太陰經, 중간은 厥陰經, 뒷쪽은 少陰經이 분포한다. 단 下肢의 內踝上 八寸 以下에서 足太陰과 足厥陰의 위치가 바뀌어 있다. 또 四肢部分의 循行에 있어서 表裏의 經脈은 대칭적으로 분포한다.

③ 몸통부에 있어서 手三陽經은 肩胛部를 통과하고, 手三陰經은 胸腋部를 통과한다. 足少陽經은 半表半裏로서 몸통의 側面을 行하고, 足太陽經은 陽中之標가 되므로 背面을, 足陽明經은 陽中之裏가 되므로 腹部를 순행한다. 足三陰經은 모두 腹部를 순행한다. 腹部의 순행은 內에서 外로 足少陰經(0.5寸), 足陽明經(2寸), 足太陰經(3.5寸), 足厥陰經의 順으로 行한다.

(2) 內行線의 分布 特徵

十二經脈은 五臟과 六腑를 屬絡의 關系로 聯繫한다. 陰經은 一臟에 屬하고 一腑를 連絡하며, 陽經은 一腑에 屬하고 一臟을 連絡하여 臟腑의 表裏相合의 관계를 구축한다.

5) 經氣循行의 始發

經氣의 운행은 先天의 腎間動氣(元氣)가 根源이 되고,[26] 출생 후에는 中焦의 脾胃

에서 化生된 水穀精氣가 기초가 되므로 「靈樞·經脈篇」에서 "水穀이 胃로 들어오면 脈道가 通하여 血氣가 이에 行한다" 하고, 「靈樞·五味篇」에서 "血脈은 中焦의 道이다"라고 하였다.27)

음식물의 소화흡수로부터 生成된 水穀의 精氣는 脈道를 따라 전신으로 운행되는데, 순행의 動力은 氣에 있으며 氣는 肺가 주관하므로 手太陰肺經이 中焦에서 起始하여 經氣 循環의 출발점이 되는 것이다.28) 이를 『類經』에서 "營行脈中 而序必始于肺經者 以脈氣流經 經氣歸于肺 肺朝百脈 以行陰陽 而五臟六腑皆以受氣"라고 설명하였다.

6) 十二經脈의 유주노선

(1) 手太陰肺經

中焦(비위)에서 생성된 水穀의 精微(영양물질)은 脾陽의 蒸騰에 의하여 폐로 보내어

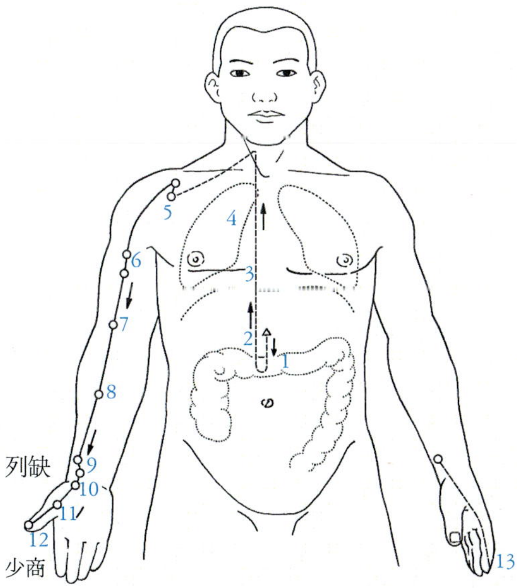

手太陰肺의 經脈은 中焦(中脘穴)에서 起始하여 아래로 大腸을 연락하고[1] 胃의 上口를 따라 돌아 나와[2] 위로 횡경막을 지나[3] 肺에 歸屬하고,[4] 肺系(氣管)를 따라 喉嚨에서 옆으로 겨드랑이(腋) 아래로 분출하여[5] 상완(臑)의 內側 즉 手少陰心經과 手厥陰心包經의 앞쪽으로[6] 下行하여 肘窩에 이르고[7] 臂內側의 橈骨下緣을 따라[8] 寸口에 들어가[9] 魚部에 이르고[10] 魚際를 따라[11] 拇指橈側의 끝(少商穴)에 이른다.[12] 그 分支는 腕後(橈骨경상돌기의 상방 列缺穴)에서 食指內側의 끝(商陽穴)으로 分出하여[13] 手陽明大腸經에 이어진다.

<그림 3-3> 手太陰肺經의 循行

---

26) 『難經·8難』, "諸十二經脈者 皆係於生氣之原 所謂生氣之原者 謂十二經之根本也 謂腎間動氣也 此五臟六腑之本 十二經之根本 呼吸之本 三焦之原 一名守邪之神".

27) 「靈樞·五味篇」, "血脈者中焦之道也". 「靈樞·經脈篇」, "穀入於胃 脈道以通 血氣乃行".

28) 「靈樞·經脈篇」, "肺手太陰之脈 起于中焦 下絡大腸". 「靈樞·營衛生會篇」, "人受氣於穀 穀入於胃 以傳於肺 五臟六腑 皆以受氣". 「素問·經脈別論篇」, "脈氣流經 經氣歸於肺 肺朝百脈". 『醫部全錄·第二冊』, "血脈生於後天之水穀 始於先天之陰陽 肺屬天而主脈 其脈環循胃口 是以胃腑所生之精血 先從肺脈而行腹走手". 『類經·十二經脈』, "此十二經者 卽營氣也 營行脈中 而序必始于肺經者 以脈氣流經 經氣歸于肺 肺朝百脈 以行陰陽 而五臟六腑皆以受氣 故十二經以肺經爲首 循序相傳 盡于足厥陰肝經而又傳于肺 終而復始 是爲一周".

져 폐가 흡입한 산소(淸氣)와 결합하고 肺氣의 宣肅에 의하여 전신으로 수포되므로 '起始中焦'라 하고 手太陰肺經이 경기순환의 시초가 된다. 경맥을 운행한 기혈은 폐에 모여서 淸濁을 교환하고 다시 肺氣의 宣肅과 宗氣의 推動에 의하여 전신으로 운행 · 산포된다.[29] 이를 『類經』에서는 "경맥의 유통은 반드시 氣에 의하고, 肺는 氣를 주관하므로 肺朝百脈이라 한다"고 하였다. 肺朝百脈은 체순환(systemic circulation)을 통해 우심방으로 돌아온 혈액이 폐모세혈관에서 혈액과 폐포의 사이에 가스교환이 일어나는 폐순환(pulmonary circulation)의 생리를 참고할 필요가 있다

肺氣의 '下絡大腸'으로 大腸과 표리관계를 구축하여 肺의 肅降作用이 大腸의 傳導를 도와 배변을 돕고, 手太陰肺經의 濕化는 大腸의 燥氣를 조절하여 대변의 燥化를 방지한다. 또 '從肺系'는 폐와 기관 · 인후의 관계를 말하며 이를 통하여 폐는 淸濁의 교환 즉 호흡운동이 일어난다.

(2) 手陽明大腸經

大腸經의 經氣는 肺를 연락하여 肺와 표리관계를 구축하고, 그 氣의 하강은 大腸의 傳導를 도와 糟粕(대변)의 배설과 肺氣의 肅降을 돕는다. 곧 大腸經이 '絡肺下膈屬大腸'하는 생리적 의의이다.

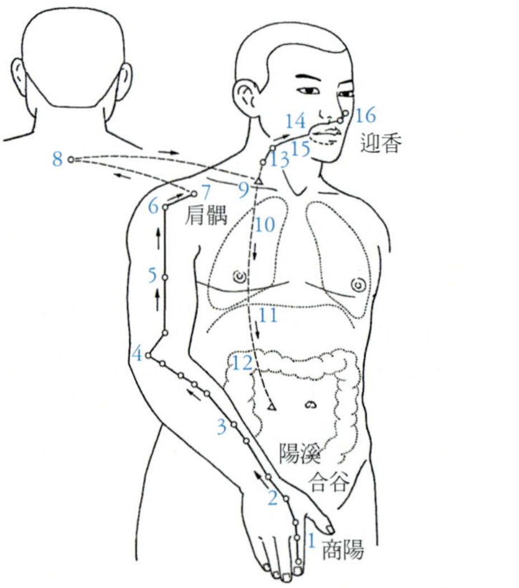

手陽明大腸의 經脈은 食指의 내측 끝(商陽穴)에서 起始하여[1] 內側의 上緣을 따라 合谷의 兩骨(第一 · 二 중수골)사이로 出하고,[2] 上行하여 兩筋(長拇指伸筋腱과 短拇指伸筋腱)의 중간(陽溪穴)으로 入해서 臂外側의 앞쪽을 따라[3] 肘관절의 外側으로 진입하고,[4] 위로 臂(상완)의 外側 앞쪽을 따라[5] 肩部로 가서[6] 肩峰의 앞쪽으로[7] 나와 柱骨(頸椎)의 六陽經이 만나는 大椎로 나온다.[8] 다시 아래로 缺盆으로 진입하여[9] 肺臟을 연락하며[10] 횡경막을 지나[11] 大腸에 歸屬한다.[12]

그 支脈은 缺盆(쇄골상와)에서 頸部로 上行하여[13] 面頰部를 지나[14] 아래 잇몸으로 들어가고,[15] 입을 끼고 돌아 나와 人中에서 左右가 교차하여 좌측의 經脈은 우측으로, 우측의 經脈은 좌측으로 행하여 鼻孔을 끼고 鼻翼傍의 迎香穴에 이르러[16] 足陽明胃經에 이어진다.

<그림 3-4> 手陽明大腸經의 循行

29) "脾氣散精 上歸于肺…… 水精四布 五經幷行". 「素問 · 經脈別論」, "脈氣流經 經氣歸于肺 肺朝百脈 輸精于皮毛". 『類經 · 臟象論』, "經脈流通 必由于氣 氣主于肺 故百脈之朝會".

(3) 足陽明胃經

胃의 經脈은 위에서 아래로 순행하여 胃氣의 主降을 돕고 음식을 受納하며 濁氣를 하강시킨다. 또 屬胃絡脾로 脾胃의 표리를 구축함으로써 胃腑의 受納腐熟과 脾臟의 運化가 상호 협조하여 소화생리를 완수한다. 이외 하지의 대퇴전면・脛骨外廉・足跗・中趾・次趾・大趾를 연락한다.

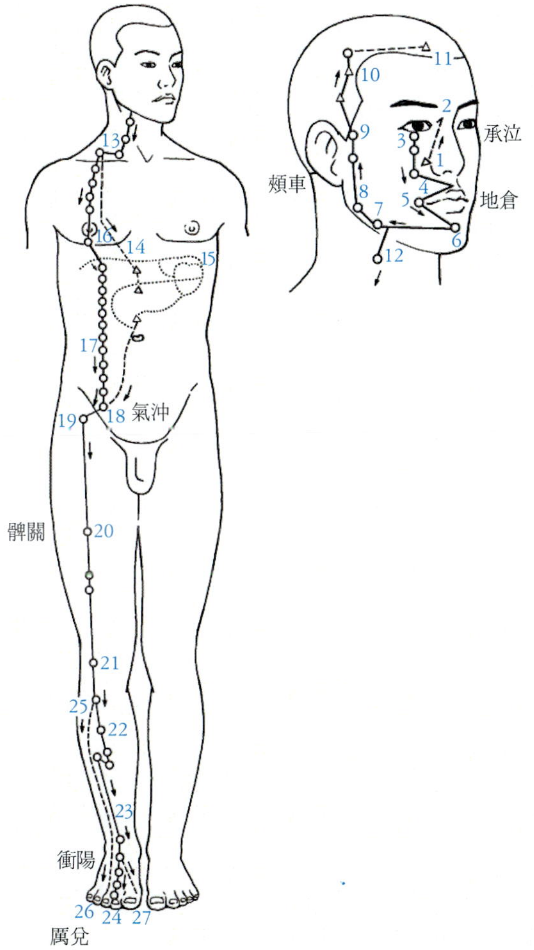

足陽明胃의 經脈은 鼻根部에서 起始하여[1] 內眼角(睛明穴)에서[2] 足太陽膀胱經과 交會하고 아래로 鼻의 외측을 따라[3] 윗 잇몸으로 진입하고,[4] 입을 끼고 돌아나와 唇을 돌아[5] 承漿穴(任脈)에서 左右의 經脈이 만나고,[6] 뒤로 下顎의 뒤쪽 아래를 따라 大迎穴로 나와[7] 頰車穴을 따라[8] 귀 앞으로 올라가서 客主人(足少陽膽經)을 지나고[9] 髮際를 따라[10] 額頭에 이른다.[11]

그 分支는 大迎穴 앞쪽에서 人迎穴로 내려와 喉嚨을 따라[12] 缺盆(쇄골상와)으로 진입한다.[13] 쇄골상와로 진입한 후 內行하는 支脈은 횡격막을 지나[14] 胃에 歸屬되고 脾를 연락한다.[15] 직행하는 外行線은 缺盆에서 유방의 내측을 따라[16] 배꼽(臍)을 끼고 내려와[17] 氣街(氣衝)로 진입한다. 내행선의 다른 한 支脈은 胃의 下口에서 복부의 내측을 따라 氣街에서 외행하는 支脈과 만나[18] 髀關,[19] 伏兎,[20] 膝臏으로 내려오고[21] 脛骨의 外側을 따라[22] 발등으로 하행하여[23] 둘째 발가락의 외측 끝(厲兌)으로 진입한다.[24] 그 支脈은 膝下의 三寸 부위(足三里)에서 구분되어[25] 가운데 발가락의 外側에 이른다.[26] 또 한 支脈은 발등의 衝陽穴에서 분리되어 엄지발가락의 끝(隱白)으로 나와 足太陰脾經으로 이어진다.[27]

<그림 3-5> 足陽明胃經의 循行

(4) 足太陰脾經

脾의 經絡은 비장・위・대장・소장・폐・심장을 연락하고 대퇴내측・복부・인후・舌本을 연계한다. 이는 비장의 생리・병리적 정황이 반영되는 중요한 부위이다.

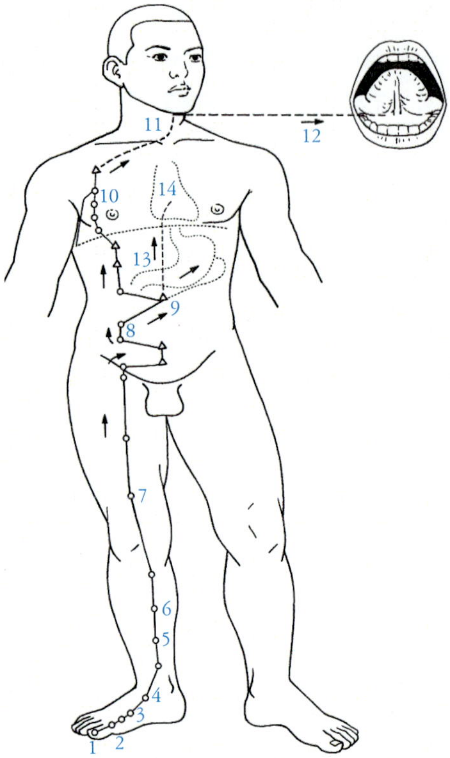

足太陰脾의 經脈은 엄지발가락의 內側 끝(隱白穴)에서 시작하여[1] 足拇趾 내측의 白肉際(掌側과 背側과의 경계)를 따라서[2] 核骨(第一足跖關節突起)의 후면을 거쳐[3] 내측 복숭아뼈의 앞쪽을 지나,[4] 종아리(小腿) 내측의 脛骨의 뒷쪽을 따라 올라가다가[5] (內踝上 八寸 부위에서) 足厥陰肝經과 교차하여 앞쪽으로 나와[6] 위로 무릎과 넓적다리(大腿) 내측의 앞쪽을 지나[7] 腹部로 들어가[8] 脾에 歸屬되고 胃를 연락하고[9] 횡격막을 지나[10] 咽喉를 끼고[11] 舌本을 연락하고 舌下에 산포한다.[12] 그 支脈은 다시 胃에서 별도로 횡격막을 지나[13] 心臟으로 주입되어[14] 手少陰心經에 이어진다.

<그림 3-6> 足太陰脾經의 循行

足太陰脾經은 足에서 상행하여 舌下에 이르는 經脈으로 脾氣의 主升을 주관한다. 脾氣는 '屬脾 絡胃'의 연락을 통하여 脾胃의 表裏關系를 강화하고, '連舌本 散舌下'함으로써 脾胃의 기능변화는 입맛이나 舌苔의 변화로 반영된다. 또 心臟으로 流注하여 혈액의 化生을 돕고 心臟을 營養함을 '注心中'이라 한다.

(5) 手少陰心經

心의 經脈은 馬王堆漢墓의 帛書에서 처음 "臂少陰溫" 혹 "臂少陰脈"이라 칭하였고, 「靈樞 · 經脈篇」에 "心手少陰之脈"으로 기재되어 현재 手少陰心經이라 한다.

手少陰心經은 위로 肺와 心을 연계하고 아래로 肝 · 脾 · 腎을 연계하므로 心은 五臟의 氣를 총괄하여 '五臟六腑의 大主'가 된다. 또 繫目系로 目黃은 물론 腦神經에 관련된 精神疾患의 치료에 유효하며, 絡小腸으로 심장과 소장의 표리를 구축하여 생리 · 병리적으로 상호 영향한다.

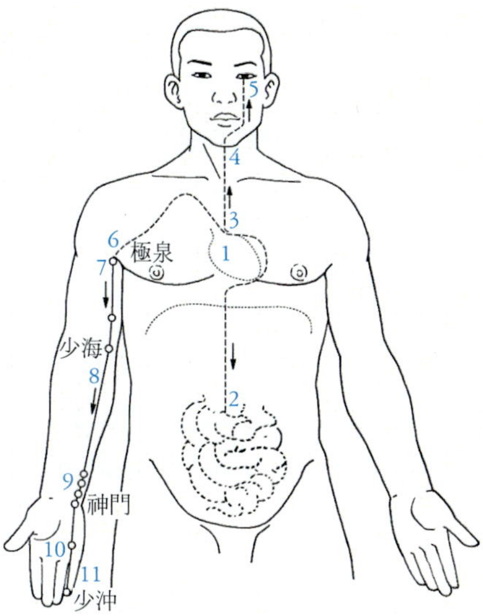

手少陰心經은 心中에서 起始하고[1] 심장에서 나와 心系에 歸屬하고, 아래로 횡격막을 지나 小腸을 연락한다.[2] 그 支脈은 心系에서[3] 위로 咽喉의 양측을 따라[4] 目系를 연계한다.[5] 직행하는 經脈은 다시 心系에서 상행하여 肺에 이르고 아래로 腋下로 나와[6] 상완(臑)의 내측 뒷쪽 즉 手太陰肺經과 手厥陰心包經의 뒤로 下行하여[7] 팔꿈치(肘) 내측을 지나서 하완(臂)의 내측 뒷쪽을 따라[8] 손목관절의 척골 경상돌기(掌後銳骨端;神門穴)에 도달한 다음,[9] 손바닥의 後廉(第四, 第五掌骨間)으로 進入하여[10] 새끼손가락 내측을 따라 그 끝(少衝穴)으로 나와[11] 手太陽小腸經에 이어진다.

<그림 3-7> 手少陰心經의 循行

(6) 手太陽小腸經

小腸의 經氣가 "循咽 下膈 抵胃 屬小腸"함으로써 음식물이 식도를 따라 胃에 들어오고 胃에서 소화된 음식물은 小腸으로 보내어지면 소장은 糟粕과 소변을 분리하여

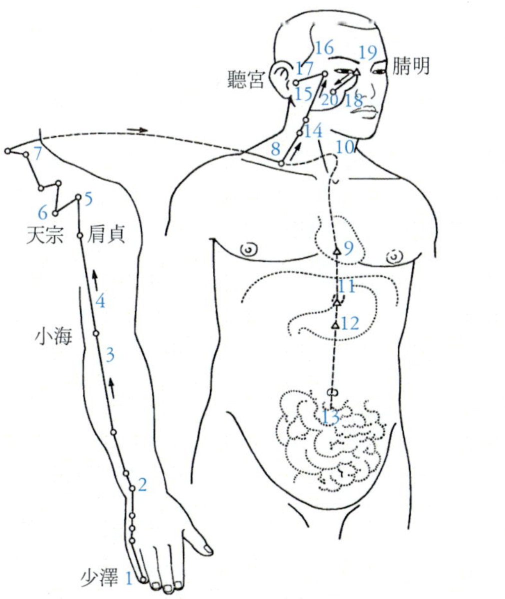

手太陽小腸의 경맥은 새끼손가락의 바깥 쪽 끝(少澤穴)에서 시작하여[1] 손의 외측을 따라 팔목을 지나 尺骨莖狀突起로 나와서[2] 하완(臂)의 외측 뒷쪽을 따라 팔꿈치 내측의 兩骨(尺骨肘頭와 上腕骨內側上踝, 小海穴)사이로 나온다.[3] 上行하여 상완(臑) 외측의 뒷쪽을 따라[4] 肩解(견관절 후면의 肩貞 · 臑兪穴)로 나와[5] 肩胛(天宗 · 秉風 · 曲垣穴)을 돌아[6] 肩上에서 좌우의 경맥이 만난 다음[7] 缺盆(쇄골상와)로 들어가[8] 심장을 연락하고[9] 식도를 따라[10] 올라가고, 아래로 횡격막을 지나[11] 胃에 도달하고[12] 小腸에 歸屬한다.[13] 그 支脈은 缺盆(쇄골상와)에서 頸部를 따라[14] 뺨으로 올라가서[15] 目外眥(足少陽膽經의 瞳子髎穴)에 이르고[16] 뒤로 耳中(聽宮)으로 진입한다.[17] 다른 支脈은 뺨에서 眼眶의 하방으로 비스듬히 올라가[18] 鼻根部에 도달하여 目內眥(睛明穴)에 이르러 足太陽膀胱經과 만나고[19] 비스듬히 顴部를 연락한다.[20]

<그림 3-8> 手太陽小腸經의 循行

배설시킨다. 이러한 작용을 '小腸은 受盛之官이며 변화가 出한다' 하고 특히 대・소변의 분리를 '泌別淸濁'이라 한다.

또 小腸의 經氣는 심을 연락하여[絡心] 하여 心과 表裏를 형성하고 임상적으로 小腸熱이 經脈을 따라 心으로 上炎하면 心煩, 舌赤, 口舌의 瘡이 생기고 미란의 병변이 나타나며, 心熱이 小腸으로 전이되면 尿赤澁痛, 排尿時의 灼熱感을 유발하기도 한다.

(7) 足太陽膀胱經

足太陽膀胱經은 膀胱과 腎을 연락하고, 目內眥・巓頂(頭頂)・腦・項・肩膊・腰脊・臀・髀樞・膕(膝窩)・腨(小腿)・小趾를 연계한다. 이는 膀胱의 생리・병리적 정황이 반영되는 중요한 상응부위이다.

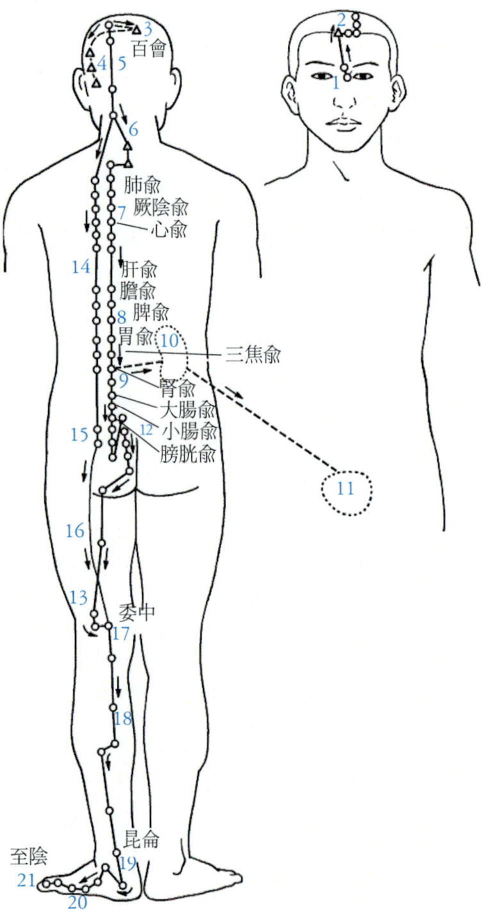

足太陽膀胱의 경맥은 目內眥(睛明穴)에서 시작하여[1] 이마로 상행하고[2] 頭頂部(百會穴)에서 左右가 교회한다.[3] 그 분지는 頭頂에서 耳上角에 이른다.[4]

직행하는 經脈은 頭頂에서 안으로 腦를 연락하고[5] 다시 나와서 목덜미로 내려와[6] 견갑골 내측(背部 正中線의 약 一寸 五分)에서 척추를 끼고[7] 腰中에 도달하여[8] 척추 양방의 肌筋(膂)을 따라 들어가[9] 신장을 연락하고[10] 방광에 귀속된다.[11] 그 支脈은 腰中에서 척추의 양측을 따라 내려와 臀部를 통과하고[12] 膝窩(委中穴)로 진입한다.[13]

背部의 다른 한 支脈은 견갑골 내측(背部 正中線에서 약 三寸되는 곳)에서 견갑골을 지나고 척추의 내측을 따라[14] 髀樞(대퇴골 대전자부, 環跳穴)를 통과하고[15] 대퇴외측의 後緣으로 하행하여[16] 膝窩에서 다른 支脈과 會合한 다음,[17] 장딴지(腓腸筋)의 내측을 지나서[18] 외과의 뒷쪽(崑崙穴)으로 나오고[19] 京骨을 따라[20] 새끼발가락의 외측(至陰穴)에 이르러[21] 足少陰腎經에 이어진다.

<그림 3-9> 足太陽膀胱經의 循行

(8) 足少陰腎經

신장은 足少陰經絡의 經氣의 운행을 통하여 방광·간·폐·심의 장부를 연락하고, 足跟·小腿內·膕窩內側·大腿內後側·腰脊·喉嚨·舌根·項部를 연계한다. 이는 신장의 생리·병리적 정황을 반영하는 중요한 상응부위이다.

腎經의 경기는 '屬腎絡膀胱'의 연락을 통하여 신장과 방광의 표리관계를 구축함으로써 방광의 開闔을 조절하여 尿의 저장과 배설에 관여한다. 또 '從腎 上貫肝膈'의 經脈流注는 肝腎을 연계하여 간장과 신장의 陰精이 상호 전화하는 '乙癸同源'의 이론적 근거가 된다. 또 '入肺中'함으로써 腎陰이 肺陰을 滋養하고, 호흡에 있어 肺主出氣하고 腎主納氣하는 '金水相生'의 생리적 협조를 유지한다. '絡心'의 연계는 心腎의 相交에 의한 '水火既濟'의 생리를 인식하는 근거가 된다. 이처럼 腎經은 經氣의 交通에 의하여 신장과 방광, 간장, 폐장 및 심장이 유기적인 관계로 협조·통일의 생리가 유지됨을 알 수 있다.

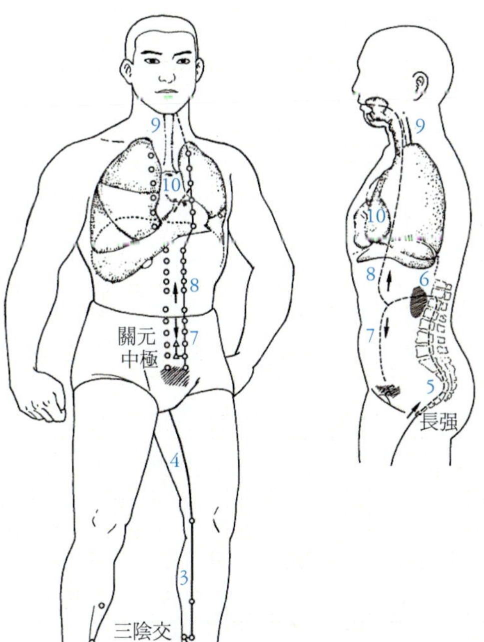

足少陰腎經은 足小趾의 말단 아래에서 시작하여[1] 비스듬히 足心(湧泉穴)으로 向하고, 然谷穴의 아래로 나와[2] 內踝의 뒷쪽(太溪穴)을 따라 足根으로 진입하고, 小腿內側의 뒷쪽으로 올라가서[3] 膝窩의 내측(陰谷穴)으로 나와 대퇴내측의 뒷쪽을 따라[4] 上行하여 督脈의 長强穴에서 척추를 관통하여[5] 腎에 귀속되고[6] 방광에 연락된다.[7] 그 직행하는 경맥은 腎에서 위로 肝과 횡격막을 통과해서[8] 肺로 진입하고 喉嚨를 따라 舌根에 이른다.[9] 그 分支는 肺에서 나와 心에 연락되고[10] 胸中으로 들어가 手厥陰心包經에 이어진다.

<그림 3-10> 足少陰腎經의 循行

(9) 手厥陰心包經

手厥陰心包經은 「靈樞 · 經脈篇」에 "手厥陰心包絡之脈"으로 記載되어 현재 手厥陰心包經이라 통칭한다. 心包絡은 五臟六腑의 大主인 心의 주도하에 있으므로 '心主手厥陰心包絡之脈'이라 하고 '包絡代行君令'이라 한다. 또 '歷絡三焦'로 三焦와 표리를 형성한다.

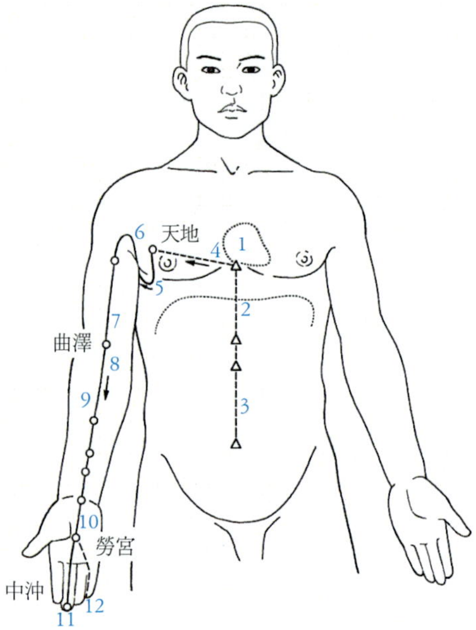

手厥陰心包의 經脈은 흉중에서 起始하고 淺出하여 心包絡에 歸屬하며[1] 아래로 횡격막을 지나,[2] 차례로 상(흉부) · 중(上腹) · 하(下腹)의 三焦를 연락한다.[3] 그 분지는 흉부에서 脇部로 나와[4] 腋下의 三寸부위(天池穴)로 내려왔다가,[5] 다시 위로 腋窩에 이르러[6] 上腕의 內側 가운데 즉 手太陰肺經과 手少陰心經의 사이를 行하여[7] 肘中(曲澤穴)으로 진입하고[8] 下脘(臂)의 兩筋(掌長肌腱과 橈側腕屈肌腱)사이로 下行하여[9] 손바닥의 가운데(勞宮穴)로 진입하고,[10] 가운데 손가락을 따라 그 끝(中衝穴)으로 나온다.[11] 그 分支는 손바닥의 한 가운데서 별도로 無名指의 外側을 따라 그 끝(關衝穴)으로[12] 나와 手少陽三焦經에 이어진다.

<그림 3-11> 手厥陰心包經의 循行

(10) 手少陽三焦經

手少陽三焦經은 馬王堆漢墓의 帛書에서 처음 "臂少陽溫" 혹은 "耳脈"이라 칭하였고, 「靈樞 · 經脈篇」에 "三焦手少陽之脈"으로 記載되어 현재 手少陽三焦經이라 통칭한다.

三焦經은 三焦의 氣化(음양활동)를 主持하는 經脈으로 '下膈循屬三焦'의 유주에 의한 膻中, 中脘, 丹田의 三元之氣를 주관하여 臟腑, 經絡, 營衛, 上下, 左右의 氣를 通行하게 하므로 '主持諸氣'라 한다. 또 '布膻中 散絡心包'로 心包와 표리를 구축한다.

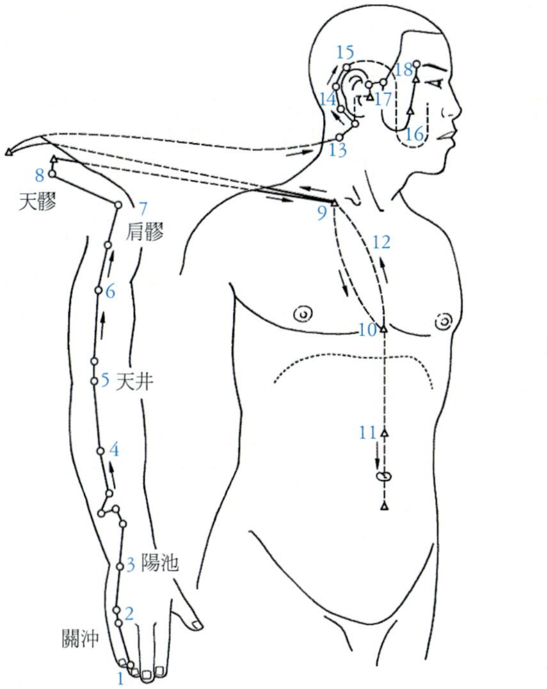

手少陽三焦의 經脈은 無名指의 外側 끝(關衝穴)에서 起始하여[1] 위로 無名指의 外側을 따라 手背의 第四, 第五中手骨의 사이로 나와서[2] 腕部(陽池穴)에 이르고[3] 臂外側 兩骨(요골과 척골)사이로 나와서,[4] 肘部를 지나[5] 臑外側을 따라[6] 肩部에 이르러[7] 足少陽膽經과 교차하여 膽經의 뒤로 나와[8] 缺盆(쇄골상와)으로 진입하고[9] 膻中에 분포하며 心包에 散絡한 다음,[10] 아래로 횡격막을 통과해서 상 중 하의 三焦에 차례로 歸屬한다.[11] 그 分支는 膻中에서[12] 위로 缺盆(쇄골상와)으로 나와[9] 項部를 따라[13] 耳後에 연계되며 直上하여[14] 耳上角으로 나와서[15] 屈折하여 아래로 面頰部를 지나 眼眶下에 이른다.[16] 다른 하나의 分支는 耳後(翳風穴)에서 耳中으로 진입한 다음 耳前으로 나와 客主人穴 앞을 지나 面頰部(手太陽小腸經의 聽宮穴)에서 앞의 分支와 交會하고[17] 目銳眥(瞳子髎穴)에 이르러[18] 足少陽膽經에 이어진다.

<그림 3-12> 手少陽三焦經의 循行

(11) 足少陽膽經

담낭은 足少陽經絡의 유수와 경기의 운행을 통하여 膽・肝・心・頭角・耳・目銳眥・面・缺盆・胸中・脇・氣街・陰部・髀樞・膝外廉・足外踝를 연락하고, 하지의 외측으로 유주한다.

膽經은 絡肝屬膽으로 肝과 膽의 표리관계를 형성한다. 또한 以下胸中으로 心을 연락하므로 心의 생리・병리와 밀접한 관계에 있다. 膽病의 心悸, 失眠, 多夢, 善恐의 증상은 심과의 상관성을 시사하는 것으로 이를 '心膽虛怯證'이라 한다.

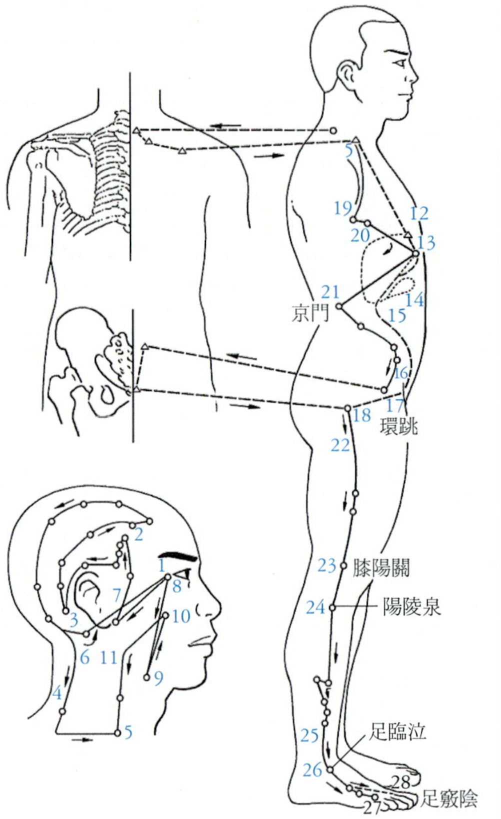

足少陽膽의 經脈은 外眼角(瞳子髎穴)에서[1] 위로 額角(頭維穴)에 이르고(다시 내려가 耳後에서 꺾어져 額部로 올라가서 眉上의 陽白穴에서 꺾어져서)[2] 耳後로 내려가[3] 頸部의 手少陽三焦經의 앞쪽으로 주행하며[4] 肩上에 이르고 뒤로 후퇴하여 手少陽三焦經과 교차하고 후면으로 나와 缺盆으로 진입한다.[5] 그 分支는 耳後에서 耳中으로 진입하고[6] 耳前으로 나와[7] 外眼角의 後方에 이른다.[8] 다른 한 分支는 外眼角에서[1] 大迎穴로 내려와[9] 手少陽三焦經과 會合하고 眼眶下部에 도달하여[10] 아래로 頰車穴을 지나[11] 頸部로 내려와 缺盆(쇄골상와)에서 앞의 支脈과 회합하고[5] 胸中으로 下行하여 橫膈膜을 통과해서[12] 肝을 連絡하고[13] 膽에 歸屬한 다음,[14] 脇部의 裏面을 따라[15] 氣街(氣沖穴)로 나와[16] 陰毛의 주위를 돌아[17] 비스듬히 髀樞(大腿骨大轉子, 環跳穴)로 진입한다.[18] 직행하는 經脈은 缺盆에서[5] 腋部로 내려와[19] 胸側部를 따라[20] 季脇部를 지나서[21] 髀樞에서 앞의 支脈과 會合하고[18] 아래로 大腿의 外側을 따라[22] 膝關節의 外側으로 나오고,[23] 腓骨의 앞으로 곧장 내려와[24] 絶骨(腓骨하단)에 도달한 다음,[25] 아래로 外踝의 앞으로 나와서 足背를 따라[26] 足第四趾의 외측 끝(竅陰)에 이른다.[27] 또 다른 하나의 分支는 足背上(臨泣穴)에서 분출하여 足大趾와 次趾의 骨縫을 따라 足大趾의 끝(大敦)으로 나오고,[28] 되돌아와서 爪甲을 관통하여 叢毛部로 나와 足厥陰肝經에 이어진다.

<그림 3-13> 足少陽膽經의 循行

(12) 足厥陰肝經

肝經은 目系를 연락하여 '肝開竅於目'의 생리적 인식을 가능케 하며, '挾胃屬肝'으로 肝氣의 疏泄作用이 胃氣의 降濁에 영향을 미치고, 膽을 連絡하여 肝膽의 표리관계를 구축한다. 또 肺를 연락(上注肺)함으로써 肝과 肺는 상호 협조하여 肝氣의 升發과 肺氣의 肅降으로 氣機升降의 左右 혹은 外輪을 형성한다. 이외 肝經은 喉(喉嚨)·舌·唇·脇肋·小腹·前陰·睾丸을 연락하여 유기적인 관계에 있다.

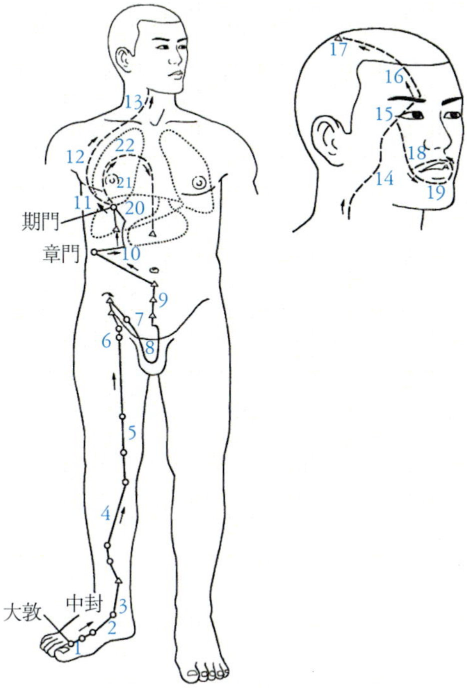

足厥陰肝經은 엄지발가락의 毫毛部의 大敦穴에서 시작하여[1] 발등의 내측을 따라[2] 안쪽 복사뼈(內踝)로부터 一寸 거리의 中封穴을 지나[3] 안쪽 복사뼈의 위 八寸 부위에서[4] 足太陰脾經과 교차하여 뒷쪽으로 나온 다음 膝窩內側으로 상행하여[5] 大腿內側을 따라[6] 陰毛로 진입하고[7] 陰器(外生殖器)를 돌아[8] 小腹에 이르고[9] 胃를 끼고[10] 肝에 歸屬하고 膽을 연락한다. 다시 上行하여 횡격막을 통과해서[11] 脇肋部에 분포한 다음,[12] 喉嚨의 뒤를 따라[13] 위로 鼻咽部(上顎과 鼻가 상통하는 부위)로 진입해서[14] 目系(안의 주위조직)를 연락하고,[15] 위로 前額部로 나와[16] 督脈과 頭頂部에서 會合한다.[17] 그 분지는 目系에서 面頰裏로 下行하여[18] 口唇內를 돈다.[19] 또 하나의 分支는 다시 肝에서 분출하여[20] 횡격막을 통과해서[21] 위로 肺에 주입되고[22] 手太陰肺經으로 이어진다.

<그림 3-14> 足厥陰肝經의 循行

7) 十二經脈의 病候

十二經脈의 病候는 경락의 유주부위와 해당 經脈이 '屬'하고 '絡'하는 臟腑의 손상으로 나타난다. 이를 「靈樞・經脈篇」에서는 '是動則病'(이하 是動)과 '是主某所生病者'(이하 所生) 혹은 氣盛・氣虛의 정황으로 분별하여 대체적인 증후를 설명하고 있다. 일반적으로 陰經의 병변은 五臟의 기능장애를 초래하고, 陽經의 병변은 氣, 血, 津, 液, 筋, 骨의 유형물질의 손상을 야기한다.[30] 이러한 經脈病候는 경락변증의 중요한 내용이며 辨證施治의 근거로 傷寒의 六經辨證과 內科雜病의 臟腑辨證의 기초가 되었다.

是動과 所生에 대한 歷代醫家들의 대표적인 관점을 소개하면 아래와 같다.

- 是動病은 氣病이고, 所生病은 血病이다(『難經・22難』).
- 是動病은 經脈의 이상변화로 인한 病이고, 所生病은 陰經의 경우는 五臟의 병이고, 陽經은 氣・血・津・液・筋・骨・脈의 主病이다(『類經』).
- 是動病은 經絡의 病이고, 所生病은 臟腑의 病이다(『十四經發揮』).

30) 劉孔藤, 經絡辨證概論, 福建, 厦門大學出版社, 1989, pp. 70-71.

• 是動病은 病이 外因에 의한 것으로 外邪가 本經의 經氣를 침범하여 發生한 病變이고, 所生病은 內因에 의한 것으로 本臟에 發生한 病變이 本經에 여향을 미쳐 出現하는 病이다(『靈樞集注』).
• 是動病은 本經의 病이고, 所生病은 他經의 病이다(『難經經釋』).
• 是動病은 經脈의 經氣變動으로 인한 病理現象이고, 所生病은 經脈이 치료 할 수 있는 症狀이다(上海中醫學院, 針灸學, 人民衛生出版社).

이상에서 '是動病'과 '所生病'에 대한 諸家들의 해석은 상이하며,『陰陽十一脈灸經』의 "是動則病"과 "是××脈主治其所産病"의 字句로「靈樞 · 經脈篇」의 是動 · 所生을 분석하면 "是動則病"의 動은 變動을 말하므로 是動病은 經氣의 變動으로 인한 병리현상을 말한다. "是主某所生病"의 '是'는 근칭 지시대명사로 그 다음에 本 經脈의 명칭이 생략되었고, '主' 一字는 '主治'의 二字가 생략된 것이며 '産' 字는 內經時代에 '生' 字로 개정하여 사용되었으므로 所生病은 本 經脈으로 치료할 수 있는 病證의 범위로 해석하는 것이 임상실재에 부합되는 내용이라 하겠다.

8) 十二經脈의 標本 · 根結 · 氣街

標本과 根結은 經脈의 분포와 經氣 운행의 上下 구분과 上下가 상응하는 원리를 설명한다.

(1) 標本

標本은 經脈의 上下 구분과 經氣의 上下 상응을 말하고, 이러한 上下 구분은 질병의 치료에 있어서 불가분의 관계에 있다. 標本의 '標'는 末梢와 枝節을 가리키며 六陽經은 頭面 부위에, 六陰經은 대부분 그 經脈이 소속하는 胸部의 募穴[31] 혹은 背部의 兪穴의[32] 부위이다. '本'은 根本의 뜻으로 肘膝 이하에 분포한다. 12經脈의 標部와 本部는 經氣의 매개에 의하여 상하가 상응하고 밀접하게 연계되어 있으므로 침구치료에 있어서 頭面이나 胸 · 背部의 病을 肘膝 이하의 腧穴을 취하여 치료하는 遠道刺 즉 病이 상부에 있으면 하부의 兪穴을 取하여 치료하는 지침이 된다.

---

31) 臟腑의 氣가 胸腹部의 특정한 곳에 모이는 穴位를 말한다.
32) 臟腑의 氣가 背部의 특정한 곳에 輸注되는 穴位를 말한다.

<표 3-4> 二經脈의 標本(「靈樞·衛氣篇」;『黃帝內徑太素·經脈標本篇』)

經 名	本 部		標 部	
	部 位	腧 穴	部 位	腧 穴
足太陽	跟上 5寸	附陽	命門	睛明
足少陽	竅陰之間	竅陰, 俠溪	窓籠	聽會, 聽宮
足陽明	厲兌	厲兌	人迎, 頰, 挾頏顙	人迎, 地倉
足少陰	內踝上下 3寸	交信, 然谷	背兪, 舌下兩脈	腎兪, 金津, 玉液
足厥陰	行間上 5寸	中封	背兪	肝兪
足太陰	中封前上 4寸	三陰交	背兪와 舌本	脾兪, 廉泉
手太陽	外踝之後	養老	命門上 1寸	攢竹
手少陽	小指次指之間上 2寸	中渚	耳後上角, 目外眥	角孫, 絲竹空
手陽明	肘骨中上至別陽	曲池, 臂臑	顔下合鉗耳上	迎香, 承漿
手太陰	寸口之中	太淵	腋內動脈	中府
手少陰	銳骨之端	神門	背兪	心兪
手厥陰	掌後兩筋之間 2寸	內關	腋下 3寸	天池

(2) 根結

根結의 '根'은 根源과 根本의 뜻으로 經氣가 始生하는 곳이며, 四肢 말단의 井穴에 해당한다. '結'은 歸結과 結聚의 뜻이며 經氣가 流注하는 곳으로 頭, 胸, 腹의 일정한 부위에 위치한다. 馬蒔는 "根은 經氣의 源이 되고 結은 經氣의 流가 된다" 하였고, 張志聰은 經氣가 生하여 流注·歸結하는 觀点에서 "根은 經氣가 相合하여 始生하는 곳이며, 結은 經氣가 함께 歸結하는 곳이다(根者 經氣相合而始生 結者 經氣相將而歸結)"고 하였다.

『標幽賦』에서는 鍼刺治療에 있어서 標本과 根結의 중요성을 "四根과 三結을 궁구하고 標本에 의하여 침 치료를 하면 낫지 않음이 없다(更究四根三結 依標本而刺無不痊)"고 하였다. '四根'은 經氣의 根源이 四肢에 있음을 말하고, '三結'은 經氣가 頭, 胸, 腹의 三部에 歸結함을 말한다.

六經의 根結은 「靈樞·根結篇」에서 足六經만을 설명했지만 手六經의 根結도 이로 미루어 짐작할 수 있다(표 3-5 참조).[33] 또 六陽經에 대하여 經氣의 根·溜·注·入을 설명하였는데, 根은 井穴, 溜는 原穴, 注는 經穴 혹은 合穴, 入은 絡穴 및 頸項部의 有關兪穴로 되어 있다(표 3-6 참조).[34]

33) 「靈樞·根結篇」, "太陽根於至陰 結於命門 命門者 目也, 陽明根於厲兌 結於顙大顙大者 鉗耳也, 少陽根於竅陰 結於窓籠 窓籠者耳中也, 太陰根於隱白 結於太倉, 少陰根於湧天結於廉泉, 厥陰根於大敦 結於玉英". 太倉: 中脘穴(『甲乙經』; 中脘 一名 太倉). 玉英: 玉堂穴(『甲乙經』, 玉堂 一名 玉英).

<표 3-5> 足六經의 根結

구 분 / 六 經	根 部		結 部	
	部 位	穴 名	部 位	穴 名
足太陽	足小趾	至陰	命門(目)	睛明
足陽明	足次趾	厲兌	顙大(鉗耳)	頭維
足少陽	足四趾	竅陰	窓籠(耳中)	聽宮
足太陰	足大指內端	隱白	太倉(上腹)	中脘
足少陰	足心	涌泉	廉泉(頸, 喉)	廉泉
足厥陰	足大指外端	大敦	玉英(胸)	玉堂

<표 3-6> 六陽經의 根·溜·注·入

구 분 / 六 經	根	溜	注	入
足太陽	至陰	京骨	崑崙	天柱 飛揚
足少陽	竅陰	丘墟	陽輔	天容 光明
足陽明	厲兌	衝陽	下陵(足三里)	人迎 豊隆
手太陽	少澤	陽谷	小海	天窓 支正
手少陽	關衝	陽池	支溝	天牖 外關
手陽明	商陽	合谷	陽溪	扶突 偏歷

(3) 標本·根結의 임상운용

標本과 根結의 理論에 의하면 四肢와 軀幹·頭面의 사이에는 經脈의 連繫와 經氣의 상응관계로 상하가 밀접하게 연계되어 있다. 따라서 肘膝 以下의 根部나 本部의 兪穴은 해당 부위의 질환 뿐 만 아니라, 經氣가 통달하는 원격부위인 頭·面·胸·腹·背 및 內臟의 疾病을 치료할 수 있다. 반대로 頭·面·胸·腹에 위치한 標部나 結部의 兪穴은 해당 부위의 질환은 물론 四肢部의 疾病을 치료할 수 있다.

『黃帝內經』에 "上病을 下取하고 下病을 上取하며 病이 頭에 있으면 足의 穴을 채택하고 病이 腰에 있는 것은 膕部의 穴位를 취한다" 또 "標本이란 病이 上部에 있으면 下取하고, 病이 下部에 있으면 上取하며, 내부의 病은 外取한다"고 한 것은 標本과 根結의 이론을 기초로 한 치법의 기본 원칙을 제시한 내용이다.[35] 예를 들어 齒痛

34) 「靈樞·根結篇」, "足太陽根於至陰 溜於京骨 注於崑崙 入於天主 飛揚也 足少陽根 於竅陰 溜於丘墟 注於陽輔 入於天容 光明也 足陽明根於厲兌 溜於衝陽 注於下陵 入於人迎豊隆也 手太陽根於少澤 溜於陽谷 注於小海 入於天容 支正也 手少陽根 於關衝 溜於陽池 注於支溝 入於天牖 外關也 手陽明根於商陽 溜於合谷 注於陽谿 入於扶突 偏歷也".

35) 「靈樞·終始篇」, "病在上者 下取之 病在下者 高取之 病在頭者 取之足 病在腰者 取之膕". 「素問·五常正

의 경우 局部穴로서 頰車·下關穴을 取하고 根(本)部의 穴로서 合谷·內庭을 取穴한다. 또 胃腸疾患에 中脘·天樞·胃兪·脾兪 등의 局部穴을 取하고 根(本)部의 穴로는 足三里·巨虛·上廉·下廉 등의 穴을 선택한다.

鍼灸文獻의 標本과 根結理論의 구체적인 운용으로 "肚腹三里留 腰背委中求 頭項尋列缺 面口合谷收"(「四總穴歌」); "頭面之疾針至陰"(『針灸聚英』); "心胸有病少府瀉"(「肘後歌」); "胸滿腹痛刺內關", "頭風頭痛刺申脈與金門"(『標幽賦』); "脾心痛極尋公孫"(「勝玉歌」); "申脈治腰背强不可俯仰"(『類經圖翼』); "脇肋痛取外關透內關"(『醫學綱目』); "肩背疾患取肘前三里"(「通玄指要賦」) 등은 十二經脈의 분포와 經氣가 상하·내외로 相連·對應하는 원리를 운용한 침 치료의 兪穴을 配合한 예이다.

(4) 氣街

氣街는 頭部, 胸部, 腹部, 脛部의 經氣가 모이고 流通하는 길이다.[36] 頭의 氣街는 腦, 胸部의 氣街는 胸前 兩方의 膺部(胸部의 募穴)와 背兪(脊 7추 이상의 各 背兪穴), 腹部의 氣街는 背兪(脊 7椎 이하의 各 背兪穴), 衝脈 및 臍 左右의 天樞穴, 脛部의 氣街는 氣衝穴, 承山穴 및 足踝의 上下處이다.[37]

楊上善에 의하면 氣街의 임상응용은 腦는 頭氣의 街가 되므로 頭에 氣가 있으면 百會를 取穴한다. 胸部에 氣가 있으면 膺部와 肺兪穴을 取한다. 腹部에 氣가 있으면 脾兪와 衝脈을 取穴한다. 足脛에 氣가 있으면 氣衝穴과 承山穴 및 足踝 上下處를 取한다. 各部의 氣街가 主治하는 病證은 頭痛·眩仆·腹痛·中滿·暴脹 및 초기 積聚의 증이다.

2. 十二經別

十二經別은 十二經脈에서 別出하여 縱行하는 '別行하는 正經'이다.[38] 특정한 腧穴

大論」, "氣反者 病在上取之下 病在下取之上 病在中 傍取之". 張景岳 注, 氣反者 本在此而標在彼也 其病卽反 其治亦宜反 故病在下 取之上 如陰病治其陽 下滯者 宜其上也 病在中 傍取之 謂病生于內而經連乎外則或刺 或灸 或熨 或按而隨其所在也.

36) 「靈樞·動輸篇」, "四街者 氣之徑路也".

37) 「靈樞·衛氣篇」, "請言氣街 胸有街氣 腹有街氣 頭氣有街 脛氣有街 故氣在頭者 止之于腦 氣在胸者 止之膺與背兪 氣在腹者 止之背兪與衝脈 于臍左右之動脈者 氣在脛者 止之于氣衝 與承山踝上以下…… 所治者 頭痛眩卜 腹痛中滿暴脹 乃有新積 痛可移者易已也 積不痛難 已也". 楊上善注, 腦爲頭氣之街 故頭有氣 止百會也, 膺中肺兪爲胸氣之街 故胸中有 氣 取此二兪也, 脾兪及臍左右衝脈 以爲肺氣之街 若腹有氣 取此二穴也.

38) 張志聰, 正者 謂經脈之外 別有正經 非支絡也.

과 주관하는 병증은 없다.

1) 生理作用

十二經別은 十二經脈의 작용범위를 확대하고 강화한다

(1) 臟腑表裏와 十二經脈의 表裏相通을 강화한다

表裏가 되는 두 經別은 상호 幷行하여 體腔으로 進入한 후 屬絡의 臟腑를 경과함으로써 臟과 腑의 연계를 밀접하게 하고, 頸項部로 淺出한 후 陰經의 經別이 표리의 陽經으로 合流하여 十二經脈의 表裏相通의 연계와 陽經의 통솔 작용을 강화한다.

(2) 向心性의 운행으로 臟腑와 心의 연계를 강화한다

十二經別은 體內로 深入하여 屬絡의 臟腑를 경과하고 心臟을 향하여 유주하는 向心性의 운행으로 臟腑와 心의 연계를 강화한다. 이는 心이 五臟六腑의 大主(心爲五臟六腑之大主)가 된다는 이론적 근거를 제공한다.

(3) 十二經脈의 頭面部 연계를 강화한다

十二經脈 중 六條의 陽經은 頭面部에 上達하나 六條의 陰經은 足厥陰肝經이 巓頂에 上達하고, 手少陰心經의 支脈이 目系에 연계되는 이외에 일반적으로 두면으로 상행하지 않는다. 그러나 十二經別은 手太陽經別을 제외한 五條 陽經의 經別뿐만 아니라 陰經의 經別이 表裏의 陽經으로 합류하여 頭面部에 上達함으로써 十二經脈의 頭面部 聯系를 강화한다. 이에 「靈樞 · 邪氣臟腑病形篇」에서 "十二經脈의 三百六十五絡은 그 血氣가 위로 面에 이르러 空竅(耳目口鼻)를 走行한다(十二經脈 三百六十五絡 其血氣皆上于面而走空竅)"고 하였다.

(4) 十二經脈의 主治범위를 확대 시킨다

十二經別은 十二經脈이 도달하지 않는 곳까지 분포하여 十二經脈의 부족을 보충하고 치료범위를 확대 시킨다. 예를 들면 足太陽膀胱經은 肛門에 이르지 않으나 그 經別이 肛門으로 別入하므로 足太陽經의 承筋, 承山穴은 肛門의 疾病을 치료 할 수 있다. 또 手厥陰心包經은 인후에 도달하지 않으나 그 經別이 인후에 도달하므로 해당 經의 大陵穴, 間使穴은 인후병을 치료할 수 있다.

2) 運行과 六合

十二經別은 正經에서 別出한 후 '離・入・出・合'의 일정한 운행규율을 가지고 있다. 四肢의 肘膝 以上에서 해당 經脈으로부터 別出하는 것을 '離'라 하고, 體腔內로 들어가는 것을 '入'이라 한다. 體腔에서 頸項 이상의 體表로 淺出하는 것을 '出'이라 하며, 頸項이나 頭面部에서 陽經의 經別은 본 經脈에 合하고 陰經의 經別은 表裏를 이루는 陽經으로 합류하는 것을 '合'이라 하는데, 陰經의 經別은 表裏를 이루는 陽經에 합하여 여섯 쌍의 '六合'관계를 형성한다. 六合은 足少陰의 經別이 足太陽經에 合하는 것을 一合, 足厥陰의 經別이 足少陽經에 合하는 것을二合, 足太陰의 經別이 足陽明經에 合하는 것을 三合, 手少陰의 經別이 手太陽經에 合하는 것을 四合, 手厥陰의 經別이 手少陽經에 合하는 것을 五合, 手太陰의 經別이 手陽明經에 合하는 것을 六合이라 한다.

일반적으로 十二經別은 해당 經脈의 四肢部에서 別出하여 手三陰의 經別은 腋下에서 胸中, 手三陽의 經別은 肩關節(手少陽經別은 頭頂部)에서 胸中으로 진입하고, 足三陰・三陽의 經別은 膝 以上(足厥陰經別은 足背)에서 胸腹의 深部로 進入하여 臟腑를 屬絡하고 頸項部로 淺出하여 表裏의 兩經別이 陽經으로 合流한다. 足三陽의 經別은 心臟을 지나 頭部로 운행하고, 手三陰의 經別은 腋部에서 胸部의 內臟으로 들어간 후 喉嚨을 따라 頭面部에 이른다.

3. 奇經八脈

奇經八脈은 十二正經에 상대되는 八條의 經脈으로 督脈, 任脈, 衝脈, 帶脈, 陰蹻脈, 陽蹻脈, 陰維脈, 陽維脈을 말한다. 이들 奇經은 十二正經의 구속과 제약을 받지 않고 表裏配合의 관계가 없으므로 奇經이라 한다.[39]

奇經理論은『黃帝內經』이후『難經』과 明代 李時珍의『奇經八脈考』에 이르러 완전한 이론이 체계화되었다.『黃帝內經』의「素問」과「靈樞」에는 奇經의 起止, 循行, 機能, 病證에 관련된 많은 논술이 있으나, 各 篇이 일치하지 않는다. 따라서『黃帝內經』에서 제시한 奇經理論은 인식이 통일되지 않은 早期의 단계였음을 알 수 있으며,『難經』을 거쳐 李時珍의『奇經八脈考』에 이르러 완전하고 체계적인 奇經理論이 형성되었다.

---

39)「難經・27難」, "脈有奇經八脈者 不拘于十二經".『奇經八脈考』, "奇經凡八脈 不拘制于十二正經 無表裏配合故謂之奇".『十四經發揮・奇經八脈篇』, "脈有奇常 十二正經者 常脈也 奇經八脈者 則不拘于常 故謂之奇經".

『奇經八脈考』는 「素問」, 「靈樞」 및 歷代醫家의 논술과 자신의 견해를 종합하여 奇經八脈을 정리, 고증함으로써 經絡學說의 발전에 중대한 공헌을 하였다.

1) 名稱과 역할

任脈은 전신의 陰經을 擔任하고 諸 陰을 姙養한다. 任脈의 任은 姙娠과 擔任의 뜻이다.

督脈은 일신의 陽經을 總督하여 陽氣와 眞元을 통괄한다. 督脈의 督은 督率, 總督의 뜻이다.

衝脈은 十二經脈의 氣血을 通行하는 要衝이 된다. 衝脈의 衝은 通 또는 要衝의 뜻이다.

帶脈은 腰腹을 연결하여 諸脈을 묶는다. 帶脈의 帶는 腰帶의 뜻이다.

蹻脈은 走行과 足의 운동에 관여하는 奇經으로, 蹻脈의 蹻는 跟을 의미 한다. 陽蹻脈과 陰蹻脈으로 구분된다.

維脈은 전신의 陰·陽 經脈을 維系하여 表와 裏를 주관하는 奇經으로, 維脈의 維는 維系의 뜻이다. 陽維脈과 陰維脈으로 구분된다.

2) 분포

奇經八脈의 任脈은 복부의 정중선, 督脈은 背部의 정중선을 순행한다. 帶脈이 腰腹을 휘둘러 橫行하는 것을 제외하면 모두 아래에서 위를 향하여 순행하며 또 下肢를 順行하고 上肢에는 분포되지 않는다. 陰蹻脈, 陽蹻脈, 陰維脈, 陽維脈, 衝脈, 帶脈은 左右對稱이지만 任脈, 督脈은 단일 맥이다. 衝脈과 帶脈을 제외한 나머지 奇經은 陰陽의 대응관계가 성립된다.

3) 生理作用

奇經八脈은 인체의 陰陽 기화, 氣血, 營衛 등 방면에 대하여 主導·지배·조절·연계의 작용을 한다. 督脈과 任脈을 제외한 나머지 奇經은 本經 자체의 兪穴이 없다.

(1) 十二經脈間의 聯系를 밀접하게 한다

奇經八脈은 十二經脈을 縱橫으로 交錯하여 各 經과의 연계를 밀접하게 한다. 手·足三陽經은 督脈의 大椎穴에서 交會하므로 督脈은 陽經의 연계를 밀접하게 한다. 足三陰經은 任脈의 關元·中極 等의 穴에서 交會하므로 任脈은 足三陰經의 연계를 긴밀하게 한다. 衝脈은 氣街로 淺出하여 足陽明經과 足少陰經의 聯系를 밀접하게 한다. 또한 衝脈은 胞中에서 起하여 脊裏를 따라 상행하므로 任・督 二脈과 밀접한 관계가 있다. 帶脈은 腰腹을 橫行하여 몸통을 直行하는 各 經脈을 聯系한다.

陽維脈은 諸 陽經을 연결하여 一身의 表를 主하며, 陰維脈은 諸陰經을 연결하여 一身의 裏를 주관한다. 陽蹻脈은 인체 左右의 陽經을 지배하고, 陰蹻脈은 左右의 陰經을 통솔한다.

(2) 十二經脈의 氣血을 調節한다

十二經脈의 氣血이 有餘하면 奇經으로 流注하여 저장되며, 十二經脈과 臟腑의 氣血이 不足하면 奇經에 저장되었던 氣血이 經脈과 臟腑로 스며들어 氣血의 운행과 평형을 조절 한다.[40]

(3) 肝, 腎 및 女子胞, 腦, 髓와 밀접한 관계가 있다

奇經八脈은 肝과 腎에 隸屬되어 있고(奇經隸于肝腎) 衝・任・督脈은 모두 胞中에서 起하며, 督脈은 脊柱를 관통하여 腦에 속한다.

4. 十五絡脈

絡脈은 '絡'이 의미하는 網羅의 뜻에서 알 수 있듯이 經脈에서 분리되어 橫斜行하는 支脈이며 비교적 表層에 분포하여 전신을 그물망처럼 엮는다. 絡脈은 十五絡脈, 孫絡, 浮絡, 血絡으로 분류된다.

十五絡脈은 絡脈의 주체로 十二經脈 및 任脈, 督脈에서 분출한 別絡과 脾의 大絡을 말한다.[41] 胃의 大絡을 合하여 실재는 十六絡脈이 되나 脾와 胃는 表裏의 관계가 있으므로 습관상 十五絡脈이라 稱한다.

---

40) 『奇經八脈考』, "盖正經猶夫溝渠 奇經猶夫湖澤 正經之脈隆盛 則溢于奇經". 『十四經發揮』, "人之氣血 常行于十二經脈 其諸經滿溢 則入奇經焉".

41) 『難經・26難』에 "經有十二 絡有十五 餘三絡者 是何等絡也 然有陽絡 有陰絡 有脾之大絡 陽絡者 陽蹻之絡也 陰絡者 陰蹻之絡也 故絡有十五焉"라 하였다. 그러나 "馬蒔는 督之長强 任之尾翳 爲十五絡 難經以陰蹻陽蹻之絡爲十五絡 殊不知 督脈所以統諸陽 任脈所以統諸陰 還靈樞爲的也"라 하고, 張介賓은 "十二經共十二絡 而外有任督之絡及脾之大絡 是爲十五絡也"라 하였다.

1) 分布와 病候

十五絡脈의 분포에는 일정한 部位가 있다. 十二經脈의 絡脈은 手腕이나 足踝 上下의 일정한 穴位에서 別出하여 陰經의 絡脈은 그와 表裏가 되는 陽經을, 陽經의 絡脈은 그와 表裏가 되는 陰經을 向하여 주행한다.

任脈의 絡脈은 鳩尾穴에서 분출하여 腹部에 散布되고, 督脈의 絡脈은 長强에서 분출하여 背部와 頭部에 散布되고 足太陽經으로 別走한다. 脾와 胃의 大絡(大包, 虛里)은 胸脇部에 散布된다. 따라서 軀幹部의 三絡은 身前, 身後, 身側의 연계를 강화한다. 絡脈 중에는 胸腹腔에 進入하고 內臟에 聯絡되는 것이 있으나 고정적인 屬絡의 관계는 없다.

한편 絡脈의 병후는 「靈樞 · 經脈篇」에 의하면 實證과 虛症으로 구분되며, 기본적으로 經脈病候의 범주에 속한다. 대체로 2－3종의 肢體나 內臟의 질환의 일부를 기술하고 있다.

2) 生理的 의의

(1) 十二經脈의 表裏의 상통을 강화한다

陰經의 絡脈은 陽經으로 走向하고, 陽經의 絡脈은 陰經으로 走向하여 표리가 되는 두 經脈의 연계를 강화한다.

(2) 인체 各部의 연계를 강화한다

十五絡脈은 絡脈의 주요 부분으로 絡脈에서 다시 갈라져 나온 孫絡, 浮絡 및 血絡을 통솔하여 인체 각부의 연계를 강화한다. 예컨대 任脈의 別絡은 腹部에 散布하고, 督脈의 別絡은 背部에 산포하며, 脾의 大絡은 胸脇部에 산포하여 전신의 유기적 연계를 강화한다.

(3) 經脈이 도달하지 않는 부위에 營衛氣血을 수포 · 운송(滲灌)한다

十五絡脈에서 분출한 수많은 孫絡과 細絡은 전신을 그물모양으로 연계하여 經脈이 분포하지 않는 腠理(피부 · 肌肉의 紋理, 五臟의 募原)로 經氣를 확산 · 삼투케 한다. 즉 絡脈이 가지는 氣血에 대한 수포와 수송 작용은 經脈의 線的 분포에 국한하지 않고 網狀으로 확대 산포하고 있다.

3) 十五絡穴

十五絡穴은 十五絡脈이 분출하는 부위의 일정한 腧穴을 말한다. 十五絡穴은 絡脈과 經脈이 교통하는 장소이며, 絡脈의 氣血이 모여서 經脈으로 수송되고 전신으로 分流하는 중요한 穴位이다.

十二經脈은 絡穴을 通하여 表裏의 兩經이 서로 연락되므로 絡穴은 本經의 病을 치료할 뿐만 아니라 그 表裏가 되는 經의 病症도 치료할 수 있다. 예를 들면 列缺은 手太陰肺經의 絡穴로 咳嗽, 喘息 등의 肺經의 病을 치료할 뿐만 아니라 頭痛, 齒痛, 顔面麻痺 등의 大腸經의 病을 치료한다. 豊隆은 足陽明胃經의 絡穴로서 喉痺(嚥下困難), 胃痛, 嘔吐의 胃經病을 치료하고 아울러 四肢의 浮腫, 下痢, 動悸, 胸悶 등의 脾經病을 치료한다.

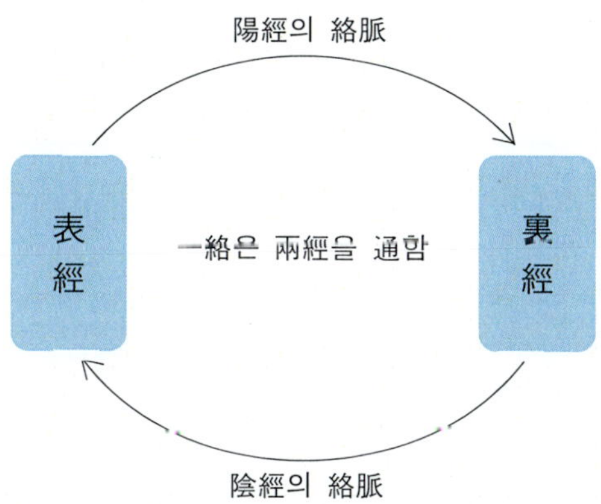

<그림 3-15> 絡穴의 作用圖

<표 3-7> 十五絡穴의 表

陰經의 絡脈	絡 穴		陽經의 絡脈
手太陰絡脈	列缺	偏歷	手陽明絡脈
手厥陰絡脈	內關	外關	手少陽絡脈
手少陰絡脈	通里	支正	手太陽絡脈
足太陰絡脈	公孫	豊隆	足陽明絡脈
足厥陰絡脈	蠡溝	光明	足少陽絡脈
足少陰絡脈	大鍾	飛陽	足太陽絡脈
脾의 大絡	大包		脾의 大絡
任脈	鳩尾	長强	督脈

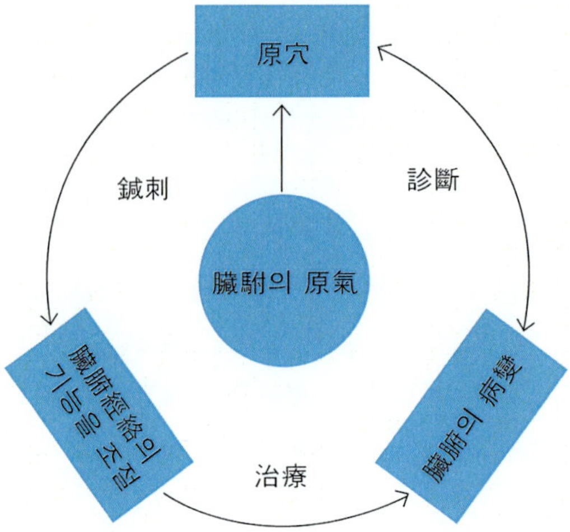

<그림 3-16> 原穴의 作用圖

<표 3-8> 十二經의 原穴表

陰　經	原　穴		陽　經
手太陰肺經	太淵	合谷	手陽明大腸經
手厥陰心包經	大陵	陽池	手少陽三焦經
手少陰心經	神門	腕骨	手太陽小腸經
足太陰脾經	太白	衝陽	足陽明胃經
足厥陰肝經	太衝	丘墟	足少陽膽經
足少陰腎經	太谿	京骨	足太陽膀胱經

5. 十二經筋

十二經筋은 十二經脈의 순행부위에 분포된 근육계통을 총칭하나 단순히 근육으로 經筋을 대체할 수 없고 經氣의 연계선상에서 이해되어져야 한다.

1) 經筋의 생리적 의의

經筋은 四肢와 전신의 골격을 維系하여 사지의 活動과 關節의 屈伸運動을 주관하며 內臟을 보호 한다.[42] 經筋의 작용은 經氣의 濡養 및 肝脾의 작용과 밀접한 관계가 있다. 肝은 罷極의 根本으로 그 充實은 筋에 있으니 一身의 筋은 모두 '肝之所生'이라

42) 「素問・痿論」, "宗筋主束骨而利機關也". 「靈樞・經脈篇」, "筋爲剛 肉爲墻".

하고, 脾가 化生한 水穀精氣는 肌肉을 營養하므로 脾의 充實은 肌肉에 있다고 한다.

2) 分布의 특징과 病症

經筋의 분포는 기본적으로 十二經脈의 순행부위와 일치한다. 四肢末端에서 起하여 腕·肘·腋·肩이나 踝·膝·膕·髀·股 등 부위에 結聚하고 몸통으로 향하며 胸背나 頭面部에서 그친다. 어떤 것은 胸腹腔에도 분포하나 내장으로 들어가지는 않는다.

足三陽의 經筋은 下肢의 外側을 지나 太陽은 身後, 少陽은 身側, 陽明은 身前에 분포한다. 또 모두 缺盆部를 지나서 눈의 주위에 도달하는데, 太陽은 目上網, 陽明은 目下網, 少陽은 目外眦를 연계한다.

手三陽의 經筋은 上肢의 外側과 頭部를 지나 額角에 結한다. 陽明은 肩胛部에서 頭面의 髮際를 따라 일주하며, 少陽은 肩胛部에서 耳前으로, 太陽은 耳後와 耳前으로 분포한다.

足三陰의 經筋은 下肢의 內側을 지나 陰器에 結한다. 또한 太陰은 肋部에 結하고 胸中에 산포되며 안으로 脊椎에 부착된다. 少陰은 척추 양방의 심부 肌肉을 따라 枕骨에 結한다.

手三陰의 經筋은 上肢의 內側을 지나 胸中과 賁門部에 도달한다. 太陰은 아래로 季脇에 도달하고, 少陰은 배꼽(臍)에 연계된다.

十二經筋은 "四結"을 형성한다. 즉 足三陽經筋은 頄(顴部)에 結하고, 足三陰經筋은 陰器에 結한다. 手三陽經筋은 額角에 結하며 手三陰經筋은 胸膈(賁)에 結한다.

한편 經筋의 病證은 대체로 운동방면으로 표현되는데, 주요 증상은 筋脈의 牽引, 拘攣, 弛緩, 轉筋, 强直, 抽搐 등의 증이다. 일반적으로 병인이 寒하면 拘急하고 熱하면 弛緩하여 不收한다.[43] 陽明經筋의 口眼喎斜를 예로 들면 그 원인이 寒에 있으면 目網上下의 筋이 拘急하여 눈을 감을 수 없고, 熱로 인하면 目網上下의 筋이 이완되어 눈을 뜰 수 없다. 또 口僻의 경우도 頰部의 筋이 寒으로 인하여 땅기면 땅기는 쪽으로 입이 비뚤어지고, 熱로 인하여 頰部의 筋이 이완되어도 입이 비뚤어지게 되어 口喎가 발생한다. 임상에서 經筋의 치료법칙은 '以痛爲兪'의 원칙에 기초하는데 『千金方』에서 이를 '天應穴' 또는 '阿是穴'이라고 칭하였다.

---

43) 「素問·痹論」, "凡痹之類 逢寒則急 逢熱則縱".

6. 十二皮部

皮部는 十二經脈을 기준으로 12개의 부위로 구분되는데, 이를 十二皮部라 한다. 十二皮部는 十二經脈의 기능활동이 반영되는 체표의 구분이며 絡脈의 氣가 산포하는 부위이다. 이에 「素問 · 皮部論」에 "皮有分部"하니 "欲知皮部 以經脈爲紀"라 하고 "凡十二經絡脈者 皮之部也"라 하였다.

한편 十二皮部는 인체의 가장 바깥 부위로서 衛氣가 산포되어 外邪의 침입을 방어하는 울타리가 된다. 「素問 · 皮部論」의 "百病之始生也 必先于皮毛"나 "邪之始入于皮也"는 皮膚가 六淫의 침습에 저항하는 제일선임을 제시한 것이다. 일반적으로 外邪의 침입은 皮膚를 거쳐 絡脈 → 經脈 → 腑 → 臟의 단계를 따라 안으로 들어온다.[44] 동시에 內臟에 병이 있으면 經脈 → 絡脈을 통하여 피부에 반영된다. 따라서 임상적으로 皮膚의 色澤과 形態 및 感覺의 변화는 진단의 기초가 된다. 예를 들면 靑은 寒, 赤은 熱을 나타내고, 「素問 · 刺熱篇」에 "肝熱病은 左頰이 먼저 붉고, 心熱病은 顔이 먼저 붉고, 脾熱病은 鼻가 먼저 붉고, 肺熱病은 右頰이 먼저 붉고, 腎熱病은 頤가 먼저 붉게 된다"[45]고 한 것은 辨證論治에 있어서 피부이론의 중요성을 제시한 것이다. 또 皮膚의 일정한 부위에 敷貼 · 溫灸 · 熱慰를 시행하여 內臟의 병변을 치료하는 것은 診斷과 治療에 있어서 皮部理論의 응용이다.

제 4 절 경락의 생리체계

한의학은 오행론적 생리체계인 오장계통에 의한 생명활동을 인식하는 외에 인체의 기혈 운행을 인식하는 좌표로서 육기론적 經絡系統의 생리체계가 있다. 經絡은 장부의 氣化를 三陰三陽의 六經(육기)로 구분하고, 이에 기초하여 臟腑의 氣血 운행과 六氣의 조절에 미치는 영향은 물론 장부와 형체조직의 유기적 연계를 밝힌다.

---

44) 「素問 · 皮部論」, "皮者脈之部也 邪客於皮則腠理開 開則邪入 客于絡脈 絡脈滿則注于經脈 經脈滿則入舍于臟腑也".

45) 「素問 · 皮部論」, "其色多靑則痛 多黑則痹 多赤則熱 多白則寒 五色皆見則寒熱也". 「素問 · 刺熱篇」, "肝熱病者 左頰先赤 心熱病者 顔先赤 脾熱病者 鼻先赤 肺熱病者 右頰先赤 腎熱病者 頤先赤 病雖未發 見赤色者刺之 名曰治未病".

1. 육 경

六經은 陰陽氣化의 패턴을 太陽·陽明·少陽의 三陽과 太陰·少陰·厥陰의 三陰으로 구분한 것으로 자연계에서는 기후변화를 의미하고, 인체에서는 臟腑의 氣化活動을 인식하는 經絡生理의 바탕이 된다.

1) 六經의 형성

六經은 일원적 본체인 太極의 動靜으로 나누어진 陰陽에서 유래한다. 陰陽은 자연을 인식하고 사물을 분석하는 동양의 宇宙觀으로 周易에서 老(太)와 少의 관계로 太陰과 少陰, 太陽과 少陽의 二陰二陽으로 구분하였으나, 의학발전의 수요에 상응하는 보충과 개선에 의하여 보다 구체적인 순서와 質量의 관계가 형성되면서 '兩陽合明'의 陽明과 '兩陰交盡'의 厥陰이 제시되면서 太陽, 陽明, 少陽의 三陽과 太陰, 少陰, 厥陰의 三陰으로 분화되어 三陰三陽의 六經이 형성되었다.

2) 六經의 氣化

六經은 寒·暑·燥·濕·風·火의 六氣의 氣化를 의미하는데, 厥陰은 風, 少陰은 火, 太陰은 濕, 少陽은 相火, 陽明은 燥, 太陽은 寒의 氣化를 나타낸다.[46] 여기서 六經은 標가 되고, 六氣는 本이 되는 標本의 관계에 있다.

인체는 六經의 氣化에 의한 六氣의 조절과 제약에 의하여 정상적 생리가 발휘된다. 만약 六經의 氣化가 불리하여 六氣가 偏見하면 化風, 化寒, 化濕, 化燥, 化火의 '內生五邪'의 병태가 나타난다.

3) 六經의 表裏

六經은 太陽-少陰, 陽明-太陰, 厥陰-少陽이 상호 表裏가 된다. 六經의 表裏는 陰陽氣化의 相反·相成으로 체내의 寒熱旣濟, 燥濕相濟, 風火相生의 조화를 유지함으로써 臟腑經絡 활동의 항상성과 외부 환경에 대한 적응(adaption)의 기재로서 중요한 의의가 있다.[47] 이러한 六經의 표리에 의한 六氣의 氣化變通은 생리·병리 상 臟腑와 經

46) 六經의 表裏와 六氣와의 관계는 「素問·至眞要大論, 六微旨大論」에서 언급한 "少陽之上 火氣治之 中見厥陰, 陽明之上 燥氣治之 中見太陰 太陽之上 寒氣治之 中見少陰 厥陰之上 風氣治之 中見少陽 少陰之上 熱氣治之 中見太陽 太陰之上 濕氣治之 中見陽明"의 '標本中見論'에 기초하고 있다.

47) 「素問·五常政大論」에서 "寒熱燥濕不同其化也 故少陽在泉 寒毒不生…… 陽明在泉 濕毒不生…… 太陽在泉 熱毒不生…… 厥陰在泉 淸毒不生…… 少陰在泉 寒毒不生…… 太陰在泉 燥毒不生"이라 하여 六氣가

絡의 상호관계를 설정하고 해석하는 기준이 된다.

4) 六經과 經脈

六經은 手足으로 구분되고, 六臟六腑의 하나와 결합하여 經絡系統의 주체인 12經脈을 형성한다. 즉 太陰은 足太陰의 脾經과 手太陰의 肺經, 少陰은 足少陰의 腎經과 手少陰의 心經, 厥陰은 足厥陰의 肝經과 手厥陰의 心包經, 少陽은 足少陽의 膽經과 手少陽의 三焦經, 陽明은 足陽明의 胃經과 手陽明의 大腸經, 太陽은 足太陽의 膀胱經과 手太陽의 小腸經의 氣化를 통괄한다.48)

2. 육경의 기화형식

六經의 기화형식은 氣血多少, 開闔樞 및 標本中氣의 내용으로 개괄되며, 이는 臟腑經絡의 생리 · 병리를 이해하는 관건이 된다.

1) 氣血多少

(1) 氣血多少의 常數

氣血多少는 六經(臟腑經絡)의 기화특성을 陰 · 陽氣의 성쇠로 구분한 것으로 그 常數는 「素問 · 血氣形志篇」에서 太陽은 多血少氣, 少陽은 少血多氣, 陽明은 多氣多血, 少陰은 少血多氣, 厥陰은 多血少氣, 太陰은 多氣少血이라 하였다.49)

그러나 「素問 · 血氣形志篇」, 「靈樞 · 九鍼論, 五陰五味篇」의 기재가 일치하지 않는다. 이를 살펴보면 三陽은 일치하나, 三陰의 氣血多少는 「素問 · 血氣形志篇」과 「靈樞 · 九鍼論」은 太陰이 상이하며, 「素問 · 血氣形志篇」과 「靈樞 · 五音五味篇」은 三陰의 氣血多少가 相反되게 기술되어 있다(표 3-9 參照). 또 『太素 · 知形志所宜篇, 任脈篇』의 二篇에서도 三陽의 상수는 일치하나, 三陰의 상수는 상이하며(표 3-10 參照), 『鍼灸甲乙經 · 十二經水篇, 陰陽二十五人形性血氣不同篇』의 기재도 일치하지 않는다(표 3-11 參照). 다만 「靈樞 · 五音五味篇」과 『鍼灸甲乙經 · 陰陽二十五人形性血氣不

六經의 표리에 의한 상호 협조와 制約으로 偏見하지 않고 조화가 유지됨을 제시하였다. 여기서 '少陽在泉'은 少陽相火의 在泉으로 火의 기운이 地中에 있으면 寒毒이 발생하지 않는다는 것이다. 나머지는 이로 미루어 알 수 있다.

48) 張隱庵 說, "六臟六腑配合十二經脈 十二經脈以應三陰三陽之氣".

49) 「素問 · 血氣形志篇」, "太陽常多血少氣 少陽常少血多氣 陽明常多氣多血 少陰常少血多氣 厥陰常多血 少氣 太陰常多氣少血".

同篇』의 상수는 일치한다.

明代의 馬蒔와 張介賓은 이를 傳寫過程에서의 錯誤로 「靈樞」의 기재가 착오가 많으므로 「素問 · 血氣形志篇」을 표준으로 삼아야 된다고 하였다. 또 楊維傑, 楊繼洲, 高士宗 등의 의가들도 「素問 · 血氣形志篇」의 상수를 기준으로 삼았다.

그러나 근래의 연구에서 劉衡如는 『黃帝內徑太素』가 일찍이 書籍化 되어 『黃帝內經』의 原貌를 상실하지 않았을 것이란 시간성과 이론의 正確 · 合理性을 들어 『黃帝內徑太素 · 任脈篇』의 상수를 표준으로 삼았고, 「靈樞 · 五音五味篇」 "太陰常多血少氣"의 '少'字가 衍文으로 少字를 削除하면 『黃帝內徑太素 · 任脈篇』과 동일하다는 점을 주장 하였다. 또 李鼎은 『黃帝內徑太素』가 「靈樞」, 「素問」의 不同한 傳本으로 각편의 선후관계에서 「靈樞 · 九鍼論」이 「素問 · 血氣形志篇」에 앞서고, 陽明과 表裏인 太陰의 상수는 '脾統血'의 생리로 볼 때 '多血少氣'가 그 상수가로서 「靈樞 · 九鍼論」이 표준이 된다고 주장하였다.

이처럼 六經 氣血多少의 상수는 시대와 의가에 따라 분분하며, 앞으로 臟腑經絡의 이론과 임상의 실재에 부합되는 연구가 기대된다.

<표 3-9> 『黃帝內經』의 氣血多少 비교

出典區分	少 陽	陽 明	太 陽	厥 陰	少 陰	太 陰
「素問 · 血氣形志篇」	少血多氣	多血多氣	多血少氣	多血少氣	少血多氣	少血多氣
「靈樞 · 九鍼論」	少血多氣	多血多氣	多血少氣	多血少氣	少血多氣	多血少氣
「靈樞 · 五音五味篇」	少血多氣	多血多氣	多血少氣	少血多氣	多血少氣	多血少氣

<표 3-10> 『黃帝內經太素』의 氣血多少

出典區分	少 陽	陽 明	太 陽	厥 陰	少 陰	太 陰
「任脈篇」	多氣少血	多血氣	多血少氣	多氣少血	多血少氣	多血氣
「知形志所宜篇」	多氣少血	多血氣	多血少氣	多血少氣	少血多氣	多血氣

<표 3-11> 『鍼灸甲乙經』 足六經의 氣血多少

出典區分	少 陽	陽 明	太 陽	厥 陰	少 陰	太 陰
「十二經水篇」	少血氣	多血氣	多血氣	多血少氣	少血多氣	多血少氣
「陰陽二十五人形性血氣不同篇」	少血多氣	多血多氣	多血少氣	多氣少血	多血少氣	多血少氣

(2) 氣血多少의 常數定立

역대 의가들의 氣血多少의 常數에 대한 견해는 다음의 세 가지 내용으로 요약된다. 첫째, 張志聰은 「素問 · 血氣形志篇」에 기준하여 氣血多少의 常數를 表裏가 되는 兩經이 상반의 관계로 상대적 평형을 이룸을 설명하였다. 즉 太陽의 多血少氣는 少陰의 少血多氣와 상반되고, 少陽의 少血多氣는 厥陰의 多血少氣와 상반되고, 陽明은 '氣血을 化生하는 根源'으로 多血氣가 常數이나 陽明과 表裏인 太陰의 常數에 관해서는 言及하지 않았다. 淸代의 章楠은 太陰의 상수에 대하여 혹자는 "手太陰經의 肺는 主氣하므로 자연히 多氣"이고, 혹자는 "足太陰經의 脾는 統血하므로 자연히 多血"이라는 見解의 차이를 지적 하면서 太陰은 運化輸布의 生理 및 陽氣不足의 病理特徵으로 볼 때 '多氣少血'이, 陽明은 五臟六腑의 海로 氣血生化之源이 되어 '多血多氣'의 常數가 合當하다고 하였다.

둘째, 楊上善은 「靈樞 · 五音五味篇」을 기준으로 手足의 少陰 · 太陽은 陰多陽少로 多血少氣하며, 厥陰 · 少陽은 陽多陰少로 多氣少血하고, 太陰 · 陽明은 陰陽俱多로 多血氣라 하여 表裏의 兩經을 일치되게 기술하였다. 張介賓 역시 太陽 · 少陰은 寒水에 속하여 陰多陽少하고, 少陽 · 厥陰은 相火에 속하여 陽多陰少하며, 陽明 · 太陰은 濕土로 水谷之海가 되어 陰陽이 俱多라 하여 表裏가 되는 兩經의 氣血多少를 同一하게 기술하였다.

셋째는 淸代의 高士宗의 견해로 그는 「素問 · 血氣形志篇」 氣血多少의 常數에 대하여 "太陽은 陽氣가 지극히 盛하면 陰이 生하니 多血하고 陽이 極하므로 少氣가 되어 '多血少氣'가 그 常數이다. 少陽은 一陽이 바야흐로 生하는 象이니 陰氣가 盛하지 아니하여 少血하고, 陽氣가 바야흐로 生함에 그 量을 제한할 수 없으므로 多氣하여 '少血多氣'가 그 常數가 된다. 陽明은 太陽과 少陽이 相合으로 少陽의 多氣와 太陽의 多血을 취하여 陽明을 이루기 때문에 多氣多血이 常數이다. 또 少陰은 陰이 아직 盛하지 않으므로 少血하고 또 生氣의 源이 되므로 多氣하며, 厥陰의 常數는 肝經脈이 아래로 衝 · 任脈과 合하므로 항상 多血하며 陰이 다하여 陽을 生하는 故로 少氣하다. 太陰은 三陰으로 陰이 極하면 陽이 生하는 故로 多氣하고, 陰이 極하면 마땅히 衰退하는 故로 그 常數는 少血이 된다"는 陰陽消長의 이치로 설명하였다.

이처럼 관찰의 각도에 따라 기술상의 차이가 있으나 陰陽의 기본 이치가 상호 대립에 의한 조화 · 발전에 있으므로 六經의 氣血多少는 太陰－陽明, 少陰－太陽, 厥陰－少陽이 表裏의 관계로 상호 의존 · 협조 · 제약하여 氣血의 상대적 평형을 조절하는 表裏가 되는 兩經의 相反된 常數의 정립이 타당할 것이다. 그러나 太陰과 陽明의 경우

太陰은 運化輸布의 생리적 특성과 陽氣不足의 病理特徵으로 '多氣少血'이 상수가 되고, 陽明은 五臟六腑의 海로 氣血을 生化하는 根源이 되므로 '多氣多血'이 그 상수가 된다고 하겠다. 이로 類推하면 氣血多少의 常數는 「素問 · 血氣形志篇」이 生理 · 病理 및 임상에 부합하는 標準이 된다.

(3) 氣血多少의 意義와 運用

氣血多少는 음양활동의 盛衰를 나타내며 이는 臟腑經脈의 생리와 병리의 인식 및 침구치료에 있어서 補瀉를 설정하는 일정한 의의를 지니고 있다.

「靈樞 · 經水篇」에서 十二經脈의 多血少氣, 少血多氣, 多血氣, 少血氣의 일정한 常數를 鍼刺로써 調節할 수 있다 하였고, 「素問 · 血氣形志篇」에서는 鍼刺의 치료시 血多 · 氣多하면 出血 · 出氣하고, 血少 · 氣少하면 出血 · 出氣가 부적당하다는 '多出少惡'의 구체적 원칙을 제시하였다.[50]

생리 · 병리적 인식으로 太陰의 脾經 · 肺經 및 少陰의 腎經은 '多氣'의 특성으로 水液을 推動하고 蒸化하여 人體의 水液代謝를 主導한다. 太陰經의 多氣 특성으로 脾는 水濕을 운화하고 肺는 水道를 소통하며, 少陰의 腎經은 少血多氣의 기화에 의하여 腎陽의 蒸騰氣化가 발휘된다. 즉 肺氣의 充足은 水道를 소통하여 방광으로 내려 보내고, 脾氣의 健運은 水濕을 運化하고, 腎氣의 健旺은 水液을 蒸化하는 生理를 수행한다. 병리적으로 多氣의 氣化失調는 水液代謝에 있어서 肺不行水, 脾不運水, 腎不主水의 病理現象을 야기 시킨다. 이처럼 脾 · 肺 · 腎은 多氣의 기화특성으로 수액대사를 유지하는 중요한 조건이 된다.

또 胃腑가 '五臟六腑之海'로 氣血을 化生하는 기능은 陽明經의 多氣多血의 기화에 의하고, 그 병태는 多氣多血의 특성이 반영되어 氣盛壯熱의 實證과 熱證이 많으며, 치료에 있어서도 通裏泄熱하고 針刺瀉血하는 것은 多氣多血의 특성을 반영한 것이다.

太陽經은 多血少氣의 氣化로 膀胱은 대사후의 水濕을 모아 소변으로 형성하고, 小腸은 胃로부터 소화된 음식물을 받아들여 淸濁(대변 · 소변)으로 구분하는 '泌別淸濁'의 기능이 발휘된다. 少陰經은 多氣少血의 기화특성에 의하여 心이 血液을 전신으로 추동시키고, 腎陽은 溫煦작용을 발휘하게 한다.

한편 太陽經(膀胱 · 小腸)의 多血少氣와 少陰經(心 · 腎) 少血多氣의 기화는 음양활동의 相反 · 相成에 의한 신－방광, 심－소장의 장부표리를 인식하는 기초가 된다. 이

50) "刺陽明出血氣 刺太陽出血惡氣 刺少陽出氣惡血 刺太陰出氣惡血 刺少陰出氣惡血 刺厥陰出血惡氣也".

<표 3-12> 氣血多少의 생리 · 병리

구 분	少陽經	陽明經	太陽經	厥陰經	少陰經	太陰經
氣血多少	少血多氣	多氣多血	多血少氣	多血少氣	少血多氣	多氣少血
臟腑經絡	三焦經 · 膽經	胃經 · 大腸經	膀胱經 · 小腸經	肝經 · 心包經	心經 · 腎經	脾經 · 肺經
生 理	相火의 疏泄	氣血生化의 根源	泌別淸濁	相火의 疏泄	君火의 溫煦 · 推動	水穀精微와 水濕의 運化
病 態	相火의 妄動	氣盛壯熱의 實證 · 熱證	大 · 小便의 不利	相火의 上亢	心腎不交 水火未濟	津液 · 水濕 運化의 障碍

처럼 氣血多少의 상수는 침구치료에 있어서 '補少瀉多'의 補瀉設定과 臟腑經脈의 생리 · 병리 및 辨證論治에 대하여 일정한 의의를 지니고 있다.

2) 開闔樞

(1) 開闔樞의 생리

開闔樞는 臟腑經脈의 기화활동과 六經의 상호관계를 문짝(扉)의 開, 閉 및 樞(지도리)에 비유한 것으로 開는 表, 闔은 裏, 樞는 運轉을 주관한다. 太陽은 三陽經의 表가 되며 陽明은 三陽經의 裏가 되고, 太陰은 三陰經의 表이며 厥陰은 三陰經의 裏가 된다. 따라서 太陽과 太陰은 開의 氣化를 주도하고, 陽明과 厥陰은 闔의 氣化를 주도한다. 少陽은 太陽과 陽明의 중추(樞紐)이며, 少陰은 太陰과 厥陰의 중추가 된다.[51]

開闔樞의 작용을 보면 太陽은 체표의 陽氣를 산포 창달케 하고, 陽明은 체내 陽氣의 受納과 蓄積을 관장하며, 少陽은 表裏의 사이에서 陽氣를 轉輸하는 것이 樞機와 같다. 또 太陰은 陰氣를 敷布하고, 厥陰은 絶陰之氣를 受納하며, 少陰은 脾經의 太陰開와 肝經의 厥陰闔의 기능을 수행하게 하는 중추가 된다.[52] 이에 楊維傑은 三陽의 太陽開는 陽氣를 敷布하여 衛外하고, 陽明闔은 陽氣를 受納하여 內臟을 持援하고 少陽樞는 陽氣의 內外轉輸를 주관하며, 三陰의 太陰開는 陰氣를 施布하여 전신에 灌注

51) 「素問 · 陰陽離合論」에 의하면 三陽經의 太陽은 開, 陽明은 闔, 少陽은 樞를 관장하고, 三陰經의 太陰은 開, 厥陰은 闔, 少陰은 樞를 관장한다. 그러나 『黃帝內經類析』에서는 厥陰의 陰盡陽生의 단계로 陰陽終始의 중심이며 厥陰經이 太陰經과 少陰經의 사이를 순행하고, 六經病證의 전변순서로 볼 때 '厥陰樞'가 합당하며, 少陰은 心腎의 '藏精舍神'하는 收斂과 封藏의 기능으로 볼 때 '少陰闔'이 타당하다는 '厥陰爲樞 少陰爲闔'의 견해를 밝히기도 하였다.

52) 『類經』에 "三陽의 開闔樞를 太陽開는 陽氣를 외부로 發散하고, 陽明闔은 陽氣를 내에 蓄積하며, 少陽樞는 陽氣가 表裏之間에서 出하기도 하고 入하기도 하는 것이 樞機와 같다" 하고, 『內經素問吳注』에서는 "太陽在表 敷暢陽氣 謂之開 陽明在裏 受納陽氣 謂之闔, 少陽在于表裏之間 轉輸陽氣 猶樞軸焉 故謂之樞…… 太陰居中開 敷布陰氣 謂之開, 厥陰謂之盡陰 受納絶陰之氣 謂之闔, 少陰爲腎精氣充滿 則脾職其開 肝職其闔 腎氣不充 則開闔失常 是少陰爲樞軸也"라고 하였다.

하고 厥陰闔은 내부에 陰氣를 受納하며 少陰樞는 陰氣의 輸布와 貯藏을 조절한다고 하였다.

이상에서 開闔樞는 陰陽의 기화활동을 개괄한 것으로 開는 散布・發散을 의미하고, 闔은 內藏・受納・收斂을 의미하며, 樞는 開闔의 氣化를 조절하는 樞紐의 작용을 의미한다.

(2) 開闔樞의 運用 및 意義

① 생리적 의의

開闔樞는 臟腑經絡의 기능적 특성과 상호관계를 반영한다. 吳崑과 楊維傑은 少陰樞인 腎의 작용에 의하여 脾와 肝이 그 開闔의 기능이 발현됨을 "少陰爲腎 精氣充滿 則脾職其開 肝職其闔 腎氣不充 則開闔失常 是少陰爲樞軸也" 또는 "少陰爲腎 腎氣充足 則肝脾能盡其開闔的功能"이라 하였는데, 『黃帝內經』의 "三經者不得相失也"는 이를 의미한다.

開闔樞의 氣化에 의한 臟腑經絡의 생리적 인식은 다음과 같다. 太陰經의 開機는 肺氣의 宣肅과 脾氣이 運化를 돕는다. 즉 開機에 의한 敷布작용으로 肺氣는 脾가 운수한 水穀의 精微를 전신으로 散布하고, 脾는 水穀을 運化하여 氣血을 化生하고 水穀精微를 肺로 보낸다.

厥陰經의 闔機에 의한 內藏과 收斂의 작용은 肝이 下焦의 陰氣를 藏하여 藏血케 하고, 心包絡이 上焦의 陰氣를 藏하여 陰血을 收斂함으로써 火의 炎上을 방지하게 한다.

少陰經의 樞機는 太陰經과 厥陰經의 樞紐로서 手少陰經의 心은 안으로 包絡相火(厥陰心包絡)을 품고 아래로 脾土(太陰脾經)를 생하며(火生土), 足少陰經의 腎水는 위로 肺金(太陰肺經)을 돕고 아래로 肝木(厥陰肝經)을 생한다(水生木).

太陽經의 開機는 膀胱(足太陽)의 氣가 上行外達하여 피부를 충실케 하고 衛外의 기능을 발휘하며 또 소변의 배출을 유도한다. 小腸(手太陽)은 위에서 소화된 음식물의 淸濁(대변・소변)을 분리하여 배출시키는 泌別淸濁의 기능을 발휘한다. 太陽開의 실조는 衛外기능의 약화로 邪氣가 쉽게 침입하게 되고, 또 소변의 不利를 야기시킨다.

陽明經의 闔機는 胃(足陽明)가 水穀을 受納하게 하므로 胃腑를 '倉廩之官', '水谷之海'라 하고, 또 胃腑의 濁氣와 大腸(手陽明)의 糟粕을 下達케 한다. 병리적으로 嘔逆, 自汗 및 裏熱實證의 便結은 裏를 주관하고 陽氣를 內蓄하는 陽明闔의 병태 표현이다.

少陽經의 樞機는 半表半裏를 主하는데, 三焦(手少陽)는 內로 膈膜을 주관하고 外로

는 腠理를 주관하게 된다. 內外를 出入하는 氣는 모두 腠理를 따라 往來하므로 少陽樞의 실조로 少陽之氣가 外達하지 못하고 邪氣가 腠理에 머물러 있으면 正邪의 투쟁으로 寒熱이 往來하고, 上下를 往來하는 氣가 膈膜을 따라 走行하지 못하면 結胸과 陷胸을 유발한다. 또 少陽의 樞機는 膽氣의 升發에 의해 결정되는데, 膽氣의 出入往來에 이상이 생기면 口苦・咽乾・目眩의 반표반리증이 나타난다. 이는 모두 少陽樞의 氣化 실조로 인한 병태생리이다.

② 임상적 의의

臟腑經絡의 開闔樞의 기화이상은 심한 陰陽의 실조를 야기한다. 六經 開闔樞의 病候는 太陽의 氣가 皮膚를 主하므로 開의 氣化가 꺾이면 피부와 기육이 수척하고 마르며 갑작스레 병이 발생한다. 陽明의 氣는 위로 喉嚨으로 나와 호흡을 주사하고 四肢로 하행하므로 闔의 氣化가 꺾이면 眞氣가 행하지 못하고 邪氣가 머물러 하지가 痿軟하게 된다. 少陽의 氣는 骨을 주하므로 樞의 氣化가 꺾이면 骨節이 이완되어 굴신할 수 없게 된다. 또 太陰開의 氣化가 꺾이면 脾氣가 부족하여 水穀精微를 運化하지 못함으로써 膈證과 洞泄이 발생한다. 厥陰闔의 氣化가 꺾이면 肝氣가 끊어져 감정의 변화가 많고 근심걱정이 많게 된다. 少陰樞의 氣化가 꺾이면 腎脈이 맺혀서 下焦가 불통하게 된다.[53)]

張介賓은 辨證論治의 법칙으로서, 太陰開의 氣化에 이상이 생기면 脾氣가 水穀精微를 운반하지 못하고, 厥陰闔의 氣化에 이상이 생기면 肝氣가 損傷되고 이로 말미암아 肺氣가 肝氣를 乘하여 時常悲哀하며, 少陰樞의 氣化에 이상이 생기면 腎氣의 損傷으로 絡脈이 結滯하여 下焦가 不通하게 된다고 하였다.[54)]

한편 開闔樞는 傷寒論 六經病脈證治의 病變과 方劑의 適用을 개괄한다.[55)] 太陽開의 失調는 衛外機能을 損傷시키며, 開의 機能이 不及하면 腠理가 閉塞하여 無汗하고 太過하면 腠理가 開泄하여 汗出의 現象이 發現한다. 치료는 無汗에 麻黃湯으로 發汗시키고 有汗에 桂枝湯으로 營衛를 조화시켜 太陽開의 氣化를 조절한다. 陽明病의 熱蒸于外의 汗出은 闔의 기능저하에 기인하며, 熱聚于內의 便結은 闔의 기능태과로 인

53) 「靈樞・根結篇」에 "五臟六腑 折開敗樞 開闔而走 陰陽大失"이라 하고, 六經 開闔樞의 병후와 해당 經의 치료를 제시하였다. "開折則肉節瀆而暴病起矣 故暴病者 取之太陽 視有餘不足⋯⋯ 闔折則氣無所止息而痿疾起矣 故痿疾者 取之陽明 視有餘不足⋯⋯ 樞折則骨搖而不安於地 故骨搖者 取之少陽 視有餘不足", "開折則倉廩無所輸膈洞 膈洞者 取之太陰 視有餘不足⋯⋯ 闔折則氣絶而喜悲 喜悲者 取之厥陰 視有餘不足⋯⋯ 樞折則脈有所結而不通 不通者 取之少陰 視有餘不足".

54) 所謂開闔樞者 不過欲明內外而分其辨治之法也.

55) 黃帝內經講解.

한 병변으로 白虎湯과 承氣湯類의 方劑를 適用한다. 少陽樞의 失調로 病邪가 表로 出하지도 裏로 入하지도 못하고 太陽과 陽明의 半表半裏에 머물러 있으면 口苦, 咽乾, 目眩의 증상을 發現하는데, 汗, 吐, 下의 치법을 禁하고 和解의 치법을 적용하며 方劑는 小柴胡湯을 활용한다.

三陰에 있어서 太陰病의 腹滿吐利는 太陰開의 실조로 인한 脾氣의 運化·升淸의 이상에 의한 病變으로 張仲景은 理中湯과 回逆湯의 方劑를 適用하였다. 厥陰病의 上熱下寒, 寒熱錯雜의 證候는 厥陰闔의 氣化失調로 相火를 藏하지 못한 것이며 烏梅丸을 적용한다. 少陰病은 少陰樞의 失調에 의한 水火未濟로 혹 從陽化而熱(熱化)하거나 혹 從陰化而寒(寒化)하는 병기로 下利淸谷, 手足厥逆, 心中煩, 不得眠의 증후가 나타나는데 張仲景은 四逆湯과 黃蓮阿膠湯의 方劑를 適用하였다.

若秋는 樞의 機能을 爲主로 開闔樞의 關係를 說明하면서 傷寒 太陽證의 病變이 麻黃湯, 桂枝湯으로 제거되지 않고 本經에 머물러 있거나 他經에 침입하면 少陽樞機의 조절로 太陽의 邪氣를 몰아 낼 수 있으니 小柴胡湯이 太陽證의 重要한 方劑가 됨을 提示하면서, 少陽의 氣가 主하는 傷寒 3, 9, 15日에 少陽樞機에 의하여 太陽의 邪氣를 解表시킨다 하였다. 또 傷寒 陽明證의 治療에 있어서도 少陽樞의 機能으로 邪氣를 轉化하거나, 太陽開의 機能으로 邪氣를 다스릴 수 있으니 小柴胡湯과 麻黃湯의 方劑를 適用할 수 있다고 하였다.[56]

王琦는 傷寒 三陽證의 汗法(汗而解), 瀉法(攻下,瀉之于內), 和法(和解)의 治法을 開闔樞의 작용으로 설명하였다. 즉 太陽은 開를 主하므로 邪가 太陽에 있으면 汗而解하

<표 3-13> 開闔樞의 변증과 치료

六經 \ 區分		病態	病候	治療
三陽經	太陽	開折	瀆: 皮肉潰緩 易受外邪侵襲而突然發生急病(潰緩指皮肉消瘦乾枯)	足太陽의 補瀉
	陽明	闔折	氣無所止息: 眞氣稽留 胃氣不行 氣息上逆 下肢痿軟(稽留指眞氣旣阻滯不行 邪氣也居留不去)	足陽明의 補瀉
	少陽	樞折	骨搖: 骨節動搖站立不穩, 肢節弛緩而無力屈伸	足少陽의 補瀉
三陰經	太陰	開折	倉廩無所輸: 脾失健運 升降失司 呃逆不止 上不開而不受納 飱泄(多屬虛證)	足太陰의 補瀉
	厥陰	闔折	氣絶: 肝氣弛緩而多愁善感	足厥陰의 補瀉
	少陰	樞折	脈有所結: 血脈不通(如心絞痛)	足少陰의 補瀉

56) 服上二方(麻黃湯, 桂枝湯) (邪)尙不能出 或留本經 或侵他經 必藉少陰之樞轉以達太陽之氣而外出也.

<표 3-14> 傷寒論에 대한 開闔樞의 생리 및 임상적 운용

區分 / 六經	開闔樞	部位	所屬 臟腑經絡	氣化特徵	傷寒의 病態	方劑運用	治法
太陽	開	表 陽之表	膀胱經 小腸經	上行外達 營衛의 조절	傷風證: 自汗 傷寒證: 無汗	桂枝湯 麻黃湯	汗法
陽明	闔	裏 陽之中	大腸經 胃經	內行下達 嘔逆·內蓄·受納	裏熱實證 便結, 汗出	白虎湯 承氣湯類	瀉法
少陽	樞	半表 半裏	三焦經 膽經	內外出入 (腠理) 上下往來 (膈膜)	半表半裏證寒熱往來, 結胸, 陷胸 口苦, 咽乾, 目眩	小柴胡湯	和法
太陰	開	表 陰之表	脾經 肺經	散布·運行	脾氣不升 腹滿吐利	理中湯 回逆湯	
厥陰	闔	裏 陰之裏	肝經 心包經	內臟·收斂	寒熱錯雜 相火不藏 上熱下寒	烏梅丸	
少陰	樞	半表 半裏 陰之中	心經 腎經	水火旣濟 · 內含包絡 · 下生脾土 · 上濟肺金 · 下生肝木	虛寒證 水火未濟 心煩, 不眠 下利淸穀 手足厥逆	四逆湯 黃連阿膠湯	

고, 陽明은 闔을 主하므로 邪가 陽明에 入하면 攻邪의 方法을, 少陽은 樞를 主하므로 和解法을 적용한다.

이처럼 開闔樞의 氣化는 임상에서 臟腑經絡의 病機와 치법을 설명하는 원리로서 그 중요성이 있다.

3) 標本中見[57]

標本中見은 六經과 六氣, 六經의 표리 및 六經의 氣化에 관한 내용이다. 여기서 標는 標識으로 六經을 말하고, 本은 本氣로 六經이 대표하는 六氣를 말한다. 中氣(中見)는 六經의 표리를 의미하는데, 少陽과 厥陰, 陽明과 太陰, 太陽과 少陰이 상호 中氣가 된다. 中氣는 本氣와 상관 혹은 相反된 氣이다. 여기서 中見이 갖는 생리적 의의는 六氣가 對待관계로 상호 交濟하여 조화를 형성하는 데 있다. 太陽經을 예로 들면 足太陽의 膀胱經은 足少陰의 腎經을 연락하고, 手太陽의 小腸經은 手少陰의 心經을 연락하므로 太陽의 中見은 少陰으로서 太陽의 寒水와 少陰의 君火가 상호 交通하여

57) 「素問·至眞要大論, 六微旨大論」.

'水火既濟'를 형성한다. 곧『黃帝內經』에서의 "太陽之上 寒氣治之 中見少陰"의 생리이다.

標本中見의 從化는 六經의 氣化의 大綱으로,「素問·至眞要大論」에서 "六氣標本所從不同"을 從本, 從標本, 從中으로 구분하였다.

從本이라 함은 六經의 기화가 本을 따르는 것으로 標本의 음양속성이 일치하는 少陽과 太陰이 이해 해당한다. 少陽의 標는 少陽의 陽이며 本은 相火의 火로서 標本의 음양속성이 陽으로 同氣가 되므로 그 氣化는 本을 따라 火로 발현되고, 太陰의 標는 太陰의 陰이며 本은 濕으로서 標本의 음양속성이 陰으로 同氣가 되므로 그 氣化는 本인 濕을 따른다.

從標本이라 함은 六經의 기화가 혹 本을 따르거나 혹 標를 따르는 것으로 標本의 음양 속성이 상이한 少陰과 太陽이 이해 해당한다. 少陰의 標는 少陰의 陰이지만 本은 君火로서 標本의 음양 속성이 標陰而本熱의 異氣가 되어 그 氣化는 혹 本을 따라 熱化하거나 혹 標를 따라 寒化한다. 太陽의 標는 陽이며 本은 寒으로서 標本의 음양 속성이 標陽而本寒으로 異氣가 되므로 혹 本을 따라 寒化하거나 혹 標를 따라 熱化한다.

從中이라 함은 六經의 기화가 中見之氣를 따르는 것으로 陽明과 厥陰이 이해 해당한다. 陽明燥의 기화는 表裏가 되는 太陰濕을 따라 濕化(燥從濕化)하고, 厥陰風은 表裏가 되는 少陽相火를 따라 風氣가 火로 化하는데, 이를 從中이라 한다.

張介賓은 六經이 표리의 관계로 상호 中氣가 되는데, 少陽·太陰·少陰·太陽이 中氣를 따라 化하지 않는 이유는 少陽火는 厥陰木이 中氣이나 木火同氣로서 木從火化하고, 太陰濕土의 中氣는 陽明燥金이나 土金相生으로 燥從濕化하므로 從本한다고 하였다. 그러나 木火同氣, 土金相生의 관계에서 오직 '木遇火'하면 木從火化하고 '金遇土'하면 燥從濕化하는 이치를 '水流濕 火就燥'의 同氣相求로 설명하였으나 분명하지 않다. 또 少陰과 太陽은 상호 中氣가 되나 中氣인 寒과 熱의 속성은 각각 標의 음양 속성과 일치하기 때문에 標本의 음양 속성이 상이한 少陰과 太陽은 그 氣化가 從標本이 합당하다고 하였다.

한편 松下見林은 太陰濕土, 少陽相火, 少陰君火, 太陽寒水의 四經은 標本同否를 論하였으나, 陽明과 厥陰은 밝히지 않았음을 지적하면서 厥陰은 '標陰而本陽', 陽明은 '標陽而本陰'으로 標本不同이라 하였다. 이에 기초하면 厥陰, 陽明은 標本의 음양의 속성이 상이하기 때문에 그 氣化는 從標 혹은 從本함을 알 수 있다. 따라서 厥陰과 陽明의 從中氣의 氣化는 상대적인 것이지 절대적인 규율로 사용되고 있지는 않다.

임상적으로 六經氣化의 從本, 從標, 從中은 육경의 병변을 파악하는 기본 원리가

<표 3-15> 六經의 標本中見 및 從化

六　經	標	中　見	本	從
太陽寒水	太陽	少陰	寒	從標本
陽明燥金	陽明	太陰	燥	從中
少陽相火	少陽	厥陰	相火	從本
太陰濕土	太陰	陽明	濕	從本
少陰君火	少陰	太陽	君火	從標本
厥陰風木	厥陰	少陽	風	從中

된다. 예를 들어 太陽의 氣化는 從本, 從標하므로 그 병변은 從本하면 寒象으로 나타나고, 從標하면 熱象로 나타난다. 이를 「素問·六微旨大論」에서 "標本不同 氣應異象"이라 하였다. 따라서 疾病의 발생과 치법에 있어서 本에서 生한 경우 그 本氣의 盛衰를 살피며, 標에서 生한 경우 그 標氣, 中氣를 따라 발생한 경우 그 中氣의 盛衰를 살펴서 치료의 원칙을 설정해야 한다.[58] 또한 標本中氣의 이론을 傷寒論 六經病證을 해석하는 기화학설의 중요한 이론적 근거이기도 하다.

이상에서 標本中見은 六經의 氣化의 기본원리를 설명하는 것으로 臟腑經絡의 생리, 병리, 진단, 치료를 연구하는 관건이 된다.[59]

58) 「素問·六微旨大論」, "百病之起有生于本者 有生于標者 有生于中氣者".

59) 張隱庵 說, "六臟六腑配合十二經脈 十二經脈以應三陰三陽之氣", "臟腑經絡 不必本氣興衰 而能爲其病 六氣互相干而爲病也".

제 4 장

정신생리

제 4 장 정신생리

채한

제 1 절 정신생리의 기초이론

1. 한의학 정신생리의 특징

心身一元論을 근간으로 하는 한의학에 있어서 정신생리학을 통해 다루어져야 할 내용은 매우 광범위하다. 정신 혹은 심리와 관련 있는 『黃帝內經』 篇名은 162편 중 32편으로 약 20%를 차지하며, 심리학적 내용을 포함하는 것은 약 90%에 달한다. 그 내용 또한 매우 다양하여 『黃帝內經 · 本神篇』의 사유과정에 대한 기술로부터 『黃帝內經 · 素問 · 擧痛論編』의 九氣學說, 『黃帝內經 · 靈樞 · 論勇篇』의 體質과 인격 勇怯의 관계, 그리고 의사와 환자 간의 심리적인 관계까지 매우 많은 내용이 기술되어 있으며, 한의 임상 현장에서 매우 폭넓은 활용도를 지니고 있다.

한의학에서 生命은 그 실체를 규정함에 動靜의 現象的 陰陽에서 출발하며, 심리적 생리변화를 氣를 중심으로 설명하는 動態的 機能主義 관점에서 발전하여 왔다. 이에 한의학에서 心身關系는 形神一體, 心身一如의 관점에서 다루어지고 있는데, 신체적인 현상과 정신활동이라는 경험적 양면성을 하나의 생명체에서 관찰하게 되는 서로 다른 발현이라는 陰陽의 관계로 인식하는 것이다. 그러므로 다양한 정신활동의 분석에 있어서도 五臟과 결부된 五神의 활동 또한 五行의 相生, 相剋에 의해 동적 평형을 이룸으로써 생리적 상태가 유지된다는 演繹的 관점에서 해석하고 있다.

이러한 동양적 사고와 달리 서양의 정신생리학(psychophysiology) 등은 한정적인 분야를 지칭하게 되는데, 고도의 정신사유 활동과 인간 행동의 해석에 있어 생물학적 이론들을 활용하는 심리생물학(psychobiology)적 관점을 견지하는 학문으로서, 행동신경과학(behavioural neuroscience)이나 인지신경과학(cognitive neuroscience)이라고도 불리고 있다. 이러한 서양의 전통은 心身二元論의 데카르트(Rene Descarte; 1596－1650)에서 기인한 것으로서 철학자이자 심리학자인 제임스(William James; 1842－1910)가 주장한바 모든 심리학적 현상들을 생물학, 곧 신경과학(neuroscience)적 관점에서 인식하고자 한다.

이러한 기존의 서양의학적 사고방식은 心身(mind-body)간의 상호관계를 어떻게 규정하는가에 있어서 한의학이 근간하고 있는 形神一體論과 중대한 차이점을 지니고 있다. 정신과 신체를 분리하는 이원론적 사고는 데카르트에서 비롯되었는데, 정신과 육체의 기능을 각각 상호 독립적인 사고(thought)와 운동(movement)으로 규정하면서 이들이 서로 만나는 곳을 송과선(pineal body)이라 규정하고 있다. 따라서 정신과 신체 기능은 서로 이질적인 것으로 모든 심리적 현상을 물질 구조를 지닌 생물학적 관점으로 환원하여 설명하고자 하는 情態的 構造主義, 歸納的 관점에서 시작되고 발전되어 왔다.

2. 한의학 정신생리의 기초이론

1) 形神一體論

形과 神의 관계를 다루는 形神論은 역사적으로 많은 논쟁을 불러일으켰던 중요한 과학적, 철학적 주제의 하나이다. 한의학에 있어서 形神 사이의 관계에 대한 인식은 동양 철학적 인식 위에서 발전되어 왔다. 여기에서는 形神論의 복잡하고 특수한 내용은 피하고 한의학에서 생명체를 인식하는 고유한 관점으로서의 形神關係의 일반적인 특징만을 서술하고자 한다.

形은 『說文解字』에서는 形體, 形象을 가리킨다고 하였으며,[1] 神에 대해서는 『說文解字』에서는 天地變化의 主宰者로서의 天神, 神靈의 의미가 있음을 말하였다.[2] 한의학에서는 이러한 形과 神의 관계를 통해 생명체의 전일성을 표현하고 있으며 생명체의 가시적인 형체와 불가시적인 생명기능 간의 통일성을 표현하는 것으로 볼 수 있다. 形神關系는 복합적인 개념으로서, 정신과 육체의 관계이면서도 물질과 운동, 가시적인 형체와 불가시적인 기능, 생명체와 생명기능 등 여러 가지 차원에서 해석될 수 있는 여지를 지니고 있다.

形과 神 개념의 다양성은 한의학이 지니고 있는 고유한 對象觀에서 기인한다. 즉 形

1) 『說文解字』, "形, 象也".
2) 『說文解字』, "天神, 引出萬物者也".

과 神이란 생명체가 발현하는 현상의 陰陽 分化로서, 形이란 인체 생명활동 중 形體와 밀접하게 관련된 陰的 현상의 개괄이며, 神은 形보다 동적이며, 기능적인 陽的 현상을 지칭하는 것이다. 이에 우리가 정신적인 현상과 육체적인 현상의 체험적 구분을 인정할 때, 形은 육체적인 것이며 神은 보다 정신적인 것이라 할 수 있다.

이러한 形과 神 개념에서 볼 수 있듯이 한의학에 있어서는 생명체를 육체－정신의 이분법적 도식으로 인식하기보다는 오히려 생명체와 생명기능과 같이 가시적인 형체와 불가시적인 기능의 차원에서 인식하고 있다. 인간의 정신은 생명체의 일반적인 불가시적 기능 현상의 범주 속에서 포괄적으로 이해하고 있으며, 생명체가 발현하는 기능 현상의 精華로서 생명 또는 생명력과 동일한 것으로 인식되고 있다. 이와 같은 정신과 생명의 동일시는 한의학적 생명 인식의 특징이라 할 수 있다.

비록 육체－정신이라는 이분법적 도식이 한의학적 생명체 인식의 틀은 아니지만, 정신적인 현상과 육체적인 현상은 경험상 뚜렷하게 구별되는 것으로서 일반적으로 폭넓게 받아들여지고 있는 범주이기에, 지나친 唯物論的 관점임에도 불구하고 비판적 관점에서 수용될 필요는 있다. 이러한 관점에서 본다면, 形은 자연계 중에 존재하는 일체 유형의 물체를 지시하는 것으로 인체에서는 臟腑, 經絡, 肢體, 管竅 및 精, 穴, 津液 등을 포괄하는 개념으로 받아들일 수도 있다. 또한 神에 대해서는 인체의 미세한 물질 혹은 운동으로 인식하여 인체 생명활동을 주재하는 물질에서 파생하는 외재적 표현, 즉 의식, 사유, 정서, 감각, 본능 등과 같은 정신의식의 사유활동을 지칭하기도 한다.

한의학에서 形神간의 관계에 대해서 『黃帝內經・素問・上古天眞論』에서는 形과 神의 상호 의존성과 이의 중요성을 표현하고 있으며,[3] 『黃帝內經・素問・八正神明論』에서는 形神의 관계를 體用의 관계로 설명하고 있다.[4] 또한 『黃帝內經・素問・調經論』과 『黃帝內經・靈樞・決氣篇』에서는 身形의 生成에 있어서 神의 중요성[5]을 설명하고 있다.

이러한 기술들은 形神의 상호 의존성을 강조한 것으로, 形神合一이란 생명체와 생명력 간의 全一性을 의미함과 동시에 육체－정신의 養生을 위한 合一을 표현하는 것으로서 생명의 기본 이론인 동시에 양생, 진단, 치료의 중요한 원칙이 된다.

---

3) 『黃帝內經・素問・上古天眞論』, "上古之人, 知其道者, 法於陰陽, 和於術數, 食飮有節, 起居有常, 不妄作勞, 故形與神俱"; 『黃帝內經・素問・上古天眞論』, "形體不弊, 精神不散, 亦可以百數".

4) 『黃帝內經・素問・八正神明論』, "故養神者, 必知形之肥瘦, 營衛血氣之盛衰, 血氣者, 人之神, 不可不謹養".

5) 『黃帝內經・素問・調經論』, "夫心藏神, 肺藏氣, 肝藏血, 脾藏肉, 腎藏志, 而此成形, 志意通, 內連骨髓, 而成身形五臟". 『黃帝內經・靈樞・決氣篇』, "兩神相搏, 合而成形, 常先身生, 是謂精".

2) 心主神明論

한의학에 있어서 인간의 정신활동은 心에서 주관하는 것으로 인식되어 왔다.『黃帝內經 · 素問 · 靈蘭秘典論』,『黃帝內經 · 素問 · 調經論』,『黃帝內經 · 宣明五氣篇』,『黃帝內經 · 靈樞 · 客邪篇』 등에서는 心을 한 나라의 君主에 비유하면서, 인체 氣血 순행의 총괄을 담당하는 핵심적인 장기로서 오장육부의 최고 통솔자인 동시에 생명력의 발현인 정신활동까지 주관하고 있음을 설명하고 있다.[6]『黃帝內經』에서의 神 혹은 神明이란 생명활동을 총칭하는 의미로서, 形神一體論을 통해서 설명된 것과 같이 정신을 생명활동의 精華로서 생명 자체와 동일시하는 한의학의 고유한 생명관에 입각하여 정신활동 혹은 생명력이 생명활동의 중추를 담당하는 心臟에 귀속되는 것으로 보고 있다.

그러나 모든 사고활동과 고도의 생명활동을 心臟만이 독자적으로 담당하고 있는 것은 아니다.『黃帝內經 · 素問 · 脈要精微論』에는 精明之府로서의 頭가 別黑白, 審長短과 같은 비교분석의 사고활동을 담당하고 있음을 기술하고 있으며,[7]『黃帝內經 · 靈樞 · 海論』에서는 腦髓의 부족이 청각과 시각에 영향을 미치게 됨을 설명하고 있다.[8]

그럼에도 불구하고 정신사고와 생명력을 腦髓가 아닌 心臟에 귀속시켜 인식하는 이유는 한의학적 形神一體論과 臟象學說에서 찾을 수 있다. 臟象學說은 臟腑 기능을 설명하는 이론임과 동시에 인체의 모든 생명활동과 현상을 오장 기능으로 귀납하는 것으로서, 이 중 心臟은 오장육부의 大主로서 인체 생명활동의 중추가 되기에 인간의 가장 神明한 활동이며 생명의 精華인 정신활동 또한 心臟에서 주관하는 것으로 보고 있다. 또한 인간의 정신과 思考를 腦髓의 기능으로 인식하지 않고 心臟의 활동에 귀속시키고 있음은, 形神一體論 측면에서 臟腑의 有機的 關系 속에서 인식하고 있다는 것을 반증한다.

6)『黃帝內經 · 素問 · 靈蘭秘典論』, "心者, 君主之官, 神明出焉".『黃帝內經 · 素問 · 調經論』과『黃帝內經 · 素問 · 宣明五氣篇』, "心藏神".『黃帝內經 · 靈樞 · 客邪篇』, "心者, 五臟六腑之大主也, 精神之所舍也, 其藏堅固, 邪弗能容也.容之則心傷, 心傷則神去, 神去則死矣".

7)『黃帝內經 · 素問 · 脈要精微論』, "夫精明者, 所以視萬物, 別白黑, 審短長, 以長爲短, 以白爲黑, 如是則精衰矣…… 頭者, 精明之府, 頭傾視深, 精神將奪矣".

8)『黃帝內經 · 靈樞 · 海論』, "腦爲, 髓之海…… 髓海有餘, 則輕勁多力, 自過其度. 髓海不足, 則腦轉耳鳴, 脛痠眩暈, 目無所見, 懈怠安臥".

제 2 절 五神과 七情

1. 오 신

1) 神

神은 한의학에서 정신활동을 의미하는 神明 외에 생명활동을 설명하는 데 필수불가결한 개념들을 복합적으로 지니고 있다. 神은 모든 생명현상의 원리요 본체인 陰陽의 오묘한 변화인데, 천지 모든 변화 속에 내재하는 규율 또는 主宰를 말한다.[9] 神은 인체의 생명현상을 의미하기도 하는데, 『黃帝內經・素問・五常政大論』과 『黃帝內經・靈樞・天年篇』, 『黃帝內經・素問・移精變氣論』에서 언급된 바와 같이, 神은 생명의 存在標識으로서 모든 생명활동의 精華를 의미한다.[10] 또한 『黃帝內經・靈樞・小鍼解』에서는 인체의 正氣를 지칭하기도 하며,[11] 『黃帝內經・素問・離合眞邪論』에서는 經氣를 지칭하기도 한다.[12]

생명활동의 현상적 표현인 神은 생명의 물질적 기초인 精에 바탕을 두고 있는데, 상호 生化의 관계를 지니고 있다. 神은 선천적으로는 父母의 精에서 유래하여 후천적으로는 水穀의 精微에 의해 자양된다. 아울러 神과 精은 水火의 대표 장기인 心腎에 귀속되는데, 升降의 축이 되는 心神과 腎精 간의 水火相濟는 모든 생명활동의 근본이 된다.

2) 魂魄과 志意

魂魄은 陽神의 魂과 陰神의 魄으로 구별될 수 있다. 魂은 후천적으로 부단한 학습을 거쳐 발전된 고도의 정신활동으로서, 謀慮와 決斷 등 사유, 인식, 평가, 판단 등이 이에 속하고, 魄은 감각적이며 원초적이며 본능적인 정신활동을 지칭하는 것이다.

또한 魂魄은 각각 精神, 形氣와 결부되어 인식되기도 한다. 『黃帝內經・靈樞・本神篇』에서 魂은 神을 따라 往來하며 魄은 精과 함께 出入한다고 하였으며, 魂은 神의 쓰임으로써 '神明之補弼', '神氣之佐輔' 등으로 표현되었고, 魄은 精의 쓰임으로써 '精氣之匡佐'로 표현되고 있다. 形氣와 관련해서는 魂은 '氣之神', '氣之靈'으로, 魄은 '形之神', '形之靈'으로 표현되었는데, 이는 形氣의 성쇠에 따라 魂魄의 성쇠가 좌우됨을

---

9) 『黃帝內經・素問・至眞要大論』, "天地之大紀, 人神之通應也".

10) 『黃帝內經・素問・五常政大論』, "根於中者, 命曰神機, 神去則機息". 『黃帝內經・靈樞・天年篇』, "失神者死, 則神者生也". 『黃帝內經・素問・移精變氣論』, "得神者昌, 失神者亡".

11) 『黃帝內經・靈樞・小鍼解』, "神客者, 正邪共會也. 神者, 正氣也. 客者, 邪氣也".

12) 『黃帝內經・素問・離合眞邪論』, "外引其門, 以閉其神……, 推闔其門, 令神氣存, 大氣留止, 故命曰補".

말하는 것이다.

意란 '心有所憶'한 것으로 一念이 생겨서 마음에 지향하는 것이 있으나 아직 정해지지 않은 것을 말하며, 志란 '意之所存'한 것으로 意思가 이미 결정되어 그 意가 확고히 정해져서 움직이지 않는 것을 지칭한다. 이에 志와 意란 순수한 인지과정에 속하는 것이지만 志意로 합쳐져 사용될 때에는 새로운 의미를 지니게 된다. 『黃帝內經·靈樞·本藏篇』에서는 志意를 정신생활 및 寒溫, 感情 등을 조절하여 생명을 보존하고 기르려는 정신적인 의지로 보았다.[13)]

3) 五臟과 五神

心에서 藏하는 神明 또한 각 장부의 기능적 특성과 관련하여 魂, 神, 意, 魄, 志의 五神으로 나누어져 각 臟象의 일부로 인식되며,[14)] 이와 같은 五臟藏神에 의한 고도의 정신활동 혹은 생명력의 발현도 臟象論의 체계 내에서 오장간의 상호 협조와 길항에 의한 것으로 설명된다.

尹吉榮은 五神을 정신기능의 五種 機能 分化로 보아, 魂은 發生機能에 의한 衝動官能, 神은 推進機能에 의한 神明官能, 意는 統合機能에 의한 人格官能, 魄은 抑制機能에 의한 檢閱官能, 志는 沈靜機能에 의한 作强官能으로 인식하였다. 한의학에서 五臟이란 자연계에서 生長化收藏의 현상을 일으키는 五種機能에 대응하는 인체의 대표장기가 되기에, 각 장기에 五神이 배속되는 것은 자연스러운 分化를 의미한다.

4) 五神의 생리적 의의

魂이란 衝動官能으로 沈靜情神狀態에서 의식적 정신으로 발동시키는 정신활동으로서 정신의 衝動傾向性을 의미한다. 魂이란 陽氣이며 氣之靈으로서, 氣는 血 없이 머무를 수 없기에 主藏血하는 肝에 배속된다. 그러므로 肝藏魂하는 것은 陽潛於陰하는 것이며, 魂이 낮에는 눈으로 사물을 볼 수 있게 하며 밤에는 肝으로 돌아가 睡眠을 취하게 되는데, 魂不安者는 夢多하며 魂不强者는 虛怯하게 된다.

魂의 陰中之陽인 속성에 의해 육체적이거나 정신적인 면에서의 發生機能이 발현되며, 정신적인 측면에서는 정신활동의 衝動傾向性을 의미하는데, 魄과 비교해 본다면 보

---

13) 『黃帝內經·靈樞·本藏篇』, "志意者, 所以御精神, 收魂魄, 適寒溫, 和喜怒者也", "志意和則精神專直, 魂魄不散, 悔怒不起, 五臟不受邪矣".

14) 『黃帝內經·靈樞·衛氣篇』, "五臟者, 所以藏精神魂魄者也". 『黃帝內經·素問·宣明五氣篇』, "肝藏魂, 心藏神, 脾藏意, 肺藏魄, 腎藏志".

다 고급의 정신활동이나 지각을 담당하는 주체가 된다.

神이란 神明官能으로서 생물의 활동현상 중 가장 神明한 정신발현의 힘을 의미하는 것이며 생명활동의 推進機能이다. 이에 육체적으로는 생명활동을 추진하는 心臟의 활동을 의미하는 동시에 정신적으로는 생명을 영위하려는 본능적 生의 욕망을 의미한다.

神의 활동에 의해 '任物'로 표현되는 감각과 지각의 과정이 있게 되며 모든 정신활동이 여기에서부터 시작된다. 神은 心火로서 腎陰으로 대표되는 물질적 기초의 濟를 얻어야 神明이라는 정상적인 생리작용이 발현될 수 있으며, 心血이 부족하면 神煩하고, 心火가 부족하면 神怯하며, 風痰이 入心하면 神昏하게 된다.

意란 人格官能으로서 충동을 받아 일어나는 정신적 현상을 自我로 통합하여 人格的 統一體로 발현하는, 自己意識化하는 정신활동을 의미한다. 즉 意는 의식으로서, 脾의 기능에 의해 분해, 흡수된 營養에 의해 영위되며 이로써 정신기능이 자생하여 의식(意)이 나타나고 의식에서 인식이 발현되어 자기적 의사를 표현(智)하게 된다. 만일 영양이 부족하면 생명활동이 저하되고 의식이 혼미해져서 마침내 사망하게 되며, 이와 같이 영양과 의식과 인식이 하나의 고리를 형성하면서 정신생명을 통합하고 조화하는 것이다.

魄이란 檢閱官能으로 욕망적 충동이 무질서하게 발생하지 않도록 적당히 억제하는 정신활동으로서 정신활동의 抑壓傾向性을 의미한다. 肺는 氣를 주관하는데 陰精之至靈인 陰魄을 담당하는데 이는 陰生於陽이라 할 수 있다.

魂과 魄은 서로 상대적인 의미를 지니는데, 動的인 魂이 인간의 형체를 넘어선 고도의 정신활동을 주관한다면 靜的인 魄은 인간의 형체와 관련된 감각이나 본능적 운동 등 보다 陰的인 부분을 담당하게 된다.

志란 作强官能으로서 의식을 정화하여 沈靜機能으로 바꿈으로써 무의식화하였다가 충동에 의해 의식화할 수 있는 정신활동이며 정신활동의 觀念化傾向性을 의미한다. 志는 기억을 의미하는 古代의 誌字와 같으며 필요한 것들을 기억으로 보존하는 것을 의미한다.[15] 腎은 精과 五臟 활동의 근본인 동시에 骨髓를 통해 인체 모든 골격을 주관한다. 그러므로 精髓가 충족하면 技巧가 出출하니 이것이 志之用이다.

15) 『黃帝內經・靈樞・本神篇』, "意之所存謂之志".

2. 칠 정

1) 한의학에서의 情志

한의학에서의 志, 情, 情志는 정서상태를 표현하는 포괄적인 개념이다. 『黃帝內經·素問·天元紀大論』에서는 인간의 정지 현상을 자연의 기후 현상과 유사성을 갖는 것으로 인식하여 구체화하고 있으며,[16)]『中國醫藥匯海』에서는 七情이란 神이 외부 만물에 감촉되어 발생하는 것으로서 외부 자극에 대한 心의 반응이라고 설명하고 있다.[17)]

이와 유사한 개념으로서, 중요한 외부 자극에 대하여 의식적인 노력 없이 발생하게 되는 생명체의 복합 반응인 感情(emotion)은 주관적이고 생리적이며 행동적인 측면을 지니고 있다. 개인의 내적 성찰에 의해 보고되는 주관적인 느낌이며, 외부의 자극에 의한 생명체의 반응은 자율신경계와 기타 여러 기관의 생리적 활성화(activation)와 관련되어 있으며, 이러한 모든 반응은 외부적 표현으로서 안면 표정이나 행동의 변화를 유발하게 된다. 이에 감정에 대한 연구들은 다양한 측면에서 진행되어 왔기에, 한의학에서와 같이 통일된 시스템을 갖추고 있지는 못하다.

감정은 그 강도나 지속 시간에 따라 구분되기도 하는데, 약간의 기간 동안 지속되는 감정 상태를 의미하는 氣分(mood), 주관적인 감정 현상을 의미하는 느낌(feeling), 단시간 동안 비교적 강하게 계속되면서 생리적 변화를 수반하는 情緖(emotion), 마음의 움직임인 情動이나 감정 등을 포괄하는 感動(affect) 등으로 분류하기도 한다.

2) 情志의 분류

『黃帝內經』에서는 喜, 怒, 憂, 思, 悲, 恐, 驚, 畏 등으로 분류하고 있으나, 주로 五臟과의 관련성을 중시하여 五志로 설명하고 있는데 『黃帝內經·素問·陽應象大論』에서는 五志를 五臟에 각각 배속시켰다.[18)] 『黃帝內經·靈樞·本神篇』, 『黃帝內經 靈樞·調經論』, 『黃帝內經·素問·宣明五氣篇』 등에는 각각의 情志 발현을 五臟의 생리적 변화와 관련지어 설명하고 있다.

『黃帝內經』 이후 陳無擇이 『三因方·七氣敍論』에서 喜, 怒, 憂, 思, 悲, 恐, 驚을 七情으로 규정하여 이후 칠정학설의 근간을 이루었으며, 후세 의가들은 대체로 이 분

16) 『黃帝內經·素問·天元紀大論』, "天有五行, 御五位, 以生寒暑燥濕風. 人有五臟化五氣以生喜怒思憂恐".
17) 『中國醫藥匯海』, "人之所以由感覺而生情志者, 神主之也. 神生於腎中精氣⋯⋯ 及感觸萬物, 發生七情, 則喜怒憂思悲恐驚之千萬狀態".
18) 『黃帝內經·素問·陰陽應象大論』, "心在志爲喜⋯⋯ 肝在志爲怒⋯⋯ 肺在志爲憂⋯⋯ 脾在志爲思⋯⋯ 腎在志爲恐".

류를 따르고 있다. 그러나 『類經』 등에서는 喜, 怒, 憂, 思, 悲, 恐, 驚, 畏의 八志 분류법을 사용하는 등 情志의 분류에 있어서 다양한 견해가 존재하고 있다.

한의학에서의 情志 분류는 대개 七情을 사용하는데 이는 七이 정신의 數字라는 象數的 의미를 지니고 있음에 기인한다. 아울러 한의학에서의 情志 분류는 질병발생과의 상관성을 기초로 이루어진 것으로서, 儒學의 四端論은 인간관계에서 발생하는 사회적 情이 됨과 같이, 七情은 생명활동의 반응 현상을 구체화한 것으로 이들의 발현은 질병의 발생과 밀접한 관련성을 보이고 있다.

한의학의 생명 현상은 臟象論에 입각하여 설명되고 있으므로, 情志 또한 喜, 怒, 憂, 思, 悲, 恐, 驚의 七情 중 優는 悲思의 情이요, 驚은 恐의 변형으로서, 喜, 怒, 思, 悲, 恐의 五情이 기본 정지로서 활용되고 있다. 喜는 心臟, 怒는 肝臟, 思는 脾臟, 悲는 肺臟, 恐은 腎臟의 臟象과 결부되어 각 장부의 오행 배속에 의해 情志의 고유한 속성 및 상호관계가 성립된다.

감정(emotion)의 분류에 대해서는 동서양을 막론하고 오랜 역사를 가지고 있다. 서양에 있어서는 데카르트(Rene Descarte; 1596－1650), 스피노자(Baruch de Spinoza; 1632－1677), 홉스(Thomas Hobbes; 1588－1679) 등으로부터 맥두걸(William McDougall; 1871－1938) 그리고 톰킨스(Silvan S. Tomkins; 1911－1991), 이자드(Caroll E. Izard), 플루칙(Robert Plutchik; 1928－2006) 등 최근의 학자들에 이르기까지 기본 감정(basic emotion)에 대하여 논의하고 있으나, 한의학에서와 같은 확연한 일치를 보지는 못하고 있다.

한의학에서의 情志 분류는 고유한 이론체계를 지니고 있는데, 五臟이 木(發生), 火(推進), 土(統合), 金(抑制), 水(沈靜)의 五種 分化 機能을 대표하는 臟器로서의 위치를 지니고 있다. 또한 이러한 五種기능의 분화는 생명력의 분화로서 단일 세포로부터 고도로 분화된 인체에 이르기까지 모두 존재하는 것으로, 세포, 조직, 기관 등의 각 단계에서 이러한 기능구조의 분화와 통합을 확인할 수 있다.

이러한 情志간의 상호작용 또한 陰陽 또는 五行的 속성에 따라 설명되고 있는데, 陽的 속성의 喜樂은 陰的 속성의 哀悲恐, 중립적 속성의 思와 함께 균형을 유지하게 된다. 『黃帝內經 · 調經論』에서는 '陰陽喜怒'라 하여 정지변화를 喜怒라는 음양의 兩極端으로써 개괄하고 있다. 프로이트(Sigmund Freud; 1856－1939) 또한 인간을 다양한 본능과 충동의 힘 그리고 그 원천들이 상호작용하는 에너지 시스템으로 설정하고 만족(pleasure)을 추구하며 고통(pain)을 회피하려는 원칙에 따라 행동한다고 보았다.

情志간의 또 다른 관계를 설정하는 것이 오행간의 生克이라 할 수 있다. 克이란 抑

五行	五臟	五化	五神	五情	氣의 變化	五種 機能	五種 官能	生活機能
木	肝	生	魂	怒	擊－上逆	發生	衝動官能	興奮
火	心	長	神	喜	緩－散不斂	推進	神明官能	弛緩
土	脾	化	意	思	留而不行－結	統合	人格官能	鬱欲
金	肺	收	魄	悲	急－消	抑制	檢閱官能	緊張
水	腎	藏	志	恐	怯－下	沈靜	作强官能	沈靜

制, 制止, 統制의 의미를 지니는 것으로, 오행 사이의 상호 제약관계를 통한 균형을 목적으로 한다. 예를 들어 水(恐)는 火(喜)를 克하는 동시에 土(思)는 水(恐)를 克하여 情志의 안정을 이루게 된다.

3) 七情과 생리 변화

七情에 의해 유발되는 생리적 변화는 氣의 변화로 설명되며, 이는 각 情志가 소속된 장부의 臟象으로 요약될 수 있다.

(1) 怒情

肝臟이 주관하는 怒情은 그 氣가 擊, 逆上하게 된다. 怒情은 욕구가 달성되지 못하여 억압을 받음으로써 발생하는 충동적 흥분 상태이다. 怒情에 의한 생리 변화는 氣의 逆上에 기인한 것으로, 肝臟의 藏血 기능에 영향을 미쳐 面紅發熱, 嘔血 등의 현상을 보이게 된다.

(2) 喜情

心臟이 주관하는 喜情은 적당할 경우 氣和志達하고 榮衛通利하여 적절한 생명활동이 이루어지는 氣緩의 이완상태를 보이게 되지만, 지나치게 되면 氣散하여 不斂하게 된다. 喜情이란 만족감과 즐거움으로 인한 쾌활 명랑한 정지 상태로, 神氣가 舒暢하고 활발한 생리활동으로 안색에 火色이 돌고 얼굴이 發揚하는 火象을 보이게 된다.

(3) 思, 優情

脾臟이 주관하는 思情은 正氣留而不行하여 氣結하는 생리현상을 유발한다. 이를 생활기능에서 살펴보면 鬱欲의 상태로 관찰되며, 폭발하면 흥분도 될 수 있고, 지속되면 沈靜이, 급박해지면 緊張이 되며, 약화되면 이완될 수도 있다. 憂情은 悲思의 복합형으로서 脾 또는 肺에 속한다. 思慮不息하면 氣가 점진적으로 정체하고 모여서 기의 운행이 막힘으로써, 소화불량을 유발하여 氣虛해지며 恐懼와 憂愁怫憶에 의해서 의식 활동의 이상을 유발하게 된다.

(4) 悲情

肺臟이 주관하는 悲情은 氣의 운행을 急하게 하여, 心肺가 진액을 散布하지 못하고 上焦가 不通하게 되어 榮衛가 不調하게 되며, 鬱滯된 氣가 火가 되어 津液을 燒灼하게 된다. 이를 생활기능에서 본다면 긴장의 상태로 관찰되며, 悲哀하는 情志는 가라앉은 수동적 심리상태를 보이게 된다.

(5) 恐, 驚情

腎臟이 주관하는 恐情은 氣怯을 유발하는데, 腎精이 상승하지 못함으로 인하여 心腎의 축이 막히게 되어 腎氣가 하강하게 된다. 생활기능에서 본다면 沈靜狀態로 관찰되며 물이 아래로 떨어지는 것과 같이 心氣가 下落하는 象이다. 驚情은 恐情에 비하여 陽的인 것으로, 驚은 스스로 알지 못하는 것임에 비해 恐은 스스로 아는 것이다. 驚하게 되면 心은 의지할 곳이 없고 神은 돌아갈 곳이 없이 神亂不定하게 되어 氣亂하게 된다.

제 3 절 認 知

환경에 적절히 적응하기 위해서는 개체의 생존에 영향을 미칠 수 있는 환경조건의 변화를 올바르게 판단할 수 있어야 하며, 이를 위해서 외부환경의 자극을 받아들여 그 패턴을 구성하고 해석하며 판단하는 일련의 과정을 認知 過程이라고 하며, 감각, 지각, 기억 및 사고 등을 포함한다. 認知에 대한 기술은 『黃帝內經・素問・本神篇』에서 찾아볼 수 있다.

1. 감각과 지각

생명체는 환경조건의 변화를 판단하기 위하여 외부 환경 자극에 대하여 적절한 반응을 보이게 되는데, 다양한 환경조건의 판단을 위해 고도의 사고나 추리 등의 판단과

정을 동반하는 경우를 知覺이라 한다. 感覺이란 이러한 知覺과 연속선상에 있는 것으로서, 환경의 변화를 인지하는 전체적인 과정을 지칭하는 知覺에 비하여 감각기관과 밀접하게 관련되어 있는 것들을 의미한다.

『黃帝內經·素問·本神篇』에서는 心이 지각 혹은 감각을 담당하는 것을 '任物'이라고 기술하고 있는데,[19] 이러한 心神이 담당하는 任物이란 외계의 사물을 받아들여 반응하는 것으로서, 지각 및 기억의 과정을 통해 사유로 연결되는 감각과 지각과정이다.

한의학에서는 認知過程을 陰陽으로 나누어 각각 魄과 魂으로 인식하고 있는데, 사람의 감각과 이에 관련된 저급한 반응을 魄이라 하며, 사유, 인식, 평가, 판단 등 보다 고급한 반응을 魂이라 한다. 다만 이러한 魂魄의 구분이 인지과정을 음양으로 나눈 것으로서 心臟이 神明의 出入往來를 統攝하는 것을 설명하는 것이다.

2. 기 억

심리학에서는 기억(memory)의 과정을 부호화(encoding), 저장(storage), 상기(retrieval)의 세 가지 단계로 보고 있으며, 그 지속 기간을 중심으로 분류하여 200－500millisecond의 지각기억(sensory memory), 전두엽과 측두엽을 사용하며 반복되지 않으면 없어져 버리는 수초－수분간의 단기기억(short-term or working memory), 반복을 통해 해마(hippocampus) 등에 장기적으로 저장되는 장기기억(long-term memory)으로 구분하고 있다.

『黃帝內經·素問·本神篇』에서는 기억과정을 설명함에 있어서 판별을 통해 얻은 것을 保持, 回憶, 再生하는 記憶과정을 '憶'이라 설명하고 있으며, 이러한 과정을 통해 생성된 기억이 장기화되는 것을 설명함에 있어서 '志'를 사용하고 있는데, 이는 기록한다는 의미를 지니고 있는 誌와 동일하다 할 수 있다.[20]

한의학에서는 단기기억과 비견되는 '意'와 장기기억에 비견되는 '志'를 각각 脾臟과 腎臟이 관장하는 것으로 설명하고 있다. 임상적으로 脾臟이 守中하는 기능으로 기억하며 運行하는 기능으로 思慮하고, 脾藏意함에 있어서 脾陽이 부족하면 思慮가 短少해지며 脾陰이 부족하면 기억한 것을 多忘하게 된다. 또한 腎臟은 精과 髓를 담당하는데, 腦에 저장되는 精髓가 충족하면 技巧가 出하게 된다.

---

19) 『黃帝內經·素問·本神篇』, "故生之來謂之精, 兩精相搏謂之神, 隨神往來者謂之魂, 幷精而出入者謂之魄, 所以任物者謂之心".

20) 『黃帝內經·素問·本神篇』, "所以任物者謂之心, 心有所憶謂之意, 意之所存謂之志".

尹吉榮은 이러한 기억의 생성, 저장, 상기, 소멸과정이 오종기능의 종합적인 작용에 의하여 이루어진다고 설명하고 있다. 생체가 생존하기 위해서 내부－외부환경과의 사이에 이루어진 자극－반응 경험이 기초가 되어 기억이 이루어지는데, 기억을 회생시키는 발생기능, 불필요한 기억의 회생을 최소화하는 억제기능, 기억을 통합하여 自己化하는 통합기능, 기억을 장기화하기 위한 침정기능, 정신활동을 지속시키기 위한 추진기능 등이 역동적이면서도 종합적으로 일어나야 한다고 설명한다.

3. 사 고

『黃帝內經・素問・本神篇』에서 기술하고 있는 '任物'은 외계환경의 자극을 감수하는 감각과 지각의 과정을 의미하였으며, '意'와 '志'로서 기억의 과정을 설명하고 있다. 이러한 과정의 연장선상에 있는 '思', '慮', '智'는 모두 思考과정으로서, 思考는 기억을 토대로 貯存하고 改變하는 과정을 통해 이루어진다.[21] '慮'는 이미 감지되고 기억과정을 통해 새로워진 토대 위에서 아직 경험하지 못했던 개념이나 형상을 遠慕하는 것으로, 상상과 아울러 창조적인 사고라는 의미를 내포하고 있다. '智'란 의식을 바탕으로 일련의 사고과정을 통합하여 뚜렷하고도 구체적인 자기의사를 발현하는 인식작용이다.

『黃帝內經・素問・本神篇』에서는 知慧의 목적이 養生에 있으며 자연환경에 적응하는 것이라고 기술하고 있는데, 이는 인간과 자연은 서로 뗄 수 없는 유기적인 관계에 있으며, 참된 지혜는 안으로 喜怒와 居處를 和平하게 하고, 밖으로 四時 寒暑에 순응하여 인간이 자연의 변화에 순응함으로써 長生久視하는 것임을 의미하는 것이다.[22]

제 4 절 수면과 꿈

수면이란 생존을 위해 필수적인 것으로서 신체가 휴식을 취하는 자연적인 현상으로서, 아직까지 많은 것들이 밝혀지지 못하였다. 생물학적으로 볼 때 수면 주기는 신체

21)『黃帝內經・素問・本神篇』, "所以任物者謂之心, 心有所憶謂之意, 意之所存謂之志, 因志而存變謂之思, 因思而遠慕謂之慮, 因慮而處物謂之志".

22)『黃帝內經・素問・本神篇』, "因慮而處物謂之志, 故智者養生也. 必順四時而適寒暑, 和喜怒而安居處, 節陰陽而調剛柔, 如是則僻邪不至, 長生久視".

내부의 24시간주기(circadian rhythm), 체온변화 등에 의해서 조절되며, 손상 부위의 회복을 돕고, 생장과 원기회복, 기억, 에너지 보존 등에 중요한 기능을 수행한다는 가설이 제기되고 있다.

한의학에 있어서의 수면에 대한 이론들은 이와 궤적을 같이하고 있다. 『黃帝內經 · 靈樞 · 口問編』에서는 晝夜라는 자연의 이치에 동반하여 氣가 陰陽을 따라 운행하게 되고, 氣의 盛盡함에 따라서 수면과 각성의 리듬이 발생하는 것이라고 설명하고 있으며,[23] 또한 『黃帝內經 · 靈樞 · 營衛生會篇』에서는 밤낮의 營衛 순행이 절도 있게 精氣를 소모하면 밤에 자게 되는 것이라고 설명하고 있다.[24]

REM 수면과 밀접한 관련이 있는 것으로 알려진 꿈(dream)은 정신분석학(psychoanalysis)의 프로이트(Sigmund Freud; 1856－1939)에 의해서 무의식의 발현이라고 주장되었으나 현재는 이러한 견해에 대해서 회의적이다. 카트라이트(Rosalind Cartwright)는 깨어 있을 때의 스트레스를 해결하려는 시도라는, 홉슨(James Allan Hobson)과 매칼리(Robert McCarley)는 뇌신경의 무작위적인 활동을 전두엽이 그럴듯한 이야기로 만드는 것이라는 가설을 주장하고 있다.

한의학에서는 꿈에 대해 『黃帝內經 · 素問 · 脈要精微論』, 『黃帝內經 · 素問 · 方盛衰論篇』, 『黃帝內經 · 靈樞 · 淫邪發夢』에서 陰陽論과 臟象論에 입각하여 설명하고 있다.[25] 陽盛할 경우에는 불이 나타나며 陰盛할 경우에는 물을 두려워하며, 上盛인 경우에는 꿈에서 날게 되며, 下盛인 경우에는 꿈에서 떨어지게 된다고 하였다. 또한 肝氣盛일 때에는 화를 내고, 肝氣虛일 때에는 나무 아래에 엎드려 일어나지 못하고, 肺氣

---

23) 『黃帝內經 · 靈樞 · 口問編』, "衛氣晝日行于陰, 夜半則行于陰. 陰者主夜, 夜者主臥, 陽者主上, 陰者主下, 故陰氣積於下, 陽氣未盡, 陽引而上, 陰引而下, 陰陽相引, 故數欠. 陽氣盡, 陰氣盛, 則目瞑, 陰氣盡而陽氣盛, 則寤矣".

24) 『黃帝內經 · 靈樞 · 營衛生會篇』, "壯者之氣血盛, 其肌肉滑, 氣道通, 營衛之行, 不失其常, 故晝精而夜瞑, 老者之氣血衰, 其肌肉枯, 氣道澁, 五臟之氣相搏, 其營氣衰少而衛氣內伐, 故晝不精, 夜不瞑".

25) 『黃帝內經 · 素問 · 脈要精微論』, "是知陰盛則夢涉大水恐懼, 陽盛則夢大火燔灼, 陰陽俱盛則夢相殺 毀傷, 上盛則夢飛, 下盛則夢墮, 甚飽則夢予, 甚飢則夢取, 肝氣盛則夢怒, 肺氣盛則夢哭, 短蟲多則夢聚衆, 長蟲多則夢相擊毁傷". 『黃帝內經 · 素問 · 方盛衰論篇』, "是以肺氣虛則使人夢見白物, 見人斬血藉藉, 得其時則夢見兵戰. 腎氣虛則使人夢見舟船溺人, 得其時則夢伏水中, 若有畏恐. 肝氣虛則夢見菌香生草, 得其時則夢伏樹下, 不敢起. 心氣虛則夢救火陽物, 得其時則夢燔灼. 脾氣虛則夢飮食不足, 得其時則夢築垣蓋屋". 『黃帝內經 · 靈樞 · 淫邪發夢』, "陰氣盛, 則夢涉大水而恐懼. 陽氣盛, 則夢大火而燔焫. 陰陽俱盛, 則夢相殺. 上盛則夢飛, 下盛則夢墮, 甚飢則夢取, 甚胞則夢予. 肝氣盛, 則夢怒. 肺氣盛, 則夢恐懼, 哭泣, 飛揚. 心氣盛, 則夢善笑, 恐畏. 脾氣盛, 則夢歌樂, 身體重不擧. 腎氣盛, 則夢腰脊兩解不屬. 凡此十二盛者, 至而寫之, 立已. 厥氣客於心, 則夢見丘山煙火. 客於肺, 則夢飛揚, 見金鐵之奇物. 客於肝, 則夢山林樹木. 客於脾, 則夢見丘陵大澤, 壞屋風雨. 客於腎, 則夢臨淵, 沒居水中. 客於膀胱, 則夢遊行. 客於胃, 則夢飮食. 客於大腸, 則夢田野. 客於小腸, 則夢聚邑衝衢. 客於膽, 則夢鬪訟自刳. 客於陰器, 則夢接內. 客於項, 則夢斬首. 客於脛, 則夢行走而不能前, 及居深地窌苑中. 客於股肱, 則夢禮節拜起. 客於胞脯, 則夢溲便. 凡此十五不足者, 至而補之立已也".

盛일 경우에는 울게 되며, 肺氣虛인 경우에는 하얀색 물건을 본다고 설명하고 있다.

참고문헌

김완희, 신생리학총론, 경희대 한의학과, 1972.

———, 장부생리학, 경희대학교 한의과대학 생리학교실, 1983.

———, 한의학원론, 성보사, 1993.

대한동의생리학회 편, 동의생리학, 일중사, 1993.

윤길영, 동의학의 방법론 연구, 서울, 성보사, 1983.

———, 한방생리학의 방법론연구, 대한한의학보, 1966년 6월호－1967년 3월호.

이충열, 情緖分類에 對한 東西比較考察, 경희대학교 대학원 석사학위논문, 1988.

이충열 · 홍무창, 東醫學에서의 認知過程에 對한 考察, 동의생리학회지, 1990; 5(1).

제 5 장

부인, 소아생리

제5장 부인, 소아생리

강정수

제1절 부인생리

1. 부인의 생리적 특성

부인과는 여성의 생리기능과 질병의 발생에 대하여 전문적으로 연구하는 임상의학의 한 분야이다.

여성의 생리적 특성에 대하여 『婦人良方・衆疾門』에 "옛 의사가 부인을 치료함에 있어 별도의 처방과 이론을 세운 것은 姙娠・出産・崩漏와 같은 질병이 발생하는 것이 남자와 다르고, 또한 怒氣와 같은 七情의 鬱滯가 남자보다 많으므로 허실을 자세히 진단하여 치료하지 않으면 夭折에 이르게 된다"[1]라고 하여, 크게 經・帶・胎・産 네 가지 측면에서 남성과 차이점이 있다고 보았다.

부인의 진찰 또한 어려움이 있다. 일반적으로 병을 치료하는 데는 환자의 形・氣・色・澤을 관찰하여야 한다. 形과 氣가 서로 같으면 치료될 수 있고, 色澤이 같으면 쉽게 치유되고, 다르면 치료가 어렵다. 또한 병을 진료하는 데에 그 사람의 勇怯・骨肉・皮膚를 관찰하여 虛實을 알아야 한다. 따라서 부인병 치료의 핵심은 色脈의 변화를 놓치지 않는 데 있다.

이처럼 부인과학은 일반적인 내과학과 밀접한 관계에 있을 뿐만 아니라 여성 특유의 생리기능에 대한 전문적인 이론을 바탕으로 하고 있어, 예로부터 '寧治十男子, 莫治一婦人'이라 하였다.

---

1) 陳自明, 婦人良方大全, 北京, 人民衛生出版社, 1985, p. 63, "古人治婦人 別著方論者 以其胎姙生産崩傷之異 況鬱怒倍於男子 若不審其虛實而治之 多致夭枉".

2. 천계와 월경

1) 개념

「素問·上古天眞論」에서 "女子는 7세에 腎氣가 盛해서 치아가 다시 나고 髮이 자라고, 14歲에 天癸가 至하여 任脈이 통하고 太衝脈이 盛하여 월경이 제때에 있게 되므로 자식을 가질 수 있으며, …… 49세에 任脈이 虛하고 太衝脈이 衰少해서 天癸가 竭하고 地道가 불통하게 되므로 형체가 壞하여 자식을 낳지 못하게 된다"[2]고 腎氣의 성쇠에 따른 사람의 연령별 성장·발육·노화 과정을 설명하면서 天癸에 대하여 언급하였다. 天癸는 腎氣와 밀접한 관계가 있으며, 인간의 생식능력에 매우 중요한 영향을 미친다. 특히 여성 생리를 이해함에 있어서 天癸는 매우 중요한데, 이는 天癸가 至한 후에 비로소 月事가 시작되어 자식을 가질 수 있고, 天癸가 竭하면 月事가 끊어져 자식을 가질 수 없기 때문이다.

天癸에 대하여 여러 醫家들은 月事, 精血(男精女血), 精氣, 天一之陰氣, 陰精, 元陰, 腎精中 生殖機能을 촉진시키는 물질 등이라고 주장하였으며, 오늘날에는 현대 서양의학의 내분비계통과 결부시켜 설명하려는 시도도 있다.

天癸는 先天之氣가 쌓여 만들어진 陰精으로, 사람이 태어나기 전에는 부모에게 쌓여 있는 先天의 元氣로 존재하다가 태어나서는 氣가 내 몸으로 化하여 後天의 元氣가 된다. 다만 氣가 처음 生할 때에는 眞陰이 매우 미약하다가 가득 차게 되면 精血이 이에 왕성해지니 여자는 14세, 남자는 16세 이후에 天癸가 이르게 된다. 따라서 天癸는 다음 세대의 생명이 개시하려 발생을 대기하고 있는 것이므로, 천계를 第二代의 새로운 시작을 위한 준비로 생각할 수 있다.

天癸의 생리작용을 살펴보면 첫째 여자의 月事와 남자의 精氣溢瀉에 관여한다. 天癸가 至하면 여자는 월경을 하고 남자는 精을 泄하며, 天癸가 竭하면 여자는 월경이 단절되고, 남자는 精少하게 된다. 둘째 생식기관을 성장시키고 발육을 촉진시킨다. 天癸는 腎氣에 근거하므로 腎氣가 充盛하면 天癸가 이르러 생식기능이 성장·발달되며, 天癸가 至하지 않으면 유방발육이나 乳汁의 분비 또는 배출이 원활히 이루어지지 못한다. 셋째 성욕, 情慾 및 생식과 관계된다. 天癸가 이르면 欲念이 生하고 竭하면 欲念이 사라진다. 아이들의 경우 일반적인 감정을 모두 가지고 있으나, 天癸가 이르지

2) 洪元植, 精校黃帝內經素問·上古天眞論篇 第一, 서울, 東洋醫學研究院 出版部, 1985, p. 22, "女子七歲 腎氣盛 齒更髮長 二七而天癸至 任脈通 太衝脈盛 月事以時下 故有子 …… 七七 任脈虛 太衝脈衰少 天癸竭 地道不通 故形壞而無子也".

않은 경우에는 성욕을 느끼지 못하게 된다.

月經은 여성에게서 일정한 연령이 되면 자연적으로 발생하는 주기적인 자궁출혈로 매월에 한 번씩 行하며, 女子는 陰水로 血을 위주로 하여 위로는 달에 응하고 아래로는 海潮에 응하므로 月信·月事·月水·信水 등으로도 불린다. 월경은 男女媾精하여 精이 합하여 成孕되면 멈추게 되고, 受胎가 되지 않으면 마땅히 去舊生新의 작용으로 舊血이 배출된다.

2) 월경과 장부생리

(1) 腎

腎은 先天之本이며 元氣之根으로 精을 藏하고 髓를 主하며, 先天 生殖之精을 藏하고, 또한 後天 水穀之精氣를 藏한다. 「素問·六節藏象論」에서 腎은 蟄을 主하고 封藏之本으로 精이 거처하는 곳[3]이라고 하여, 精氣가 인체를 구성하는 기본물질이며 이러한 신체의 精이 腎臟에 저장된다고 하였다. 腎 중의 精氣盛衰는 인체의 생장발육과 생식기능의 변화를 主宰한다. 또한 腎은 腎陰과 腎陽의 양 방면으로 서술할 수 있다. 즉 腎陰은 一身의 元陰으로 전신의 臟腑·組織·器官을 滋養·濡潤하고, 腎陽은 一身의 元陽으로 臟腑·組織·器官을 推動·溫照한다. 이외에 腎은 水를 主하여 신체 내의 수액대사를 촉진하며, 主納氣와 主骨生髓 기능이 있다. 따라서 腎은 天癸의 至·不至와 月經, 育孕의 양 방면에서 女子胞와 밀접한 관계가 있다.

(2) 肝

肝은 藏血과 疏泄하며, 體陰而用陽한 臟器이다. 능히 一身의 氣機를 調暢하며 氣血의 운행과 津液의 정상적 운행을 촉진하여 疏泄機能을 行한다. 肝은 血의 臟器이고 혈액과 혈액량을 조절하며 전신 氣血의 운행에 중요한 의미를 갖는다.

女子胞의 주요 생리기능이 바로 血의 貯藏과 疏泄이다. 여자에게서 전신 各部의 血을 生化하고 周身하며 下注하여 血海가 되는 것이 월경이다. 단지 그 血을 藏하는 작용과 肝의 疏泄機能에 있어 肝氣는 소통되어야 하고 울체되는 것을 싫어하며 肝氣가 소통하면 血脈이 유통되고 經候 또한 마찬가지이다.

腎은 先天의 근본이나 女子는 經·帶·胎·産의 생리적인 특수성이 있으므로 肝이 先天이 된다. 女子 7세에 腎氣가 盛하고 齒更髮長하며, 14세에 天癸가 이르고 任脈이

---

3) 洪元植, 素問·六節藏象論篇·第九, 위의 책, p. 36, "腎者主蟄 封藏之本 精之處也".

통하고 太衝脈이 盛하며 월경이 규칙적으로 하행하는데 월경이 시작함은 腎氣의 盛함과 天癸가 至함 외에도 任脈의 通함과 太衝脈의 盛함이 그 필요조건이 된다. 청춘기 특히, 생육기에는 여자의 생리특징과 병리기전이 肝의 기능과 밀접한 관계가 있으니 이는 腎과 肝이 母子관계로 乙癸同源하여 衝・任脈 모두 肝腎에 귀속되기 때문이다. 따라서 女子의 생장발육에서 青春期前의 성숙단계에는 腎의 작용이 主가 되나, 월경이 시작되면서부터 生育期에는 肝의 작용이 主가 된다. 이에 後代 醫家들은 肝의 위치를 높여 先天의 위치에 놓았다. 이는 肝의 작용이 腎의 작용을 대신한다는 의미가 아니라 肝의 작용이 腎이 하지 못하는 작용을 분담하는 것을 말한다.

肝氣의 疏泄作用이 정상적이면 衝・任이 和諧하게 되며, 이는 月經이 규칙적으로 이루어지는 것과 胞宮의 胎兒臨育에 중요한 조건이 된다. 또한 肝은 藏血하는 기능이 있어 血量調節을 담당한다. 肝血이 충실하면 衝脈에 下注하여 血海가 溢하게 되고 이에 월경이 시작된다. 女子는 血이 근본이 되므로 經・帶・胎・產의 생리적인 과정은 모두 血을 기초로 일어난다. 때문에 經・帶・胎・產의 과정에서 血을 傷하면 肝이 먼저 부담을 안게 되어 肝기능에 영향을 미치며, 肝기능이 정상적이지 않으면 부인병이 발생한다.

(3) 脾

脾는 후천의 本이며, 主血・統血한다. 脾는 運化를 主하여 精微를 운송하는데, 위로는 心을 받들어서 血로 化하는 生血之原이 되고 血脈이 充盛하면 衝・任脈으로 下注하여 經水가 된다. 脾는 中氣를 主하고 그 氣는 升을 主하니 氣는 능히 血을 統攝할 수 있다. 脾氣가 健旺하면 정상적으로 혈액순환이 이루어지지만, 脾氣가 허약하여 血을 統攝하지 못하면 血液 순환이 常道를 벗어나서 外溢하게 된다.

女子胞와 脾와의 관계는 주로 經血의 化生과 固攝 두 방면으로 나눌 수 있다. 脾와 胃는 서로 表裏가 되어 함께 生化之源이 된다. 胃는 水穀之海가 되어 多氣多血한 府가 되어 足陽明胃經이 下行하여 衝脈과 더불어 氣街에서 會合을 하므로 衝脈隷於陽明이라 하였다. 胃中에 穀氣가 盛하면 血海가 滿盛하여 月事가 時下하고, 受胎하면 胎兒가 길러지게 된다. 만약 脾虛하여 氣血生化가 부족하면 血海가 空虛하여 월경이 늦고 量이 적으며 色淡하거나 閉經・不姙 등의 證이 나타난다. 脾氣가 虛하여 統攝이 안되어 衝任이 不固하면 월경이 빠르고 量이 많고 또는 崩漏가 된다. 또한 脾가 運化기능을 상실하여 濕生痰하여 痰濕이 胞中에 凝聚하였으면 閉經・不姙・帶下 등의 증상이 나타난다. 脾는 升淸을 주하므로 臟器를 固托하면 胞宮도 견고해진다. 脾氣가 下陷하여 升降이 無力해지면 胞宮下垂가 되며 심하면 脫出한다. 따라서 脾氣의 生血·統血·運濕·升淸·固托 등과 女子胞의 기능은 밀접한 관계가 있다고 하겠다.

3) 월경과 경락

(1) 奇經과의 관계

① 衝脈

胞宮과 衝·任·督·帶脈은 서로 밀접한 관계가 있으며, 衝·任 兩脈 모두 胞宮에서 일어나므로 胞宮이 月經과 胎兒의 臨育能力을 갖게 되려면 衝·任 二脈이 통함과 太衝脈의 盛함이 서로 긴밀하게 배합되어야 가능하다. 대개 任脈은 胞胎를 主하고 衝脈은 血海가 되는데 任은 姙養의 의미가 있으며 任脈은 一身의 陰脈을 總任하여 전신의 陰經에 대해 조절작용이 있고 陰脈의 海가 된다. 따라서 精·血·津·液 등 一身의 陰液은 모두 任脈이 맡은 바가 되며 衝脈과는 胞宮에서 함께 일어나니 異名而同體가 된다.

또한 衝脈은 전신 氣血運行의 요충이 되어 十二經 氣血이 모이는 곳이 되므로 十二經의 氣血을 조절하는 작용이 있어 月經의 本이 된다. 衝脈의 氣가 왕성하면 血海가 滿溢하여 하행하므로 월경이 되고 임신 후 正經시에는 태아를 자양하고 분만 후에는 상행하여 乳汁이 된다. 衝脈은 肝에 귀속되며 衝脈의 氣街가 盛하여 유통되려면 肝의 疏泄에 의지해야 하므로 肝氣의 疏泄이 정상적으로 이루어져야만 血脈이 유통하게 된다.

② 任脈

任脈은 陰脈의 統綱이 되고 精·津·液·血을 포함하는 인체의 陰液은 모두 任脈으로 들어가기 때문에 任脈을 陰脈之海라고 한다. 때문에 任脈은 陰血을 축적하고 조절하는 기능이 있다. 任에는 姙養의 뜻이 있다. 任脈은 陰脈之海가 되어 陰液을 축적하여 잉태의 근본이 되니 任脈이 統暢하면 월경기능이 정상이고 월경기능이 정상이면 태아를 기를 수 있게 된다. 전신의 陰血은 任脈을 따라 胞宮으로 모여 태아를 기르기 때문에 任은 胞胎를 主하고 陰脈의 海에 속하는 사람 生養의 始라고 하였다. 任脈에 氣血이 통하면 女子胞가 월경을 발생하고 태아를 기르는 기초가 된다.

따라서 衝·任脈과 월경은 밀접한 관계에 있어, 장부기능이 정상이고 氣血이 充盛하여 衝·任脈으로 들어가 衝·任脈이 통하면 女子胞가 비로소 經血을 내보내고 胎

兒를 기르게 된다.

③ 督脈

督脈은 總督의 의미가 있으며, 모든 陽經을 통괄한다. 督脈은 胞中에서 일어나 任脈과 함께 會陰에서 나온다. 督脈의 脈氣와 전신의 陽經과는 모두 관계가 있으며 陽經脈의 統綱이 되므로 陽脈之海라 한다. 督脈은 任脈과 함께 胞中에서 나오며 하나는 몸의 뒤로 가서 一身의 陽을 주관하며 하나는 몸의 앞으로 가서 一身의 陰을 주관하고 陰交에서 만난다. 그 經氣는 順化하여 陰陽을 통괄하고 氣血을 조절하여 胞宮에 經·孕·産의 생리활동을 유지하게 한다.

④ 帶脈

帶脈은 季肋에서 시작하여 몸을 엮는 것이 허리띠와 같아서 帶脈이라 한다. 帶脈은 14椎에서 出하여 季肋의 끝의 足厥陰肝經의 期門穴에서 시작되어 허리 주위를 한번 돌고 期門에서 肝經과 상통하며 足少陽膽經과 五樞·維道에서 交會한다.

그 기능은 모든 經絡을 묶고 經脈에 氣血의 순행을 정상적으로 유지시키며 衝·任脈은 腹脇을 지나 臍傍을 끼고 氣衝으로 들어가 帶脈에 속하고 衝脈에 絡한다. 衝·任·督의 三脈은 한곳에서 일어나 다른 流注를 가며 모두 帶脈에 연결되며, 帶脈을 통과함으로써 十二經·五臟六腑와 관련을 갖게 된다. 醫家들은 이런 관계를 江河와 湖水의 관계에 비교하였다. 帶脈은 서로 영향하고 조절하는 작용이 있으며, 이를 통하여 女子胞가 정상 생리기능을 유지하게 한다. 또한 帶脈은 胎元을 굳건히 지키고 胞宮의 정상 위치를 유지시키는 작용이 있다. 따라서 帶脈은 女子胞와 관계가 있으며 衝·任·督脈에 氣血을 조절하고 胞胎를 固攝한다.

(2) 十二正經과의 관계

월경과 衝·任·督·帶脈은 직접적 관계가 있다. 衝脈은 十二經의 海가 되고, 任脈은 陰經의 海가 되고, 督脈은 陽經의 海가 되고, 帶脈은 모든 經絡을 묶기 때문에 女子胞와 十二經脈 사이에는 간접적인 관계가 있다. 十二經의 氣血은 衝脈·任脈·督脈을 통과하여 胞宮 안으로 들어가고 經血의 근원이 되며 태아를 기르는 근본이 된다. 이외에 女子胞의 胞脈과 胞絡은 十二經과 직접적인 관련이 있어 「素問·奇病論」에 "胞絡은 腎에 繫한다"라고 하였으니, 여기에서 腎은 足少陰經脈을 가리키는 것으로 女子胞의 絡이 腎經을 통과한다는 의미이다. 「素問·評熱病論」에 "月事가 오지 않는 것은 胞脈이 閉하였기 때문이다. 胞脈은 心에 속하고 胞中에 絡한다"[4]라고 하여 心經의 支脈은 胞宮과 관련이 있다고 하였다. 女子胞는 직・간접적으로 十二經脈과 상통하고 각 臟腑의 陰精氣血을 이어받아 經血을 나오게 하고 胞胎를 기르고 그 생리기능을 완성한다.

4) 월경과 기혈

『東醫寶鑑』에서 "經水는 陰血인데 陰은 반드시 陽을 따르기 때문에 火의 색을 띤다. 血은 氣의 배필이므로 氣熱하면 熱하고, 氣寒하면 寒하고, 氣升하면 升하고, 氣降하면 降하고, 氣凝하면 凝하고, 氣滯하면 滯하고, 氣淸하면 淸하고, 氣濁하면 濁하다. 흔히 덩어리가 있는 것은 氣가 凝한 것이고, 行하기 전에 아픈 것은 氣가 滯한 것이며, 行하고 나서 아픈 것은 氣血이 모두 虛한 것이고, 色淡한 것도 虛이니 물과 섞인 것이다. 錯經妄行은 氣가 亂한 것이다. 색이 紫한 것은 氣의 熱이고, 黑한 것은 熱이 심한 것이다"라고 하여, 陰血인 經水는 氣에 따라 그 상태가 변화한다고 하였다.

3. 胞

胞는 子宮・子臟・胞臟・胞宮・血室・丹田・命門・胞門・關元・子處 등으로도 불리며, 「素問・五藏別論」에서 女子胞는 奇恒之府 중의 하나라고 하였다.

女子胞는 子宮이라 하여 精氣를 出納하고 임신을 해서 태아가 자라는 기관으로, 주요 기능은 월경을 하고 태아의 孕胎와 生育을 주관한다. 그 생리과정이 복잡하여 衝脈・任脈・帶脈 및 十二經脈과 직간접적인 관계를 맺고 있으며, 腎・心・肝・脾 등의 장부와도 밀접하게 관련이 있다. 그러나 『東醫寶鑑・內景篇』에서는 "胞에서 男子는 藏精施化하고 婦人은 繫胞有孕하여 모두 生化之原이 된다"[5]고 하여 부인 뿐 아니라 남자에게도 있다고 하였다.

1) 위치와 형태

子宮은 直腸의 앞, 膀胱의 뒤에 있고, 三角形을 거꾸로 세워 놓은 것 같은데 그 중 한 가지는 밑을 향하여 子宮頸部가 되고, 위쪽으로는 輸卵管의 두 개의 가지가 벌어

---

4) 洪元植, 素問・評熱病論篇 第三十三, 앞의 책, p. 124, "月事不來者 胞脈閉也 胞脈者 屬心而絡於胞中".

5) 許浚, 東醫寶鑑, 서울, 남산당, 1976, p. 155. "胞者 一名赤宮 一名丹田 一名命門 男子藏精施化 婦人繫胞有孕 俱爲生化之原 非五行也 非水亦非火 此天地之異名也 象坤土之生萬物也".

졌으며 그릇을 합한 것처럼 내부가 비어 있다. 『東醫寶鑑』에서는 臍下 三寸에 四寸 크기의 方圓이 脊柱의 兩腎間에 있다고 하였는데, 남녀에 모두 있는 것으로 보아 이는 단순히 女子胞의 개념이 아닌 丹田의 仙道개념으로 보았다.

2) 개념과 기능

(1) 精血의 生化之原

胞는 남자에게는 藏精施化하는, 여자에게는 孕胎하는 生化之原이다. 張介賓은 "命門은 生命의 선천·후천이 출입하는 立命之門으로서 남자의 施泄, 여자의 攝納이 이루어지는 門이며, 胎元이 出하는 門이고, 그 부위는 남자의 藏精, 여자의 繫胞가 귀착되는 곳인 兩腎之中, 直腸의 前, 膀胱의 後, 關元과 氣海의 중간이며, 남녀 모두 소유하여 男精·女血이 보존되어 자식이 이를 말미암아 生하는 子宮이다"라고 하였다.

(2) 胞爲血室

「靈樞·海論」에 人身에는 四海가 있다고 하였다.[6] 물은 모두 강에서 바다로 흘러 들어갔다가 구름이 되어 天地間을 운행하다가 비가 되어 大地를 적시듯이 모든 血은 血海로 귀결된다. 心에서 생성된 血은 전신을 순환하고 任脈을 통하여 胞宮에 入한다고 하여 血化된 후 血의 바탕이 되는 곳은 胞宮이다. 대부분의 의서에서 血海는 주로 胞宮을 의미한다.

또한 「海論」에 衝脈이 十二經之海[7]라고 하였는데, 張介賓은 이를 血海라고 하였다. 衝脈은 胞中에서 시작하여 그 앞에서 行하는 것은 少陰經과 함께 배꼽을 끼고 상행하여 胞中에 이르러 흩어지고, 그 뒤에서 行하는 것은 위로 등의 안을 循行하여 經絡之海가 되며, 그 上行者는 頏顙에서 나오고 下行者는 발에서 나오므로 그 腧穴은 위에서는 足太陽의 大杼에 있고, 아래에서는 足陽明經의 巨虛上下廉에 있다고 하여 衝脈이 血海라고 하였다.

藏血과 主疏泄은 肝의 대표적인 생리기능이다. 「素問·上古天眞論」에서 "사람이 누으면 血은 肝으로 歸한다"고 하였고, 唐宗海는 "心火로 化된 血은 脈을 통하여 胞宮으로 들어가는데 肝이 이를 조절한다"고 하였다.[8]

---

6) 洪元植, 精校黃帝內經靈樞·經水 第十二, 서울, 東洋醫學硏究院 出版部, 1985, p. 99, "人亦有四海, 十二經水, 經水者 皆注於海 海有東西南北 命曰四海 …… 人有髓海, 有血海, 有氣海, 有水穀之海, 凡此四者, 以應四海也".

7) 洪元植, 靈樞·經水 第十二, 위의 책, p. 99, "衝脈者, 爲十二經之海 其輸上在於大杼 下出於巨虛之上下廉".

8) 唐宗海, 國譯本草問答, 서울, 大星文化社, 1994, pp. 27-28, "蓋人身之血 是由胃中取汁 得心火赤遂爲血 旣

따라서 血海는 血이 모이는 곳으로, 衝脈·胞宮·肝의 의미가 混在되어 사용되고 있다. 위치와 血의 바탕이라는 측면에서는 胞宮이 血海가 되고, 기능의 발휘 측면에서는 衝脈이 血海가 되며, 조절의 측면에서는 肝이 血海가 된다고 볼 수 있다.

(3) 女子胞의 기능

① 月經을 主함

月經은 女子胞가 血을 泄함으로써 이루어진다. 張景岳은 月經이 臟腑·氣血·經絡이 胞宮에 작용하여 산생된다고 하였다.[9] 女子胞가 月經을 발생하게 하는 가장 중요한 물질은 腎에서 藏하는 精이고, 「素問·奇病論」에 "胞絡이라는 것은 腎에 매여 있다"[10]고 하였으니, 腎氣가 充盛하면 天癸가 이르러 衝·任 二脈의 氣血이 왕성하여 血海가 충만해지고 월경이 때에 應하여 下한다.

② 胎兒를 姙育함

女子胞의 중요한 기능은 태아를 임신하고 기르는 것이다. 張介賓은 男女가 交媾를 하여 胎가 臨하여 凝하여 간직되는 곳을 子宮[11]이라 하여 子宮이 태아를 잉태하는 곳임을 명확히 하였다. 胞宮이 胎兒를 臨育하려면 氣血의 공급에 의지하게 된다. 氣血은 胞脈으로 말미암으니 衝·任 二脈이 바로 이것이다. 아래로 胞宮이 養胎하게 한다.

4. 유방과 유즙의 분비

1) 乳와 臟腑配屬

여자의 胸部에서 乳房은 陽明에 속하고, 乳頭는 厥陰에 속하며, 乳根은 少陽에 속한다. 乳汁은 衝·任脈의 작용을 받아 經血이 化해서 된 것이다. 그러므로 아래로 가면 월경이 되고, 위로 가면 乳汁이 된다. 그래서 幼兒가 젖을 먹을 때에는 經閉가 되고, 幼兒의 斷乳時期가 되면 다시 通經이 되어서 또 孕胎가 된다.

女子는 血을 主하고 血이 생명의 體가 된다. 산후에 乳汁이 나오지 않는 경우가 두

化爲血 乃溢於脈 轉樞於胞宮 而肝司之".

9) 張介賓, 景岳全書, 臺北, 國風出版社, 1976, p. 639, "經血爲水穀之精氣 和調於五臟 灑陳於六腑 乃能入於脈也 凡其源源而來 生化於脾 總統於心 藏受於肝 宣布於肺 施泄於腎 以灌漑一身…… 婦人則上爲乳汁 下歸血海而爲經脈".

10) 洪元植, 素問·奇病論篇 第四十七, 앞의 책, p. 176, "胞絡者 繫於腎".

11) 張介賓, 類經, 서울, 成輔出版社, 1982, p. 60, "男女 陰陽之儀象也 陰陽交構 胎臨乃凝 所藏之處 名曰子宮".

가지가 있다. 하나는 氣血이 부족하여 乳汁이 나오지 않거나 없는 것으로 이는 衝任이 허약한 것이니, 치료는 마땅히 근본을 補하면서 通利시켜야 한다. 다른 하나는 肥胖한 여성이 痰氣가 壅盛해져서 乳汁이 滯한 것이니 壅한 것을 行해야 한다. 또한 산후에 乳汁이 저절로 흘러내리는 것은 陽明胃氣가 不固한 때문이니, 火가 있는지 없는지 구분하여야 한다. 乳出의 病因은 氣虛(火가 없으면서 흘러내리고 멎지 않는 것), 陽明血熱, 肝氣怒火 등이다.

2) 男女 乳汁 발생

乳가 남녀가 다른 것은 여자는 厥陰脈이 主가 되고, 남자는 陽明脈이 主가 된다.

여자의 경우 厥陰은 多血少氣하므로 血은 太陰氣(달)를 좇아서 月半前은 血이 生하고, 望에 月盈이 되는데, 盈하면 虧의 이치로 血을 瀉해서 月經이 된다. 厥陰脈이 허리의 帶脈과 합하고, 다시 상승해서 身前의 陽明과 합하고 다시 胸으로 상승하여 三關을 통과할 지점에서 반드시 聚結하게 되는데 이 지점이 兩乳이다. 따라서 아래에서 상승한 氣血이 전부 兩乳에 注入하게 된다.

남자는 莖頭는 陽明이고, 莖體는 太陰이다. 따라서 남자의 陰莖은 陽明의 거점이 되고, 氣血이 직접 下腹部로 올라와 腰에서 厥陰脈과 합하고, 다시 뒤로 돌아서 太陽脈과 합해서 頭頂으로 올라가므로 陽明脈과는 무관하게 되어 胸背에 아무 聚結이 생기지 않는다. 다만 身前의 陽明脈이 主가 되는 것은 남녀가 한가지이므로 胸에서 일단 聚結은 되나 氣血은 注入되지 않으므로 乳汁은 生하지 않는다.

5. 帶

「素問・骨空論」에 "任脈에 病이 되면 남자는 七疝이 內結하고, 女子는 帶下瘕聚가 있다"[12]고 하였으며, 『東醫寶鑑・胞』에서는 "任脈이 胞로부터 위로 올라가 帶脈을 지나서 배꼽 위로 갔기 때문에 帶下가 된다고 하였다. 帶脈은 季肋의 章門에서 시작되는데, 띠를 묶은 모양과 같다. 濕熱이 눌리고 맺혀서 흩어지지 않아 병이 된다. …… 帶下가 나오는 것은 부인에게는 첫째가는 병으로 이 병이 있으면 자식을 낳아 기를 수 없다. 부인을 소중히 여기려면 오로지 帶下를 치료하는 의사가 되어야 한다"[13]고 하였

---

12) 洪元植, 素問・骨空論篇・第六十, 앞의 책, p. 49, "任脈爲病 男子內結七疝 女子帶下瘕聚".

13) 許浚, 앞의 책, p. 160, "任脈自胞上過帶脈 貫於帶上 故爲帶下 帶脈起於季肋章門 似束帶狀 今濕熱寃結不散 故爲病也 …… 婦人帶下 是第一病 令人不産育 宜急治之 扁鵲過邯鄲 聞貴婦人 所以專爲帶下醫也".

다. 『婦人良方大全 · 調經門』에서는 "허리에 橫으로 띠로 묶은 것 같은 帶脈이 있는데 여기에 병이 생긴 것을 帶라고 한다"[14]고 하여 병적인 것으로 보았다. 후대에는 뜻이 넓게 쓰여 '從帶脈而下'의 뜻으로 여성 성기의 분비물을 총칭하게 되었지만, 일반적으로 帶下는 성기분비물이 증가하여 밖으로 流出되어 그 부분을 濕潤 또는 오염하는 상태를 말한다.

帶下 중에 백색의 대하가 가장 많으며 다음으로 황색의 대하가 많고, 그 외에도 赤帶下 · 靑帶下 · 黑帶下 등도 발생한다. 일반적으로 대하의 量이 아주 많아 崩漏와 같은 경우를 白崩이라 하며, 대부분 脾와 腎의 허손으로 발생하고 또한 어혈의 독으로 任脈과 帶脈이 손상되었을 때 발생한다. 대하의 색이 백색인 경우는 대부분 熱證 · 實證에 속하며, 또한 脾虛로 발생하기도 한다. 대하의 질이 끈끈하고 비린내가 나는 경우는 實證에 속하고, 질이 묽고 비린내가 없는 경우는 虛證에 속한다. 또한 동반되는 전신의 증상을 참고하여 진단을 하여야 하니, 小腹이 불편하고 맥상이 滑 · 數한 것은 濕熱이 胞宮에 침범하여 발생하고, 갈증이 동반되는 경우는 熱證에 속하며, 脈象이 微 · 澁하고 몸이 차며 복통이 있는 것은 陽氣가 허약하여 발생한 것이고, 소변을 자주 보고 소화가 되지 않는 설사를 하는 경우는 脾와 腎이 虛寒하여 발생한 경우가 많다.

6. 胎

姙娠이라는 표현은 『金匱要略』[15]에서 처음 사용되었고, 『黃帝內經』에서는 懷身 · 妊子 · 懷子 · 有子 · 重身 · 孕이라 하였으며, 그 외에 懷姙 · 懷娠 · 雙身 등의 용어도 사용되었다. 「靈樞 · 本神」에서 生은 精에서 오는 것으로 兩精相搏을 하여야 새로운 神이 나타난다고 하였고,[16] 「靈樞 · 經脈」에서는 "사람이 처음 生하는 것은 먼저 精을 이루고, 精이 이루어지면 腦髓가 生하여, 骨이 幹이 되고, 脈이 營이 되고, 筋이 剛이 되고, 肉이 墻이 되어, 皮膚가 굳어지고 毛髮이 자란다"[17]고 하여 姙娠의 성립부터 태아의 발육과정까지를 말하였다. 胎는 男子의 精과 女子의 血이 상호 결합하여 이루어지는데, 이는 男子以保精爲主 女子以調經爲主라 하여 男女의 생리적 기능이 정상적일

14) 陳自明, 앞의 책, p. 30, "人有帶脈 橫於腰間 如束帶之狀 病生於此 故名爲帶".

15) 張仲景, 金匱要略, 北京, 人民衛生出版社, 2000, p. 653, "婦人得平脈, 陰脈小弱, 其人渴, 不能食, 無寒熱, 名姙娠".

16) 洪元植, 靈樞 · 本神 · 第八, 앞의 책, p. 68. "生之來謂之精 兩精相搏謂之神".

17) 洪元植, 靈樞 · 經脈 · 第十, 앞의 책, p. 79. "人始生 先成精 精成而腦髓生 骨爲幹 脈爲營 筋爲剛 肉爲牆 皮膚堅而毛髮長".

때 임신이 가능하다는 求嗣를 전제로 한다.

따라서 種子之道에는 네 가지가 있으니 첫째 擇地이니 地는 母血이고, 둘째 養種이니 種은 父精이며, 셋째 乘時하니 時는 精血交感의 會이고, 넷째 投虛하니 虛는 去舊生新의 初라고 하였다.

1) 임신을 주관하는 기관

임신을 주관하는 기관으로는 腎·命門·胞가 있다. 生殖之精은 주로 腎이 주재하는 것으로 인체 발육이 성숙하면 자연히 精氣가 충만하여 생식을 할 수 있다. 精의 생성·저장·송출은 모두 腎이 주관한다. 臟腑의 기능에서 腎은 作强之官으로 伎巧가 出하고, 藏精하여 임신의 성립 및 생장발육과 밀접한 관계가 있으며, 남녀의 생식기관을 주관하는 장기이다. 命門에서 남자는 藏精施化하고 여자는 胞와 연계되어 생식기능을 주관하며, 胞는 藏精하고 여자는 月水를 藏하고 孕胎하여 生化의 근원이 된다.

2) 求嗣

擇地·養種의 단계로, 최적의 임신을 위하여 준비하는 단계이다. 사람이 생겨나는 것은 임신에서부터 시작되는데, 임신하기 위해서는 무엇보다 여자는 調經, 남자는 神足해야 하니, 寡慾하고 淸心하면 망령되이 交合하지 않아 氣와 精을 쌓았다가 때를 기다려 움직이면 자식을 낳을 수 있다. 壯精을 위하여 첫째 眞精을 數點하므로 寡慾하고, 둘째 心勞하면 血이 耗損되므로 節勞하고, 셋째 怒하면 傷肝하므로 息怒하고, 넷째 酒는 動血하므로 戒酒하고, 다섯째 飮食을 섭취하여 精을 生하므로 愼味하라고 하였다. 婦人은 血이 기본이 되니 調護에 삼가면 氣血이 응당 行하고 그 神이 맑아져서 血이 그 胞를 이뤄 胎孕이 이에 이루어진다.

3) 임신의 성립

乘時·投虛의 단계로, 精血이 교감할 수 있는 적당한 시기를 맞추어 受精을 하여 착상이 되어야 한다. 天地生物에는 絪縕의 時가 있고, 萬物化生에는 반드시 樂育의 候가 있어서 絪縕의 時가 되면 樂育의 氣가 發하여 접촉하면 스스로 자제할 수 없으므로 受孕이 된다. 부인은 日月經行에 반드시 一日의 絪縕之候가 있으니 一時辰間에 氣蒸而熱하고 昏而悶하여 교접욕이 생겨 참을 수 없는 상태가 되니, 이 시기를 逆而取之하면 丹을 成하고 順而施하면 胎를 成한다고 하였다. 子宮은 穢氣를 滌淨하고 新血이 初崩한 상태가 되어 착상에 적당한 조건이 되어야 한다.

4) 墮胎

부인이 복부에 受胎하여 7일에 한번 변하는데 몸을 뒤척거리며 相成하며 각기 相生한다. 墮胎는 3, 5, 7월에 많고 2, 4, 6월에 적은데, 이는 臟은 陰이고 腑는 陽이기 때문이다. 3월은 心에 속하고, 5월은 脾에 속하고, 7월은 肺에 속하는데 그때에 해당하는 五臟의 脈에 陰은 항상 쉽게 훼손되기 때문에 많이 墮胎가 되기 쉽다.

부인이 임신하여 3, 5, 7의 陽月을 만나면 왕왕 타태가 되는데 앞서 3개월에 타태가 되면 다음에 有胎되어도 반드시 그 時期가 되면 타태가 되므로 半産 후에는 모름지기 養氣血, 固胎元하는 약을 多服하여 그 虛함을 補하여야 한다.

임신 3月 未成形하여 胎下하면 이를 墮胎라 하고, 5월에 타태하면 小産이라 하며, 7월에 타태하면 半産이라 한다. 이것은 모두 大産보다 중요하나 사람들은 이를 輕視하여 생명에 손상을 주게 되니 치법은 補血養氣·生新去瘀가 마땅하다.

7. 産

『東醫寶鑑』에서는 "태아가 어머니의 뱃속에 있을 때는 양수에 의하여 영양되다가 달이 차면 혈기가 온전해지고 형체와 정신이 구비되어 갑자기 꿈을 깨는 것과 같이 스스로 태보를 째고 길을 찾아 나온다"[18]고 하여 태아가 形神이 갖추어져서 세상으로 나오는 것을 産이라 하였다.

妊婦가 달이 찼을 때 沈細하고 滑한 離經脈이 나타나고 복통이 腰脊으로 땅기면 産을 하려는 것이고, 배꼽 주위가 모두 아프면서 연달아 허리까지 땅기고 아프며 눈에 불꽃이 이는 것은 아이가 도는 것으로 出産을 준비해야 한다. 胎氣가 처져 내려가서 아이가 음문으로 내밀고 허리가 무거우면서 몹시 아프고 눈에서 불꽃이 이는 것 같고 항문이 내밀면 곧 해산을 하려는 증상이므로 자리를 잡고 힘을 주어야 한다.

달이 차지 않고서 배가 아팠다 멎었다 하는 弄痛은 정상 해산을 하려는 증후가 아니다. 혹 배는 아파도 허리가 심하게 아프지 않는 것, 태아가 위에 있으면서 처져 내려가지 않는 것, 항문이 내밀지 않는 것이나 양수가 터지지 않거나 血이 나오지 않은 것, 이슬(漿血)이 나와도 배가 아프지 않은 것은 모두 정상 해산의 증후가 아니므로 산모를 부축하여 천천히 걷게 하고 꾹 참게 하며 아이 낳을 자리에 앉히지 말아야 한다.

『東醫寶鑑』에서는 출산을 안전하게 하기 위한 법을 保産[19]이라 하였다. 대체로 아

---

18) 許浚, 앞의 책, p. 611, "子在母腹中 全賴漿水滋養 十月數足 血氣完全 形神俱備 忽如夢覺 自能拆胞求路而出".

이는 저절로 정해진 때가 되면 낳기 때문에 억지로 빨리 낳게 하고, 쉽게 낳게 하는 약을 절대로 먹지 말아야 하고, 아이 낳을 자리에 너무 일찍 앉거나 조산원이 함부로 손으로 태아를 내려고도 하지 말아야 한다. 해산할 무렵에 떠들거나 다투거나 죽이나 밥을 먹게 해서는 안된다. 산모를 부축하여 천천히 걷게 하거나 그런 힘이 없으면 무엇에 기대어 서 있게 한다. 진통이 점차 강하게 자주 오고 해산할 증상이 보일 때 자리에 앉게 한다. 그 다음 아이를 빨리 낳게 하는 약을 먹이고 나서 태아가 내밀려고 할 때를 기다려서 한번 힘을 주면 자연히 쉽게 낳는다.

제 2 절　소아생리

소아과는 幼科라고도 한다. 『古今醫鑑』에 "初生者를 嬰兒라 하고, 3세를 小兒라 하며, 10세를 童子라 한다"[20]고 하였으나, 현재 통용되는 소아 나이는 대략 15세까지이다.

소아는 신체적으로 臟腑와 肌肉은 갖추어져 있으나 성인에 비하여 매우 연약하고 정신적으로도 미성숙한 단계에 있으므로, 邪氣에 노출되면 쉽게 질병이 발생하고 변화가 심하기 때문에 '寧治十婦人 莫治一小兒'라고 하였고, 『古今醫鑑』에서는 "소아는 大小가 같지 않고, 병의 淺深이 각각 다르며, 形聲·色脈이 다르므로 望·聞·問·切診時에 이것들을 상세히 궁구해야 한다"[21]고 하였다.

1. 소아의 생리적 특성

소아는 신체적으로 臟腑와 肌肉은 형성되었다고 하나 아직 연약할 뿐 아니라 정신적, 심리적 작용이 완비되지 못하였고, 심신은 발육, 성장과정에 있으므로 성인과는 생리적 특성이 다르게 나타난다. 소아의 특징이 가장 두드러지게 나타나는 기간은 新生兒期(생후 1개월까지)에서 乳兒期에 이르는 기간이고, 점차 幼兒期(생후 1－6년까지)를 지나서 學童期(생후 7－12년까지)로 들어가면서 소아의 특이성이 점점 적어지다가

19) 許浚, 앞의 책, p. 611.

20) 龔信, 古今醫鑑, 北京, 中國中醫藥出版社, 1997, p. 383, "夫小兒者 幼科也 初生者曰嬰兒 三歲者曰小兒 十歲者曰童子".

21) 龔信, 위의 책, p. 383, "兒有大小之不同 病有淺深之各異 形聲色脈之殊 望聞問切之間 若能詳究於斯 可謂神聖功巧者矣".

思春期(생후 13－15년까지)에 들어가면 소아의 특징은 더욱 적어져서 성인으로 이행하게 된다.

소아의 특징과 치료의 어려움에 대하여『小兒藥證直訣』에서는 "의술이 정교해지기는 진실로 어려운데, 소아를 치료하는 것은 더욱 어렵다. 6세 이하의 소아에 대해서는『黃帝內經』에도 그 설명이 기재되지 않았고『顱顖經』에서 설명이 처음 나타났지만 장수·요절·生死 등의 징후를 판단하기 위한 것이었다. 바로 소아의 병은 黃帝조차 어렵게 여겼으니, 그 첫 번째 어려움이다. 脈法에서 비록 '한번 호흡할 때 脈이 8번 박동하면 和平한 것에 해당하고 10번 박동하면 병이 있는 것에 해당한다'고 하였지만 소아의 脈은 미약하여 드러나기 어렵고 의사가 診脈을 행할 때 대부분 놀라면서 잘 울어서 脈을 자세히 살필 수 없으니, 그 두 번째 어려움이다. 脈에 의지하기 어려워 반드시 外證에 의뢰해야 하는데, 소아는 그 기운과 골격이 아직 성숙하지 않으며 몸과 形聲이 단정하지 않고 슬퍼서 울다가 기뻐서 웃는 변태가 일정하지 않으니, 그 세 번째 어려움이다. 물어 아는 것이 醫師의 정교하면서 우수한 기술이지만, 소아들은 대부분 아직 말을 할 수 없고 말을 한다고 하더라도 역시 믿기 어려우니, 그 네 번째 어려움이다. 臟腑가 연약하여 쉽게 虛해지다가 쉽게 實해지고, 쉽게 한랭해지다가 쉽게 熱이 나며, 또 사용되는 것은 犀角·眞珠·龍腦·麝香 등이 많지만 醫師가 진실로 분별하기 어려우니, 어떻게 질병을 치료하겠는가? 그 다섯 번째 어려움이다"[22]라고 하였다.

소아는 발병도 쉽고 질병의 傳變과 변화도 빠르지만, 생장이 왕성하여 질병에 罹患된 후라도 적절히 치료하면 회복 또한 빠르다. 그래서 小兒의 생리적 특성은 ① 陽有餘 陰不足, ② 臟腑嬌嫩 形氣未充, ③ 生氣蓬勃 發育迅速 등으로 요약할 수 있다. 따라서 소아질환의 진단은 소아의 생리적 특징을 잘 인식하여야 하며, 성인의 경우와 같이 접근하면 誤診이나 誤治의 禍를 면하기 어렵다.

1) 소아의 陽有餘 陰不足

소아가 성장과 발육이 빠른 것은 少陽, 少陽之氣 또는 純陽의 특성이 있기 때문이다. 이는 소아의 陽氣는 유여하고 陰血은 부족하여 乳哺·水穀의 滋養을 받아야 성숙해지기 때문에 붙여졌다. 이에 대한 최초의 문헌인『顱囟經』에서는 "삼세 이하의 아

22) 錢乙, 小兒藥證直訣, 江蘇, 江蘇科學技術出版社, 1983, p. 4, "醫之爲藝誠難矣 而治小兒爲尤難 自六歲以下 黃帝不載其說 始有『顱顖經』以占壽夭死生之候 則小兒之病 雖黃帝猶難之 其難一也 脈法雖曰八至爲和平 十爲有病 然小兒脈微難見 醫爲持脈 又多驚啼 而不得其審 其難二也 脈旣難凭 必資外證 而其骨氣未成形聲未正 悲啼喜笑 變態不常 其難三也 問而知之 醫之工也 而小兒多未能言 言亦未足取信 其難四也 臟腑柔弱 易虛易實 易寒易熱 又所用多犀珠龍麝 醫苟難辯 何以已疾 其難五也".

를 純陽이라 부르는데 이는 元氣가 흩어지지 않은 것이다"라고 하였다.

소아의 생장발육이 빠른 것을 陽이라고 할 수 있고, 생장발육이 멈추지 않는 것을 純이라고 할 수 있다. 소아시기는 신장・체중・智力・기능 등 모든 방면에서 성장하거나 향상되는 시기이므로 臟腑・氣血津液 기능은 나날이 성숙해지는데, 특히 三歲 이전에 두드러지게 나타나는 것이 하루하루 해가 처음 뜨거나 초목이 싹트는 것과 같다고 할 수 있다. 또한 소아는 純陽之體로서 순수하게 發揚하는 성품을 가지고 있으며, 稚陰稚陽으로 臟腑氣機가 빠르게 반응하는 생리 특징이 있다. 따라서 이 시기에는 신장・지력・체중・기능의 증가 속도가 빠를 뿐만 아니라, 水穀精微도 수시로 필요하므로 자주 보충되어야 하며, 다양화한 음식은 소아영양에 많은 영향을 미친다.

그러나 소아의 證治에서 陽有餘 陰不足의 뜻을 오해하여 純陽性이라고 무조건 寒凉劑를 과용하여서 연약한 위장기능을 손상하는 예가 적지 않다. 여기서 陽有餘란 발육기능이 왕성함을 이른 것이고, 陰不足이란 후천성의 자양・배양 능력이 아직 미흡함을 이른 것으로 이해하여야 한다.

2) 臟腑嬌嫩 形氣未充

小兒期의 체형과 생리기능은 성인에 비하여 완전히 성숙되지 못하였다. 氣血은 아직 충분하지 못하고, 經脈은 아직 盛하지 않았으며, 臟腑의 精氣는 아직 충족하지 못해서 外邪에 대한 방어기능이 치밀하지 못하다. 역대 의가들은 이와 같은 소아의 신체적 특성을 稚陰稚陽, 稚陽未充 稚陰未張이라 하였다. 이는 小兒가 전체적으로 다 갖추기는 했으나 불안정하고 장부기능이 완성되지 않았음을 의미하는 것이다. 그래서 소아는 形氣가 부족하여 질병에 대한 저항력이 약하고, 한열과 음식의 조절을 제대로 할 수 없기 때문에 六淫의 침습과 음식으로 인한 손상을 자주 받게 되어 비교적 肺와 脾의 질환이 많다. 『儒門事親』에 "소아 初生 시기에는 腸胃의 기능이 약해서, 쉽게 배고프고 쉽게 배부르며, 쉽게 虛해지고 쉽게 實해지며, 쉽게 寒해지고 쉽게 熱해진다"[23]고 하였다.

3) 生氣旺盛 發育迅速

이는 소아 신체발육이 마치 땅속에서 새싹이 자라나 크듯이 정상적인 영양 속에서 신속하게 생장함을 말한다. 생장발육을 하는 중에 신체적, 정신적인 것에서부터 장부기

23) 張子和, 儒門事親, 臺北, 旋風出版社, 1978, p. 37, "小兒初生之時 腸胃綿脆 易饑易飽 易虛易實 易寒易熱".

능에 이르기까지 모든 분야에서 빠르게 성숙되며, 연령이 어리면 어릴수록 발육속도는 더욱 빠르다. 역대 의가들은 이러한 생리적인 특성을 純陽이라는 관점에서 보았고, 소아기능의 生氣旺盛 發育迅速함을 이로써 설명하였다. 뿐만 아니라 소아가 질병을 앓는 중에 조직재생과 보강능력이 왕성한 것도 이것으로 설명이 가능하다.

2. 經絡養胎

胎兒의 養胎에 대한 최초의 문헌은 『諸病源候論』이다. 임신 1개월에는 足厥陰脈, 2개월에는 足少陽脈, 3개월에는 手厥陰脈, 4개월에는 手少陽脈, 5개월에는 足太陰脈, 6개월에는 足陽明脈, 7개월에는 手太陰脈, 8개월에는 手陽明脈, 9개월에는 足少陰脈, 임신 10개월에는 足太陽脈을 기른다. 모든 陰陽經脈이 각각 30일씩 태아를 기르는데 手太陽經脈과 手少陰經脈이 기르지 않는 것은 아래로는 월경을 주관하고 위로는 乳汁을 주관하여 산모와 태아를 기르기 때문이다. 그래서 手太陽經脈과 手少陰經脈은 임신 初月부터 10개월까지를 모두 주관하게 된다. 또한 임신부는 매달 주관하는 經絡에 침이나 뜸을 놓아서는 안된다.

十月經絡養胎를 보면 足厥陰肝經부터 시작하여서 오행의 相生 순서로 태아를 養胎하지만, 四月부터는 경락양태와는 별도로 水精 → 火精 → 金精 → 木精 → 土精 → 石精을 받아서 相克 순서로 태아를 생성한다. 모든 생성된 사물은 반드시 克을 받아야 형성될 수 있으므로 相克의 이치가 반드시 있어야 사물의 완성을 이룰 수 있다. 인체도 養胎는 相生으로 하지만, 五精은 相克의 순서로 받아서 태아를 생성시키는 것으로 보아 生中克의 이치가 있다.

다음은 『東醫寶鑑』에 나타난 十月養胎이다[24].

---

24) 許浚, 앞의 책, pp. 605-606,

[一月] 足厥陰脈養胎 夫人之有生也 母之血室方開 父之精潮適至 陰幕旣翕 如布袋絞紐 而精血乘衝 氣自然旋轉不息 如蜣蜋之滾糞 呑啖含受 成一團圓璇璣 九日一息不停 然後陰陽大定 玄黃相包 外似纏絲瑪瑙 其中自然虛成一竅 空洞虛圓 與鷄子黃中一穴相似 而團圓之外 氣自凝結爲胞衣 初薄漸厚 如彼米飮豆漿 面上自結二皮 中竅日生 從無入有 精血日化 從有入無 九日之後 次九 又九 凡二十七日 卽成一月之數 竅自然凝成一粒 如露珠然 乃太極動而生陽 天一生水 謂之胚 此月經閉無潮無痛飮食稍異平日 不可觸犯及輕率服藥.

[二月] 足少陽脈養胎 又三九二十七日 卽二月數 此露珠變成赤色 如桃花瓣子 乃太極靜而生陰 地二生火 謂之脾 此月腹中 或動 或不動 猶可狐疑 若吐逆思酸 名曰惡阻 有孕明矣 或偏嗜一物乃一藏之虛 如愛酸物 乃肝藏正能養血而虛也.

[三月] 手心主心包絡脈養胎 又三九二十七日 卽三月數 百日間變成男女形 影如淸鼻涕中有白絨相似 以成人形鼻與雌雄二器 先就分明 其諸全體隱然可悉 斯謂之胎 乃太極之乾道成男 坤道成女也 此時胎最易動 芩朮丸頻服最妙.

[四月] 少陽三焦脈養胎 是月男女已分 始受水精 以成血於 形像具 六府順成 若胎動下血 宜用安胎飮.

1) 임신 1개월

足厥陰脈이 胎를 기른다. 무릇 사람이 生하는 것은 母의 血室이 바야흐로 열리고 父精이 적절히 이르면 陰幕이 이미 합하는 것이 布袋를 끈으로 졸라매는 것과 같이 된다. 精血이 乘衡하면 氣가 자연히 돌면서 不息하는 것이 말똥구리가 말똥을 굴리는 것과 같으며 싸서 감추고 머금고 받아들여서 한 團圓의 璇璣를 이룬다. 이렇게 9일 동안 잠시도 쉬지 않은 연후에 陰陽이 크게 定해지고, 玄黃이 서로 싸는 것이 밖은 瑪瑙에 실을 감은 것과 같고, 그 가운데는 자연히 비어서 一竅를 이루고 空洞에 虛圓한 것이 계란 노른자의 一穴과 비슷하고, 團圓 밖은 氣가 스스로 응결되어 胞衣가 되는데, 처음에는 엷다가 점점 두터워져서 米飮이나 豆漿과 같이 되고 面上에 두 겹의 皮가 생긴다. 中竅가 날로 생기면 없는 것을 따라 있는 것이 들어가고, 精血이 날로 化하면 있는 것을 따라 없는 것이 들어간다. 9일이 지나고 또 9일이 지나고 다시 9일이 지나 모두 27일 즉, 한 달의 날짜를 채우면 구멍은 자연 엉겨서 一粒을 이루는데, 마치 이슬방울과 같다. 이에 太極이 動하여 陽이 生하고, 天一生水하는데 이를 胚라 한다. 이 달에는 월경이 없어지고 아프지 않으나 음식이 평상시와 조금 다를 뿐이다. 犯房하거나 경솔히 약을 먹어서는 안된다.

2) 임신 2개월

足少陽脈이 胎를 기른다. 또 27일 즉, 두 달을 채우면 이슬방울 같은 것이 붉은색으로 변하여 복숭아 꽃술같이 된다. 이에 太極이 靜하여 陰이 生하고, 地二生火하는데 이를 䏺이라 한다. 이 달에는 뱃속에서 혹 움직이거나 혹 움직이지 않는 것이 여우가 의심하는 것과 같다. 만일 토역하고 신 것을 먹고 싶어 하면 이것을 惡阻라고 하는데, 임신이 확실하다. 한 가지 음식만을 치우쳐 먹기를 좋아하면 이것은 한 臟이 虛해진 것이다. 가령 신 것을 좋아하는 것은 肝이 바로 養血하여 虛해졌기 때문이다.

3) 임신 3개월

手心主心包絡이 胎를 기른다. 또 27일 즉, 세 달을 채우면 100일 사이에 변하여 남

[五月] 足太陰脾脈養胎 始受火精 以成陰陽之氣 筋骨四肢已成 毛髮始生.
[六月] 足陽明胃脈養胎 始受金精 以成筋 口目皆成 若胎動 宜安胎飮.
[七月] 手太陰肺脈養胎 始受木精 以成骨 皮毛已成 遊其魂 能動左手.
[八月] 手陽明大腸脈養胎 始受土精 以成皮膚 形骸漸長 九竅皆成 遊其魄 能動右手.
[九月] 足少陰腎脈養胎 始受石精 以成皮毛 百節畢備 三轉其身.
[十月] 足太陽膀胱脈養胎 受氣足五藏六府齊通 納天地氣於丹田 使關節人神皆備 待時而生.

녀의 형체를 이루는데, 影은 마치 맑은 콧물 속에 흰 베천 비슷한 것이 사람의 모양을 이루며, 코와 남녀의 생식기가 먼저 뚜렷이 분명히 구별된다. 그 몸 전체는 은연중에 갖추어지게 되는데, 이것을 胎라고 한다. 이에 太極의 乾道는 남자를 이루고, 坤道는 여자를 이룬다. 이때 胎가 가장 쉽게 動하니 芩朮丸을 자주 복용하는 것이 가장 妙하다.

4) 임신 4개월

手少陽三焦脈이 胎를 기른다. 이 달에는 남녀가 이미 구별된다. 처음으로 水精을 받아서 血脈이 이루지고, 形像이 갖추어지며 六腑가 순서대로 이루어진다. 만일 胎動으로 下血하면 安胎飮을 쓰는 것이 마땅하다.

5) 임신 5개월

足太陰脾脈이 胎를 기른다. 처음으로 火精을 받아서 陰陽之氣가 이루어지고, 筋骨·四肢도 이미 이루어지고, 毛髮이 처음으로 나기 시작한다.

6) 임신 6개월

足陽明胃脈이 胎를 기른다. 처음으로 金精을 받아서 筋이 이루어지고, 口·目도 모두 이루어진다. 만일 胎動이 있으면 安胎飮을 쓰는 것이 마땅하다.

7) 임신 7개월

手太陰肺脈이 胎를 기른다. 처음으로 木精을 받아서 骨이 이루어지고, 皮·毛가 이미 이루어지며, 그 魂이 노닐고 왼손을 움직일 수 있다.

8) 임신 8개월

手陽明大腸脈이 胎를 기른다. 처음으로 土精을 받아서 皮膚가 이루어지고, 形骸가 점점 자라며, 九竅가 모두 이루어지고, 그 魄이 노닐며 오른손을 움직일 수 있다.

9) 임신 9개월

足少陰腎脈이 胎를 기른다. 처음으로 石精을 받아서 皮毛가 이루어지고, 모든 節이 갖추어지는 것이 끝나면 몸을 세 번 돌린다.

10) 임신 10개월

足太陽膀胱脈이 胎를 기른다. 氣를 넉넉히 받아서 五臟六腑가 가지런히 통하고 丹田에서 天地氣를 받아들여 關節과 神氣가 모두 갖추어지면 때를 기다렸다가 낳는다.

3. 變 蒸

變蒸은 소아가 출생 후부터 정신적, 육체적으로 성장하는 과정에서 발생하는 치료하지 않아도 치유되는 생리적인 증후로 병리적 현상이 아니므로 함부로 약을 妄投하거나 침구를 시술하여서는 안된다.

變蒸은 王叔和가 처음으로 사용하였고, 巢元方은 "變蒸은 血氣를 기르는 것이다. 變할 때 上氣하고 蒸할 때 體熱한다"[25]고 하였고, 錢仲陽은 "變이란 易이라" 하였고, 『東醫寶鑑』에서는 "變蒸은 陰陽과 水火가 血氣를 쪄서 형체를 나아가 이루게 한다. 五臟의 氣가 변하면서 七情이 말미암아 生한다. …… 變은 五臟을 變하여 生하고, 蒸은 六腑를 쪄서 기른다"[26]라고 하였다.

1) 變蒸의 과정

變蒸은 小兒初生에 형체는 비록 갖추었지만 臟腑氣血이 아직 제대로 성취하지 못하였고 정신적으로도 온전하게 生하지 않았기 때문에, 32일에 한번 變하고 64일에 한번 蒸한다.

初生 32일에 이르면 一變하는데 癸水가 生하고 足少陰腎에 속한다. 64일에 이르면 一蒸二變하는데 壬水를 生하고 足太陽膀胱에 속한다. 96일에 이르면 三變하는데 丁火를 生하고 手少陰心에 속한다. 128일에 이르면 二蒸四變하는데 丙火를 生하고 手太陽小腸에 속한다. 160일에 이르면 五變하는데 乙木이 生하고 足厥陰肝에 속한다. 192일에 이르면 三蒸六變하는데 甲木이 生하고 足少陽膽에 속한다. 224일에 이르면 七變하는데 辛金이 生하고 手太陰肺에 속한다. 256일에 이르면 四蒸八變하는데 庚金을 生하고 手陽明大腸에 속한다. 288일에 이르면 九變하는데 己土를 生하고 足太陰脾에 속한다. 320일에 이르면 五蒸十變하는데 戊土를 生하고 足陽明胃에 속한다. 手厥陰心包

---

25) 巢元方 원저, 南京中醫學院 校釋, 諸病源候論校釋, 북경, 인민위생출판사, 1982, p. 1247, "小兒變蒸者 以長血氣也 變者上氣 蒸者體熱".

26) 許浚, 앞의 책, p. 633, "變蒸者 陰陽水火蒸於血氣 而使形體成就 是五藏之變氣 而七情之所由生也 …… 變者 變生五藏也 蒸者 蒸養六府也".

絡과 手少陽三焦 二經은 形象이 없으므로 不變하고 不蒸한다. 十變 후 64일에는 1大蒸(384일)하고, 또 64일이 지나면 2大蒸(448일)하고, 또 64일이 지나 3大蒸(512일)하면 變蒸을 마친다[27].

2) 變蒸의 증상

變蒸은 반드시 身熱이 있고 혹은 驚惕하지만 口唇舌의 색이 변하지 않는다. 身熱의 輕重에 관계없이 정신상태는 평소와 같아 이상이 없다.

輕證인 경우에는 潮熱있고 自汗이 微出하여 驚證과 비슷하며, 重證인 경우에는 壯熱이 있고, 脈이 亂하고 數하며, 혹은 吐하고 혹은 汗하며, 혹은 煩啼燥渴한다.

3) 變蒸과 傷寒과의 相異點

『千金方』에 "耳가 차고, 尻도 차며, 上唇의 頭에 하얀 泡가 일어나는 것이 물고기 눈알과 같다"[28]라고 하였고, 『醫學綱目』에는 "耳가 차고, 尻도 차며, 上唇에 發泡하는 것이 泡珠와 같다"[29]라고 하였으며, 『東醫寶鑑』에는 "上唇 가운데 白疱가 생기는 것이 물고기 눈알과 같다"[30]라고 하여, 變蒸은 傷寒의 증상과 비슷하고 熱이 나지만, 耳와 尻가 冷하고 윗입술에 물고기 눈동자와 같은 泡珠가 있어 감별이 가능하다.

4. 五遲, 五軟症의 병태생리

소아기의 발육지연이나 발육부전을 五遲・五軟이라 한다. 이는 비정상적인 발육과정으로 여러 가지 원인에 의하여 나타나는데, 총괄하면 先天稟賦不足, 養胎失調, 출산 후 섭생부족, 질병 등에 의하여 발생한다.

---

27) 李梴, 醫學入門, 서울, 翰成社, 1984, p. 431, "變者 變生五臟 蒸者 蒸養六腑 故變則上氣 蒸則體熱…… 小兒初生 形體雖具 臟腑氣血 尙未成就 而精神志意魂魄 俱未生全 故三十二日一變 六十四日一蒸…… 初生至三十二日一變 生癸水 屬足少陰腎…… 至六十四日一蒸二變 生壬水 屬足太陽膀胱…… 至九十六日三變 生丁火 屬手少陰心…… 至一百二十八日二蒸四變 生丙火 屬手太陽小腸…… 至一百六十日五變 生乙木 屬足厥陰肝…… 至一百九十二日三蒸 六變 生甲木 屬足少陽膽…… 至二百二十四日七變 生辛金 屬手太陰肺…… 至二百五十六日四蒸八變 生庚金 屬手陽明大腸…… 至二百八十八日九變 生己土 屬足太陰脾…… 至三百二十日五蒸十變 生戊土 屬足陽明胃…… 又手厥陰心包絡 與手少陽三焦二經 俱無形狀 故不變而不蒸…… 十變後六十四日爲一大蒸 計三百八十四日…… 又六十四日爲二大蒸 計四百四十八日…… 又六十四日爲三大蒸 計五百一十二日 變蒸既畢".

28) 孫思邈, 千金方, 北京, 華夏出版社, 1993, p. 60, "耳冷 尻冷 上唇頭白泡起 如魚目珠子".

29) 樓英, 醫學綱目, 北京, 中國中醫藥出版社, 1996, p. 840, "變蒸은 耳冷 尻冷 上唇發泡 狀如泡珠".

30) 許浚, 앞의 책, p. 633, "上唇中心 發白疱 狀如魚目珠".

1) 五遲

소아의 발육지연을 의미하는 五遲는 父母氣血虛弱, 先天虧損으로 생후에 先天稟賦不足을 야기하였거나 後天失養으로 飮食不調하거나 久病으로 治理가 부당하였거나 해서 肝腎이 虧損되고 氣血이 부족하여 생기는데, 『張氏醫通』[31]에서 이를 立遲·行遲·語遲·髮遲·齒遲라고 명확히 하였다.

소아가 때가 되어도 서지 못하는 것을 立遲라 하고, 걷지 못하는 것을 行遲라 한다. 『幼幼新書』에 稟生血氣不足으로 髓不充强하여 骨이 不成하거나 胎氣가 不强하여 骨氣와 筋脈이 無力하여 발생한다 하였고, 『張氏醫通』에서는 肝腎氣血의 不充과 胃氣의 虛弱으로 不溫骨하여 생긴다고 하였듯이, 대개 先天과 後天의 不足으로 腎主骨·肝主筋하는 肝腎이 부족하여 行遲와 立遲가 된다.

소아가 때가 지나도록 치아가 나지 않거나 나더라도 굳건하지 않은 것을 齒遲라 한다. 『諸病源候論』에서는 稟氣不足으로 髓가 齒骨을 不充하여 생긴다고 하였고, 『張氏醫通』에서는 胎弱, 父母의 精血不足, 腎氣虛弱을 언급하였다. 齒는 骨之餘다. 腎은 骨을 主하고 骨은 髓를 生하므로 腎氣가 부족하면 骨髓가 不强하여 齒遲가 생긴다.

소아가 소리는 낼 수 있지만 4－5살이 되도록 말을 하지 못하는 것을 語遲라 한다. 『張氏醫通』에서는 妊母의 驚怖로 인한 邪乘兒心, 稟賦腎氣不足, 乳母의 五火遺熱로 인한 氣道閉塞, 病後에 津液內亡하여 된 會厭의 乾涸, 脾胃虛弱으로 인한 淸氣의 不升 등 여러 가지 원인을 제시하였다. 心의 聲은 言이니 소아의 心氣가 부족하면 지능장애가 와서 語遲가 생기며, 이외에 脾胃虛弱이나 津液虧損으로도 생길 수 있다.

소아가 머리털이 나지 않거나 나더라도 검지 않고 드문 것을 髮遲라 한다. 『諸病源候論』에서는 품부받은 少陰의 血氣가 부족하거나 痘瘡으로 血氣가 손상되어 생긴다고 하였고, 『小兒藥證直結』에서도 역시 胎弱이 원인이라고 하였으며, 『東醫寶鑑』에서는 氣血不足 때문에 생긴다고 하였다.

2) 五軟

宋代 이전에는 五軟이라는 명칭은 없고 胎弱·胎怯이나 遲症으로 혼용하였으며, 역대 醫家마다 조금씩 다르게 보고 있으나 頭·項·手·足·身體 등이 연약한 것을 각각 대략 頭項·手·足·口·肌肉軟이라고 하였다.

頭骨이 단단하지 않고 顖門이 虛大한 것을 頭軟이라 하고, 頸項이 힘이 없어 한쪽

---

31) 張璐, 張氏醫通, 中國中醫藥出版社, 北京, 1995, p. 289, "五遲者 立遲 行遲 齒遲 髮遲 語遲是也".

으로 치우친 것을 項軟, 손이 늘어지거나 힘이 없는 것을 手軟, 다리가 가늘고 작거나 힘이 없는 것을 足軟, 입술이 얇고 힘이 없으며 口齒가 모두 柔한 것을 口軟, 肉이 적고 皮가 늘어지면서 따로 노는 것을 肌肉軟이라 한다.

五軟의 원인을 父精不足, 母血氣衰, 母傷眞氣, 胎稟脾腎氣弱, 稟受不足 등으로 요약할 수 있는데, 『保嬰撮要』에서는 이를 더욱 세분하여 각각의 원인을 "頭軟은 臟腑骨脈이 모두 虛해서, 手足軟은 中州之氣의 不足으로 四肢를 營養하지 못하기 때문에 肉少皮寬하여 음식이 肌膚가 되지 못해서, 口軟은 脾胃氣 虛로 舌을 藏할 수 없어서 된다"[32]고 하였다. 따라서 五軟은 주로 父母의 체질이 본래 虛하거나 在胎時에 胎元의 失養으로 肝腎이 虧損되었거나 久患·乳食失調 등으로 脾胃虛弱을 초래해서 생기며, 그 밖에 吐瀉·驚風·傷寒 등으로 病邪가 正氣를 耗損시켜 생기기도 한다.

참고문헌

龔　信, 古今醫鑑, 北京, 中國中醫藥出版社, 1997.
樓　英, 醫學綱目, 北京, 中國中醫藥出版社, 1996.
唐宗海, 國譯本草問答, 서울, 大星文化社, 1994.
薛　鎧, 保嬰撮要.
巢元方 원저, 南京中醫學院 校釋, 諸病源候論校釋, 北京, 인민위생출판사, 1982.
孫思邈, 千金方, 北京, 華夏出版社, 1993.
李　梴, 醫學入門, 서울, 翰成社, 1984.
張介賓, 景岳全書, 臺北, 國風出版社, 1976, p. 639.
張介賓, 類經, 서울, 成輔出版社, 1982.
張子和, 儒門事親, 臺北, 旋風出版社, 1978.
張仲景, 金匱要略, 北京, 人民衛生出版社, 2000.
張　璐, 張氏醫通, 中國中醫藥出版社, 北京, 1995.
錢　乙, 小兒藥證直訣, 江蘇, 江蘇科學技術出版社, 1983.
陳自明, 婦人良方大全, 北京, 人民衛生出版社, 1985.
許　浚, 東醫寶鑑, 서울, 남산당, 1976.
洪元植, 精校黃帝內經素問, 서울, 東洋醫學硏究院 出版部, 1985.
洪元植, 精校黃帝內經靈樞, 서울, 東洋醫學硏究院 出版部, 1985.

---

32) 薛鎧, 保嬰撮要. "五軟者 頭項手足肉口是也 夫頭軟者 臟腑骨脈皆虛 諸陽之氣不足也 乃天柱骨弱 腎主骨足少陰太陽經虛也 手足軟者 脾主四肢 乃中州之氣不足 不能營養四肢 故肉少皮寬 飮食不爲肌膚也 口軟者口爲脾之竅 上下齦屬手足陽明 陽明主胃 脾胃氣虛 舌不能藏 而常舒出也".

제 6 장

양생, 노인생리

제 6 장 양생, 노인생리

이수진

제 1 절 양 생

1. 양생의 개념

養生은 養性, 攝生, 道生, 衛生, 保生, 頤養 등이라고도 하며, 精神이나 情緖의 안정, 음식물의 조절, 일상생활의 규칙성, 房事의 절제 및 운동 등의 방법을 통하여 몸을 튼튼히게 히고 疾病을 豫防하여 無病長壽케 하는 것을 말한다.[1)]

한의학에서는 사람을 小宇宙라 하여 자연을 본받고 천지자연과 끊임없는 상호작용을 하는 것으로 인식하였으므로 養生을 위해서 자연의 법칙에 순응하는 것이 무엇보다 중요하다. 자연법칙에 순응하는 동양의 養生觀은 『莊子』에서 "사람은 땅을 본받고, 땅은 하늘을 본받고, 하늘은 도를 본받고, 도는 자연을 본받는다"[2)]라고 한 내용이나 『黃帝內經·素問·寶明全形論』에서 "사람은 天地의 氣로 生하고 四時의 法으로 이루어진다"[3)]고 한 내용에서 찾아볼 수 있다.

養生은 正氣를 보전하고 자연에 순응함으로써 생명활동을 유지시키며 질병을 예방하고 天壽를 누리게 하는 데 목적이 있는데 생명활동을 정상적으로 유지하기 위해서는 무엇보다 精을 보양하여 강건하게 유지시키는 것이 중요하다. 그러므로 張介賓은 『類經』에서 "養生을 위해서는 먼저 精을 補해야 한다. 精이 가득 차면 氣가 盛해지고

1) 전국한의과대학 예방의학교실 편저, 양생학, 계축문화사, 2007, p. 73.
2) 『莊子』, "人法地, 地法天, 天法道, 道法自然".
3) 『黃帝內經·素問·寶明全形論』, "人以天地之氣生, 四時之法成".

氣가 盛하면 神이 온전해지며 神이 온전해지면 신체가 건강해지고 신체가 건강해지면 병이 적어진다. 神氣가 강하며 나이가 들어도 더욱 강건한 것은 모두 精에 근본한다"[4] 라고 하였다. 또한, 『黃帝內經 · 素問 · 刺法論』에서 正氣의 중요성에 관하여 "正氣가 내부에 존재하면 邪氣가 침범할 수 없다"[5]라고 설명하였듯이 正氣가 소모되면 인체의 생리기능이 실조되어 질병이 발생하므로 인체의 正氣를 충족시키는 것이 인체의 건강을 유지하는 데 중요함을 알 수 있다.

養生은 養形과 養神의 두 부분으로 크게 나누어 볼 수 있다. 養形은 외부의 邪氣를 피하여 몸을 보호하고 정기를 자양하는 것으로 여러 가지 운동, 음식 조절, 규칙적인 일상생활, 적절한 활동과 휴식, 체온 유지, 外邪의 침입을 막음 및 氣功 등이 포함될 수 있다. 養神에서 神이란 정신을 일컫는 것으로 정서의 안정과 정신 수양을 포함하는 분야이다. 이러한 養形과 養神은 모두 인체의 정기를 보존하는 것을 중요시하는데 사계절의 변화에 따라 알맞게 실시하여 시기에 알맞은 조섭을 하여야 최대의 효과를 거둘 수 있다.

2. 정신과 양생

精神은 인간정신활동을 가리키는데 예로부터 동양에서는 물욕을 없애고 이기적인 생각을 줄이며 담담한 마음을 기르는 것을 중요하게 생각하여 喜怒哀樂에 따른 감정의 변화를 조절하여 지나치게 표현하지 않는 평정한 상태를 유지하는 中庸의 道[6]를 최고의 덕목으로 여겨 왔다. 따라서 한의학에서 중요하게 생각하는 精神養生이란 喜怒哀樂의 감정 조화를 이루고 마음상태를 담담하게 유지하는 것임을 알 수 있다. 孫思邈은 "마음을 담담하게 가지고 억지로 하고자 하지 않으면 神氣가 스스로 가득하게 되니 이것이 不死의 약이다"[7]라고 하였으며, 『黃帝內經 · 素問 · 上古天眞論』에서는 "마음을 담담하게 가지면 진기가 따르게 되어 정신이 안에서 지켜지니 병이 어디에서 생하겠는가. 그러므로 뜻을 여유롭게 하여 욕심을 없애고 마음을 안정시켜 겁을 먹지 말고 과로하지 않으면 기가 순조롭게 따르게 되어 각각 그 하고자 하는 바를 따라도 모두 원하는 대로 얻게 된다"[8]라고 하여 마음을 안정시키고 욕심을 적게 하는 것이 病을 얻

---

4) 『類經 · 攝生類』, "先養生者, 必補其精. 精盈則氣盛, 氣盛則神全, 神全則身健, 身健則病少, 神氣堅强, 老而益壯, 皆本乎精也".

5) 『黃帝內經 · 素問 · 刺法論』, "正氣存內, 邪不可干".

6) 『中庸』, "喜怒哀樂之未發 謂之中, 發而皆中節 謂之和".

7) 『千金翼方 · 養性禁忌』, "淡然無爲, 神氣自滿, 以此爲不死之藥".

지 않고 건강하게 사는 근본이라는 精神養生의 기본 내용을 제시하고 있다.

情志活動은 외계사물에 대한 인체의 반응으로 정신과 더불어 心에서 주관하는 부분이다. 따라서 情志活動은 精神養生에서 중요한 부분이 된다. 『黃帝內經・靈樞・本神』에서는 "智者의 養生은…… 기쁨과 노함의 감정을 조화롭게 한다. …… 이렇게 하면 僻邪가 이르지 않아 오래 살고 오래 볼 수 있다"[9]라고 하여 喜怒哀樂의 감정 조화를 이루고 치우치지 않는 것이 養生의 중요한 부분임을 설명하고 있다. 李杲는 『內外傷辨惑論』에서 "분노, 슬픔, 생각, 두려움은 모두 元氣를 손상시킨다"[10]라고 하여 치우친 감정은 모두 원기를 손상시켜 건강에 영향을 줄 수 있음을 설명하였다. 또한 七情의 조화가 이루어지지 않으면 기를 해치게 되므로 『黃帝內經・素問・陰陽應象大論』에서는 "사람에게 五臟이 있어 五氣를 변화시켜 喜怒悲憂恐을 生한다. 그러므로 喜怒는 氣를 손상하고…… 暴怒는 陰을 손상하고 暴喜는 陽을 손상한다"[11]라고 하였다.

한의학에서는 天人相應의 관점에서 사계절의 氣 변화에 따라 정신활동 역시 순응하여야 한다고 하여 계절에 따른 精神養生을 제시하고 있다. 『黃帝內經・素問・四氣調神大論』에서 그 내용을 살펴볼 수 있는데 봄에는 만물이 소생하는 계절이므로 "의지가 새로 소생하게 하고 살리고 죽이지 말고 남을 주고 빼앗지 말고 상은 주고 벌은 주지 않는다"[12]라고 하였으며 여름은 만물이 자라서 번성하는 계절이므로 "노하지 말아서 심기가 화창하게 하고 기운이 잘 소통되도록 하여 마치 밖에 있는 것을 좋아하는 것처럼 하여 울체되지 않도록 한다"[13]라고 하였다. 가을은 收를 주관하는 계절이므로 神氣 역시 거두어들여야 하므로 "마음을 편안하게 하고 형벌을 완하게 하며 신기를 거두어들여 평하게 해서 심신을 이산시키지 않는다"[14]라 하였고 겨울은 만물을 저장하는 계절이므로 "마음에 숨겨두는 일이 있거나 私意가 있듯이 하고 감추고 있는 것이 있는 듯이 한다"[15]라고 하였다.

---

8) 『黃帝內經・素問・上古天眞論』, "恬淡虛無, 眞氣從之, 精神內守, 病安從來. 是以志閑而少欲, 心安而不懼, 形勞而不倦, 氣從以順, 各從其欲, 皆得所願".

9) 『黃帝內經・靈樞・本神』, "智者之養生也, …… 和喜怒…… 如是則僻邪不至, 長生久視".

10) 『內外傷辨惑論』, "凡忿怒悲思恐懼 皆損元氣".

11) 『黃帝內經・素問・陰陽應象大論』, "人有五臟化五氣, 以生喜怒悲憂恐. 故喜怒傷氣, …… 暴怒傷陰, 暴喜傷陽".

12) 『黃帝內經・素問・四氣調神大論』, "以使志生, 生而勿殺, 予而勿奪, 賞而勿罰".

13) 『黃帝內經・素問・四氣調神大論』, "使志無怒, 使華英成秀, 使氣得泄, 若所愛在外".

14) 『黃帝內經・素問・四氣調神大論』, "使志安寧, 以緩秋刑, 收斂神氣, 使秋氣平, 無外其志".

15) 『黃帝內經・素問・四氣調神大論』, "使志若伏若匿, 若有私意, 若已有得".

3. 사시와 양생

인간은 자연에서 태어나 자연에서 살게 되므로 인간은 자연계와 필수불가결한 관계를 맺고 살아가게 되며 자연계의 변화는 인체에 영향을 미치게 된다. 이를 天人相應이라 하며 『黃帝內經 · 靈樞 · 刺節眞邪』에서는 "天地에 순응하고 四時의 변화에 부합하게 하면 인간은 곧 天地와 같게 된다"[16]라고 설명하고 있다. 자연계의 변화는 크게는 우주의 운동에서부터 작게는 계절의 변화, 晝夜의 변화, 온도 및 습도의 변화 등에 이르기까지 인체의 생리기능에 많은 영향을 미치고 있다. 따라서 이러한 자연의 변화에 순응하는 것이 질병을 예방하고 건강을 유지하는 養生의 중요한 요건이 되는데 이를 『黃帝內經 · 靈樞 · 本神』에서 "智者의 養生은 반드시 四時의 변화를 따라 춥고 더움을 적당하게 한다"[17]라고 하였다.

사계절의 변화는 자연계의 기의 변화에 따라 春生 · 夏長 · 秋收 · 冬藏으로 나타나게 되고 사계절의 寒暑變化에 따라 인체의 陰陽에 多少盛衰의 차이가 나타나게 된다. 이러한 변화규율을 『黃帝內經 · 素問 · 厥論』에서 "봄 · 여름에는 陽氣가 盛하고 陰氣가 衰하며, 가을 · 겨울에는 陰氣가 盛하고 陽氣가 衰하게 된다"[18]라 하였으며 『黃帝內經 · 靈樞 · 五癃液別』에서는 "기후가 더울 때 옷을 두껍게 입으면 腠理가 열려서 땀으로 배출된다. …… 기후가 추울 때 옷을 얇게 입으면 腠理가 닫혀져 양기와 수분이 새어나오지 않는다"[19]라고 하여 자연계의 변화가 인체에 미치는 영향에 관하여 설명하고 있다.

사계절의 변화는 인체의 臟腑에도 영향을 미치게 되는데 『黃帝內經 · 素問 · 水熱穴篇』에서 "봄은 木氣가 다스리는 계절이므로 肝氣가 발생하고, …… 여름은 火氣가 다스리는 계절이므로 心氣가 자라나고, …… 가을은 金氣가 다스리는 계절이므로 肺氣가 肅殺하고, …… 겨울은 水氣가 다스리는 계절이므로 腎氣가 閉藏한다"[20]라고 하였다. 그러므로 "봄과 여름에는 陽氣를 키우고, 가을과 겨울에는 陰氣를 키운다"[21]는 것이 사계절의 변화에 순응하는 것이며 陶弘景은 "봄에는 매운 것을 먹어야 하고 여름에는 흩어 주는 것을 먹어야 하며 가을에는 쓴 것을 먹어야 하고 겨울에는 짠 것을 먹

---

16) 『黃帝內經 · 靈樞 · 刺節眞邪』, "與天地相應, 與四時相副, 人參天地".

17) 『黃帝內經 · 靈樞 · 本神』, "智者之養生也, 必順四時而適寒暑".

18) 『黃帝內經 · 素問 · 厥論』, "春夏則陽氣多而陰氣少, 秋冬則陰氣盛而陽氣衰".

19) 『黃帝內經 · 靈樞 · 五癃津液別』, "天暑衣厚則腠理開, 故汗出, …… 天寒則腠理閉, 氣濕不行".

20) 『黃帝內經 · 素問 · 水熱穴論』, "春者木始治, 肝氣始生, …… 夏者火始治, 心氣始長, …… 秋者金始治, 肺將收殺, …… 冬者水始治, 腎方閉".

21) 『黃帝內經 · 素問 · 四氣調神大論』, "春夏養陽, 秋冬養陰".

어야 하니 이것은 모두 五臟을 도와주며 血氣를 더하고 여러 질병을 피하게 한다"[22] 라고 하여 사계절의 변화에 따른 養生을 설명하고 있다.

사계절의 기후변화에 따른 養生法은『黃帝內經・素問・四氣調神大論』에서 자세히 설명하고 있는데 그 내용은 다음과 같다. "봄 3개월은 發陳이라 하니 천지가 모두 생을 주로 해서 만물이 번영한다. 밤늦게 잠자리에 들고 아침 일찍이 일어나서 정원을 활보하고 머리와 육체를 풀어서 의지가 새로 소생하게 하고 살리고 죽이지 말고 남을 주고 빼앗지 말고 상은 주고 벌은 주지 말 것이니 이것이 봄에 적용되는 養生의 법칙이다"[23]라 하여 봄에는 만물이 소생, 발육하는 시기이므로 그에 맞추어 만물과 인체의 기운이 자라날 수 있도록 하여 養生의 도를 지키라 하였으며 "여름 3개월은 蕃秀라 하니 천지의 기가 교류하여 만물이 꽃이 피고 열매를 맺게 되니 밤늦게 자고 아침 일찍 일어나 일광과 친하게 지내고 노하지 말아서 심기가 화창하게 하고 기운이 잘 소통되도록 하여 마치 밖에 있는 것을 좋아하는 것처럼 하여 울체되지 않도록 할 것이니 이것이 여름에 적용되는 養長의 법칙이다"[24]라고 하여 여름에는 체내의 陽氣가 여름의 物候처럼 외부로 흐르고 發泄되도록 해야 한다고 하여 이를 養長의 도라 하였다. 또한 "가을 3개월은 容平이라 하니 천기는 급하고 지기는 명랑하게 된다. 일찍 자고 일찍 일어나서 닭과 같이 일어나 마음을 편안하게 하고 형벌을 완하게 하며 신기를 거두어들여 평하게 해서 심신을 이산시키지 말고 폐기를 맑게 할 것이니 이것이 가을에 적용되는 養收의 법칙이다"[25]라고 하여 가을에는 가을의 기운처럼 正氣를 수렴하여 養收의 도를 지켜야 한다고 하였고 "겨울 3개월은 閉藏이라 하니 물이 얼고 땅이 갈라지며 陽氣가 요동하지 못한다. 일찍 자고 늦게 일어나되 반드시 해가 뜨기를 기다려서 활동하고 마음에 숨겨두는 일이 있거나 私意가 있듯이 하고 감추고 있는 것이 있는 듯이 하며 寒을 피하고 溫을 취하여 피부를 드러내지 말고 陽氣를 빼앗기지 않도록 할 것이니 이것이 겨울에 적용되는 養藏의 법칙이다"[26]라고 하여 겨울에는 陽氣를 잘 간직할 수 있도록 養藏의 도를 지키라고 하고 있다. 특히 겨울철의 양생에 관하여 孫思邈은

---

22)『養性延命彔・食戒篇』, "春宜食辛, 夏宜食散, 秋宜食苦, 冬宜食咸, 此皆助五臟, 益血氣, 辟諸疾".

23)『黃帝內經・素問・四氣調神大論』, "春三月, 此謂發陳, 天地俱生, 萬物以榮, 夜臥早起, 廣步於庭, 被髮緩形, 以使志生, 生而勿殺, 予而勿奪, 賞而勿罰, 此春氣之應, 養生之道也".

24)『黃帝內經・素問・四氣調神大論』, "夏三月, 此爲蕃秀, 天地氣交, 萬物華實, 夜臥早起, 無厭於日, 使志無怒, 使華英成秀, 使氣得泄, 若所愛在外, 此夏氣之應, 養長之道也".

25)『黃帝內經・素問・四氣調神大論』, "秋三月, 此謂容平, 天氣以急, 地氣以明, 早臥早起, 與鷄俱興, 使志安寧, 以緩秋刑, 收斂神氣, 使秋氣平, 無外其志, 使肺氣淸, 此秋氣之應, 養收之道也".

26)『黃帝內經・素問・四氣調神大論』, "冬三月, 此謂閉藏, 水冰地坼, 無擾乎陽, 早臥晩起, 必待日光, 使志若伏若匿, 若有私意, 若已有得, 去寒就溫, 無泄皮膚, 使氣亟奪, 此冬氣之應, 養藏之道也".

"겨울은 天地의 氣가 폐색되어 血氣가 숨게 되므로 사람이 노동을 하여 땀을 흘려서는 안되니 이는 陽氣를 발설하여 사람을 손상시켜서이다"[27]라고 하여 겨울철에 陽氣를 잘 저장하여야 함을 강조하고 있다.

만일 사계절의 氣 변화에 순응하지 못하면 질병이 발생하게 되는데 『黃帝內經・素問・生氣通天論』에서 "(蒼天之氣에) 순종하면 陽氣가 고밀하여 賊邪가 들어와도 해치지 못하니 이것은 四時의 질서를 지켰기 때문이다. …… 순종함을 잃게 되면 안으로 九竅가 막히고 밖으로 肌肉이 壅滯해서 衛氣가 흩어져 버리게 되니 이것이 自傷이니 기가 깎였기 때문이다"[28]라고 설명하였다. 이는 사계절에 맞추어 調攝한 경우 양기가 단단하고 촘촘하게 외부를 지켜 外邪가 침입하지 못하지만 만일 사계절의 기의 변화를 거스르면 양기가 흩어져 외부를 굳게 지키지 못하므로 사기가 들어오게 되어 질병을 일으킨다는 것이다. 또한 『黃帝內經・素問・異精變氣論』에서는 "사계절의 질서를 따르지 않고 寒暑의 변화를 거스르면 賊風이 자주 이르고 虛邪가 아침저녁으로 침범하여 안으로 五臟과 骨髓에 이르고 밖으로는 空竅와 肌膚를 상하게 한다"[29]라 하여 사계절의 기후변화에 순응해야 건강을 유지할 수 있음을 설명하고 있다.

즉 四時에 따른 養生은 정신의 안정과 평소의 생활습관, 기거, 음식물, 건강단련 등을 모두 사계절의 陰陽 변화에 따라 알맞게 실시하여 시기에 알맞은 조섭을 하여야 한다는 것으로 春氣에 따라 養生하고 夏氣에 따라 養長하며, 秋氣에 따라 養收하고 冬氣에 따라 養藏하여 인체의 기가 사계절의 변화와 상응하도록 할 것을 강조하고 있다.

4. 의식주와 양생

1) 衣服과 養生

적절한 養生을 위해서는 자연계의 기후변화나 건강상태 등에 따라서 의복을 다르게 입어야 한다. 옛사람들은 "움직여서 추위를 피하고 그늘진 곳에 머물러 더위를 피하였다"[30]라고 하나 적절한 의복을 입어 조절함으로써 건강을 유지할 수 있으므로 적절한 의복은 養生의 중요한 부분이 된다.

---

27) 『千金要方・道林養性』, "冬時天地氣閉, 血氣伏藏, 人不可作勞出汗, 發泄陽氣, 有損于人也".

28) 『黃帝內經・素問・生氣通天論』, "順之則陽氣固. 雖有賊邪, 弗能害也. 此因時之序. …… 失之則內閉九竅, 外壅肌肉, 衛氣散解, 此謂自傷, 氣之削也".

29) 『黃帝內經・素問・異精變氣論』, "失四時之從, 逆寒暑之宜, 賊風數至, 虛邪朝夕, 內至五臟骨髓, 外傷空竅肌膚".

30) 『黃帝內經・素問・移精變氣論』, "動作以避寒, 陰居以避暑".

의복은 몸을 보호하기 위한 것으로 추위와 더위를 피할 수 있으면 충분하며 화려할 필요는 없으나 조밀하고 두터워서 과도하게 기의 소통을 막아서는 안된다. 그러므로 孫思邈은 "의복은 단지 거친 비단으로 추위와 더위를 막을 수 있으면 될 뿐이니 第一은 자주 세탁하여 향기롭게 하는 것이다"[31]라고 하였으며 또한 "축축한 옷과 땀에 젖은 옷은 모두 오래 입을 수 없으니…… 땀이 많이 나면 옷을 갈아입고 갈아입지 못하면 빨리 세탁하여야 한다"[32]라고 하여 위생적으로 관리하여야 함을 설명하였다.

사계절의 기후변화에 따라서 寒溫이 과도하게 변하거나 기의 순환이 방해되지 않도록 의복도 다르게 입어야 하는데 『黃帝內經·素問·四氣調神大論』에서는 "봄 3개월은…… 天地가 모두 生을 주로 해서 만물이 번영한다. …… 머리와 육체를 풀어주어야 한다. …… 여름 3개월은…… 天地의 기가 교류하여 만물이 꽃이 피고 열매를 맺게 되니…… 기운이 잘 소통되도록 해야 한다"[33]라 하여 봄에는 겨울 동안 추위로부터 인체를 보호하기 위하여 두껍게 입었던 옷을 풀어서 얇고 느슨하게 입고 머리도 풀어 주어 발생하는 기운에 적응시켜야 하며 여름에는 체내의 陽氣가 잘 소통될 수 있도록 얇은 옷을 입어야 한다고 하였다. 또한 "겨울 3개월은…… 물이 얼고 땅이 갈라진다. …… 寒을 피하고 溫을 취하여 피부를 드러내지 말고 陽氣를 빼앗기지 않도록 해야 한다"[34]라고 하여 겨울에는 陽氣를 잘 간직할 수 있도록 두꺼운 옷을 입어 寒邪의 침입을 막고 땀을 흘리지 않도록 해야 한다고 하였다.

의복은 腠理를 가려서 表熱이 발산되지 못하게 하여 인체의 寒熱을 조절할 수 있으므로 계절의 기후변화뿐 아니라 질환의 부위 및 종류에 따라서 적절한 의복을 선택하여야 한다. 따라서 『黃帝內經·素問·臟氣法時論』에서 "病이 脾에 있으면 따뜻한 음식, 飽食, 濕地, 젖은 옷을 피한다. 病이 肺에 있으면 찬 음식과 찬 옷을 피한다"[35]라고 하였다.

2) 飮食과 養生

飮食은 氣血을 生化하여 後天之氣의 근원이 되므로 합리적인 음식섭취는 인류의 생존과 무병장수에 필수적인 조건이 된다. 後天之氣는 일상생활 속에서 섭취한 음식의 精

31) 『千金翼方·養性』, "衣服但粗縵可御寒暑而已, 第一勤洗浣, 以香霑之".

32) 『千金翼方·道琳養生』, "濕衣及汗衣 皆不可久着, …… 大汗能易衣佳, 不易者急洗之".

33) 『黃帝內經·素問·四氣調神大論』, "春三月, …… 天地俱生, 萬物以榮, …… 被髮緩形, …… 夏三月, …… 天地氣交, 萬物華實, …… 使氣得泄".

34) 『黃帝內經·素問·四氣調神大論』, "冬三月, …… 水撚地坼, …… 去寒就溫, 無泄皮膚, 使氣亟奪".

35) 『黃帝內經·素問·藏氣法時論』, "病在脾, …… 禁溫食飽食, 濕地濡衣. …… 病在肺, …… 禁寒飮食, 寒衣".

微를 바탕으로 하여 형성이 되며 음식의 섭생이 잘못되었을 경우 장부에 손상을 주거나 건강에 문제를 일으킬 수 있다. 孫思邈은 "安身의 근본은 반드시 음식에서 구해야 한다. …… 음식을 적절히 하지 못하는 자는 생명을 보전하기에 부족하다"[36]라고 하여 적절한 음식물의 섭취가 건강 및 생명유지에 중요함을 설명하였다. 즉 음식 섭생을 통하여 인체의 정상적인 생리활동을 유지하고 질병에 대한 저항능력을 높여 질병을 예방하고 건강을 향상시킬 수 있으며 음식물을 통하여 얻은 後天之氣를 통하여 생장 및 발육을 뒷받침하고 장수하도록 영양분을 제공하기 때문에 음식은 인간의 건강에 있어 필수불가결한 조건이 된다. 『黃帝內經・素問・上古天眞論』에서는 음식을 적절하게 섭취하는 것이 인체의 건강장수에 큰 영향을 미친다는 점을 "上古시대의 사람은 도를 아는 자로 음양을 본받고 술수에 통달해서 음식에 절도가 있고 기거에 일정함이 있으며 함부로 과로하지 않아 形과 神이 모두 온전해서 天壽를 다하여 백세를 헤아리고서 죽었다"[37]라고 설명하였다. 음식을 적절하게 섭취하고 脾胃의 運化기능이 정상적으로 작용하게 되면 정미로운 물질이 화생되어 後天之氣가 만들어져 인체의 모든 부분에 두루 영양을 공급하게 되므로 건강한 상태를 유지할 수 있게 된다.

음식물을 섭취할 때 五味를 조화롭게 섭취하여야 五行의 속성에 따라 臟腑의 기운을 증진시키거나 병적인 상태를 조절할 수 있다. 『黃帝內經・素問・生氣通天論』에서는 五味의 조화에 주의하여야 함을 강조하면서 "五味가 잘 조화되도록 하면 뼈가 바르고 근육이 부드럽게 되며, 氣血이 순조롭게 흐르고 腠理가 固密해진다"[38]라 하였다. 『黃帝內經・素問・至眞要大論』에서는 "酸味는 肝으로 먼저 들어가고 苦味는 心으로 먼저 들어가고 甘味는 脾로 먼저 들어가고 辛味는 肺로 먼저 들어가고 鹹味는 腎으로 먼저 들어간다"[39]라고 하여 五味가 臟腑의 기능에 작용함을 설명하였고 『黃帝內經・素問・臟氣法時論』에서는 "肝은 급한 것을 싫어하므로 급히 甘味를 먹어 완화시켜 준다. 心은 늘어지는 것을 싫어하니 급히 酸味를 먹어 수렴시켜 준다. 脾는 습한 것을 싫어하니 급히 苦味를 먹어 건조하게 한다. 肺는 기가 上逆하는 것을 싫어하니 급히 苦味를 먹어 泄한다. 腎은 건조한 것을 싫어하니 급히 辛味를 먹어 윤택하게 한다"[40]라고 하여 五味를 활용하여 五臟의 이상변화를 조절할 수 있음을 설명하였다.

---

36) 『千金翼方・養老食療』, "安身之本, 必修于食. …… 不知食宜者, 不足以全生".

37) 『黃帝內經・素問・上古天眞論』, "上古之人, 其知道者, 法於陰陽, 和於術數, 飮食有節, 起居有常, 不妄作勞, 故能形與神俱, 而盡終其天年, 度百歲乃去".

38) 『黃帝內經・素問・生氣通天論』, "謹和五味, 骨正筋柔, 氣血以流, 腠理以密".

39) 『黃帝內經・素問・至眞要大論』, "酸先入肝, 苦先入心, 甘先入脾, 辛先入肺, 鹹先入腎".

40) 『黃帝內經・素問・臟氣法時論』, "肝苦急, 急食甘以緩之. 心苦緩, 急食酸以收之. 脾苦濕, 急食苦以燥之. 肺苦氣上逆, 急食苦以泄之. 腎苦燥, 急食辛以潤之".

건강을 유지하기 위해서는 五味를 골고루 섭취하여야 할 뿐만 아니라 음식을 규칙적으로 적절하게 섭취하는 것도 중요하다. 과식, 과음, 과도한 기아 등은 모두 인체의 건강에 위해요소가 된다. 『黃帝內經 · 素問 · 痺論』에서는 "음식을 먹는 양이 倍가 되면 腸과 胃가 손상된다"[41]라 하였고 王昂은 "飮酒가 과도하면 臟腑가 손상을 입는다"[42]라 하였고 陶弘景은 "술을 많이 마시면 血脈이 막히고 크게 취하면 神이 흩어진다"[43]라고 하여 과도한 음주의 폐해를 설명하였다. 이러한 내용에서 음식물의 섭취에 절도가 있어야만 비로소 건강한 상태를 유지하고 또한 질병을 예방할 수 있음을 알 수 있다. 또한 膏粱厚味를 장기간 많이 먹으면, 안에 열이 생겨 심한 경우 癰疽나 瘡毒 따위가 생기기도 하므로[44] 과도한 膏粱厚味의 섭취도 주의하여야 한다. 과식뿐 아니라 飢餓不食도 元氣를 衰少케 하므로 『黃帝內經 · 靈樞 · 五味』에서 "음식이 들어가지 않은지 반나절이 지나면 기가 쇠하고 하루가 지나면 기가 줄어든다"[45]라고 하였다. 음식의 寒溫을 맞추어 섭취하는 것도 중요한데 生冷之物은 脾胃를 손상시킬 뿐만 아니라 쉽게 肺까지 손상시키므로 『黃帝內經 · 靈樞 · 邪氣臟腑病形』에서는 "몸을 차게 하고 차가운 것을 마시면 肺를 상한다"[46]고 설명하고 있다.

孔子는 飮食養生에 있어서 위생을 중요시하여 음식에 관한 생활준칙을 지켰다고 전해지고 있는데 "밥이 쉬고 상한 것과 생선이 상하고 고기가 부패한 것을 드시지 않으셨으며, 빛깔이 나쁜 것을 드시지 않으셨고, 냄새가 나쁜 것을 드시지 않으셨으며, 요리가 잘못된 것을 드시지 않으셨고, 때가 아닌 것을 드시지 않으셨고, 자른 것이 바르지 않으면 드시지 않으셨고, 간장을 얻지 못하면 드시지 않으셨으며, 고기가 많더라도 밥보다 많이 드시지는 않으셨고, 술은 일정한 양은 없었으나 취하게는 드시지 않으셨고, 시장에서 산 술과 脯를 드시지 않으셨으며, 식사 때마다 생강을 드시되 많이 드시지는 않으셨다"[47]라고 한다. 이와 같은 음식 위생에 관한 관점은 현대에 살펴보더라도 매우 과학적인 것으로 상한 음식이나 상할 우려가 있는 음식은 금하였고, 간장이나 생강의 약리작용에 관한 인식도 있었던 것을 알 수 있다.

---

41) 『黃帝內經 · 素問 · 痺論』, "飮食自倍, 腸胃乃傷".
42) 『勿藥元詮 · 飮食傷』, "飮酒過度, 則臟腑受傷".
43) 『養性延命彔 · 食誡篇』, "大飮則血脈閉, 大醉則神散".
44) 『黃帝內經 · 素問 · 生氣通天論』, "高粱之變, 足生大丁".
45) 『黃帝內經 · 靈樞 · 五味』, "穀不入, 半日則氣衰, 一日則氣少矣".
46) 『黃帝內經 · 靈樞 · 邪氣臟腑病形』, "形寒飮冷則傷肺".
47) 『論語 · 鄕黨』, "食饐而餲, 魚餒而肉敗不食, 色惡不食, 臭惡不食, 失飪不食, 不時不食, 割不正不食, 不得其醬不食, 肉雖多, 不使勝食氣, 惟酒無量, 不及亂, 沽酒市脯不食, 不撤姜食, 不多食."

3) 起居調攝과 養生

起居란 일과 휴식 그리고 행동거지를 가리키는 것으로 일상생활 속에서의 일과 휴식, 주거환경 등은 모두 起居의 범주에 속한다. 따라서 養生을 위한 起居調攝이란 주로 규칙적인 생활, 일과 휴식의 적당한 정도, 알맞은 거처 등을 얼마나 절도있게 하는가에 관한 것이다.

사람은 자연계의 기운을 받아 化生된 것으로 자연계의 변화에 영향을 받게 된다. 인체가 자연의 법칙을 따른 결과 인체에는 사계절 및 밤과 낮의 변화에 따라 사라졌다 나타나는 음양의 변화가 있을 수 있고, 동서남북이나 寒熱燥濕에 적응하여 생긴 지역적인 체질의 차이가 나타나게 된다. 자연의 변화는 직접적이나 간접적으로 인체에 영향을 주어 이에 상응하는 생리활동이 일어나게 되므로 인체는 반드시 자신의 생활을 하늘의 기후 및 지리적 변화에 맡겨 잘 적응하여야만 건강을 유지할 수 있으며 만약 起居調攝을 소홀히 하여 자연의 법칙에 어긋나면 결국 인체에 손상을 입혀 질병을 일으키게 된다. 『黃帝內經・素問・異法方宜論』에서는 동, 서, 남, 북, 중앙의 지역에 따라 환경이 다르고 식생활이 달라지며 그에 따라 발생하는 질병에도 차이가 있음을 설명하고 있다.[48] 또한 예로부터 사람들은 외사의 침입을 받거나 起居에 일정함이 없는 것, 지나친 감정, 무절제한 식사, 일 및 휴식의 실조 등과 같은 것들을 질병을 일으키는 중요한 원인으로 생각하였다. 예를 들어 『黃帝內經・靈樞・口問』에서 "무릇 모든 질병이 생기는 것은 모두 비바람, 추위와 더위, 음양의 실조 및 지나친 기쁨과 화, 음식이나 거처, 크게 놀라거나 갑자기 두려워하는 것에서 비롯된다"[49]라고 하여 起居調攝의 실조가 질병의 주요한 원인 중의 하나임을 설명하고 있다.

起居養生에서 가장 중요한 원칙은 '起居有常'이라 할 수 있는데 이는 구체적인 상황에 따라 평소의 생활을 합리적으로 알맞게 하는 것이다. 이에 관하여 『黃帝內經・素問・上古天眞論』에서는 "음식에 절도가 있고 기거에 일정함이 있으며 함부로 과로하지 않아 形과 神이 모두 온전해서 天壽를 다하여 백세를 헤아리고서 죽었다. ……

48) 『黃帝內經・素問・異法方宜論』, "東方之域, 天地之所始生也, 魚鹽之地, 海濱傍水. 其民食魚而嗜鹹, 皆安其處, 美其食. 魚者使人熱中, 鹽者勝血, 故其民皆黑色疏理, 其病皆爲癰瘍, 其治宜砭石. 故砭石者, 亦從東方來. 西方者金玉之域, 沙石之處, 天地之所收引也. 其民陵居而多風, 水土剛强, 其民不衣而褐薦, 其民華食而脂肥, 故邪不能傷其形體, 其病生於內, 其治宜毒藥. 故毒藥者, 亦從西方來. 北方者, 天地所閉藏之域也. 其地高陵居, 風寒冰冽, 其民樂野處而乳食, 藏寒生滿病, 其治宜灸焫, 故灸焫者, 亦從北方來. 南方者, 天地所長養, 陽之所盛處也, 其地下, 水土弱, 霧露之所聚也. 其民嗜酸而食胕, 故其民皆緻理而赤色, 其病攣痺, 其治宜微針, 故九針者, 亦從南方來. 中央者, 其地平以濕, 天地所以生萬物也衆. 其民食雜而不勞, 故其病多痿厥寒熱, 其治宜導引按蹻, 故導引按蹻者, 亦從中央出也. 故聖人雜合以治, 各得其所宜, 故治所以異而病皆愈者, 得病之情, 知治之大體也".

49) 『黃帝內經・靈樞・口問』, "夫百病之始生也, 皆生於風雨寒暑, 陰陽喜怒, 飮食居處, 大驚卒恐".

起居에 절도가 없으면 50세가 되면 쇠하게 된다"[50]라고 하여 起居調攝이 건강과 수명에 미치는 중요성을 설명하였다.

과도한 노동이나 安逸은 모두 臟腑의 氣를 손상시킬 수 있다. 이에 관하여 『黃帝內經·素問·擧痛論』에서는 "노동은 기를 소모시킨다"[51]라고 하였고 李杲는 "노동을 하면 陽氣가 쇠약해진다"라고 하였다.

5. 수면, 房事, 운동과 양생

1) 睡眠과 養生

하루 중에는 낮과 밤이 바뀌는 음양의 교체가 있으므로 인체도 이에 상응하여 하루 중에도 끊임없는 陰陽消長의 변화가 있게 된다. 『黃帝內經·素問·金匱眞言論』에서는 이러한 하루 중의 陰陽消長의 변화에 관하여 "아침에서 한낮까지는 하루 중의 陽으로 陽 중의 陽이고, 한낮에서 해질 무렵까지는 하루 중의 陽으로 陽 중의 陰이며, 밤이 되면서부터 닭이 울 때까지는 하루 중의 陰으로 陰 중의 陰이고, 닭이 울고 나서 아침까지는 하루 중의 陰으로 陰 중의 陽이다. 그러므로 사람도 이에 순응하여야 한다"[52]고 하였다. 아침에서 점심까지는 인체의 陽氣가 왕성한 시기로 元氣가 충만한 시기이므로 활동능력이 높은 시기이고 점심에서 해질 무렵까지는 陽氣가 점점 사라지고 陰氣가 점점 성장하므로 비교적 강한 활동능력을 가지고 있지만 조금씩 줄어들게 되며 밤이 되면서 陽氣는 숨어들고 陰氣가 왕성해지므로 활동능력은 줄어들게 되어 잠을 자게 되는 시기이고 닭이 울면서부터 아침까지는 다시 陰氣가 사라지고 陽氣가 자라나는 시기이다. 이렇듯 하루 중에도 陰陽消長의 변화를 거듭하게 되는데 이러한 陰陽消長의 변화에 순응하여 일상생활을 영위하여야 하므로 하루 중에서 陽이 자라고 陰이 사라지는 시간인 낮에 주로 일을 하도록 하고, 陰이 자라고 陽이 사라지는 시간인 밤에는 주로 수면을 취하여야 한다. 이렇게 시간 및 인체의 변화에 따라 활동과 휴식을 알맞게 조절하는 것이 養生의 이치에 부합되는 것이다. 『黃帝內經·素問·生氣通天論』에서는 "陽氣는 하루 동안 몸 바깥쪽을 주관하는데 아침에 사람의 陽氣가 생하여 한낮에는 陽氣가 융성하고 해질 무렵에는 陽氣가 이미 허해져 氣門이 닫히게 된다. 그

50) 『黃帝內經·素問·上古天眞論』, "上古之人, 其知道者, 法於陰陽, 和於術數, 飮食有節, 起居有常, 不妄作勞, 故能形與神俱, 而盡終其天年, 度百歲乃去. …… 起居無節, 故半百而衰也".

51) 『黃帝內經·素問·擧痛論』, "勞則氣耗".

52) 『黃帝內經·素問·金匱眞言論』, "平旦至日中, 天之陽, 陽中之陽也, 日中至黃昏, 天之陽, 陽中之陰也, 合夜至鷄鳴, 天之陰, 陰中之陰也, 鷄鳴至平旦, 天之陰, 陰中之陽也. 故人亦應之".

러므로 저녁에는 陽氣를 거두어들여 근골을 요동하지 말아야 하고 안개와 이슬을 맞지 말아야 한다"[53]고 하여 하루 중의 陽氣 변화에 적응하여 밤에는 휴식을 취해야 함을 설명하였다.

사계절의 寒暑變化에 따라 陰陽消長의 변화가 일어나게 되는데 『黃帝內經·素問·厥論』에서 이러한 계절적인 陰陽消長의 변화를 "봄·여름에는 陽氣가 많고 陰氣가 적으며, 가을·겨울에는 陰氣가 盛하고 陽氣가 衰한다"[54]라고 설명하였다. 이러한 계절적인 변화에 순응하여 인체의 활동과 수면 역시 조정해야 할 필요가 있는데 봄과 여름에는 陽氣가 성하므로 활동하는 시간을 늘리고 잠자는 시간을 줄여야 하며, 가을과 겨울은 陽氣가 숨어들고 陰氣가 왕성하므로 적당하게 수면시간을 늘리고 활동을 줄여야 한다. 『黃帝內經·素問·四氣調神大論』에서 계절에 따른 養生法을 설명하면서 계절에 따른 수면의 조절에 관하여서도 설명하고 있는데 "봄에는 밤늦게 잠자리에 들고 아침 일찍이 일어나야 한다. …… 여름에는 밤늦게 자고 아침 일찍 일어나야 한다. …… 가을에는 일찍 자고 일찍 일어나야 한다. …… 겨울에는 일찍 자고 늦게 일어나야 한다"[55]라고 하여 봄과 여름에는 수면을 줄이고 활동시간을 늘리며 가을, 겨울로 갈수록 수면을 늘리고 활동시간을 줄이라고 하고 있다.

이렇게 하루 또는 사계절의 변화에 따라 陰陽의 多少盛衰 차이가 나타나게 되므로 사계절의 기후의 변화에 순응하듯이 이러한 陰陽의 변화에 따라 수면을 조절함으로써 건강을 유지할 수 있다.

2) 房事와 養生

房事와 養生에서 예로부터 가장 중요하게 여기는 것은 節慾養精이다. 『黃帝內經·素問·金匱眞言論』에서 "精은 신체의 근본이다"[56]라 하고, 『黃帝內經·靈樞·本神』에서 "생명의 근본을 精이라 한다"[57]라고 하여 精을 인체 생명의 근본으로 여겨 매우 중요시하였으며 張介賓은 "養生을 잘하는 사람은 반드시 그 精을 보물로 여긴다"[58]라고 하여 精을 보존하는 것이 養生의 요체임을 언급하였다. 또한 入房過度, 醉中入房

53) 『黃帝內經·素問·生氣通天論』, "陽氣者, 一日而主外. 平旦人氣生, 日中而陽氣隆, 日西而陽氣已虛, 氣門乃閉. 是故暮而收拒, 無擾筋骨, 無見霧露.
54) 『黃帝內經·素問·厥論』, "春夏則陽氣多而陰氣少, 秋冬則陰氣盛而陽氣衰".
55) 『黃帝內經·素問·四氣調神大論』, "春三月, …… 夜臥早起, …… 夏三月, …… 夜臥早起, …… 秋三月, …… 早臥早起, …… 冬三月, …… 早臥晚起".
56) 『黃帝內經·素問·金匱眞言論』, "夫精者, 身之本也".
57) 『黃帝內經·靈樞·本神』, "生之來, 謂之精".
58) 『類經』, "善養生者, 必補其精".

등으로 精을 함부로 낭비하지 않을 것을 강조하였는데 『黃帝內經 · 素問 · 上古天眞論』에서 "술을 물처럼 마시고 일상생활을 함부로 하며 술에 취하여 房事하여 精을 고갈시키고 眞氣를 흩어지게 한다. …… 그러므로 50세가 되면 쇠하게 된다"[59]라고 하여 無節制한 房事나 醉中房事 등이 일찍 老衰하는 원인의 하나임을 명확히 밝히고 있다. 따라서 성욕의 절제, 精氣의 保養 등 節慾養精을 통하여 인체 생명의 근본이 되는 精을 보존하는 것을 강조하였다. 특히 朱震亨은 肝腎의 相火는 쉽게 함부로 요동하기 쉬우며 陰精, 특히 腎精은 이루기 어렵고 소모되기는 쉽다는 "陽有餘陰不足說"을 주장하여 陰精을 보존하기 위하여 성생활을 절제해야 한다고 하여 固精을 강조하였다.

精을 보존하기 위해서는 早婚하여 일찍부터 精을 소모하여서는 안된다. 龔廷賢은 "남자가 破陽이 너무 이르면 精氣를 손상하고, 여자가 破陰이 너무 이르면 血脈을 손상한다"[60]고 하였으며 陶弘景은 "일찍 결혼하여 精을 사용함이 과하면 氣血이 부족해진다"[61]라고 하여 早婚이나 일찍부터 성생활을 하여 精을 소모하면 건강에 이상을 초래할 수 있음을 설명하였다. 이러한 내용을 바탕으로 적절한 결혼연령에 관해서도 생각해 볼 수가 있는데 『黃帝內經 · 素問 · 上古天眞論』에서 "여자는 14세에 天癸가 이르는데 任脈이 통하고 太衝脈이 왕성해져서 월경이 제때에 나오게 됨으로써 자식을 낳을 수 있다. 21세에 腎氣가 균형이 잡혀 사랑니가 생하며 최고로 발육이 된다. 28세에 筋骨이 견실해지고 毛髮이 풍성하게 최고로 자라고 신체가 壯大해진다. 남자는 16세에 腎氣가 왕성해져서 天癸가 이르고 精氣가 흘러넘치게 되고 陰陽이 조화를 이루게 되어 자식을 낳을 수 있다. 24세에 腎氣가 균형이 잡혀 筋骨이 단단해지는 고로 사랑니가 생하며 최고로 발육이 된다. 32세에 筋骨이 隆盛하며 肌肉이 壯大해진다"[62]라고 하여 성장에 따른 적절한 결혼연령에 관한 과학적인 근거를 제시하고 있다. 이에 따르면 가장 적절한 결혼연령은 여자는 21세에서 28세, 남자는 24세에서 32세 사이가 된다고 볼 수 있다.

적절한 房事를 위해서 지켜야 할 것들이 있는데 기후 및 환경이 열악하거나 정서적으로 극렬한 변화가 있거나 과로했을 때, 취하거나 포식했을 때, 질환이 있거나 산후 등에는 房事를 금해야 한다. 孫思邈은 "남녀가 열병이 다 낫지 않았거나 여자가 월경

---

59) 『黃帝內經 · 素問 · 上古天眞論』, "今時之人不然也, 以酒爲漿, 以妄爲常, 醉以入房, 以欲竭其精, 以耗散其眞, …… 故半百而衰也".

60) 『壽世保元 · 保生雜志』, "男子破陽太早則傷其精氣, 女子破陰太早則傷其血脈".

61) 『養性延命彔 · 服氣療病篇』, "早娶用精過差, 氣血不足".

62) 『黃帝內經 · 素問 · 上古天眞論』, "女子…… 二七而天癸至, 任脈通, 太衝脈盛, 月事以時下, 故有子. 三七腎氣平均, 故眞牙生而長極. 四七筋骨堅, 髮長極, 身體盛壯. …… 丈夫…… 二八腎氣盛, 天癸至, 精氣溢瀉, 陰陽和, 故能有子. 三八腎氣平均, 筋骨勁强, 故眞牙生而長極. 四八筋骨隆盛, 肌肉滿壯".

중, 산후에는 모두 음양교합이 불가하다"[63]라고 하여 房事禁忌를 설명하였다.

이렇게 房事를 함에 있어서도 건강과 장수를 위하여 다양한 방면에서 쌓인 이론적 근거와 경험들이 있는데 특히 인체 생명의 근원인 精을 중요하게 여겼음을 알 수 있다. 또한 인체의 생명과 건강에서 중요한 역할을 담당하는 精을 기르고 精을 간직하는 腎을 튼튼히 하기 위하여 음식, 藥物, 氣功 등의 다양한 방법으로 陰精을 지키고 腎氣를 기르고자 하였다.

3) 運動과 養生

적당한 운동을 하게 되면 인체의 臟腑, 氣血 및 形體가 건강해지므로 운동을 통하여 형체를 건강하게 유지할 수 있을 뿐 아니라 장수할 수 있다.

『黃帝內經・素問・上古天眞論』에서는 "뜻을 한가로이 하고 욕심을 적게 하여 마음이 안정되어 두려워하지 않으며 형체를 수고롭게 하되 과로하지 않으며 氣가 순조롭게 따르게 하면 각기 하고자 하는 바대로 따라도 모두 원하는 바를 얻게 된다"[64]라고 하여 몸을 써서 일을 하고 게으르지 않아야 건강할 수 있다고 하였다. 또한『黃帝內經・素問・宣明五氣』에서 "오래 누워 있으면 氣를 상하고, 오래 앉아 있으면 肉을 상하고, 오래 서 있으면 骨을 상하고, 오래 걸으면 筋을 상한다"[65]라고 하여 게으르게 오래 앉아만 있거나 누워만 있는 것을 반대함은 물론 과도하게 서 있거나 걷는 것 역시 건강을 상하게 할 수 있으므로 적당한 운동과 활동이 중요함을 설명하였다.

운동은 또한 氣血의 운행을 도와주는 작용이 있다.『東醫寶鑑』에서 "氣가 血을 이끌기 때문에 氣가 돌면 血도 따라서 돌고 氣가 멎으면 血도 멎으며 氣가 따뜻해지면 血의 흐름이 원활해지고 氣가 차가워지면 血이 잘 흐르지 못한다"[66]라고 한 의미는 혈액순환은 氣의 推動作用을 통하여 이루어지며 따라서 氣의 상태가 血의 흐름에 영향을 미친다는 내용이다. 운동을 하게 되면 氣血의 운행이 정상적으로 잘 이루어지게 되니 氣의 순환이 원활하게 되며 血이 막히거나 머물지 않고 흐르게 되어 인체가 건강한 상태를 유지할 수 있게 된다. 운동은 이렇게 氣血의 운행을 도와주게 되며 그에 따라 臟腑의 기능을 잘 조화시켜 인체의 각 臟腑나 조직의 작용이 원활하게 이루어지게 해 주며 인체가 건강을 유지하며 장수할 수 있게 된다.

---

63)『千金要方・房中補益』, "男女熱病未差, 女子月血, 新産者, 皆不可合陰陽".

64)『黃帝內經・素問・上古天眞論』, "志閑而少欲, 心安而不懼, 形勞而不倦, 氣從以順, 各從其欲, 皆得所願".

65)『黃帝內經・素問・宣明五氣』, "久視傷血, 久臥傷氣, 久坐傷肉, 久立傷骨, 久行傷筋".

66)『東醫寶鑑・內景篇』, "蓋氣者血之帥也, 氣行則血行, 氣止則血止, 氣溫則血滑, 氣寒則血澁".

氣功은 운동을 통한 養生의 한 부분인데 春秋戰國時代에는 氣功을 導引按蹻에 귀속시켰으며 이를 다양한 질환에 활용한 기록들을 찾아볼 수 있다. 『黃帝內經·素問·異法方宜論』에는 지역에 따른 질병과 그 치료법을 제시하면서 導引按蹻에 관한 기록이 나오는데 "중앙은 그 지세가 평탄하고 濕하며 天地가 만물을 生한 것이 모여 있다. 그곳 사람들은 여러 가지를 먹고 노동하지 않으니 그러므로 그 病은 痿厥과 寒熱病이 많으며 그러므로 治療는 導引按蹻가 마땅하다. 그러므로 導引按蹻는 중앙지역에서 나온 것이다"[67]라고 하였다. 또한, 『黃帝內經·素問·奇病論』에는 "積은 導引과 服藥法을 사용하니 藥만으로 치료할 수 없다"[68]라고 하여 導引을 積病에 사용한 기록이 있다. 『後漢書·華陀傳』에는 華陀가 만든 五禽戲라는 導引法을 통하여 인체를 단련하는 내용이 나오는데 "내게는 한 가지 기술이 있으니 五禽之戲라 한다. 하나는 호랑이, 두 번째는 사슴, 세 번째는 곰, 네 번째는 원숭이, 다섯 번째는 새이다.…… 導引에 해당한다"[69]라고 하였다. 구체적인 氣功을 행하는 例가 『黃帝內經·素問·刺法論』에 나오는데 "腎에 오래된 病이 있는 사람은 寅時에 얼굴을 남쪽으로 향하고 서서 조용히 생각을 가다듬어 잡념이 일어나지 않도록 한 후, 숨을 들이쉬어 연달아 숨을 뱉지 않고 목줄기를 당겨서 삼키는데 마치 딱딱한 물체를 삼키는 것과 같이 한다[70]"라고 하였다. 이렇게 氣功은 다양한 방면으로 발달하였으며 건강유지 및 질병치료에서 중요한 역할을 담당하였다.

氣功은 근 5천 년 동안의 역사를 거치면서 『周易』 및 陰陽五行學說 등을 결부시켰으며, 아울러 道, 儒, 佛, 武, 藝에 등 다양한 분야에서 여러 가지 내용을 흡수하였고 민간에서 전파되던 여러 가지 수련법 등도 받아들여 내용이 더욱 충실하고 풍부하게 되었다. 현대에 이르러서 氣功은 현대의학, 생물학, 물리학, 화학 및 심리학, 철학 등의 과학이론과 방법을 원용하여 더 큰 발전을 이룩하였다.

6. 한의학 양생이론의 현대적 의의

養生은 한의학의 수천 년 역사 속에서 현재까지 대대로 전해 내려온 매우 소중한

67) 『黃帝內經·素問·異法方宜論』, "中央者, 其地平以濕, 天地所以生萬物也衆. 其民食雜而不勞, 故其病多痿厥寒熱, 其治宜導引按蹻, 故導引按蹻者, 亦從中央出也".

68) 『黃帝內經·素問·奇病論』, "積爲導引服藥, 藥不能獨治也".

69) 『後漢書·華陀傳』, "我有一術, 名五禽之戲, 一曰虎, 二曰鹿, 三曰熊, 四曰猿, 五曰鳥. …… 以當導引".

70) 『黃帝內經·素問·刺法論』, "腎有久病者, 可以寅時面向南, 淨神不亂思, 閉氣不息, 七遍, 以引頸嚥氣順之, 如嚥甚硬物".

문화유산으로 인류의 건강에 큰 기여를 하여왔다. 이러한 문화유산을 물려받아 발전시켜 앞으로 더욱 완벽하고 체계적이며, 과학성을 겸비한 학문으로 정착시키는 것은 한의학의 발전과 인류의 건강향상에 중요한 의의가 있다.

養生에 관한 연구는 『黃帝內經』에서부터 시작되었는데 『黃帝內經』에서는 春秋戰國時代의 諸家들의 養生法을 정리하였고, 그 이후 唐·宋·元·明·淸 시대를 거치면서 여러 醫學者들의 다양한 養生이론 및 방법의 전개가 있었으며 道, 儒, 佛家 및 민간의 다양한 養生法을 받아들여 현재 수많은 養生이론 및 방법에 관한 내용을 찾아볼 수 있다. 특히 養生法은 佛家와 道家의 영향을 많이 받으며 발전해 왔는데 그에 따라 건강향상의 측면보다는 생명연장의 방법을 개발하는 측면으로 치우친 경향이 있는 것이 사실이다. 또한 다양한 분야의 영향을 많이 받아들여 온 만큼 그 시대 및 분야의 한계를 벗어나지 못하고 일부 미신적인 면도 가지고 있다. 그러나 한편으로는 오랜 시간 동안 수많은 학문의 영역을 받아들이며 발전해 왔으므로 그 시대, 그 학문의 특성을 망라하는 종합적인 내용을 간직하고 있다.

따라서 한의학의 역사와 함께 발전해 온 이러한 養生에 관한 이론과 방법, 경험을 모아 이론적인 측면에서 체계를 완벽히 구축하여 정리하고 현재의 상황에 맞는 養生法으로 발전시켜 독립된 분야로 발전시켜 나가는 것은 한의학을 발전시키고 그 영역을 넓히는 데에도 일조할 수 있을 것이며, 건강에 관한 관심이 점점 높아지고 있는 현대 사회에서 건강을 증진시키며 노화를 연장시키는 데에 중요한 역할을 담당할 수 있을 것이다. 養生을 연구하는 데 있어서 현대과학에 입각한 자세가 바탕이 되는 것이 매우 중요한데 또한 養生法이 가지고 있는 일부 미신적인 측면에 대해서는 현대사회의 진보, 과학문명의 발전에 따라 미신적인 내용에 대하여 일일이 규명하여 나가고 또한 養生法이 간직하고 있으나 아직 인식하지 못한 과학적인 내용을 새롭게 인식하고 찾아내는 것이 중요한 과제이다.

현대사회가 발전해 감에 따라 질병을 치료하는 측면뿐 아니라 건강한 생활을 유지할 수 있도록 도와주는 것이 더욱 중요해지고 있다. 따라서 養生에 관한 연구를 통하여 건강을 유지, 증진시키며 질병을 예방하고 질병에 걸렸을 경우 치유를 돕는 한의학의 장점을 더욱 풍부하게 하며 발전시켜 나갈 수 있을 것이며 그에 따라 인류의 건강증진과 질병예방에 기여할 수 있을 것이다.

제 2 절　노인생리

1. 노화의 개념

일반적으로 노화는 "나이가 들어 생물의 성질이나 기능이 쇠퇴함", "사람의 노년기에 나타나는 노인성 변화"로 정의한다.[71] 노화는 나이가 들면서 생리적으로 일어나는 변화를 말하는 것으로 이는 병리적인 상태가 아니고 나이가 들어가면서 필연적으로 생기는 현상이라 할 수 있다. 즉, 노화란 시간이 지남에 따라 나타나는 유기체의 정상적인 변화로서, 모든 유기체에 공통적으로 나타나고 시간의 경과와 함께 진행되며 결국 사망에 이르는 단계를 거치게 되는 일련의 현상을 말한다.[72]

한의학에서는 생명현상이 生, 長, 壯, 老, 死의 과정을 거치면서 자연적인 법칙에 따라 변화한다고 인식하고 있다. 노화는 생명현상이 생하여 자라나가는 단계에서 방향이 바뀌어 생명현상이 감퇴하고 사망을 향하여 나아가는 단계를 말한다. 인체의 陰陽은 상대적 협조와 평형을 유지하여야 하며 이러한 관계는 인체 내부에서, 그리고 인체와 자연 사이에서 이루어져야 하는데 노년기에 접어들면서 이러한 陰陽의 상대적 협조와 평형이 깨지므로 臟腑와 筋骨이 점차 허약해지고 精血이 소모되며 神氣가 어지러워지게 됨에 따라 퇴행성 변화나 노화로 이어지게 된다. 또한 腎에 저장된 精氣는 인체 精氣의 근본이 되는데 나이가 들어감에 따라 腎氣가 점차 쇠약해지고 肝陽이 부족해져서 신체가 쇠약해지게 되며 각종 臟腑의 기능 또한 감퇴하게 된다. 즉 노년기에 접어듦에 따라 陰陽의 균형실조, 精血不足 등의 원인에 의해 나타나는 일련의 현상이 노화인 것이다.

옛날에는 사회 · 경제적인 여건으로 인하여 평균수명이 짧았으며 장수를 누리는 경우는 매우 드물었으나 근 · 현대로 넘어오면서 사회 · 경제적 발전을 이룩하게 되고 정신적 · 물질적 풍요로움을 누릴 수 있는 사람들이 많아지고 의료보건의 여건이 점차 개선됨에 따라 인구의 평균수명은 매우 연장되었다. 통계청의 자료에 따르면 우리나라의 인구구조는 급격한 고령화를 보이고 있어 1960년에 2.9%이던 65세 이상의 고령층이 2000년에 7.2%로 증가하였으며 2020년에는 15.6%, 2050년에는 38.2%에 이를 것으로 예상된다.[73] 이렇게 급격하게 고령화가 진행됨에 따라 다양한 사회적 · 의료

---

71) 국립국어원, 표준국어대사전, http://www.korean.go.kr/08_new/index.jsp.
72) 박용억 · 김문주 · 김재선 외, 노인보건학원론, 신광출판사, 1997, p. 13.
73) 통계청, 장래인구추계, 2006.

적 문제가 대두되고 있는데 이와 같은 변화에 따라 노인생리 및 노화에 관한 연구는 앞으로 인류의 건강증진 및 삶의 질 향상을 위하여 더욱 중요한 위치를 차지하게 될 것이다.

2. 노인의 생리적 특징

노인이란 생리적·신체적 기능의 퇴화와 더불어 심리적인 변화가 일어나서 자기 유지기능과 사회적 역할기능이 약화되고 있는 사람[74]이라고 정의되고 있다. 일반적으로 인구학이나 사회학 분야에서는 65세 이상을 노인으로 정의하고 있으며, 노인복지법에서도 65세를 노인의 기준연령으로 삼고 있다.[75]

동양에서는 『說文解字』에 "칠십세를 老라 한다"[76]라는 기록이 있으며 『黃帝內經·靈樞·衛氣失常』에는 "사람의 나이가 오십 이상을 老라 한다"[77]라는 기록이 있어 문헌상에 노인의 연령대에 약간의 차이가 있다. 그런데 근래에 들어 노인연령층을 좀 더 세분화하여 55－74세는 젊은 노인(young old), 75세 이상은 늙은 노인(old old)이라 하는데[78] 이러한 분류와 어느 정도 유사한 측면이 있다.

연령에 따라 노인의 대략적인 기준을 삼고 있으나 노화 정도가 연령과 항상 비례하는 것은 아니며 養生을 어떻게 하느냐에 따라 노화 정도가 다르게 나타나게 된다. 따라서 『黃帝內經·素問·上古天眞論』에서 "上古시대의 사람은…… 形과 神이 모두 온전해서 天壽를 다하여 백 세를 헤아리고서 죽었다. 지금의 사람들은 그렇지 못하여…… 50세가 되면 쇠하게 된다"[79]라 한 것이다. 그러나 연령대별로 대략적인 생리변화를 관찰할 수 있으니 『黃帝內經·靈樞·天年』에서는 사람이 태어나서 죽을 때까지 氣의 盛衰變化에 따르는 생리현상의 변화를 10년을 한 주기로 하여 연령대별로 자세하게 논술하고 있다. "40세가 되면 五臟六腑와 十二經脈이 모두 크게 盛하여 균형이 잡히나 피부가 거칠어지기 시작하고 영화로움이 쇠락하게 되며 머리카락이 희어지게 된다"[80] 라고 하여 40세에 臟腑와 經脈의 기능이 모두 가장 성숙한 상태에 이르나 그 이후로

---

74) 박용억·김문주·김재선 외, 앞의 책, 같은 쪽.
75) 박용억·김문주·김재선 외, 위의 책, 같은 쪽.
76) 『說文解字』, "七十曰老".
77) 『黃帝內經·靈樞·衛氣失常』, "人年五十以上爲老".
78) 박용억·김문주·김재선 외, 앞의 책, 같은 쪽.
79) 『黃帝內經·素問·上古天眞論』, "上古之人, …… 故能形與神俱, 而盡終其天年, 度百歲乃去. …… 今時之人不然也, …… 故半百而衰也".
80) 『黃帝內經·靈樞·天年』, "四十歲, 五臟六腑十二經脈, 皆大盛以平定, 腠理始疏, 榮華頹落, 髮頗斑白".

노화가 시작된다고 하였으며 "50세에 肝氣가 衰하기 시작하고 肝葉이 엷아지기 시작하며 膽汁이 줄어들기 시작하며 눈이 어두워지기 시작한다"[81]라고 하여 50세가 넘으면 五臟의 기능이 肝에서부터 쇠퇴하기 시작한다고 하였으며, "60세에 心氣가 衰하기 시작하여 근심하고 슬퍼하는 것을 괴로워하며 血氣가 게을러지는 고로 눕기를 좋아한다. 70세에 脾氣가 虛하여 피부가 마른다. 80세에 肺氣가 衰하여 魄이 떠나가는 고로 말에 실수가 많다. 90세에 腎氣가 타 버리고 다른 네 臟의 經脈이 空虛해진다. 100세에 五臟이 모두 虛하고 神氣가 모두 떠나 형체만 홀로 남게 되어 수명을 마치게 된다"[82]라고 하여 나이가 들면서 臟腑의 氣가 虛해짐에 따라 나타나는 노화과정에 관하여 자세하게 설명하였다. 노화에 따른 변화는 五行의 相生관계에 따라 母에 해당하는 臟이 쇠약해지면 그 영향이 子에 해당하는 臟에 미치는 법칙에 따라 차례대로 心, 脾, 肺, 腎으로 파급되면서 각 臟腑가 虧虛해진다고 보았으며 마지막으로 腎氣가 떠나게 됨에 따라 五臟이 모두 虛해져서 사망에 이르게 된다고 보아 腎氣의 盛衰를 중요시하였다.

『黃帝內經・素問・陰陽應象大論』에서도 40세 이후의 노화과정에 관하여 설명하고 있는데 "40세에 陰氣가 반으로 줄어들고 起居가 쇠한다. 50세에 몸이 무거워지고 귀와 눈이 잘 들리고 보이지 않게 된다. 60세에 陰痿 증상이 나타나고 氣가 크게 衰한다. 90세에 九竅가 잘 통하지 않게 되고 下虛上實의 症이 나타나며 콧물과 눈물이 같이 흘러나온다"[83]라고 하였다. 여기서는 주로 肝腎의 陰精이 허해짐에 따라 귀와 눈이 어두워지고 陰痿와 같은 생식기능의 쇠퇴 증상이 나타남을 설명하고 있다.

즉 노인의 생리적 특성은 臟腑의 氣가 虧虛해짐에 따라 노화를 일으키고 精氣가 손상되며 氣血이 허해지게 되고 그에 따른 신체상의 일련의 변화들을 일으켜 形體, 九竅 등에 이상변화를 나타내는 것이라 하겠다.

3. 수명에 영향을 주는 요인

노화과정은 결국 사망으로 이르게 되므로 인간은 오래전부터 무병장수를 이상으로 생각하고 추구하여 왔다. 『黃帝內經・素問・天年』에서는 天壽의 의미를 가진 天年의 개념을 제시하여 인간의 자연적인 수명의 한계를 제시하여 "사람의 수명은 百歲가 되

81) 『黃帝內經・靈樞・天年』, "五十歲, 肝氣始衰, 肝葉始薄, 膽汁始滅, 目始不明".

82) 『黃帝內經・靈樞・天年』, "六十歲, 心氣始衰, 苦憂悲, 血氣懈惰, 故好臥. 七十歲, 脾氣虛. 皮膚枯. 八十歲, 肺氣虛, 魄離, 故言善誤. 九十歲, 腎氣焦, 四臟經脈空虛. 百歲, 五臟皆虛, 神氣皆去, 形骸獨居而終矣".

83) 『黃帝內經・素問・陰陽應象大論』, "年四十而陰氣自半也, 起居衰矣. 年五十體重, 耳目不聰明矣. 年六十, 陰瘻, 氣大衰, 九竅不利, 下虛上實, 涕泣俱出矣".

면 죽는다"[84]라고 하였다. 『黃帝內經·素問·上古天眞論』에서는 "上古시대의 사람은 도를 아는 자로 음양을 본받고 술수에 통달해서 음식에 절도가 있고 기거에 일정함이 있으며 함부로 과로하지 않아 形과 神이 모두 온전해서 天壽를 다하여 百歲를 헤아리고서 죽었다"[85]라고 하여 역시 인간의 정상적인 수명은 百歲라고 보았으며 "上古시대의 사람은 나이가 百歲가 되어도 동작이 衰하지 않는다"[86]라고 하여 養生의 이치를 깨닫고 이를 몸소 실천하게 되면 나이가 들어도 기력이 쇠하지 않으며 天壽인 百歲를 누리게 된다는 내용을 설명하였다.

그러나 다른 여러 요소들이 壽命에 영향을 미치게 되므로 사람은 天壽인 百歲를 누리기가 쉽지 않다. 그러므로 李杲는 "사람의 수명은 百歲이다…… 元氣를 소모하여 天年을 마치지 못한다"[87]라고 하여 다른 요소에 의하여 元氣가 소모되면 天壽를 누릴 수 없다고 하였다.

張介賓은 壽命에 영향을 미치는 가장 중요한 요소는 先天稟賦로, 長壽와 夭折은 先天稟賦의 强弱에 의해 결정된다고 하여 "선천품부가 强厚한 자는 오래 살고, 선천품부가 薄弱한 자는 요절하며 후천적으로 배양하면 장수하는 자는 더욱 장수하게 되고 후천적으로 양생하지 못하면 요절하는 자는 더욱 요절한다"[88]라고 하였다. 그러나 선천품부가 약하더라도 후천적으로 양생을 통하여 보충함으로써 장수를 누릴 수 있다고 보아 "후천적으로 양생하는 것은 사람에게 있다"[89]라고 하였다. 虞搏은 腎의 元氣를 중요시하여 "腎의 元氣가 盛하면 수명이 연장되고 腎의 元氣가 衰하면 수명이 요절한다"라고 하여 腎의 元氣의 盛衰가 수명의 장단을 결정한다고 하였다. 또한 정신양생을 통하여 장수에 이를 수 있다고 보기도 하였으니 『彭祖攝生養性論』에서 "神이 强한 자는 오래 산다"[90]라고 하였다.

이렇게 사람의 수명은 先天稟賦에 의해 가장 크게 영향을 받으나 後天적인 養生을 통하여 수명을 연장할 수도 있으며 養生을 잘 하지 못할 경우에는 오히려 수명이 줄어들 수 있으니 생활습관, 기거환경, 음식, 情志 등 養生의 모든 요소들이 수명의 長短에도 영향을 미치게 된다.

---

84) 『黃帝內經·素問·天年』, "人之壽百歲而死".

85) 『黃帝內經·素問·上古天眞論』, "上古之人, 其知道者, 法於陰陽, 和於術數, 飮食有節, 起居有常, 不妄作勞, 故能形與神俱, 而盡終其天年, 度百歲乃去".

86) 『黃帝內經·素問·上古天眞論』, "上古之人, 春秋皆度百歲, 而動作不衰".

87) 『蘭室秘藏』, "人壽應百歲…… 其元氣消耗, 不得終其天年".

88) 『景岳全書·傳忠錄』, "先天强厚者多壽, 先天薄弱者多夭, 後天培養者壽者更壽, 後天斫削者夭者更夭".

89) 『景岳全書·傳忠錄』, "後天之養 其爲在人".

90) 『彭祖攝生養性論』, "神强者長生".

참고문헌

김광호 · 김동영 편저, 東醫老年養生學, 서원당, 1999.

大韓東醫生理學會 編, 東醫生理學, 일중사, 2005.

박용억 외, 노인보건학원론, 신광출판사, 1997.

宋点植, 醫學輯要, 주민출판사, 2006.

전국한의과대학 예방의학교실 편저, 養生學, 계축문화사, 2007.

洪元植, 精校黃帝內經, 東洋醫學研究院, 1981.

제 7 장

체질생리

제 7 장 체질생리

박왕용

제 1 절 체질의 개념[1)]

사람은 각기 다른 용모와 체격, 성격을 가지고 있으며, 이는 나이 주기와 성별・생활환경에 따른 점진적인 변화를 나타낼 뿐 평생에 걸쳐 그다지 변화하지 않는다. 이러한 각기 다른 특성은 자연・사회 환경에 대한 적응능력에서 차이를 나타내고, 동일한 발병인자에 대하여도 다른 감수성을 보이며, 질병 발생과 그에 따른 병태생리에서도 각기 다르게 나타난다.

이러한 특성은 개체 고유의 특성으로 이를 개체의 체질이라 한다. 즉 체질이란 선천적인 유전인자와 후천적인 환경요소에 의해 형성된 개개인이 지니는 형태적, 기능적, 정신적인 특성을 말한다. 체질은 각 개체가 지니는 형태적, 기능적, 정신적인 특성의 종합으로 나타나며, 이러한 특성은 유전적인 성향을 보이며, 환경요소에 의해 단기간에 변화하지 않는다.

개체의 특성은 몇 가지로 유형화할 수 있는데, 이러한 유형체질로 『黃帝內經』에서는 五態人과 五形人 二十五形으로 구분하고 있으며, 현대에 이르러서도 일본의 一貫堂醫學에서는 瘀血證, 臟毒證, 解毒證 체질의 3가지로 분류하고 있고,[2)] 중국에서도 주

1) 체질학설의 역사적인 내용은 최승훈, 황제내경의 체질론, 사상의학회지, 1998; 10(2); 王東坡, 論歷代著名醫家對中醫體質理論的貢獻, 北京中醫藥大學學報, 2006; 29(2); 匡調元, 中醫體質病理學, 上海, 上海科學普及出版社, 1996; 邢玉瑞・苗彦霞, 中醫體質槪念的爭鳴及其原因探析, 中國醫藥學報, 2004; 19(9)를 참고할 것.

2) 일본의 체질학설은 조기호 외, 일본 한방의학의 체질의학인 일관당의학에 관한 고찰, 사상의학회지, 1997; 9(1)을 참고할 것.

로 병리적인 관점에서 平和質, 氣虛質, 陽虛質, 陰虛質, 痰濕質, 濕熱質, 瘀血質, 氣鬱質, 特稟質 등으로 분류 설명하고 있다.[3] 그러나 실질적인 체질학설은 李濟馬의 『東醫壽世保元』에서 체계화하여 등장한다.

체질이라는 용어는 비교적 최근에 사용된 것으로 1766년 葉天士의 『臨證指南醫案』에 처음 등장한다. 그러나 개념상 체질의 의미를 갖는 용어는 이전에도 素, 質, 稟質, 氣質, 賦稟, 稟賦, 氣稟, 氣體 등으로 나타나고 있다. 이로 보면 체질이란 개념은 오랜 역사를 갖는다.

체질은 환경인자에 의해서 점진적인 변화가 일어나기도 하지만, 그 범위는 대부분 각 개체의 특성을 바꾸지 않는 일정한도 내에서만 가능한 것으로 보인다. 즉 타고난 체질 간 특성의 변화는 불가능하지만 후천적인 노력으로 각 체질의 부족한 면을 보완할 수는 있는 것으로 보인다.

각 체질은 汗出, 大·小便, 飮水量 등 생리적인 지표들에서도 각기 다른 특성을 나타내며, 특정 질병에 대한 감수성이나 질병인자에 대한 반응의 경향성에 있어서도 차이를 나타낸다. 따라서 병리적인 특정 병증으로 체질을 한정할 수는 없다. 기본적으로 체질은 생리적인 특성이며, 이는 마치 그림을 그릴 때 캔버스의 바탕색과 같이 모든 것을 결정짓는 가장 기본적인 개체 고유의 특성이라 할 수 있다.

제 2 절 『黃帝內經』의 체질이론

『黃帝內經』에서의 체질 관련 기록은 體型, 肥瘦에 따른 분류,[4] 稟性과 勇怯에 따른 분류[5] 등이 있지만, 대표적인 것으로는 『黃帝內經·靈樞·通天』의 五態人과 『黃帝內經·靈樞·陰陽二十五人』의 五形人을 꼽을 수 있다. 이들 편에서는 모두 체질 유형과 심리적 특징, 체형 등에 대해 기술하고 있으며, 각 체질 유형의 질병 발생 경향성과

---

3) 이외에도 중국의 대표적인 체질분류로 正常質, 遲冷質, 燥紅質, 倦白光質, 膩滯質, 晦澁質의 6종 분류가 있다. 중국의 체질학설은 匡調元, 中醫體質病理學, 上海, 上海科學普及出版社, 1996; 王琦, 9種基本中醫體質類型的分類及其診斷表述依据, 北京中醫藥大學學報, 2005; 28(4); 劉良徛, 中醫體質學說的研究現狀, 江西中醫藥, 2000; 31(3)을 참고하였다. 또한 티베트의학, 몽골의학, 태족의학 등은 모두 각기 다른 체질유형 이론을 갖고 있는 데, 이에 대해서는 謝薇·王志紅, 少數民族體質理論述要, 中國民族民間醫藥雜誌, 2006; 79; 張吉仲·尹巧芝·鄭兵, 藏醫體質及養護初探, 中國民族醫藥雜誌, 2002; 2; 西珠嘉措, 淺談藏醫 "三因學" 與疾病·體質關系, 中國民族醫藥雜誌, 2002; 6; 王琦 主編, 김달래 역, 中醫體質學, 서울, 도서출판 정담, 1999를 참고할 것.

4) 『黃帝內經·靈樞·逆順肥瘦』, 『黃帝內經·靈樞·衛氣失常』, 『黃帝內經·素問·風論』 등에서 보인다.

5) 『黃帝內經·靈樞·論勇』, 『黃帝內經·素問·經脈別論』 등에서 보인다.

치료 방향에 대해서도 논하고 있다.

「靈樞 · 通天」에서는 인간을 그 형태와 筋骨 강약, 氣血 성쇠에 따라 太陰人, 少陰人, 太陽人, 少陽人, 陰陽和平人의 5유형으로 분류하였으며, 「靈樞 · 陰陽二十五人」에서는 인간을 皮肉筋骨의 차이에 따라 木火土金水의 5유형으로 분류하고, 이것을 또다시 皮肉筋骨 간의 氣血 陰陽의 편승과 상하 성쇠에 따라 하위 25형으로 재분류하였다. 즉 木形人, 火形人, 土形人, 金形人, 水形人의 다섯으로 나누고, 이를 다시 25가지 다른 특성을 가진 하위유형으로 나누고 있다.

1. 「靈樞 · 通天」의 五態人論[6)]

1) 太陰人

太陰人은 그 형상이 어두운 흑색으로, 키가 크고 오금을 구부리지 않는다. 피부가 검고 키가 크지만 겸손하게 보인다.

太陰人은 탐욕스러우면서 인자하지 않으나, 겸손하게 자기를 낮추면서 주도면밀하고 중후한 척하며, 마음이 억울해도 드러내지 않고, 시간에 쫓기지 않으면서 행동하여 느릿느릿하다.

太陰人은 외부 사물을 인식함에 유행을 좇지 않고, 시대의 변천에 부응하여 자기의 사상 · 관념과 주장을 바꾸는 것이 쉽지 않으며, 형세변화의 동향을 심각하게 살핀 후에야 비로소 자기의 사상 · 관념 · 주장 및 행동을 확정한다. 따라서 어떤 행동을 함에 전면에 나서지 않는다. 비록 반응은 매우 느리지만 객관 사물에 대한 인식이 매우 깊으며, 행동 또한 비교적 신중하다. 정서적으로는 자아에 대한 통제력이 강해 자신의 감정을 억제하여 희로를 표현하지 않는다. 재물에 대한 욕심이 있어 재물이 들어오는 것은 좋아하지만, 쓰는 것은 싫어하며, 재물을 모으는 것에 사회적인 도덕 같은 것은 전혀 고려하지 않는다. 또한 이들은 표면적으로는 매우 겸허하고 깨끗한 듯이 보이나 속마음은 매우 음험하다.

2) 少陰人

少陰人은 그 형상이 맑고 깨끗하나, 음험하여 본래 음침하면서 잔인하다. 서면 위험

6) 윤길영, 사상체질의학론, 서울, 숭일문화사, 1980; 王琦 主編, 김달래 역, 中醫體質學, 서울, 도서출판 정담, 1999; 김달호 편역, 黃帝內經 · 靈樞, 서울, 의성당, 2002; 郭爭鳴 · 肖躍群 · 楊小兵, 應用心理測量技術編制中醫陰陽人格分類測量量表的硏究, 湖南中醫雜誌, 2006; 22(1)을 참고하였다.

할까, 걸으면 매복이 있을까 두려워 행동거지가 살금거리고 수상하다.

少陰人은 작은 것을 탐내는 도둑 심보로 타인의 손해가 자신의 이득이 되듯하고, 상처도 잘 입고 해치기도 잘 하며, 타인의 잘됨을 싫어하고, 마음이 급하고 은덕이 없다. 타인의 재난을 즐거워하고 시기심이 많고 동정심이 없다. 남이 영화로운 것을 보면 오히려 반대로 분노하며, 마음에 남을 시기하여 미워하면서 은혜를 모른다.

3) 太陽人

太陽人은 그 형상이 의기양양하면서 자만하여 우쭐대고, 가슴과 배를 쑥 내민다.

太陽人은 높은 곳을 좋아하고, 큰일을 말하기 좋아하며, 능력은 없으면서 허풍을 치고, 일처리에 옳고 그름을 가리지 않으며, 항상 제멋대로 해서 일이 비록 실패하더라도 후회함이 없다.

太陽人은 거주 환경에 대해 비교적 만족하고 환경의 변화에 잘 적응하는 특성을 가지고 있어, 머무는 곳마다 편안해 하고, 이들이 일에 임할 때는 반드시 기백이 있으나, 득의양양하며 자존망대하기 쉬운 성격이다. 뜻이 비록 원대하나 주변을 살피지 못하고 이상만 높으며, 과장되게 이야기하기를 좋아하고, 큰일을 호언하나 실제 능력은 없어 빈말인 경우가 많으며, 성취해 내는 일 또한 적다.

의지적으로는 고집이 세어 남의 말을 듣지 않으며, 자신감이 매우 강하여 스스로 고결한 체하여 일처리가 가볍고, 행동거지가 경솔하고 조급하며, 항상 행동의 옳고 그름을 고려하지 않아서 일이 비록 여러 번 실패하더라도 조금도 반성하고 후회하는 의사가 없다. 이러한 유형의 사람은 일을 함에 유시무종하기 때문에 성사는 적고 실패가 많다.

4) 少陽人

少陽人은 그 형상이 나설 때는 머리를 치켜들기를 좋아하고, 행동할 때는 몸을 흔들기를 좋아하여, 그 양팔과 팔꿈치가 항상 등 밖으로 튀어나온다.

少陽人은 자신을 귀중히 여기고 작은 관직이라도 있으면 득의양양하고, 사교적인 것을 좋아하지만 내부에서 도움을 주는 것을 싫어한다. 세심하고 자기 자랑을 즐기며, 외교적인 것을 좋아하여 착실히 일하지 못한다.

少陽人은 객관 사물에 대해 오랜 시간 주의를 집중하여 살피고 또 살펴 매우 정밀하게 인식한다. 이런 유형의 사람은 그 능력이 비교적 뛰어나 높은 관직에 오르는 경향이 있으나, 스스로 귀하게 여겨 자만 등의 교만한 정서가 생기기 쉽다. 즉 이러한 유형의 사람은 스스로 훌륭하다고 생각하여 아주 작은 관직이라도 맡게 되면 곧 교만해지고 스스로 고무된다. 다른 사람과 교제는 잘하나 사람을 대하는 것이 태만하여 마음을 알아주는 친구가 드물다.

의지적으로는 뚜렷한 독립성을 가지고 있다.

5) 陰陽和平人

陰陽和平人은 그 형상이 여유만만하고 온화하면서 존엄하며 화기애애하고 눈빛이 선량하고 확고부동하여 뭇사람들이 다 군자라 한다.

陰陽和平人은 처세가 안정되어 두려워함이 없으면서 희열함도 없고, 온화하게 사물에 순응하여 어떤 이와 다투지 않으면서 자연의 순리에 따르고, 사람들이 존중하면 겸손해 하고, 말로 타이르되 강압적으로 다스리지 않으니, 이를 지극한 다스림이라 할 수 있다.

陰陽和平人은 객관사물의 인식능력이 뛰어나 사물의 일반 규율을 장악할 수 있으며, 사물의 본질을 능히 인식할 수 있다. 또한 근면하며 배우기를 좋아하고, 사유가 고도로 영민하여 객관적인 형세의 발전변화에 부응하여 자기의 사상이나 개념과 주장을 개선변화시킬 수 있으며, 임기응변할 수 있다.

의지적으로는 주관이 있어 동요되지 않으며, 재물이나 힘으로 그 마음을 굴복시킬 수 없고, 이익이나 부귀도 그 마음을 침범할 수 없다.

성격적으로는 행동거지가 매우 안정되고 점잖으며, 침착하고 여유가 있고, 주위환경 변화에 순종하고 잘 적응한다. 또한 사람을 대하는 태도가 항상 환한 얼굴로 약간의 미소를 머금고 있으며, 그 눈빛이 매우 온화하고 선량하다. 언어와 행동이 바르고 흐트러짐이 없으며, 다른 사람과 고집을 부리며 맞서거나 명예를 다투어 힘으로 이기려 하지 않고, 다른 사람의 존경을 받으면 받을수록 더욱더 겸손하며, 낮은 자리에 처해서도 아첨하지 않는다.

2. 「靈樞 · 陰陽二十五人」의 五形人論[7]

1) 木形人

木形人은 푸른빛의 피부에 머리가 작고 얼굴이 길며, 어깨와 등이 발달하고, 손과 발

7) 윤길영, 사상체질의학론, 서울, 승일문화사, 1980; 王琦 主編, 김달래 역, 中醫體質學, 서울, 도서출판 정담, 1999; 김달호 편역, 黃帝內經 · 靈樞, 서울, 의성당, 2002를 참고하였다.

이 작으며 몸매가 잘 빠졌다. 행동이 빠르면서 재능이 많으나, 힘이 적어 매사에 근심과 걱정이 많으며, 봄·여름에는 잘 지내지만, 가을·겨울에는 잘 지내지 못한다.

木形人은 어떤 일이나 사물에 대해 생각하기를 좋아하며, 또한 어떤 활동이나 사업에 대해 반드시 특출한 재능이 있다. 이러한 유형의 사람은 전향적이며, 진취적인 특성을 가지고 있고, 정서적으로는 근심과 수심이 많다.

의지적으로는 의지가 취약하여 잘 후퇴하며, 대세에 잘 순응하고, 성격은 침착하고 여유가 있으며, 정직하고 아부하지 못한다.

2) 火形人

火形人은 붉은빛의 피부에 머리가 작으나, 이마가 넓고 얼굴이 뾰족하다. 어깨와 등이 잘 발달되었고, 허리와 배가 나왔다. 손과 발이 작으면서, 키가 크지 않다. 걸음걸이가 안정되고 빠르며 몸을 흔든다. 성질이 급하여 행동이 요란하고, 재물을 경시하는 기질이 있으면서 신용이 없고, 생각이 다양하여 사리판단을 잘하며, 안색이 좋으나 얼굴과는 달리 마음이 급하다. 봄·여름에는 잘 지내나, 가을·겨울에는 잘 지내지 못한다.

火形人은 사물에 대한 인식능력에 있어서는 객관사물에 대한 이해가 민첩한 반면에 사물을 인식하는 정도가 비교적 표피적이어서 항상 사물의 표면적인 현상만을 이해할 뿐이고, 그 본질이나 규율성을 장악하는 데 소홀하다.

또한 생각하기를 좋아하여 어떠한 문제에 대해 명쾌하고 민첩하게 분석해 내는 능력이 있으며, 반면에 왕왕 사물에 대해 의혹을 가지게 되는 경향이 있다.

정서적으로는 일체의 번뇌우수를 던져 버리고 가볍고 유쾌한 정서를 표현하며, 의지적으로는 용맹하여 남에게 지는 것을 달가워하지 않는다.

재물을 가볍게 여겨 자신에게 많은 돈이 있지 않아도 남을 잘 도와주며, 반면에 허세가 있어 신용이 없다. 대인관계는 매우 솔직하고 성의가 있다.

3) 土形人

土形人은 누런빛의 피부에 얼굴이 둥글면서 머리가 크고, 목과 어깨, 등과 엉덩이가 고루 잘 발달되고, 손과 발이 작으며, 살이 많고, 상하비례가 잘 맞는다. 비만하고 풍만하지만 상하가 균등하다. 걸음걸이가 안정되지만 발을 높이 든다. 마음이 편안하여 남을 잘 도우며, 권세를 싫어하고 사람들이 의지하여 잘 따른다. 가을·겨울에는 잘 지내지만, 봄·여름에는 잘 지내지 못한다.

土形人은 의지적으로는 능히 스스로 독립할 수 있으며, 마음을 다하여 조금도 동요가 없다. 정서적으로는 쾌활하고 평화롭고 유순하다. 사회적으로는 남을 돕고 나쁜 것을 싫어하는 경향이 있다.

4) 金形人

金形人은 하얀 피부에 머리가 작고, 얼굴이 모가 나면서 어깨와 등이 작고, 배가 가늘면서 손과 발이 작고 마치 뼈가 드러난 듯하다. 작지만 야무지다. 청렴결백하고, 마음이 급하고 욕심이 없으면서 의지가 굳세어 관리직을 좋아한다. 가을·겨울에는 잘 지내지만, 봄·여름에는 잘 지내지 못한다.

金形人은 사물을 인식함에 있어서는 거울과 같이 사물에 대해 본래의 모습을 매우 분명하게 객관적으로 반영할 수 있으므로 관찰과 인식에 능하다. 정서의 표현은 남이야 어떻게 생각하든 자신이 좋아하는 것만 생각하고, 또한 엄숙하고 중압감이 있다. 의지적으로는 굳고 불굴하는 특징이 있다. 사회적인 품성은 청렴결백하여 공적인 일을 명백하게 잘 처리하며, 불의한 재물을 취하지 않는다.

5) 水形人

水形人은 검은빛 피부에 머리가 크고, 얼굴이 울퉁불퉁하며 턱이 넓다. 어깨가 작고 배가 크며, 엉덩이가 길고 등이 길다. 얼굴과 등이 모두 야위고 배가 크며 상반신이 길다. 손발을 빨리 움직이고 걸을 때 몸을 흔든다. 위엄이 넘치고, 남을 업신여기며 죽어도 굽히지 않는다. 가을·겨울에는 잘 지내지만, 봄·여름에는 잘 지내지 못한다.

水形人은 다른 사람을 대하는 태도가 공손하지 못하고, 두려워하지 않으며, 남을 잘 속이고, 재물에 대한 욕심이 있어 다른 사람의 재물을 빼앗기 위해 살인도 할 수 있다. 또한 정서의 표현이 직설적이지 않고, 심정이 막혀 펴지지 않아 희로의 감정이 잘 드러나지 않는다. 의지적으로는 의지가 유연하여 굳지 않으며, 행동은 동요가 심하다.

제 3 절 『東醫壽世保元』의 四象體質이론

1894년 李濟馬의 『東醫壽世保元』에 발표된 사상체질이론은 기존 체질분류이론들에 비하여 종합적이며 체계적이고 실제적이다. 『東醫壽世保元』은 性命論, 四端論, 擴充論, 臟腑論, 醫源論, 四象人 病證論, 廣濟說, 그리고 辨證論까지 기초이론부터 임상 및 양생론을 두루 포괄하고 있다.

사상체질이론에서는 인간을 太陽人, 太陰人, 少陽人, 少陰人의 네 체질로 구분하여 각 체질에 따른 특징을 기술하고 있다.

1. 사상체질과 臟局 大小[8)]

사상체질이론은 肺·脾·肝·腎의 四臟局을 설정하고, 호흡·출납의 생리기능을 수행하기 위한 연관구조를 설정한다. 즉 胃脘·胃·小腸·大腸 등 四腑와 津·膏·油·液, 膩·膜·血·精의 前·後 四海, 皮·筋·肉·骨, 耳·目·鼻·口 등 人體의 構造를 모아 각각 四黨 즉 四臟局을 형성한다.

肺黨은 胃脘·舌·耳·頭腦·皮毛이며, 脾黨은 胃·兩乳·目·背·筋이며, 肝黨은 小腸·臍·鼻·腰脊·肉이며, 腎黨은 大腸·前陰·口·膀胱·骨로 구성된다.

이제마는 사상인의 선천적인 臟局 大小가 결정되는 것을 哀怒喜樂의 性·情 작용으로 설명하고 있다.

性으로서의 哀怒喜樂은 耳·目·鼻·口가 天機를 살피는 과정에서 드러나는 자연적 성품, 즉 天性을 말한다. 때문에 대체로 順動하는 성질을 가진다.

情으로서의 哀怒喜樂은 촉급한 성질을 가지며, 肺·脾·肝·腎이 人事를 행할 때 드러나는 哀怒喜樂의 표출적 감정을 말한다. 때문에 逆動하기 쉬운 성질을 갖는다. 따라서 哀怒喜樂의 順動之氣는 臟器를 더욱 盛하게 하고, 逆動之氣는 臟器를 더욱 削하게 한다.

이제마는 태양인은 哀性이 멀리 흩어지고 怒情이 촉급하니, 哀性이 멀리 흩어지면 기운이 肺에 몰려서 肺가 더욱 성하여지고, 怒情이 촉급하면 기운이 肝에 부닥쳐서 肝이 더욱 깎이므로 太陽의 장국이 肺가 크고 肝이 작게 형성된다고 설명한다.

소양인은 怒性이 넓고 크며 哀情이 촉급하니, 怒性이 넓고 크면 기운이 脾에 몰려 脾가 더욱 성하여지고, 哀情이 촉급하면 기운이 腎에 부닥쳐서 腎이 더욱 깎이므로 少陽의 장국이 脾가 크고 腎이 작게 형성된다고 설명한다.

태음인은 喜性이 널리 퍼지고 樂情이 촉급하니, 喜性이 널리 퍼지면 기운이 肝에 몰려서 肝이 더욱 성하여지고, 樂情이 촉급하면 기운이 肺에 부닥쳐서 肺가 더욱 깎이므로 太陰의 장국이 肝이 크고 肺가 작게 형성된다고 설명한다.

---

8) 장국 대소에 대해서는 송일병 외, 사상의학, 서울, 집문당, 1998; 延辺朝鮮族自治州民族醫藥研究所 編, 朝醫學 第1冊 四象醫學論, 延辺, 延辺朝鮮族自治州民族醫藥研究所, 1985; 洪淳用, 四象診療保元, 서울, 서원당, 1991을 참고하였다.

소음인은 樂性이 깊고 굳으며 喜情이 촉급하니, 樂性이 깊고 굳으면 기운이 腎에 몰려 腎이 더욱 성하여지고, 喜情이 촉급하면 기운이 脾에 부닥쳐서 脾가 더욱 깎이므로 少陰의 장국이 腎이 크고 脾가 작게 형성된다고 설명한다.

<표 7-1> 四黨(四臟局)과 그 구성 요소

四黨(四臟局)			
肺黨(肺臟局)	脾黨(脾臟局)	肝黨(肝臟局)	腎黨(腎臟局)
上 焦[9]	中・上焦[10]	中・下焦[11]	下 焦[12]
肺	脾	肝	腎
胃 脘	胃	小 腸	大 腸
溫 氣	熱 氣	凉 氣	寒 氣
耳	目	鼻	口
頷	臆	臍	腹
事 務	交 遇	黨 與	居 處
哀 力	怒 力	喜 力	樂 力
膩 海	膜 海	血 海	精 海
神	靈	魂	魄
神	氣	血	精
津 海	膏 海	油 海	液 海
意	慮	操	志
頭	肩	腰	臀
頭 腦	背, 膂	腰, 脊	膀 胱
頭	手	腰	足
皮 毛	筋	肉	骨
舌	兩 乳	臍	前 陰
呼	納	吸	出
識 見	威 儀	才 幹	方 略
擅 心	侈 心	懶 心	慾 心
籌 策	經 綸	行 檢	度 量
驕 心	矜 心	伐 心	夸 心

9) 背上 胸上 以上인 頭頸部에 해당함.
10) 胸腔 부위에 해당함.
11) 骨盤을 제외한 腹腔 부위에 해당함.
12) 骨盤 부위에 해당함.

2. 사상인의 생리, 심리적 특성[13)]

이제마는 애로희락의 性과 情의 두 요소에 의해 야기되는 장부생리의 차이에 따라 태소음양인의 4유형으로 구분하고, 구분된 사상체질의 생리적 특성 곧 생리적 차이는 타 체질과의 구분점이 되는 동시에 병리적 證과도 다르다고 보았다. 생리적 특성은 마음과 몸의 양면으로 살피는데, 마음의 요소는 性質과 材幹, 恒心으로 나누고, 몸의 요소는 體形 氣像과 容貌 詞氣로 나누어 관찰한다. 또한 체질적으로 나타나는 생리적 차이 즉 完實無病의 조건과 병리적 證과의 감별도 말하고 있다.

중요한 특성을 정리해 보면 다음과 같다.

1) 體形 氣像

애로희락의 性情 편차에 의하여 장부의 대소가 생기고, 이는 肺·脾·肝·腎黨의 기능적 차이뿐만 아니라 외형적 차이로도 나타난다.

태양인은 哀性이 멀리 흩어지고 怒情이 촉급하여, 태양의 장국은 肺가 크고 肝이 작게 형성되니, 태양인의 체형 기상은 머릿골 즉 이마가 왕성하게 툭 불거져 나왔고, 허리의 서 있는 형세가 연약하다.

소양인은 怒性이 넓고 크며 哀情이 촉급하여, 소양의 장국은 脾가 크고 腎이 작게 형성되니, 소양인의 체형 기상은 가슴둘레의 싸고 있는 형세가 웅장하고, 엉덩이의 앉은 모양세가 연약하다.

태음인은 喜性이 널리 퍼지고 樂情이 촉급하여, 태음의 장국은 肝이 크고 肺가 작게 형성되니, 태음인의 체형 기상은 허리 주위의 서 있는 형세가 웅장하고, 머릿골 즉 이마의 기세가 연약하다.

소음인은 樂性이 깊고 굳으며 喜情이 촉급하여, 소음의 장국은 腎이 크고 脾가 작게 형성되니, 소음인의 체형 기상은 엉덩이의 앉은 모양세가 웅장하고, 가슴둘레의 싸고 있는 형세가 빈약하다.

2) 容貌 詞氣

태음인은 용모, 말하는 기운, 행동거지가 의젓하고 잘 가다듬으며 공명정대하다. 소

---

13) 생리, 심리적 특성에 대해서는 김주, 四象醫藥 性理臨床論, 서울, 대성문화사, 1997; 송일병 외, 四象醫學, 서울, 집문당, 1998; 朴奭彦 編譯, 東醫四象大典, 서울, 醫道韓國社, 1977; 이태규 외, 건강개념의 사상의학적고찰, 사상체질학회지, 2003; 15(3)을 참고하였다.

음인은 용모, 말하는 기운, 동작이 자연스럽고 성품이 까다롭지 않고 잔 솜씨가 있다.

3) 性質 材幹

태양인의 성질은 활달한 것이 장점이며, 재간은 交遇에 능하다. 소양인의 성질은 용감한 것이 장점이며, 재간은 事務에 능하다. 태음인의 성질은 성취하는 것이 장점이며, 재간은 居處에 능하다. 소음인의 성질은 단정한 것이 장점이며, 재간은 黨與에 능하다.

4) 恒心

태음인의 항심은 겁내는 마음이고, 이것이 안정되면 살아가는 데 편안하고 선천적으로 타고난 자질을 더욱 간직하게 되어 도에 이르게 된다. 만약 겁내는 마음이 더욱 심해져 두려워지는 마음에까지 이르면 怔忡이란 大病이 생기게 된다. 怔忡은 태음인의 重證이다.

소양인의 항심은 두려워하는 마음이고, 이것이 안정되면 살아가는 데 편안하고 선천적으로 타고난 자질을 깊이 간직하게 되어 도에 이르게 된다. 만약 두려워하는 마음이 더욱 심해져 공포심까지 이르면 健忘이란 大病이 생기게 된다. 健忘은 소양인 險證이다.

소음인의 항심은 편안치 못한 마음이고, 이것이 안정되면 脾氣는 곧 살아난다. 그러므로 소음인은 일보 전진하여 편안치 못한 마음을 안정되게 한즉 장수하지 않을 수 없게 된다.

태양인의 항심은 급박한 마음이고, 이것이 안정되면 肝血이 곧 和해진다. 그러므로 태양인은 일보 후퇴하여 급박한 마음을 안정케 한즉 장수하지 않을 수 없게 된다.

5) 完實無病

完實無病이란 사상인의 체질별 생리적 특징으로 무병상태의 건강 조건이며, 체질 변별의 기준이 되기도 한다.

태양인은 소변이 많으면 건강하고 병이 없으며, 태음인은 땀이 잘 나면 건강하고 병이 없으며, 소양인은 대변이 잘 통하면 건강하고 병이 없으며, 소음인은 음식이 잘 소화되면 건강하고 병이 없는 것이다.

6) 대변

태음인의 용변시간이 오래고, 대변은 처음은 단단하나 끝은 묽다. 건강한 태음인은

1일 1회 보며, 대변의 모양은 제일 가늘고, 발병하면 後重이 잘 나타나는 편이다.

소음인의 용변시간은 제일 오래 걸리는 편이고, 대변은 처음과 끝이 단단하고 길어 제일 긴 편이나, 소양인보다는 덜 굵은 편이다. 건강한 소음인은 수일에 한 번씩 대변을 보며, 용변시간이 짧은 경우는 대변이 묽을 때이다.

소양인의 용변시간은 짧은 편이며, 대변은 처음은 단단하나 끝은 약간 묽으며, 굵으나 쑥 빠져 제일 굵고 짧은 편이다. 건강한 소양인은 1일 1회 보며, 대변을 참으려면 못 견뎌서 싸든지 변비가 오는 편이다.

태양인의 대변은 潤滑하고 量이 많다.

7) 소변

태음인은 하루에 3－5회 보며, 燥熱病 환자나 心虛한 자는 소변이 빈삭해진다. 하루에 1－2회나 6회 이상 보는 것은 비정상이다.

소음인은 하루에 2－4회 보며, 소변량은 대체적으로 많은 편이다. 하루에 5회 이상은 비정상이다.

소양인은 하루에 4－6회 보며, 하루에 1－2회나 7회 이상은 비정상이다.

8) 물 마심

태음인은 평소에 잘 즐기지 않는 편이다. 瘧疾에 걸려 惡寒중에는 찬물을 많이 마시나, 發熱 중에는 汗出하여 수액이 빠지는데도 물을 마시지 않는다.

소음인은 상열감이 많으므로 평소에 조금씩 잘 마시는 편인데, 만약 마시지 못하면 胃가 冷해져서 大腸이 마른 것이므로 대변이 묽거나 단단하니, 부종 즉 신기능장애가 온다. 瘧疾에 걸려 惡寒중이나 설사시나 구토 후에 물을 마시지 않는다. 이때 물을 마시면 회복하는 좋은 징조이다.

소양인은 평소에 잘 마시는 편으로, 胃熱이 발생하면 자다가 깨서도 물을 찾을 정도인데, 만약 찬물을 못 마시고 따스한 물을 좋아하면 胃府가 고갈되어 위궤양이나 소갈병이 발생한다. 瘧疾에 걸려 發熱중에는 능히 찬물을 마시나, 惡寒중에는 물을 마시지 않는다.

9) 입 마름

태음인은 입천장과 코에서 인후부로 말라 들어간다.

소음인은 입술과 혀 앞쪽에서 인후부로 말라 들어간다.

소양인은 인후부에서 입술 쪽으로 말라 나온다.

10) 땀

태음인은 평소에 끈끈할 정도로 땀이 많은 편으로, 땀이 많으면 건강하고 병이 없는 것이다.

소음인은 평소에 안개와 같이 미세한 물기가 있어 촉촉한 편이다.

소양인은 평소에 약간 땀이 나나, 발병하면 多汗한다. 이때 전신에는 땀이 나나, 손발바닥에는 땀이 없다.

3. 사상인의 병태생리[14)]

장국의 차이는 질병에 대한 반응 양상의 차이를 낳게 되며, 이는 각기 다른 치료와 접근 방법을 요구하게 된다. 즉 체질에 따른 고유 병증이 있으며, 또한 동일한 병증에 대해서도 장국의 취약점에 따라 다른 치료법을 사용하게 된다.

각 체질마다 병에 걸리지 않고 건강을 유지하는 完實無病의 조건과 중요시해야 할 保命之主가 있어 이들을 잘 조절해야 건강을 유지할 수 있다. 完實無病의 조건은 태양인은 소변이 많아야 하고, 소양인은 대변이 잘 나와야 하고, 태음인은 땀이 잘 터져야 하며, 소음인은 음식 소화가 잘되어야 한다. 保命之主는 태양인은 吸聚之氣이고, 소양인은 陰淸之氣이고, 태음인은 呼散之氣이고, 소음인은 陽煖之氣이다.

이러한 完實無病과 保命之主는 질병 진단의 잣대가 되기도 하고 치료 방향의 기준이 되기도 한다.

1) 소음인 병태생리

腎大脾小한 소음인의 병증은 크게 腎受熱表熱病과 胃受寒裏寒病으로 나뉜다.

腎受熱表熱病은 腎大로 인하여 腎陰이 왕성하면 그의 腑인 대장이 양기를 올리는 작용을 못하고 울체됨으로 인하여 발생하는데, 크게 鬱狂證과 亡陽證으로 구별된다.

胃受寒裏寒病은 소음인이 脾小한 특징을 지니므로 항상 脾陽이 부족하여 陰化되기 쉽고 양기를 올리는 힘이 부족하여 생긴 음한한 기운의 경중에 의해 병증이 구분된다. 이는 복통과 설사를 기본 증상으로 하여 太陰證과 少陰證으로 구분한다.

---

14) 병태생리의 주요 내용은 송일병 외, 四象醫學, 서울, 집문당, 1998에서 인용하였다.

2) 소양인 병태생리

脾大腎小한 소양인의 병증은 脾受寒表寒病과 胃受熱裏熱病으로 구분한다.

脾受寒表寒病은 소양인이 脾大하기 때문에 脾 속의 양기가 커서 이것으로 인해 脾 속에 있는 음기가 핍박을 받아 내려가지 못하여 발생하는데 울체된 정도에 따라 少陽傷風證과 亡陰證으로 구별한다.

胃受熱裏熱病은 淸陽이 올라가지 못하여 발병하는데, 이 올라가지 못한 裏陽은 耗陽이요 火氣이다. 이는 腎小함으로 인해 음허로 되기 쉽고, 淸陽 곧 원기가 두면 사지까지 순조롭게 올라가지 못하고 熱化되어 나타나는 병증으로 胸膈熱證과 陰虛午熱證으로 대별할 수 있다. 대체로 소음인의 병증이 寒 병증이라면, 소양인은 火와 熱의 병증으로 이해할 수 있다.

3) 태음인 병태생리

肝大肺小한 태음인의 병증은 크게 胃脘受寒表寒病과 肝受熱裏熱病으로 대별된다.

胃脘受寒表寒病은 태음인이 肺小한 특징을 지니므로 그의 腑인 위완의 상승하는 힘이 부족하고 폐의 呼散之氣가 부족하여 겉으로 나오는 기운이 작아서 생기는 병증이다. 이는 크게 太陽 寒厥證과 肺燥寒證으로 구분된다.

肝受熱裏熱病은 태음인의 肝大한 특징으로 吸聚之氣가 왕성하여 안으로 모으는 기운이 많아 제대로 나가지는 못하고 내부에 울체됨으로 인해 생기는 열증으로, 燥熱病과 陰血耗竭證으로 대별된다.

태음인의 表병증과 裏병증 모두 燥의 병증이라 할 수 있는데, 表병증의 조는 태음인이 肺小함으로 인해 호산지기가 부족해서 오는 것으로, 이를 간조열에 비교하여 肺燥寒이라 하며, 이때의 燥는 땀을 내어 풀어 준다. 裏병증의 조는 흡취지기가 과다하여 안으로 너무 많이 쌓여 생긴 울열로 인한 것으로 肝燥熱이라 하고, 이때의 조는 주로 대변을 나가게 함으로써 풀어 준다.

4) 태양인 병태생리

肺大肝小한 태양인의 병증은 크게 外感腰脊病과 內觸小腸病으로 구분된다.

外感腰脊病은 解㑊이라 통칭하는 것으로, 이는 태양인에 있어서 폐의 호산지기가 성하고 간의 흡취지기가 부족하여 上盛下虛한 특징을 지니기 때문에 간의 부위인 腰脊이 외사를 받아들이기 쉬움으로 인해 요척부에서 병증이 발현하는 것으로, 상체는 튼튼하나 하체는 풀린 것 같아서 걸을 수가 없다.

內觸小腸病은 噎膈證으로 대표되는 병증이다. 태양인에 있어서 간의 腑인 소장은 氣液의 陰凉한 기를 흡입하는 힘이 부족하고, 반면 폐의 腑인 위완에서 호산하는 氣液의 陽溫한 기는 상대적으로 성하게 된다. 따라서 위완이 메마른 상태에서 호산지기가 태과한 반면 중초에서 흡입하는 기운이 지탱하지 못하므로 음식을 받아들이지 못하고, 도리어 토출하여 膈證이 생기는 것으로 보았다.

이와 같이 태양인은 그 구조가 위로 올라가서 밖으로 나가는 기운은 많고, 밑에서 받아 비축하는 것이 적어 병증이 발생한다. 그러므로 위로 몰리는 기운을 아래로 끌어 내려 거두어들여야 하므로, 소변이 잘 나가는 것이 건강상태의 지표가 된다.

참고문헌

郭爭鳴・肖躍群・楊小兵, 應用心理測量技術編制中醫陰陽人格分類測量量表的研究, 湖南中醫雜誌, 2006; 22(1).

匡調元, 中醫體質病理學, 上海, 上海科學普及出版社, 1996.

김달호 편역, 黃帝內經・靈樞, 서울, 이성당, 2002.

김 주, 四象醫藥 性理臨床論, 서울, 대성문화사, 1997.

朴奭彦 編譯, 東醫四象大典, 서울, 醫道韓國社, 1977.

謝薇・王志紅, 少數民族體質理論述要, 中國民族民間醫藥雜誌, 2006; 79.

西珠嘉措, 淺談藏醫"三因學"與疾病・體質關系, 中國民族醫藥雜誌, 2002; 6.

송일병 외, 사상의학, 서울, 집문당, 1998.

延辺朝鮮族自治州民族醫藥研究所 編, 朝醫學 第1冊 四象醫學論, 延辺, 延辺朝鮮族自治州民族醫藥研究所, 1985.

王 琦, 9種基本中醫體質類型的分類及其診斷表述依据, 北京中醫藥大學學報, 2005; 28(4).

王 琦 主編, 김달래 역, 中醫體質學, 서울, 도서출판 정담, 1999.

王東坡, 論歷代著名醫家對中醫體質理論的貢獻, 北京中醫藥大學學報, 2006; 29(2).

劉良徛, 中醫體質學說的研究現狀, 江西中醫藥, 2000; 31(3).

윤길영, 사상체질의학론, 서울, 숭일문화사, 1980.

이태규 외, 건강개념의 사상의학적 고찰, 사상체질학회지, 2000; 15(3).

張吉仲・尹巧芝・鄭兵, 藏醫體質及養護初探, 中國民族醫藥雜誌, 2006; 2.

조기호 외, 일본 한방의학의 체질의학인 일관당의학에 관한 고찰, 사상의학회지, 1997; 9(1).

최승훈, 황제내경의 체질론, 사상의학회지, 1998; 10(2).

邢玉瑞・苗彦霞, 中醫體質概念的爭鳴及其原因探析, 中國醫藥學報, 2004; 19(9).

洪淳用, 四象診療保元, 서울, 서원당, 1991.

찾아보기

가

나

다

마

바

사

아

자

차

타

파

하